全国高等卫生职业教育护理专业“双证书”
人才培养纸数融合“十三五”规划教材
供护理、助产等专业使用

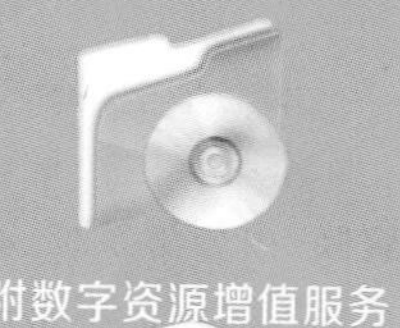

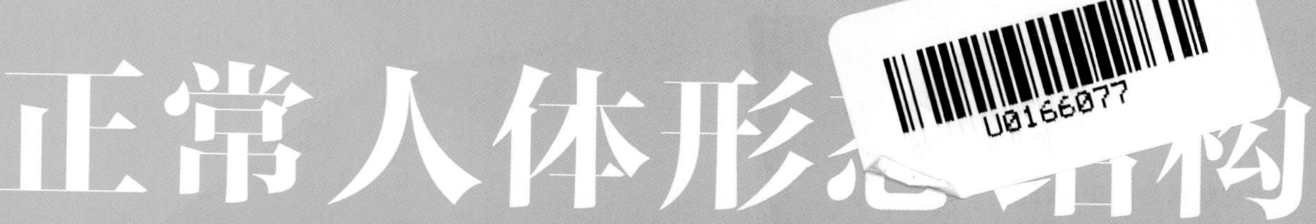

正常人体形态结构

ZHENGCHANG RENTI XINGTAI JIEGOU

主　　编　孔令平　康照昌　张义伟

副 主 编　卢　松　王　辉　李泽良　岳　丽

编　　委　（以姓氏笔画为序）

王　辉　上海思博职业技术学院
孔令平　广州卫生职业技术学院
卢　松　枣庄科技职业学院
刘　娟　宁夏医科大学
李泽良　顺德职业技术学院
李晓波　枣庄科技职业学院
杨　荫　广州卫生职业技术学院
杨　娟　孝感市中心医院
吴小芳　顺德职业技术学院
张义伟　宁夏医科大学
陈改英　上海思博职业技术学院
岳　丽　广州卫生职业技术学院
康照昌　湖北职业技术学院
魏德全　枣庄科技职业学院

编写秘书　岳　丽　广州卫生职业技术学院

華中科技大學出版社
http://www.hustp.com
中国·武汉

内 容 简 介

本书是全国高等卫生职业教育护理专业“双证书”人才培养纸数融合“十三五”规划教材。

全书共二十章，内容包括绪论、基本组织、骨与骨连结、骨骼肌、内脏总论、消化系统、呼吸系统、泌尿系统、生殖系统、腹膜、内分泌系统、心血管系统、淋巴系统、皮肤、视器、前庭蜗、神经系统总论、中枢神经系统、周围神经系统及人体胚胎早期发育等。本书的主要特色包括：充分体现高职、高专教育特色，强调实用，重点突出，通俗易懂；努力与“书证融通”原则接轨；精心选图，突出课程特色。

本书可供高职高专护理、助产等专业使用，也可作为从事医疗工作的医师、护士，以及从事药物、康复、中医等方面工作者的参考书。

图书在版编目(CIP)数据

正常人体形态结构/孔令平，康照昌，张义伟主编. —武汉：华中科技大学出版社，2019.8（2023.8 重印）
全国高等卫生职业教育护理专业“双证书”人才培养纸数融合“十三五”规划教材
ISBN 978-7-5680-5575-8

Ⅰ.①正…　Ⅱ.①孔…　②康…　③张…　Ⅲ.①人体形态学-高等职业教育-教材　②人体结构-高等职业教育-教材　Ⅳ.①R32　②Q983

中国版本图书馆 CIP 数据核字(2019)第 177278 号

正常人体形态结构　　　孔令平　康照昌　张义伟　主编
Zhengchang Renti Xingtai Jiegou

策划编辑：居　颖
责任编辑：罗　伟
封面设计：刘　婷
责任校对：刘　竣
责任监印：周治超
出版发行：华中科技大学出版社(中国·武汉)　　电话：(027)81321913
　　　　　武汉市东湖新技术开发区华工科技园　　邮编：430223
录　　排：华中科技大学惠友文印中心
印　　刷：武汉科源印刷设计有限公司
开　　本：889mm×1194mm　1/16
印　　张：17.25
字　　数：539 千字
版　　次：2023 年 8 月第 1 版第 5 次印刷
定　　价：79.80 元

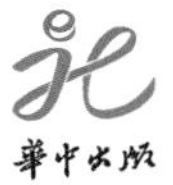

全国高等卫生职业教育护理专业“双证书”人才培养纸数融合“十三五”规划教材

编委会

网络增值服务使用说明

欢迎使用华中科技大学出版社医学资源服务网yixue.hustp.com

1.教师使用流程

（1）登录网址：http://yixue.hustp.com（注册时请选择教师用户）

注册 → 登录 → 完善个人信息 → 等待审核

（2）审核通过后，您可以在网站使用以下功能：

2.学员使用流程

建议学员在PC端完成注册、登录、完善个人信息的操作。

（1） PC端学员操作步骤

①登录网址：http://yixue.hustp.com（注册时请选择普通用户）

注册 → 登录 → 完善个人信息

② 查看课程资源

如有学习码，请在个人中心-学习码验证中先验证，再进行操作。

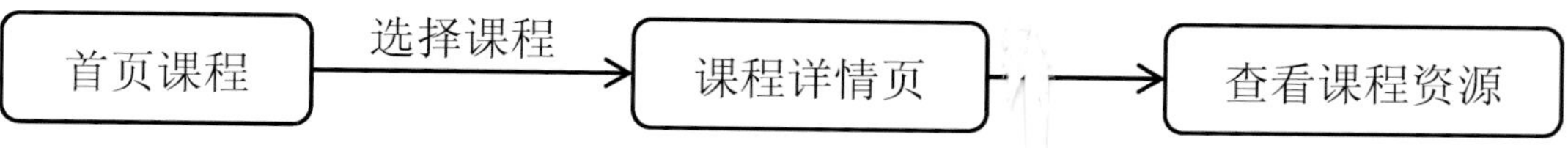

（2） 手机端扫码操作步骤

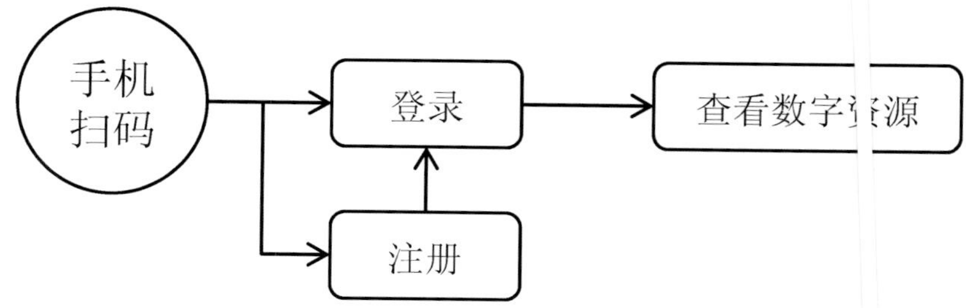

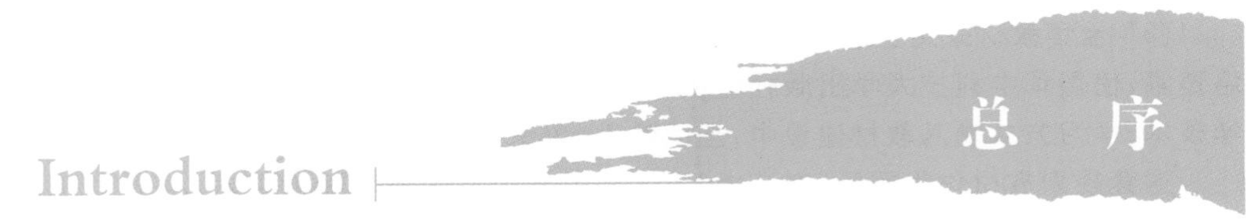

总 序

Introduction

近年来，我国将发展职业教育作为重要的国家战略之一，高等职业教育已成为高等教育的重要组成部分，与此同时，作为高等职业教育重要组成部分的高等卫生职业教育的发展也取得了巨大成就，为国家输送了大批高素质技能型、应用型医疗卫生人才。截至 2016 年，我国开设护理专业的高职高专院校已达 400 余所，年招生规模近 20 万人，在校生近 65 万人。

医药卫生体制的改革要求高等卫生职业教育也应顺应形势调整目标，根据医学发展整体化的趋势，医疗卫生系统需要全方位、多层次、各种专业的医学专门人才。护理专业与临床医学专业互为羽翼，在维护人民群众身体健康、提高生存质量等方面起到了不可替代的作用。当前，我国正处于经济社会发展的关键阶段，护理专业已列入国家紧缺人才专业，根据国家相关机构颁布的《"健康中国 2030"规划纲要》《关于深化医教协同进一步推进医学教育改革与发展的意见》《全国护理事业发展规划（2016—2020年）》等一系列重要文件，到 2020 年我国对护士的需求量将增加至约 445 万人，到 2030 年我国对护士的需求量将增加至约 681 万人，平均每年净增加 23.6 万人，这为护理专业的毕业生提供了广阔的就业空间，也对高等卫生职业教育如何进行高素质技能型护理人才的培养提出了新的要求。

教育部《关于全面提高高等职业教育教学质量的若干意见》中明确指出，高等职业教育必须"以服务为宗旨，以就业为导向"。《中共中央国务院关于深化教育改革全面推进素质教育的决定》中再次强调"在全社会实行学业证书、职业资格证书并重的制度"。上述文件均为新时期我国职业教育的发展提供了具有战略意义的指导意见。为了全面落实职业教育规划纲要，更好地服务于高等医学职业教育教学，创新编写模式，服务"健康中国"对高素质创新技能型人才培养的需求，变"学科研究"为"学科应用与职业能力需求对接"。2018 年 8 月在全国卫生职业教育教学指导委员会专家和部分高职高专院校领导的指导下，华中科技大学出版社组织全国 30 余所高等卫生职业院校的近 200 位老师编写了本套全国高等卫生职业教育护理专业"双证书"人才培养纸数融合"十三五"规划教材。

本套教材充分体现新一轮教学计划的特色，强调以就业为导向、以能力为本位、贴近学生的原则，体现教材的"三基"（基本理论、基本知识、基本实践技能）及"五性"（思想性、科学性、先进性、启发性和适用性）要求，着重突出以下编写特点。

（1）紧跟教改，接轨"双证书"制度。紧跟教育部教学改革步伐，引领职业教育教材发展趋势，注重学业证书和执业证书相结合，紧密围绕执业资格标准和工作岗位需要，提升学生的就业竞争力。

（2）创新模式，理念先进。创新教材编写体例和内容编写模式，迎合高职高专学生思维活跃的特点，体现"工学结合"特色。教材的编写以纵向深入和横向宽广为原则，突出课程的综合性，淡化学科界限，对课程采取精简、融合、重组、增设等方式进行优化，同时结合各学科特点，加强对学生人文素质的培养。

（3）优化课程体系，注重能力培养。内容体系整体优化，注重相关教材内容的联系和衔接，避免遗漏和不必要的重复；重视培养学生的创新、获取信息及终身学习的能力，实现高职教材的有机衔接与过渡作用，为中高衔接、高本衔接的贯通人才培养通道做好准备。

（4）紧扣大纲，直通护考。密切结合最新的护理专业课程标准，紧扣教育部制定的高等卫生职业教

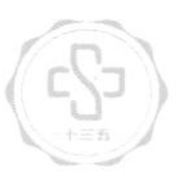

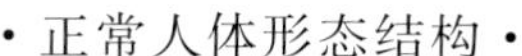

育教学大纲和最新护士执业资格考试大纲，随章节配套习题，全面覆盖知识点与考点，有效提高护士执业资格考试通过率。

（5）全套教材采用全新编写模式，以扫描二维码形式帮助老师及学生在移动终端共享优质配套网络资源，使用华中科技大学出版社提供的数字化平台，将移动互联、网络增值、慕课等新的教学理念和教学技术、学习方式融入教材建设中，全面体现“以学生为中心”的教材开发理念。

这套规划教材作为秉承“双证书”人才培养编写理念的护理专业教材，得到了各学校的大力支持与高度关注，它将为新时期高等卫生职业教育护理专业的课程体系改革做出应有的贡献。我们衷心希望这套教材能在相关课程的教学中发挥积极作用，并得到读者的青睐。我们也相信这套教材在使用过程中，通过教学实践的检验和实际问题的解决，能不断得到改进、完善和提高。

全国高等卫生职业教育护理专业“双证书”人才培养
纸数融合“十三五”规划教材编写委员会

前　言

Preface

《国家职业教育改革实施方案》(国发〔2019〕4号)明确指出:在职业院校、应用型本科高校启动"学历证书+若干职业技能等级证书"制度试点工作;按照"管好两端、规范中间、书证融通、办学多元"的原则,严把教学标准和毕业学生质量标准两个关口。这是我国高等职业教育发展的最新指南,因此加强高职高专教材建设,适应新形势发展的需要成为必然,为此华中科技大学出版社组织编写了全国高等卫生职业教育护理专业"双证书"人才培养纸数融合"十三五"规划教材。《正常人体形态结构》是系列教材之一,既可供高职高专护理、助产等专业使用,也可作为从事医疗工作的医师、护士,以及从事药物、康复、中医等方面工作者的参考书。

本教材主要有以下主要特点:

1. 充分体现高职高专教育特色,在保持知识的系统性基础上,重点介绍常用正常人体的形态、结构等知识。强调实用,重点突出,语言描述力求做到简单明了、通俗易懂,使学生较为轻松地掌握后继学习必需、够用的解剖学知识。

2. 努力与"书证融通"原则接轨。每章节前设能力目标,后附有目标测试,使学生能精准地判断每章节的学习重点和难点,便于掌握必需的教学内容,易于与证书考试接轨。另外,章前均附有临床案例,将正常人体形态结构的基本知识与临床知识相联系,利于学生早接触临床知识。在教材中还增加了"知识拓展"内容来开拓学生视野。

3. 精心选图,突出课程特色。

本教材在编写过程中,不仅有十多位参与编写与审阅的全国高职高专院校的解剖学同仁的通力合作和辛勤付出,同时也得到了所有参编单位的大力支持,编写中参阅了许多相关书籍及文献,肇庆医学高等专科学校邹锦慧教授对本教材的编写给予了悉心指导和帮助,在此一并表示诚挚的感谢。

由于水平、人力和时间的限制,书中疏漏及不足之处在所难免,恳请使用本书的教师、学生以及同道专家、学者提供宝贵的建议和具体的修改意见,以便再版时修订完善,使之成为一部精品教材。

编　者

目　录

MULU

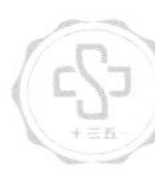

第七章 呼吸系统

第八章 泌尿系统

第九章 生殖系统

第十章 腹膜

第十一章 内分泌系统

第十二章 心血管系统

第十三章 淋巴系统

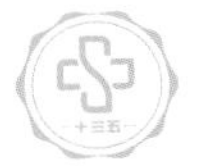

第一章　绪　论

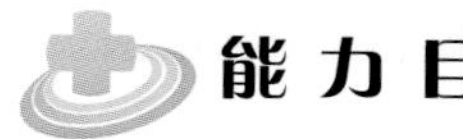

能力目标

1. **掌握**：正常人体形态结构的定义，解剖学姿势，常用的方位术语。
2. **熟悉**：人体的组成和系统的划分。

正常人体形态结构是一门形态科学，由人体解剖学、组织学与胚胎学组合而成，旨在阐明正常人体结构的形态、相互关系、发生及相关功能的科学。它是护理学教育中重要的基础课程，通过本课程的学习可以使学生掌握和理解人体器官系统的形态结构及其相互位置关系，为学习生理学、病理学等基础课程和内科学、外科学等临床课程奠定坚实的基础。

一、人体的组成和系统的划分

人体结构和机能最基本的单位是**细胞**(cell)。形态相似、功能相近的细胞被细胞间质结合在一起，形成**组织**(tissue)。人体共有四种基本组织，即**上皮组织**、**结缔组织**、**肌组织**和**神经组织**。几种不同的组织组成具有一定形态并完成一定生理功能的结构称**器官**(organ)。许多器官一起，共同完成一系列相似的生理功能称**系统**(system)(图 1-1)。

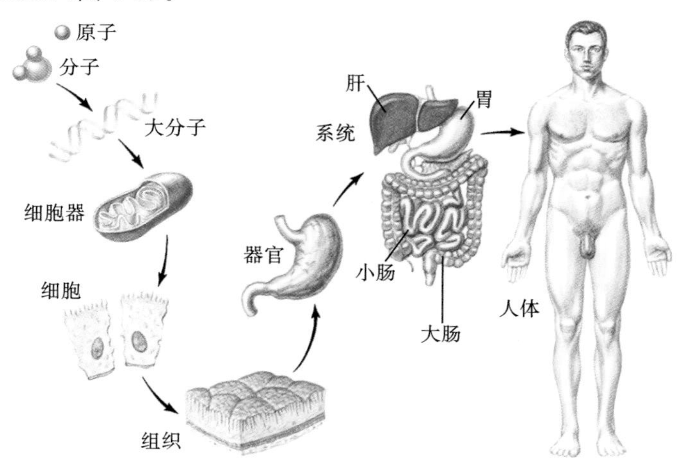

图 1-1　人体的组成

人体有九大系统，分别为**运动系统**、**消化系统**、**呼吸系统**、**泌尿系统**、**生殖系统**、**脉管系统**、**感觉器**、**内分泌系统**和**神经系统**(图 1-2)。各系统在神经、体液的调节下，彼此联系，相互协调，构成一个完整的有机体，完成正常的生理功能活动。

二、人体解剖学与组织胚胎学常用术语

为正确描述人体器官的形态结构和位置关系，必须使用统一的标准和描述用语，这些标准和术语是每一个医学生必须首先掌握，并自觉运用的。

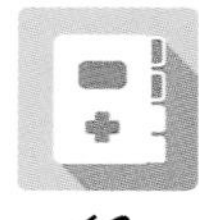

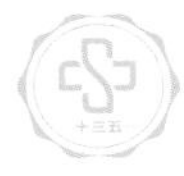

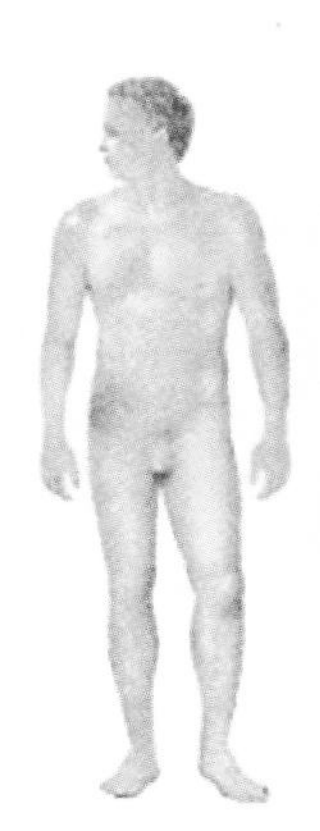
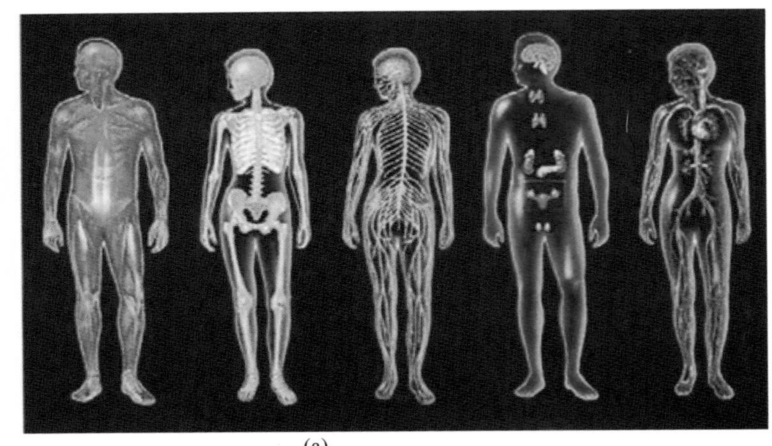

(a)

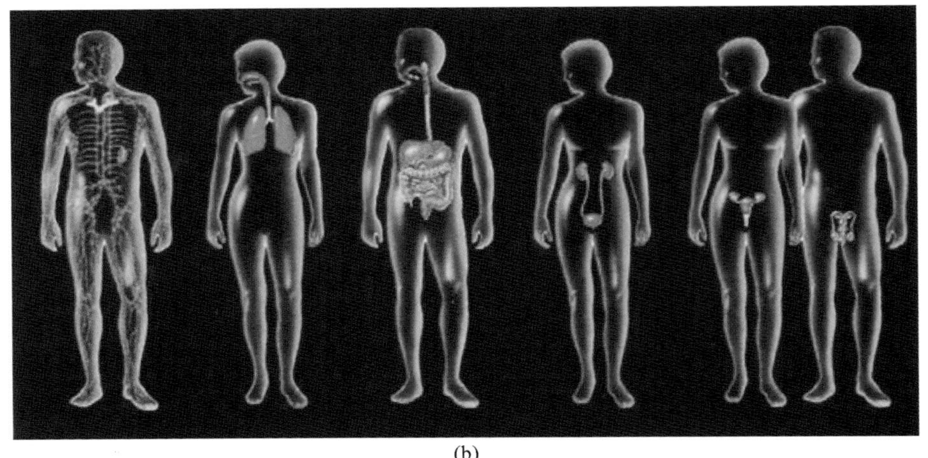

(b)

图 1-2　人体各系统

（一）解剖学姿势

解剖学姿势(anatomical posture)是指人体直立、两眼向前平视，上肢下垂、下肢并拢，手掌和足尖向前(图 1-3)。描述人体的任何结构时，均应以此姿势为标准，即使观察的客体、标本或模型是俯卧位、仰卧位、横位或倒置，甚至只是身体的一部分，仍应按人体的标准解剖学姿势进行描述。

（二）轴

按照解剖学姿势，人体具有三个相互垂直的轴(图 1-4)。

1. 垂直轴(vertical axis)　为上下方向垂直于水平面，与人体长轴平行的轴。

2. 矢状轴(sagittal axis)　为前后方向与人体长轴相垂直的轴。

3. 冠状轴(coronal axis)　为左右方向与上述二轴相垂直的轴。

（三）面

人体或任一局部均可在标准解剖学姿势下作相互垂直的三个切面(图 1-4)。

1. 矢状面(sagittal plane)　按前后方向将人体分为左、右两部分的纵切面。通过人体正中线的矢状面为正中面，它将人体分为左、右对称的两半。

2. 冠状面(coronal plane)　按左右方向将人体纵切为前、后两部分，其断面为冠状面。

3. 水平面(horizontal plane)　按与身体长轴垂直的平面，将人体横切为上、下两部分。

为了解人体的结构，需要从不同的平面对人体进行解剖，如 CT 断层摄影，但仅仅从一张单一的切面图来解读人体三维空间的形态是相当困难的。如一根弯曲的管道，从不同位置或者不同方向的切面是完全不一样的(图 1-5)。因此，为了得到人体或器官的完整形态，必须将人体或器官一系列的切面图在大脑中作连接，重新描绘组合出真正的图像。

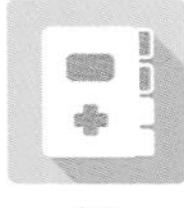

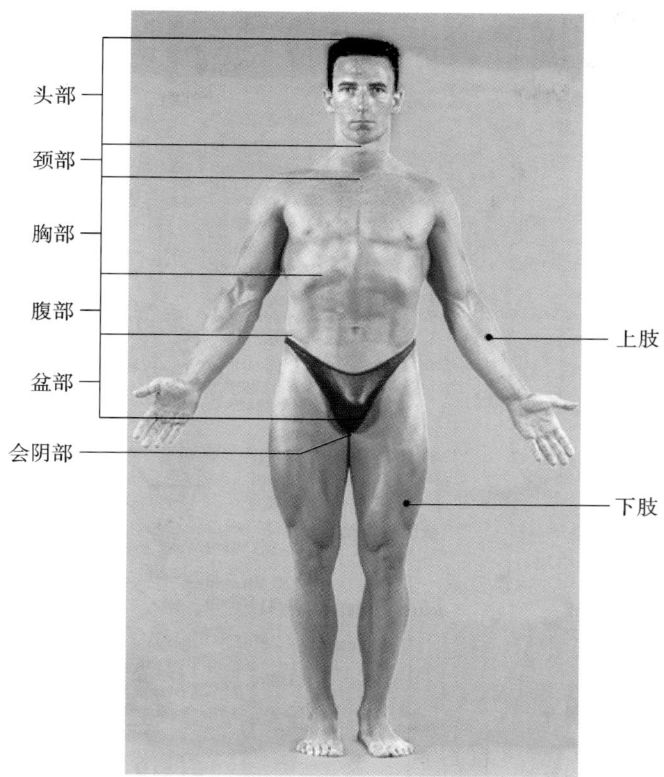

图 1-3 解剖学姿势

（四）方位术语

1. **上和下(superior and inferior)** 靠近头的为上，靠近足的为下。
2. **前和后(anterior and posterior)** 靠近腹面的为前或腹侧，靠近背面的为后或背侧。
3. **内侧和外侧(medial and lateral)** 靠近正中矢状面的为内侧，反之为外侧。
4. **浅和深(superficial and deep)** 接近身体表面或器官表面者为浅，远离的为深。
5. **内和外(internal and external)** 凡属空腔器官，靠近腔的为内，远离腔的为外。
6. **近侧和远侧(proximal and distal)** 对于四肢来说，接近躯干的为近侧，远离躯干的为远侧。
7. **胫侧和腓侧(tibial and fibular)** 即小腿的内侧和外侧。
8. **尺侧和桡侧(ulnar and radial)** 即前臂的内侧和外侧。

三、变异和畸形的概念

人体结构虽然基本相同，但由于遗传、环境、社会、营养、职业和体育锻炼等各种因素的影响，每个人的身体大小、高矮、脏器的宽窄和位置高低等可能有差别，这些差别可综合为不同的体型。体型的差异一般都属于正常情况而不作为病态。

在解剖时，常可见到器官形态、血管和神经的分支、分布和行程等可有多种形式，大多数形式与书本描述是一致的，可认为是正常形态。也有些人的某些器官与正常标准有所不同，离开了统计学所描述的正常范围，但差别尚不显著，也未造成功能或外观障碍，称为**变异**(variation)，如血管的变异等。如果与正常形态有显著性差异，统计学上出现率极低，甚至影响其机能和外观的称为**畸形**(malformation)，如多指、兔唇和脊髓膨出等(图 1-6)。

四、学习正常人体形态结构的基本观点和方法

人体解剖学与组织胚胎学是一门形态科学。要准确地认识和理解人体形态结构，学习时必须运用进化发展的观点，形态和功能相互联系的观点，局部与整体统一的观点和理论联系实际的观点，才能学

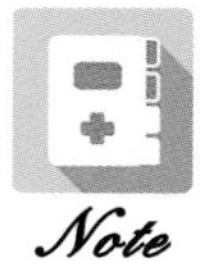

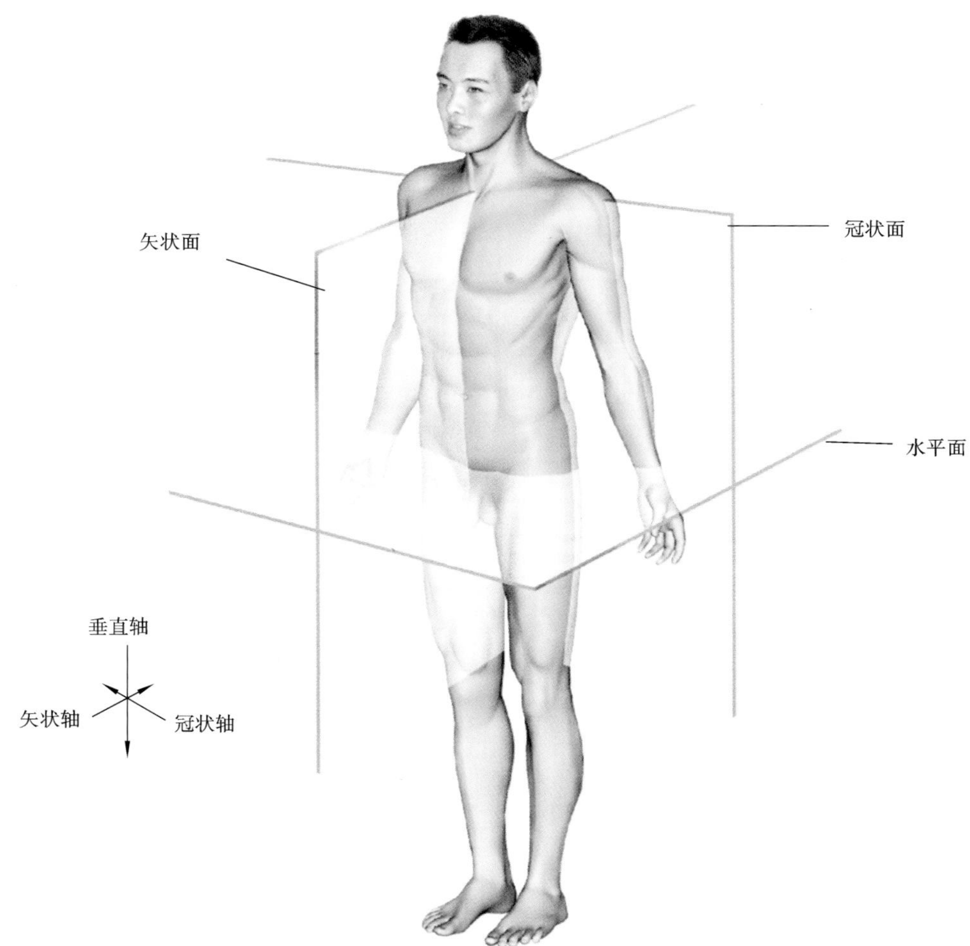

图 1-4　人体的轴和面

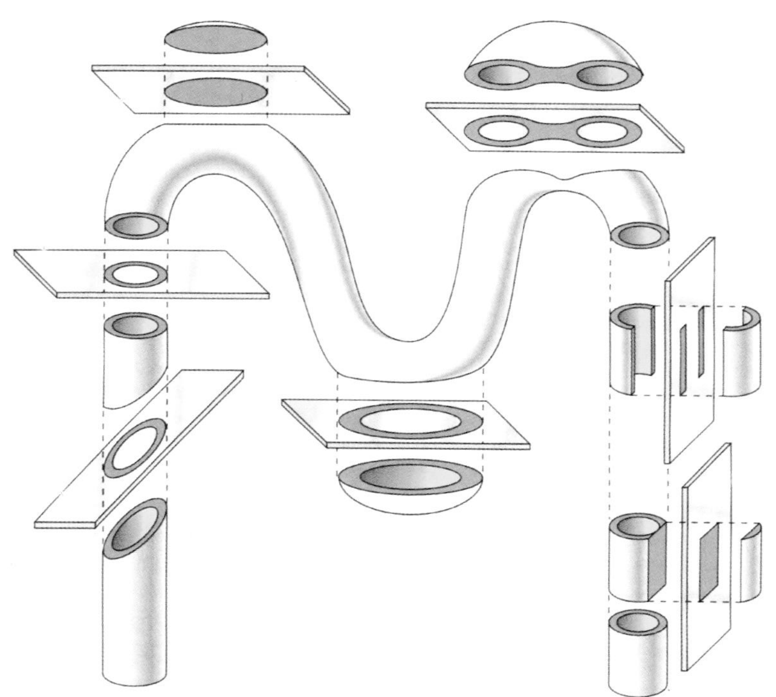

图 1-5　局部与整体的关系

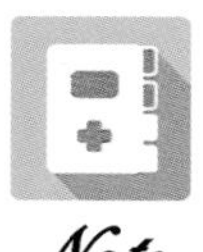
Note

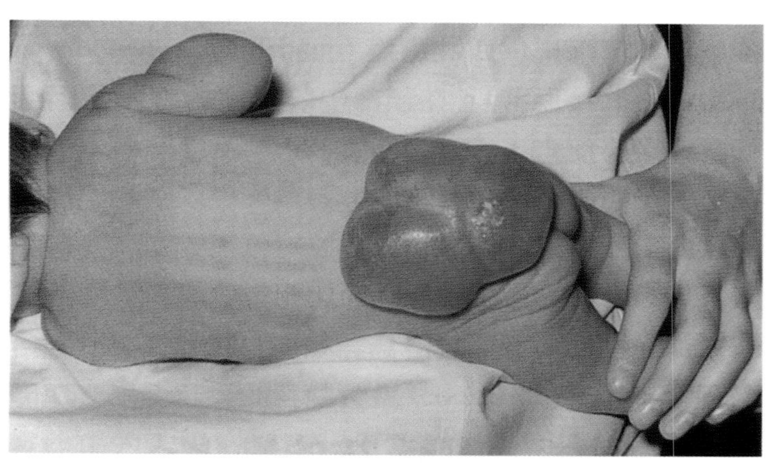

图 1-6 脊髓膨出

得好和记得牢。

1. 理论与实际相结合的观点 学习的目的是为了应用，学习人体解剖学与组织胚胎学是为了更好地认识人体，从而为临床工作服务。人体解剖学与组织胚胎学是一门实践性很强的学科，在学习中，必须把听课、实验和复习结合起来，把教材中的叙述、图谱和标本的观察结合起来，要认真进行解剖操作和勤于观察标本，从标本联想到活体，比较分析它们的共性和个性。

标本观察只是实践学习的一个方面，更要重视活体触摸和学习，本教材将体表标志和表面结构作为主要学习内容之一，在学习中，对每个体表标志都要在自身准确定位和触摸，对不易触摸的标志，要在同学之间互相触摸，同时还要学会通过体表标志确定身体器官和结构的位置，通过运用体表标志定位深部结构的位置，培养运用知识的能力。只有这样才能学到有关人体结构的完整知识。

2. 形态与功能相互联系的观点 人体每一个器官都有其特定的功能，器官的形态结构是功能的物质基础，功能的变化影响器官的形态结构的改变，形态结构的变化也必将导致功能的改变，因此在学习的过程中将形态与功能相互联系起来，有利于更好地理解和记忆人体形态结构知识。

3. 局部与整体相统一的观点 人体是一个整体，它由许多器官或局部有机地构成。两者既相互联系，又相互影响。局部的改变或损伤不仅影响到相邻的局部，而且影响到整体。因此在观察和学习中既要善于从局部联想到整体，从表面透视到内部。同时，也要注意从整体的角度来理解个别器官和局部，借以更深刻地把握整体与局部的关系(图 1-5)。

4. 理解和记忆并重的观点 理解有助于记忆，记忆又促进理解。解剖学描述多、名词多，初步估计解剖学名词占医学名词的 1/3 左右，大量名词的记忆是解剖学学习的一大特点。这一特点决定了初学者必须花一定的时间去背诵和记忆它，因此，适度地强化记忆，记住解剖学名词及相对应的结构是学习者必须经过的第一关，这里别无捷径可走。当然，在学习中我们还是可以利用一些记忆技巧，如建立起逼真的立体形态、联系实际记忆及编记忆歌诀和顺口溜等，也可把一些内容综合在一起集中记忆，如胸骨角平面有哪些重要结构？整个消化管道能防止食物反流的结构有哪些？

5. 现代教育技术与解剖学传统学习方法相结合的观点 现在是信息时代，基于网络平台构建的学习资源，如课件、远程网络课程、微课和素材库等，提供了大量的学习机会，应用信息技术，掌握获取信息的能力，学会自我提高也是现代学习的重要方法。

(孔令平)

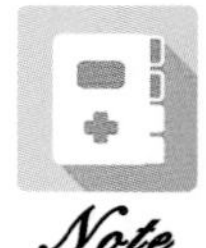

第二章　基本组织

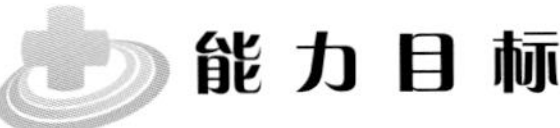

能力目标

1. **掌握**：上皮组织的一般结构特点；被覆上皮的分类、分布；结缔组织的一般特征、分类与分布；疏松结缔组织的组成成分、结构特点和功能；血液组成，血细胞的分类、正常值及各种血细胞的结构特点与功能；肌组织的一般结构特点、分类及分布；骨骼肌和心肌细胞的光镜结构特点；神经元的结构特点、分类与功能；化学性突触的概念与结构。

2. **熟悉**：上皮细胞游离面的特殊结构及其功能；长骨的构造。

3. **了解**：上皮细胞侧面和基底面的特殊结构和功能；腺上皮和腺的概念；软骨的基本结构、分类和分布；骨骼肌细胞的超微结构特点；神经纤维的分类、有髓神经纤维的结构特征。

案例2-1

患者，男性，18 岁，因全身出现红斑 3 h 入院。患者于 5 h 前食用较多海产品。体检：颈、躯干部及四肢可见散发性大片红色疹块，高出皮肤，瘙痒，皮肤划痕症（搔刮或用力划皮肤后会出现红晕反应）阳性，疹块消退后不留痕迹。临床诊断：荨麻疹。

具体任务：

请用所学知识解释为什么出现疹块和皮肤划痕症？

组织（tissue）由细胞和细胞外基质组成，是构成器官的基本成分。细胞外基质由细胞产生，由各种纤维和基质构成。人体组织可分为四大类型，即上皮组织、结缔组织、肌组织和神经组织，总称**基本组织**（fundamental tissue）。

第一节　上皮组织

上皮组织（epithelial tissue）简称**上皮**，由大量排列紧密的上皮细胞组成，主要分为**被覆上皮**和**腺上皮**两大类，具有保护、吸收、分泌和排泄等功能。其特点是：①细胞多，排列紧密，细胞外基质少。②上皮细胞具有明显极性，即细胞的不同表面在结构和功能上具有明显的差别。朝向体表或有腔器官的腔面者，称游离面；与游离面相对的另一面借基膜与深层的结缔组织相连，称基底面。③上皮组织内无血管，所需营养依靠结缔组织内的血管提供。

一、被覆上皮

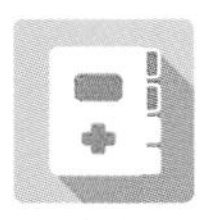

被覆上皮（covering epithelium）覆盖于身体表面，衬贴在体腔和有腔器官内表面，根据细胞层数和浅层细胞在垂直切面上的形状进行分类（表 2-1）。

表 2-1 被覆上皮的类型和主要分布

	上皮类型	主要分布
单层上皮	单层扁平上皮	内皮:心、血管和淋巴管的腔面 间皮:胸膜、腹膜和心包膜的表面 其他:肺泡和肾小囊壁层等
	单层立方上皮	肾小管、甲状腺滤泡等
	单层柱状上皮	胃、肠、胆囊、子宫等
	假复层纤毛柱状上皮	呼吸管道等
复层上皮	复层扁平上皮	未角化的:口腔、食管和阴道 角化的:皮肤表皮
	变移上皮	肾盏、肾盂、输尿管和膀胱

1. 单层扁平上皮(simple squamous epithelium) 又称**单层鳞状上皮**,由一层扁平细胞组成。从上皮表面观察,细胞呈不规则形或多边形,核椭圆形,位于细胞中央;细胞边缘呈锯齿状或波浪状,互相嵌合。在垂直切面上,细胞扁薄,胞质很少,含核的部分略厚(图 2-1)。衬贴在心、血管和淋巴管腔面的单层扁平上皮称**内皮**,分布在胸膜、腹膜和心包膜表面的单层扁平上皮称**间皮**。其主要功能是保持器官表面光滑,减少摩擦,利于液体流动或物质通透。

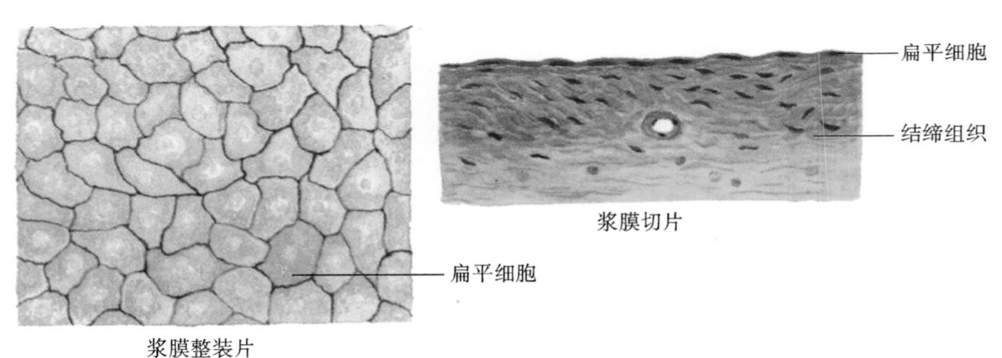

图 2-1 单层扁平上皮

2. 单层立方上皮(simple cuboidal epithelium) 由一层近似立方形的细胞组成,核圆,位于中央。从上皮表面观察,细胞呈六角形或多角形;在垂直切面上,细胞呈立方形(图 2-2)。其功能以分泌、吸收和排泄为主。

3. 单层柱状上皮(simple columnar epithelium) 由一层柱状细胞组成。从上皮表面观察,细胞呈六角形或多角形;在垂直切面上,细胞为柱状,核呈长椭圆形,靠近细胞基底部(图 2-3)。该细胞大多有吸收或分泌功能。位于肠道的单层柱状上皮,柱状细胞间还散在有杯状细胞,它可分泌黏蛋白,与水结合形成黏液,可润滑和保护上皮。

4. 假复层纤毛柱状上皮(pseudostratified ciliated columnar epithelium) 由柱状细胞、梭形细胞、锥形细胞和杯状细胞组成,其中以柱状细胞最多,其游离面有大量纤毛。这些细胞高矮不一,核的位置不在同一水平上,但基底部均附着于基膜,因此在垂直切面上观察貌似复层,实为单层(图 2-4)。

5. 复层扁平上皮(stratified squamous epithelium) 又称**复层鳞状上皮**,由多层细胞组成。浅层为扁平形细胞,中间为数层多边形细胞,基底部为矮柱状或立方形细胞,称基底细胞,具有较强的分裂增殖能力,新生的细胞不断向浅层移动,补充衰老或损伤脱落的浅表细胞。根据复层扁平上皮浅层细胞是否有角化现象,可将其分为两种:角化的复层扁平上皮和未角化的复层扁平上皮。复层扁平上皮具有耐摩擦和阻止异物侵入等作用,受损伤后有很强的再生修复能力(图 2-5)。

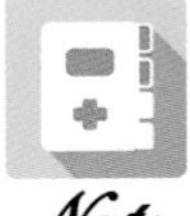

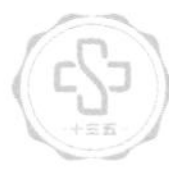

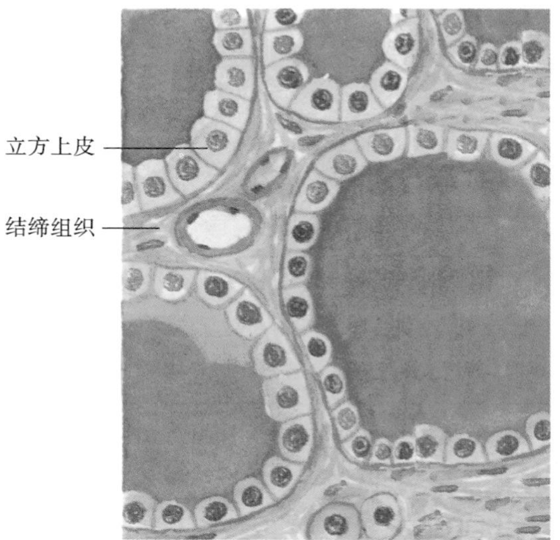

图 2-2　单层立方上皮

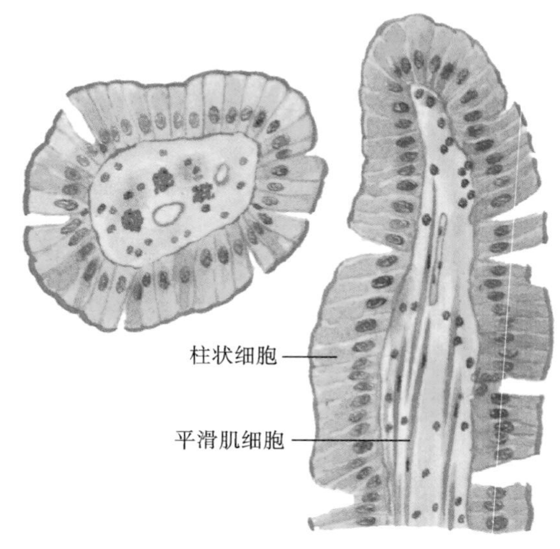

图 2-3　单层柱状上皮

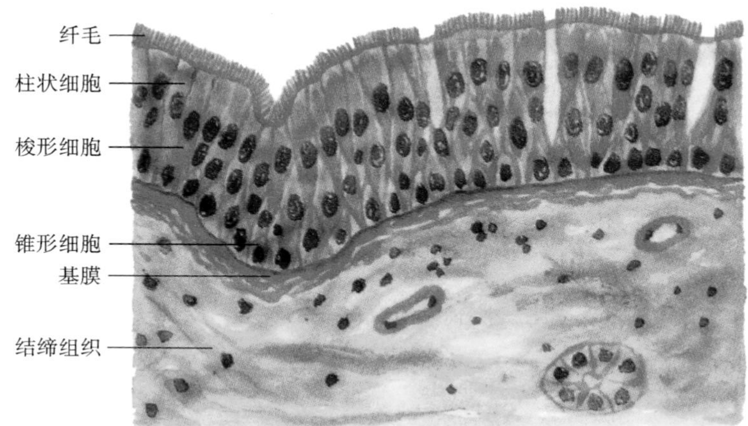

图 2-4　假复层纤毛柱状上皮

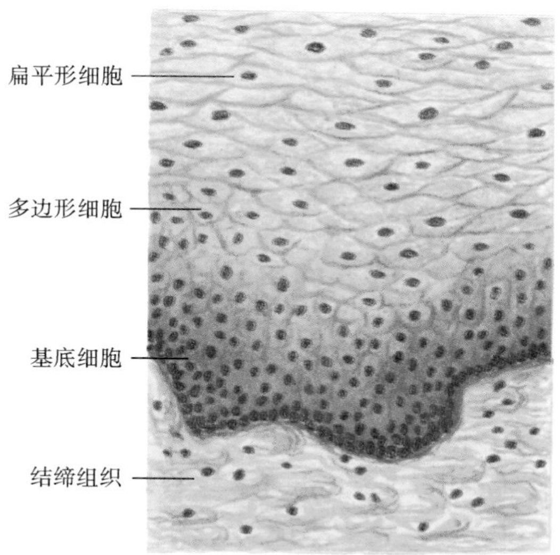

图 2-5　复层扁平上皮

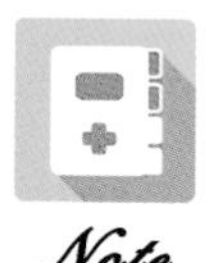

Note

6. 变移上皮(transitional epithelium) 由多层细胞构成，分布于排尿管道。变移上皮的特点是细胞形状和层数可随器官的收缩与扩张状态而发生变化。膀胱空虚时，上皮变厚，细胞层数变多，表层细胞呈大立方形；膀胱充盈时，上皮变薄，细胞层数减少，细胞呈扁梭形(图 2-6)。

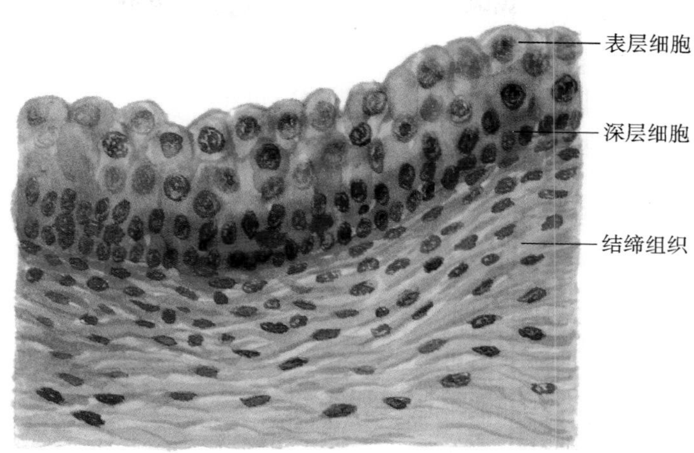

图 2-6 变移上皮

二、腺上皮和腺

腺上皮是由腺细胞组成的以分泌功能为主的上皮。**腺**(gland)是以腺上皮为主要成分构成的器官。腺细胞的分泌物中含酶、糖蛋白和激素等。有些腺的分泌物经导管排至体表或器官腔内，称**外分泌腺**(exocrine gland)，由分泌部(又称腺泡)和导管两部分组成，如汗腺、唾液腺等。有的腺没有导管，其分泌物(主要是激素)释入血液，称**内分泌腺**(endocrine gland)，如甲状腺、肾上腺、脑垂体等。

三、上皮组织的特殊结构

由于功能的需要，在上皮细胞的各面常形成一些特殊结构。

1. 上皮细胞的游离面

(1) **微绒毛**(microvillus)：上皮细胞游离面伸出的微细指状突起，在电镜下才能清楚辨认。其功能是扩大细胞的表面积，利于细胞吸收，故在吸收功能活跃的细胞中较发达，如小肠、肾小管近端的上皮细胞游离面有密集排列的微绒毛，在光镜下呈纹状缘或刷状缘(图 2-7)。

(2) **纤毛**(cilium)：上皮细胞游离面伸出的能做节律性定向摆动的突起，较微绒毛粗且长，光镜下能清晰分辨。纤毛摆动可帮助清除和运送细胞表面的物质，如呼吸道的假复层纤毛柱状上皮即以此方式把吸入的灰尘和细菌等推至咽部以痰的形式咳出(图 2-4)，输卵管上皮细胞的纤毛摆动有助于卵细胞及受精卵的运输。

2. 上皮细胞的侧面 即细胞的相邻面，其间隙很窄，形成多种**细胞连接**(cell junction)。常见的有以下四种(图 2-7)。

(1) **紧密连接**：又称闭锁小带，常呈箍状环绕于细胞靠近游离面处，此处相邻细胞膜形成2～4 个点状融合，融合处细胞间隙消失。紧密连接有机械性连接作用，并封闭细胞间隙，阻挡物质自由穿过，起屏障作用。在胃肠道和膀胱的上皮组织中存在大量的紧密连接。

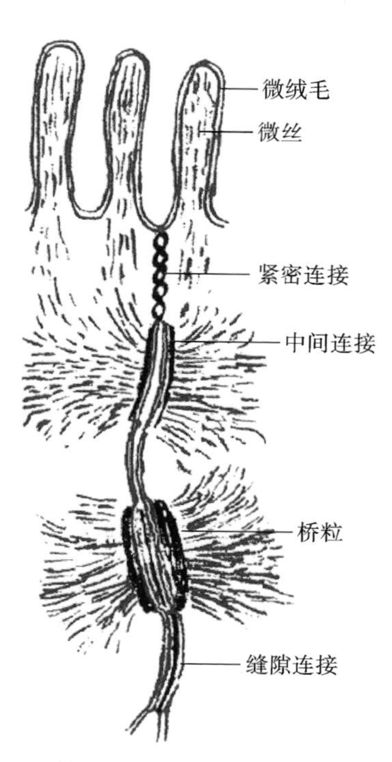

图 2-7 上皮细胞的特殊结构

(2) **中间连接**：多位于紧密连接下方，相邻细胞之间的间隙内

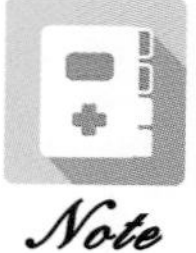

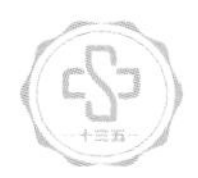

有丝状物连接相邻的细胞膜，膜的胞质面附有致密物和微丝。中间连接具有黏着、保持细胞形状和传递细胞收缩力的作用。

（3）**桥粒**：呈斑状，大小不等，位于中间连接的深部。此处的细胞间隙内充满丝状物，中央有一条致密的中间线，膜的胞质面有致密物质构成的附着板，胞质中的张力丝附于板上，并折成袢状返回胞质。桥粒是一种很牢固的细胞连接，分布于易受机械刺激或摩擦较多的部位。

（4）**缝隙连接**：又称通讯连接。连接处细胞间隙很窄，相邻细胞膜间有直径 2nm 的小管连通。缝隙连接有利于细胞之间进行物质交换和传导信息。

3. 上皮细胞的基底面

（1）**基膜**：上皮细胞基底面与结缔组织之间共同形成的薄膜。基膜具有支持、连接和固着作用，还是半透膜，有利于上皮细胞与结缔组织之间进行物质交换，并能引导上皮细胞移动，影响细胞的增殖和分化。

（2）**质膜内褶**：上皮细胞基底面的细胞膜折向胞质所形成的许多内褶，起到扩大细胞基底部的表面积，利于物质的吸收与转运。

第二节　结 缔 组 织

结缔组织（connective tissue）由细胞和大量细胞外基质组成。其特点是：①细胞无极性，数量少，但种类多；②细胞外基质结构复杂、成分多，由纤维、基质和组织液构成；③形式多样，分布广泛，具有连接、支持、营养、运输、保护、修复和防御等功能。广义的结缔组织包括固有结缔组织、软骨、骨和血液。通常所说的结缔组织一般指**固有结缔组织**，包括疏松结缔组织、致密结缔组织、脂肪组织和网状组织。

一、固有结缔组织

（一）疏松结缔组织

疏松结缔组织（loose connective tissue），又称**蜂窝组织**，其特点是细胞种类较多，纤维数量少，且排列稀疏（图 2-8）。广泛分布于器官之间和组织之间，具有连接、支持、保护、营养、防御和修复等功能。

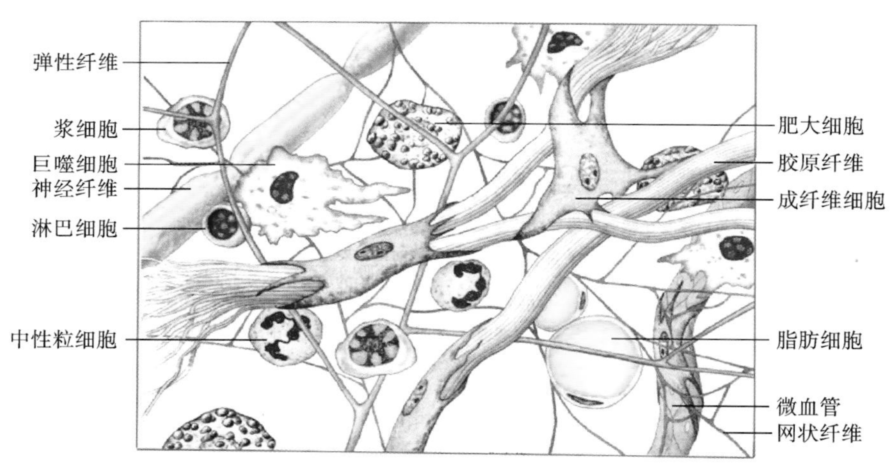

图 2-8　疏松结缔组织

1. 细胞

（1）**成纤维细胞**（fibroblast）：疏松结缔组织中最主要的细胞，细胞扁平多突起，胞核较大，卵圆形，着色浅，核仁明显，胞质呈弱嗜碱性。电镜下，胞质内有丰富的粗面内质网和发达的高尔基复合体，表明其合成蛋白质的功能旺盛。成纤维细胞分泌的蛋白质形成疏松结缔组织的各种纤维和基质，促进组织

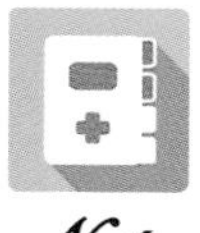
Note

再生和修复。

成纤维细胞功能处于静止状态时，称纤维细胞。在创伤等机体需要的情况下，纤维细胞可转变为成纤维细胞，参与创伤组织修复。

(2) **巨噬细胞**(macrophage)：体内广泛存在的一种免疫细胞，具有强大的吞噬功能。细胞形态多样，随功能状态而改变，功能活跃者常伸出较长的伪足；胞核较小，着色深；胞质丰富，多呈嗜酸性，含大量溶酶体、吞噬体、吞饮泡和残余体。巨噬细胞由血液内单核细胞穿出血管后分化而成，具有以下功能：①**趋化性和变形运动**：当巨噬细胞周围出现细菌的产物、炎症变性蛋白等物质时，巨噬细胞受刺激伸出伪足，向这些物质的高浓度部位进行定向移动，在机体防御和免疫反应中起重要作用。②**吞噬作用**：巨噬细胞具有强大的吞噬能力，可吞噬细菌、病毒、异体细胞、碳粒、粉尘、衰老死亡的自体细胞等。③**抗原提呈作用**：巨噬细胞在发挥吞噬作用的同时，能捕捉、加工处理抗原，并提呈给T淋巴细胞，参与机体的免疫应答。④**分泌作用**：巨噬细胞能合成和分泌数十种生物活性物质，如溶菌酶、干扰素、补体、白细胞介素-1等。

(3) **浆细胞**(plasma cell)：呈卵圆形或圆形，核圆，多偏居细胞一侧，异染色质常为粗块状，呈辐射状排列；胞质丰富，嗜碱性，核旁有一浅染区。电镜下，胞质内含大量平行排列的粗面内质网，浅染区内有高尔基复合体。浆细胞来源于B淋巴细胞，能合成和分泌免疫球蛋白，即抗体，参与体液免疫应答。

(4) **肥大细胞**(mast cell)：细胞较大，呈圆形或椭圆形，胞核小而圆，位于中央。胞质内充满了粗大的嗜碱性颗粒，颗粒内含肝素、组胺、嗜酸性粒细胞趋化因子；胞质中还可以合成和释放白三稀。肝素有抗凝血作用，组胺和白三烯可引起荨麻疹、哮喘和休克等过敏反应。

(5) **脂肪细胞**(fat cell)：细胞体积大，多呈球形，胞质含大量脂滴，脂滴将细胞核和其他胞质成分挤到细胞一侧。在HE染色标本中，脂滴已被溶解，细胞呈空泡状。脂肪细胞可合成和贮存脂肪，参与脂类代谢。

(6) **未分化的间充质细胞**：一种原始、幼稚的未分化细胞，形态与成纤维细胞相似，保留着多向分化的潜能。在炎症及创伤修复时可增殖分化为成纤维细胞、新生血管壁的内皮细胞和平滑肌细胞等。

(7) **白细胞**：血液内的白细胞常以变形运动穿出毛细血管和微静脉，游走至疏松结缔组织内，行使防御功能。

知识拓展

日常生活中的过敏反应

日常生活中，有人吃了虾、蟹后，皮肤上会出现许多红斑块，奇痒难忍。春天在户外接触了鲜花后，也会出现红斑块，还会打喷嚏、流鼻涕，甚至喘不过气来，这些都是过敏反应。

对于这些人来说，虾、蟹、花粉甚至螨虫、灰尘等所含的小分子蛋白质，都是过敏原(即抗原)。这些过敏原进入体内后，刺激浆细胞产生抗体IgE，IgE与肥大细胞表面的IgE受体结合后，机体对该过敏原处于致敏状态。当机体再次接触这些过敏原时，这种过敏原便与结合在肥大细胞表面的IgE结合，使肥大细胞激活而脱颗粒，释放组胺、白三烯等物质。组胺和白三烯可使皮肤的微静脉和毛细血管扩张，通透性增加，血浆蛋白和液体溢出，导致组织水肿，在皮肤上形成荨麻疹；也可使支气管黏膜水肿，平滑肌痉挛，导致支气管通气不畅，呼吸困难，引发哮喘；还可使全身小动脉扩张，引起血压急剧下降，导致休克。这些病症统称过敏反应。

2. 纤维

(1) **胶原纤维**(collagenous fiber)：数量最多，新鲜时呈白色，有光泽，又名白纤维。HE染色呈粉红色。纤维粗细不等，呈波浪形。胶原纤维的韧性大，抗拉力强。

(2) **弹性纤维**(elastic fiber)：新鲜状态下呈黄色，又名黄纤维。弹性纤维较细，断端常卷曲。它富于弹性，与胶原纤维混合交织在一起，使疏松结缔组织兼有弹性和韧性，有利于所在器官和组织保持形态和位置的相对恒定，又具有一定的可变性。

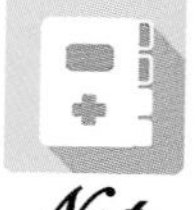

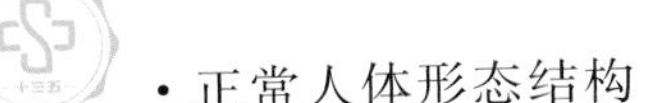

(3) **网状纤维**(reticular fiber):分支多,并交织成网,用浸银法可将网状纤维染为黑色,故又称为嗜银纤维,主要分布在结缔组织与其他组织交界处。

3. 基质 基质(ground substance)是由蛋白多糖和糖蛋白等生物大分子构成的无定形胶状物,有一定黏性。蛋白多糖为基质的主要成分,是由蛋白质和大量多糖组成的大分子复合物。多糖主要由透明质酸、硫酸软骨素、硫酸角质素和硫酸乙酰肝素等构成。这些分子聚合形成有许多微细孔隙的分子筛。小于孔隙的水和溶于水的营养物、代谢产物、激素、气体分子等可以通过分子筛,大于孔隙的大分子物质,如细菌等不能通过,使基质成为限制细菌等有害物扩散的防御屏障。

基质中含有由血管渗出的液体,称为**组织液**。组织液是细胞赖以生存的内环境,细胞与组织液进行物质交换。组织液不断更新,当组织液的产生和回流失去平衡时,基质中的组织液含量可增多或减少,导致组织水肿或脱水。

(二) 致密结缔组织

致密结缔组织(dense connective tissue)以胶原纤维为主要成分,细胞和基质少,纤维粗大,排列致密,支持和连接为其主要功能(图 2-9)。

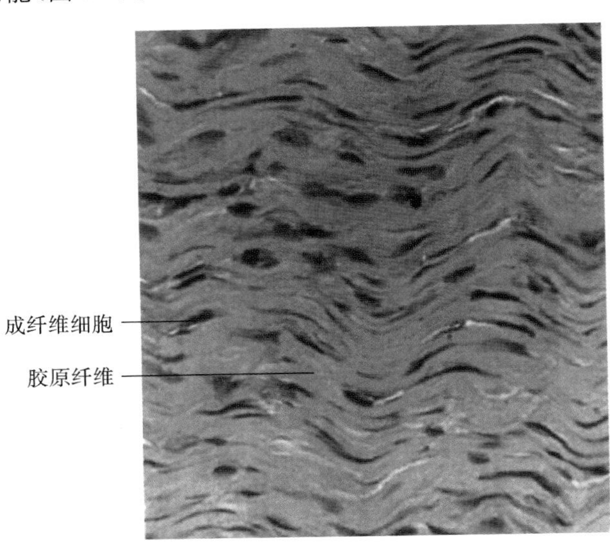

图 2-9 致密结缔组织

(三) 脂肪组织

脂肪组织(adipose tissue)由大量脂肪细胞聚集构成,被疏松结缔组织分隔成许多脂肪小叶(图 2-10)。主要分布在皮下、网膜和系膜等处,是体内最大的储能库,具有维持体温、缓冲、保护和填充等作用。

(四) 网状组织

网状组织(reticular tissue)由网状细胞、网状纤维和基质构成。网状细胞较大,呈星形,多突起,相邻细胞的突起连接成网。网状纤维由网状细胞产生,相互交织成网,构成网状细胞依附的支架。网状组织不单独存在,主要构成造血组织和淋巴组织的基本成分,为血细胞发生和淋巴细胞发育提供适宜的微环境。

二、软骨和骨

(一) 软骨

软骨由**软骨组织**及其周围的**软骨膜**共同构成。软骨组织由**软骨细胞**(chondrocyte)和**软骨基质**构成。软骨细胞位于软骨基质中的软骨陷窝内。软骨细胞的大小、形状和分布有一定的规律,软骨周边的是幼稚的软骨细胞,体积较小,单个分布;越靠近软骨中央,细胞越成熟,体积逐渐增大,变成圆形或椭圆

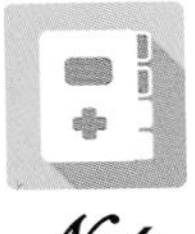

Note

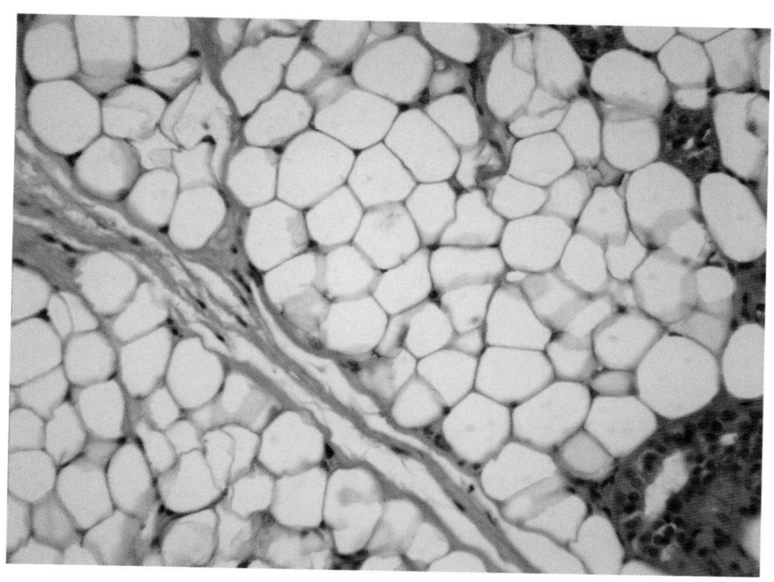

图 2-10 脂肪组织

形，常见 2～8 个软骨细胞聚集在同一个软骨陷窝内。软骨基质由纤维和基质组成，基质呈凝胶状，主要成分是蛋白多糖和水。

根据软骨基质中所含纤维成分的不同，软骨可分为三种，即透明软骨、纤维软骨和弹性软骨。

1. 透明软骨(hyaline cartilage) 基质中含大量水分和少量的胶原原纤维，新鲜时呈半透明状(图 2-11)。分布于呼吸道、骨骺和肋关节等处。

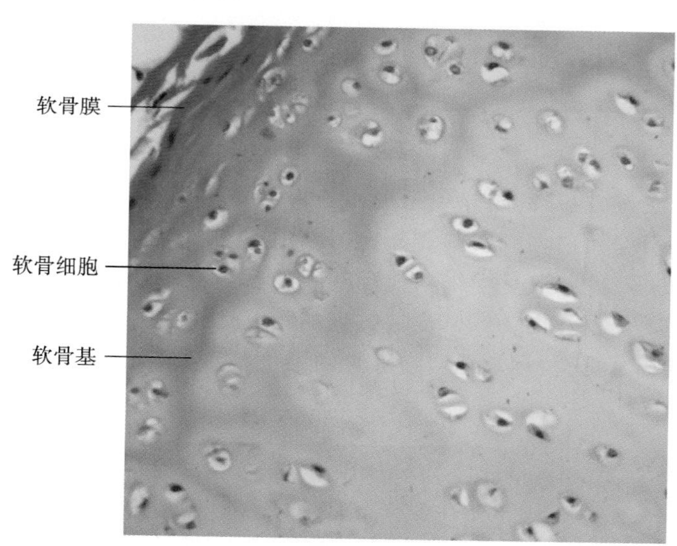

图 2-11 透明软骨

2. 纤维软骨(fibrous cartilage) 基质中含大量平行或交叉排列的胶原纤维束，韧性强大，呈不透明的乳白色(图 2-12)。分布于椎间盘、关节盘及耻骨联合等处。

3. 弹性软骨(elastic cartilage) 基质中含大量弹性纤维，有较强的弹性(图 2-13)。分布于耳廓、咽喉及会厌等处。

(二) 骨

骨是由骨组织、骨膜和骨髓等构成的坚硬器官。

1. 骨组织的结构 **骨组织**(osseous tissue)由细胞和钙化的细胞外基质(骨基质)组成。骨基质中有大量骨盐沉积，使骨组织成为人体最坚硬的组织之一。

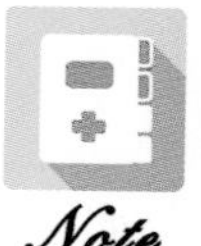
Note

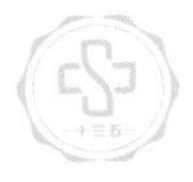

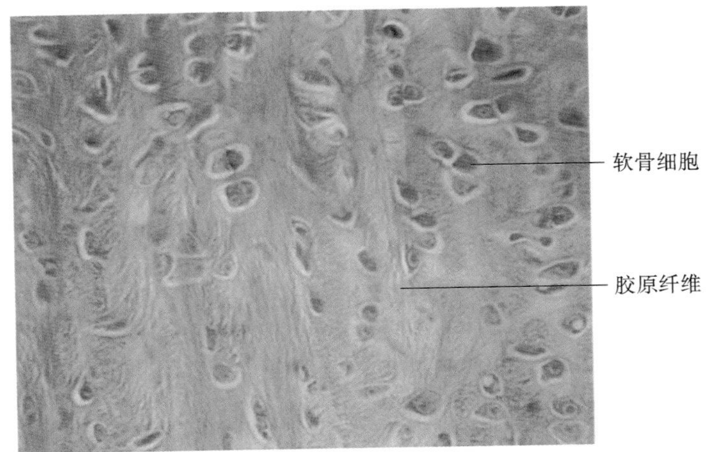

图 2-12　纤维软骨

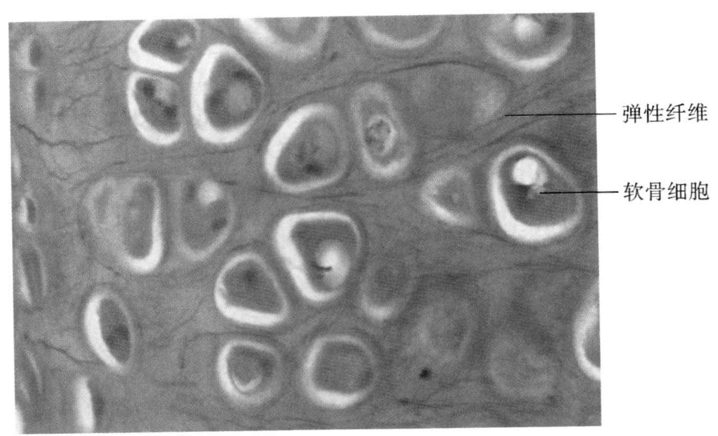

图 2-13　弹性软骨

（1）**骨基质**：简称**骨质**，包括有机成分和无机成分，含水极少。有机成分含大量胶原纤维和少量无定形基质，基质的主要成分是蛋白多糖及其复合物，具有黏合纤维的作用，使骨具有韧性和弹性。无机成分又称**骨盐**，以钙、磷离子为主，其化学结构为**羟基磷灰石结晶**。骨盐密集而规则地沉积在胶原纤维间，形成坚硬的板状结构，称**骨板**（图 2-14），成层排列的骨板犹如多层木质胶合板，同一骨板内的纤维相互平行，相邻骨板的纤维相互垂直，有效地增强了骨的强度。不同部位的骨板以不同形式排列，形成**骨密质**和**骨松质**。

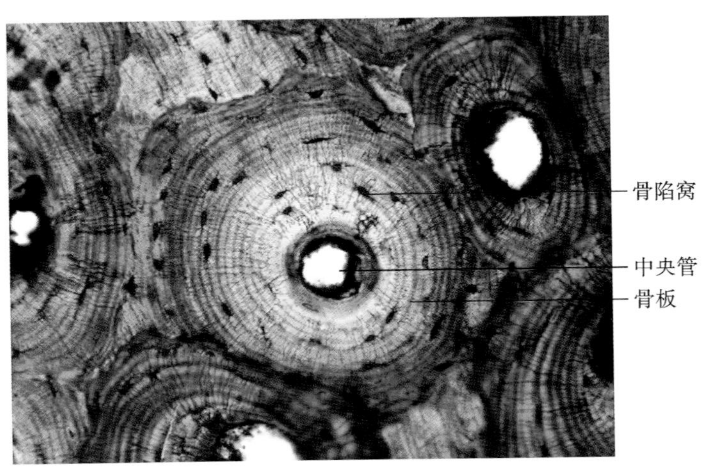

图 2-14　骨单位

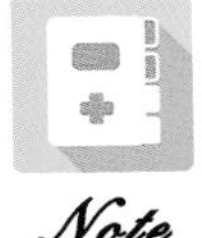

有机成分和无机成分的有机结合，使骨既有弹性又很坚硬。骨的化学成分因不同年龄而变化。成年骨组织中有机成分和无机成分的比例约为 3∶7，为最合适的比例，使骨的硬度、弹性和坚韧性达到最好，具有最大的抗压能力；幼年骨组织中有机质较多，弹性大而硬度小，外伤时不易发生骨折或折而不断；老年骨组织中无机质相对较多，脆性大，易发生粉碎性骨折。

（2）**骨组织的细胞**：包括**骨祖细胞**、**成骨细胞**、**骨细胞**和**破骨细胞**。骨祖细胞是骨组织的干细胞，位于骨膜内，可分化为成骨细胞和成软骨细胞。成骨细胞分布于骨组织表面，可以产生类骨质，类骨质钙化为骨基质，成骨细胞被包埋其中，转变为骨细胞。骨细胞位于骨组织内部，多突起，单个分散于骨板内或骨板之间，胞体所在的腔隙称骨陷窝（图 2-14）。骨细胞具有一定的溶骨和成骨作用，参与调节钙、磷平衡。破骨细胞分布于骨组织边缘，是一种由多个单核细胞融合形成的多核巨细胞，具有很强的溶骨、吞噬和消化能力，它们与成骨细胞相辅相成，共同参与骨的生长和改建。

2. 长骨的构造 人体的骨分为多种类型，以长骨的结构较为复杂。长骨由骨松质、骨密质、骨膜、关节软骨、骨髓及血管、神经等构成（图 2-15）。

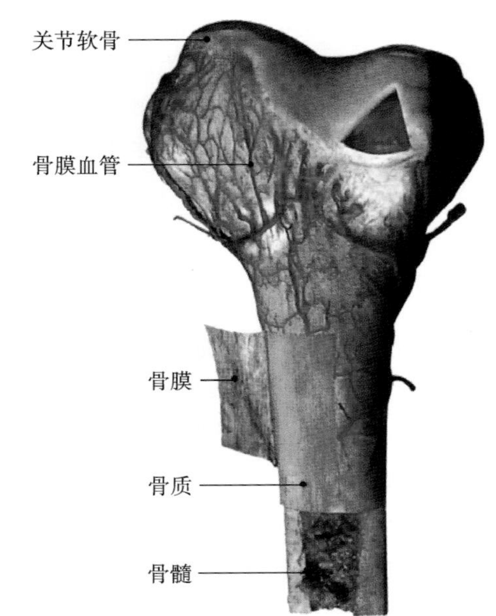

图 2-15 骨的构造

（1）**骨质**（bone substance）：包括骨密质和骨松质（图 2-16）。

①**骨松质**（spongy bone）：多分布在长骨的骨骺部和其他骨的内部，由片状或针状的骨小梁相互交错连接构成，骨小梁的排列方式与承受的压力和张力方向一致。

②**骨密质**（compact bone）：分布于长骨骨干和其他骨表面，致密坚硬，耐压性强，由不同排列方式的骨板构成，包括分布于骨密质外层和内层的环骨板、环骨板之间的骨单位和穿插其间的间骨板。骨单位又称哈弗斯系统，呈筒状，中轴有一纵向的中央管，是长骨骨干起支持作用的主要结构（图 2-14）。

（2）**骨膜**（periosteum）：为覆盖在骨内外表面（除关节面外）的一层结缔组织膜，含丰富的血管、淋巴管和神经。骨膜的主要功能是营养骨组织，并为骨的生长和修复提供成骨细胞和破骨细胞。骨膜中的骨祖细胞具有成骨和成软骨的双重潜能，临床上利用骨膜移植可治疗骨折、骨和软骨的缺陷。

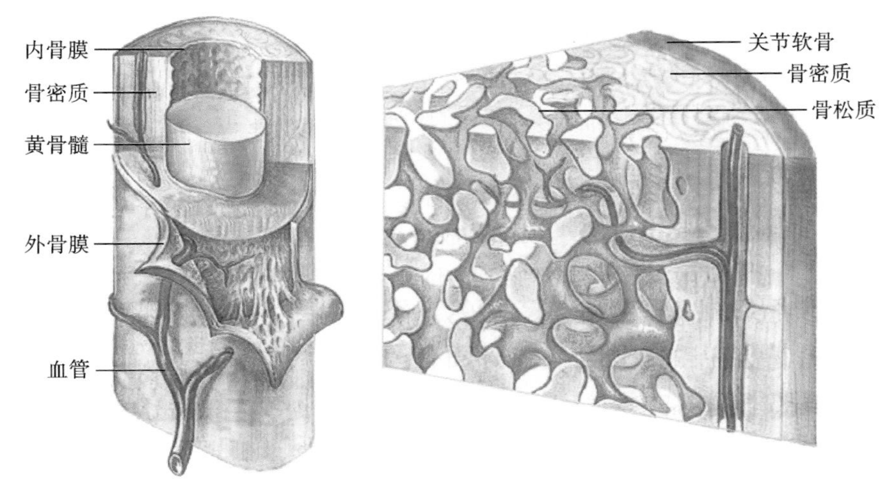

图 2-16 长骨骨干结构模式图

（3）**骨髓**（bone marrow）：充填在长骨的髓腔及所有骨松质的孔隙内，分为红骨髓和黄骨髓两种。红骨髓呈红色，由大量的网状组织和处于不同发育阶段的血细胞构成。红骨髓具有造血功能，能产

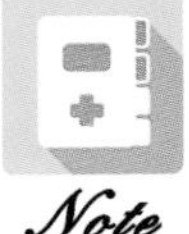

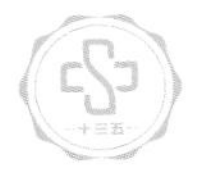
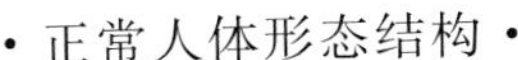

生红细胞和大部分白细胞。胎儿及婴幼儿时期的骨髓都是红骨髓，6 岁以后，长骨髓腔的红骨髓逐渐被脂肪组织代替，变为黄骨髓，暂时失去造血功能，但当机体需要时，黄骨髓可转化为红骨髓，恢复造血功能。髂骨、胸骨和椎骨等处的骨髓终身为红骨髓，临床上可以在这些部位抽取红骨髓进行检查，帮助诊断血液疾病。

3. 骨的发生和生长 骨发生于中胚层的间充质。间充质先形成膜状，以后在膜的基础上骨化，称膜化骨。有的间充质先发育成软骨，以后再骨化，称软骨化骨。颅顶骨和面颅骨的发生属于膜化骨，四肢骨（锁骨除外）和颅底骨的发生属于软骨化骨。

知识拓展

骨的重塑

骨是体内最活跃的器官之一，成骨细胞不断产生新的骨质，破骨细胞则不断分解骨质，释放出钙离子和磷酸根离子。骨的这种活动与骨所受到的压力和重力变化有一定的关系，所以骨会因运动所受到的力量刺激而增厚和增大。同时，失去力量刺激后，骨质也会流失，这就是长期卧床的患者容易发生骨质疏松和骨萎缩的原因，所以对这种患者护理时应经常帮助其做被动运动。

三、血液

血液（blood）是一种流动于心血管内的特殊结缔组织，由**血细胞**和**血浆**组成。健康成人约有 5 L，占体重的 7%。从血管中抽取少量血液，加入适量抗凝剂，静置或离心沉淀后，血液可分为三层：上层为淡黄色的**血浆**（plasma），下层为红细胞，中间的薄层为白细胞和血小板（图 2-17）。

（一）血浆

血浆相当于细胞间质，约占血液容积的 55%，其中 90%是水，其余为**血浆蛋白**，包括白蛋白、球蛋白、纤维蛋白原及其他可溶性物质。在体外，血液凝固后所析出的淡黄色清亮液体，称**血清**（serum）。

（二）血细胞

血细胞约占血液容积的 45%，包括红细胞、白细胞和血小板（图 2-17）。在正常生理情况下，血细胞有一定的形态结构，并有相对稳定的数量（图 2-18、图 2-19）。

1. 红细胞（red blood cell，RBC） 直径为 7～8 μm，呈双凹圆盘状，中央较薄，周缘较厚（图 2-20）。成熟红细胞无细胞核和细胞器，胞质内充满**血红蛋白**（hemoglobin，Hb），它使红细胞呈红色。血红蛋白具有结合与运输 O_2 和 CO_2 的功能。正常成年人血液中血红蛋白的含量女性为 110～150 g/L，男性为 120～160 g/L。红细胞形态具有可变性，当其通过小于自身直径的毛细血管时，可改变形状。红细胞的细胞膜上有一种糖蛋白，即血型抗原 A 和（或）血型抗原 B，构成人类的 ABO 血型抗原系统，在临床输血中具有重要意义。

红细胞的平均寿命约 120 天。与此同时，每天都有新生的未完全成熟的红细胞从骨髓进入血液，这些细胞内尚残留部分核糖体，用煌焦油蓝染色后呈细网状，称**网织红细胞**（reticulocyte）。它们在血流中经过 1～3 天后完全成熟，核糖体消失。成人血液中网织红细胞占红细胞总数的 0.5%～1.5%。网织红细胞计数常作为判断骨髓生成红细胞能力的指标之一，对血液病的诊断、疗效判断和预后有重要意义。

2. 白细胞（white blood cell，WBC） 为无色、有核的球形细胞，正常人血液中含量较少（图 2-21）。根据白细胞胞质内有无特殊颗粒，分为粒细胞和无粒细胞。粒细胞根据其特殊颗粒的染色性，分为中性粒细胞、嗜酸性粒细胞和嗜碱性粒细胞三种。无粒细胞分为单核细胞和淋巴细胞两种，但均含细小的嗜天青颗粒。

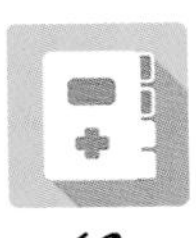

（1）**中性粒细胞**（neutrophil）：数量最多的白细胞。直径 10～12 μm，核呈深染的弯曲杆状或分叶状，分叶核一般为 2～5 叶，叶间有细丝相连，正常人以 2～3 叶者居多。核的叶数与细胞在血流中停留

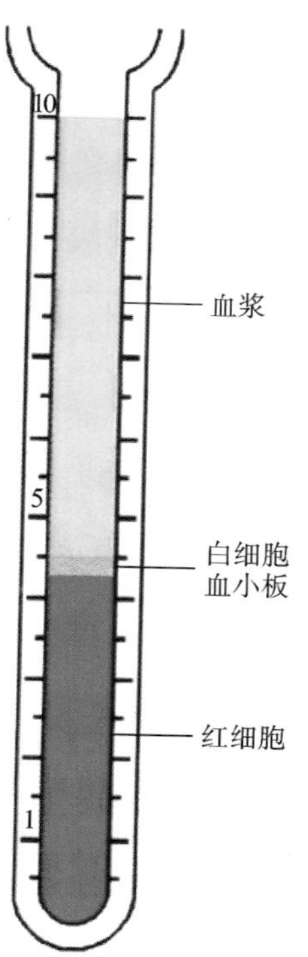

图 2-17　血浆与血细胞的比积

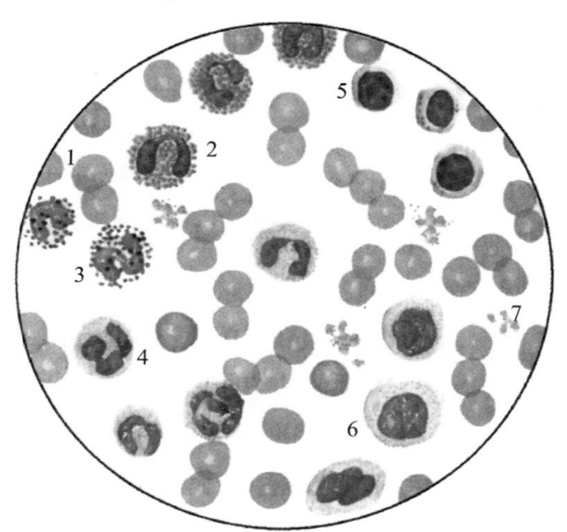

图 2-18　各种血细胞示意图

- 血细胞
  - 红细胞
    - 男性（4.0～5.5）×10^{12}/L
    - 女性（3.5～5.0）×10^{12}/L
  - 白细胞（4～10）×10^{9}/L
    - 粒细胞
      - 中性粒细胞（50%～70%）
      - 嗜酸性粒细胞（0.5%～3%）
      - 嗜碱性粒细胞（0%～1%）
    - 无粒细胞
      - 淋巴细胞（25%～30%）
      - 单核细胞（3%～8%）
  - 血小板（100～300）×10^{9}/L

图 2-19　血细胞的分类和正常值

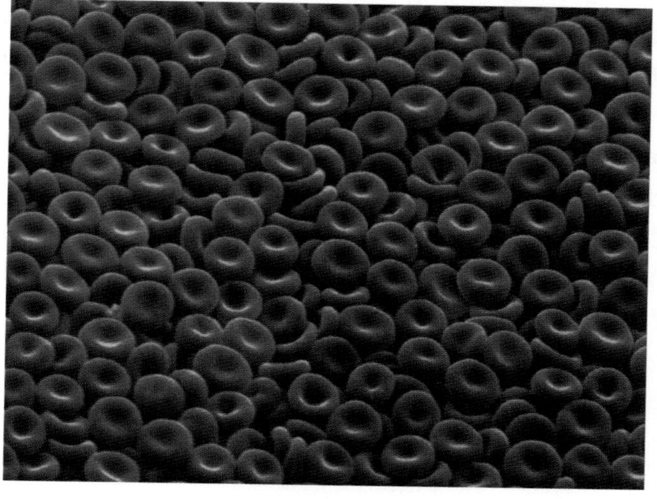

图 2-20　红细胞(扫描电镜图 2000×)

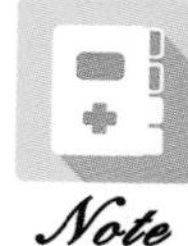

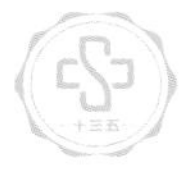

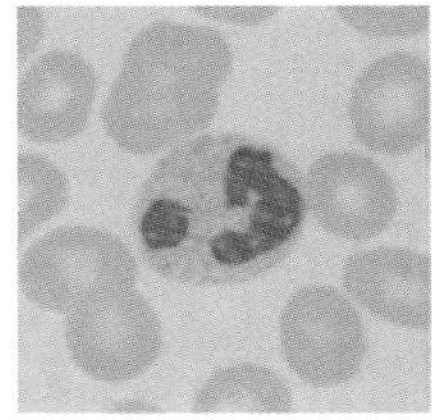
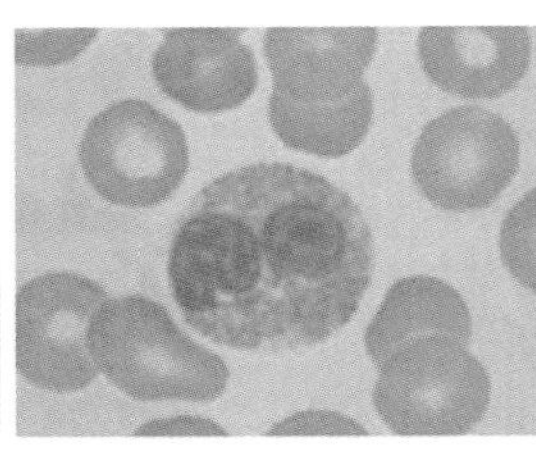
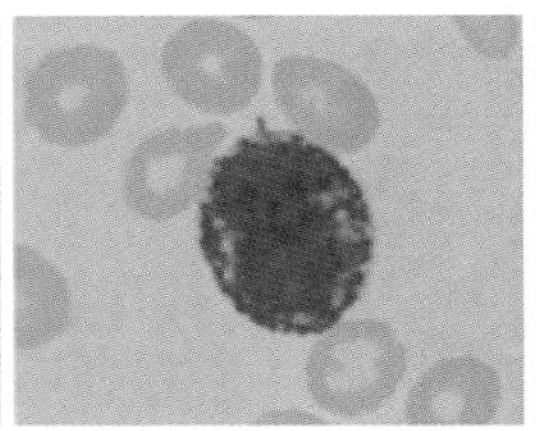
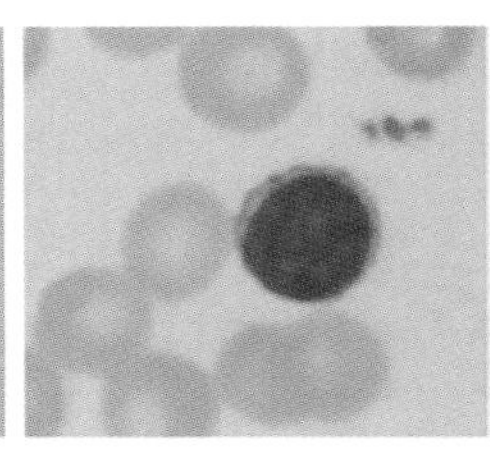
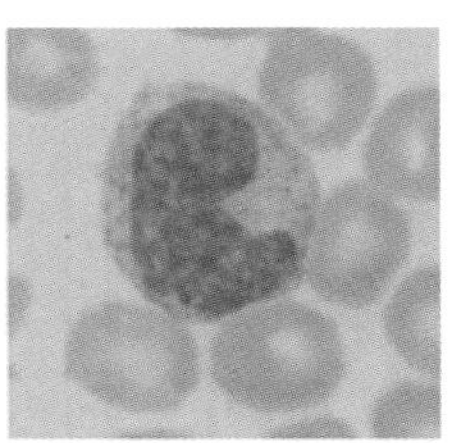

图 2-21 白细胞

的时间成正变。当机体受细菌严重感染时，大量新生中性粒细胞从骨髓进入血液，杆状核和 2 叶核的细胞增多，称为**核左移**；若 4～5 叶核的细胞增多，称为**核右移**，表明骨髓的造血功能发生障碍。胞质内含有嗜天青颗粒和特殊颗粒。嗜天青颗粒是一种溶酶体，内含酸性磷酸酶、髓过氧化物酶和多种酸性水解酶类；特殊颗粒是一种分泌颗粒，内含溶菌酶、吞噬素(也称防御素)。

中性粒细胞具有很强的趋化作用和吞噬功能，其吞噬对象以细菌为主，也吞噬异物。当它吞噬处理大量细菌后，自身也死亡变为脓细胞。

(2) **嗜酸性粒细胞**(eosinophil)：直径为 10～15 μm，核多为 2 叶，胞质内充满粗大的嗜酸性颗粒，颗粒内含有酸性磷酸酶、组胺酶、芳基硫酸酯酶等。嗜酸性粒细胞能作变形运动，并具有趋化性。它释放的组胺酶能灭活组胺，芳基硫酸酯酶灭活白三烯，从而抑制过敏反应；嗜酸性粒细胞还能释放阳离子蛋白以杀灭寄生虫。因此，在发生过敏性疾病或寄生虫病时，血液中嗜酸性粒细胞增多。

(3) **嗜碱性粒细胞**(basophil)：数量最少，细胞直径 10～12 μm，核分叶，呈"S"形或不规则形，着色较浅。胞质内含有嗜碱性颗粒，大小不等，分布不均，染成蓝紫色，可覆盖在细胞核上。颗粒内含有肝素、组胺和嗜酸性粒细胞趋化因子等，细胞基质内有白三烯。嗜碱性粒细胞与肥大细胞的分泌物相同，也参与过敏反应。

(4) **单核细胞**(monocyte)：体积最大的白细胞，直径为 14～20 μm。核呈肾形、马蹄形或不规则形。胞质丰富，呈弱嗜碱性，内含许多细小的淡紫色嗜天青颗粒，即溶酶体。单核细胞在血流中停留 12～48 h 后进入结缔组织或其他组织，并分化成具有很强吞噬功能的各种巨噬细胞(如肺内的肺巨噬细胞、肝内的肝巨噬细胞和骨组织中的破骨细胞等)。

(5) **淋巴细胞**(lymphocyte)：血液中的淋巴细胞大部分为直径 6～8 μm 的小淋巴细胞，小部分为直径 9～12 μm 的中淋巴细胞，还有直径 13～20 μm 的大淋巴细胞，但一般不存在于周围血液中。细胞核为圆形或椭圆形，占据细胞大部分，一侧常有浅凹，染色质浓密呈块状，着色深。胞质较少，有较强的嗜碱性，呈蔚蓝色。

淋巴细胞是机体主要的免疫细胞，在机体防御疾病过程中发挥关键作用。根据淋巴细胞的发生来源、形态特点和免疫功能等方面的不同，又可分为**胸腺依赖淋巴细胞(T 淋巴细胞)**、**骨髓依赖淋巴细胞(B 淋巴细胞)**和**自然杀伤细胞(NK 细胞)**等。T 淋巴细胞成熟于胸腺，参与细胞免疫，有杀伤靶细胞的作用；B 淋巴细胞产生于骨髓，受抗原刺激后增殖分化为浆细胞，产生抗体，参与体液免疫。

3. 血小板(blood platelet) 血小板是从骨髓中的巨核细胞脱落下来的胞质小块，故无细胞核，并非严格意义上的细胞。血小板呈双凸扁盘状，直径 2～4 μm。血小板中央部分有着蓝紫色的颗粒，称颗粒区；周边部分呈均质浅蓝色，称透明区。当受到机械或化学刺激时，则伸出突起，呈不规则形，常聚集成群。血小板参与止血和凝血过程。当血管受损害或破裂时，血小板迅速黏附、聚集于破损处，形成血栓，堵塞破口，甚至小血管管腔。血小板数量显著减少或发生功能障碍时，可导致皮肤或黏膜出血。

知识拓展

造血干细胞与骨髓移植

造血干细胞(hematopoietic stem cells)是生成各种血细胞的始祖细胞，主要存在于红骨髓中，脾、肝、淋巴结和外周血以及脐带血中也有极少量分布。造血干细胞的特征是：① 自我复制

Note

能力，即细胞分裂后的部分子细胞仍保持干细胞的全部特征不变；②有很强的增殖能力；③有多向分化能力，能分化成各系造血祖细胞，并由此分化为各系血细胞，此外还可分化成某些非造血细胞，如树突状细胞、内皮细胞等。

骨髓移植(bone marrow transplantation，BMT)是将正常人的造血干细胞通过静脉输注到患者体内，重建患者的造血功能和免疫功能，从而达到治疗某些疾病的目的。它是各种血液肿瘤、再生不良性贫血症、重度地中海型贫血症等疾病的根本治疗方法。

根据造血干细胞的来源不同，骨髓移植包括同种异基因骨髓移植、同基因骨髓移植和自体骨髓移植三种类型。其中，以同种异基因骨髓移植最为常用。它是指将组织相容性抗原(HLA)相同的其他正常人的骨髓(不包括同卵孪生)移植到受者的体内，使其生长繁殖的一种治疗方法。供髓者主要来自患者的兄弟姐妹，而无亲缘关系者间 HLA 相同的机会很少。约60%的成人急性白血病患者，经过异基因或同基因骨髓移植可达 5 年以上的生存期。

第三节 肌 组 织

肌组织(muscle tissue)主要由肌细胞构成，肌细胞间有少量结缔组织、血管、淋巴管和神经。肌细胞呈细长纤维状，又称**肌纤维**(muscle fiber)，其细胞膜称**肌膜**(sarcolemma)，细胞质称**肌浆**(sarcoplasm)。肌浆中含有大量肌丝，肌丝是肌纤维收缩和舒张的物质基础。

根据肌纤维的结构和功能特点，肌组织可分为**骨骼肌**、**心肌**和**平滑肌**三种(图 2-22)，前两种属横纹肌。骨骼肌受躯体神经支配，为随意肌；心肌和平滑肌受自主神经支配，为不随意肌。

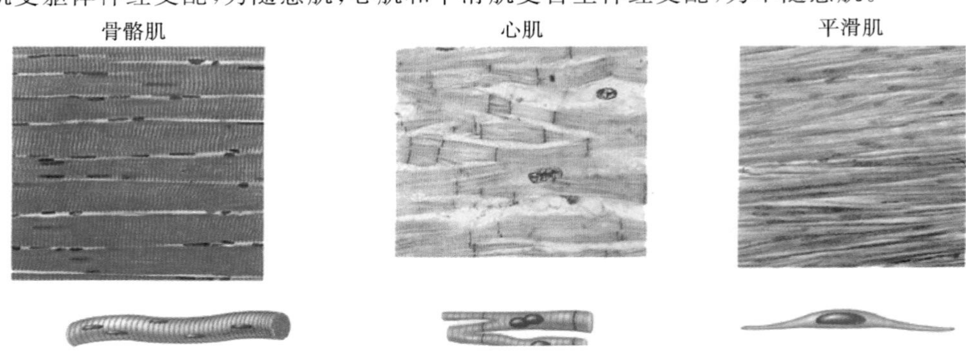

图 2-22 三种肌组织

一、骨骼肌

骨骼肌(skeletal muscle)一般借肌腱附于骨骼上。致密结缔组织包裹在整块肌肉外面形成肌外膜，肌外膜的结缔组织伸入肌内，分隔包裹形成肌束。包裹肌束的结缔组织称肌束膜，分布在每条肌纤维外面的结缔组织称肌内膜。

(一) 骨骼肌纤维的一般结构

骨骼肌纤维呈长圆柱形，直径 10～100 μm，长 1～40 mm，细胞核多，一条肌纤维内含有几十个甚至几百个细胞核，核呈扁椭圆形，位于肌膜下方。肌浆中含有大量与肌纤维长轴平行排列的**肌原纤维**(myofibril)，呈细丝状。每条肌原纤维上都有明暗相间的带，各条肌原纤维的明带和暗带都准确地排列在同一平面上，因而构成了骨骼肌纤维明暗相间的周期性横纹。**明带**又称为 **I 带**，中央有一条深色的 **Z 线**；**暗带**又称为 **A 带**，中央有一条染色浅的 **H 带**，H 带中央有一条深色的 **M 线**。相邻两条 Z 线之间的

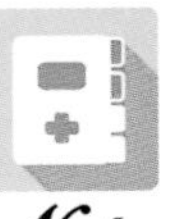
Note

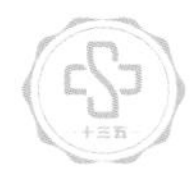

一段肌原纤维称**肌节**(sarcomere)。每个肌节由$\frac{1}{2}$I带+A带+$\frac{1}{2}$I带组成,是骨骼肌纤维结构和功能的基本单位(图 2-23)。

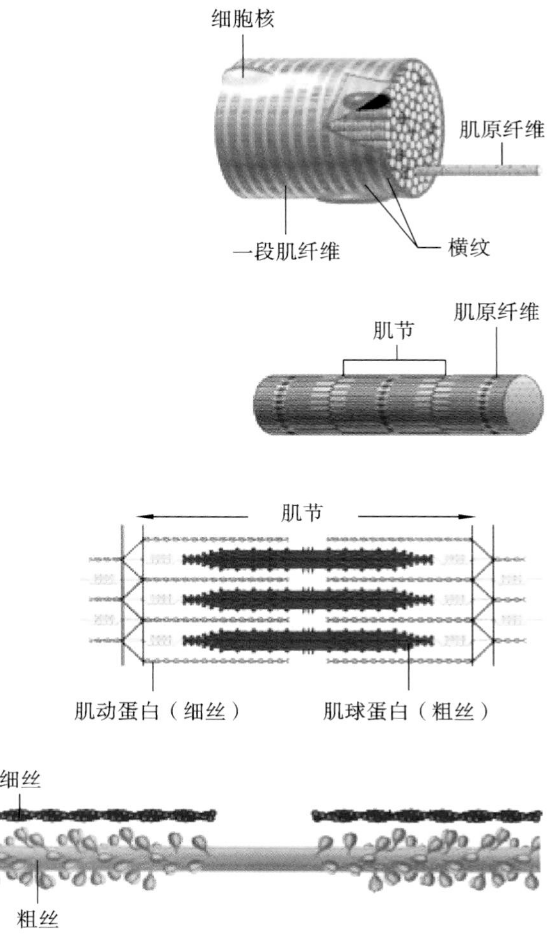

图 2-23　骨骼肌纤维模式图

(二)骨骼肌纤维的超微结构

1. 肌原纤维　肌原纤维由粗、细两种肌丝构成,沿纤维的长轴规律排列。粗肌丝位于肌节中段的A带,两端游离,中央固定于M线上;细肌丝位于肌节两侧,一端附着于Z线上,另一端伸至粗肌丝之间,末端游离,止于H带的外缘。

粗肌丝由肌球蛋白分子组成,两侧对称排列,两端有露出的头部,称为**横桥**。细肌丝由**肌动蛋白**、**原肌球蛋白**和**肌钙蛋白**组成,肌动蛋白上有与横桥结合的位点。当横桥与肌动蛋白上的位点接触时,横桥发生屈曲运动,将细肌丝向M线牵拉,使细肌丝滑入粗肌丝之间,肌节缩短,肌纤维收缩。

2. 横小管(transverse tubule)　横小管是肌膜向肌浆内凹陷形成的管状结构,其走向与肌纤维长轴垂直,位于明、暗带交界处,分支环绕每条肌原纤维,可将肌膜的兴奋迅速传导给每个肌节。

3. 肌浆网(sarcoplasmic reticulum)　肌浆网是肌纤维中特化的滑面内质网,位于横小管之间。其中部纵行包绕每条肌原纤维,为纵小管;两端扩大呈扁囊状,为终池。横小管与其两侧的终池合称**三联体**。肌浆网膜上有钙泵和钙离子通道,有调节肌浆中钙离子浓度的作用。钙离子在肌纤维收缩中起重要作用。

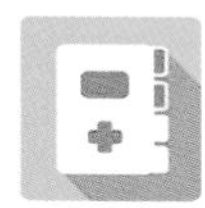

二、心肌

心肌(cardiac muscle)分布于心脏及其相连的大血管根部,属不随意肌,其收缩有自动节律性,缓慢而持久。心肌纤维呈不规则的短圆柱状，有分支，互相连接成网。心肌纤维的连接处染色较深，称闰盘，闰盘处有缝隙连接和中间连接。多数心肌纤维有一个细胞核，少数有双核，核呈卵圆形，位于细胞的中央。心肌纤维也有横纹，但不如骨骼肌明显（图 2-22）。心肌纤维的超微结构与骨骼肌的相似，但肌原纤维不如骨骼肌纤维的明显，横小管较粗，肌浆网不如骨骼肌纤维的发达。

三、平滑肌

平滑肌（smooth muscle）广泛分布于血管壁和许多内脏器官。平滑肌的收缩较为缓慢而持久。平滑肌纤维呈长梭形，无横纹，细胞核居中，呈杆状或长椭圆形，胞质嗜酸性（图 2-22）。

第四节　神经组织

神经组织（nervous tissue）由神经细胞和神经胶质细胞组成。**神经细胞**（nerve cell）也称**神经元**（neuron），是神经系统的结构和功能单位，具有感受刺激、传导冲动和整合信息的能力。**神经胶质细胞**（neuroglial cell）的数量为神经元的 10～50 倍，无传导冲动的能力，对神经元起支持、保护、营养和绝缘等作用。

一、神经元

（一）神经元的结构

神经元是高度分化细胞，其形态多样，大小不一，但都可分为**胞体**和**突起**两部分（图 2-24、图 2-25）。

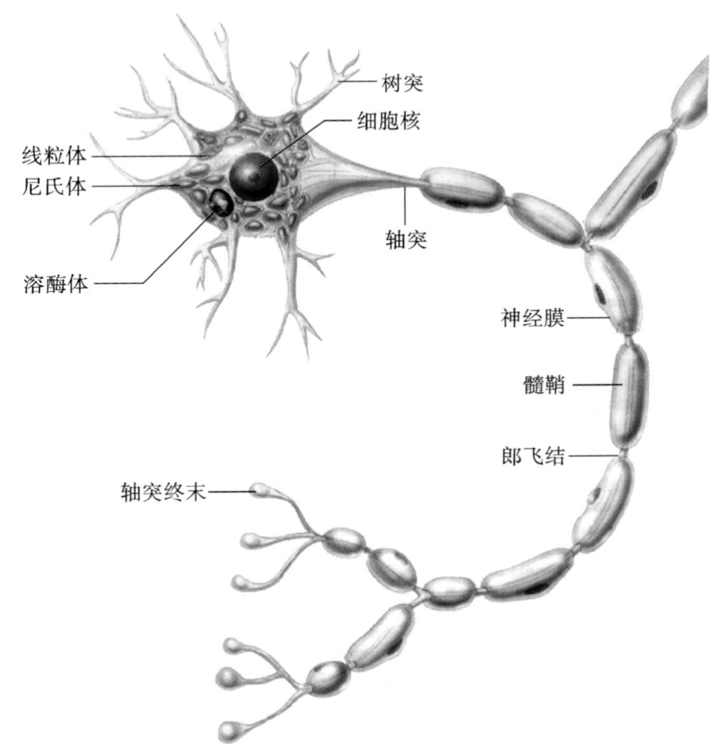

图 2-24　神经元模式图

1. 胞体　胞体是神经元的营养和代谢中心。细胞核位于胞体中央，大而圆，着色浅，核仁大而明显。细胞质含有尼氏体和神经原纤维两种特征性结构。在 HE 染色标本上呈强嗜碱性的颗粒或斑块状结构，称**尼氏体**（Nissl body）。电镜下，尼氏体由发达的粗面内质网和游离核糖体构成，表明神经元具有

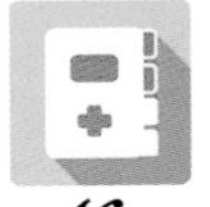

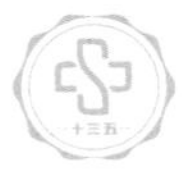

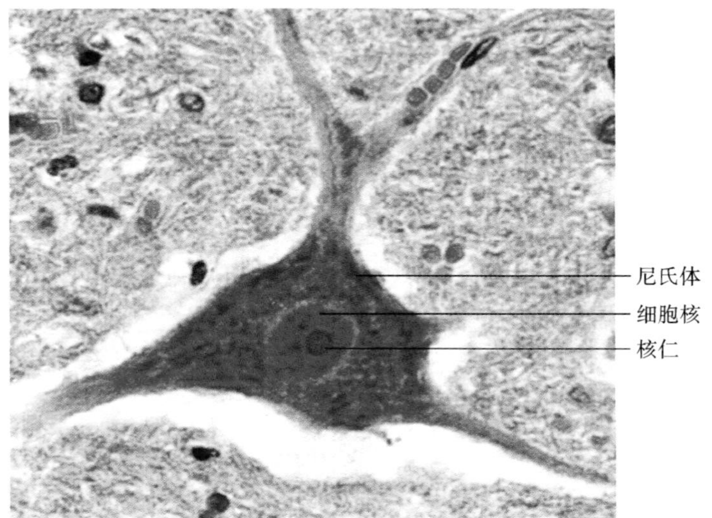

图 2-25　神经元

活跃的蛋白质合成功能。在镀银染色标本上呈棕黑色细丝并交织成网的结构即为**神经原纤维**(neurofibril)。电镜下,它是由神经丝和微管集合成束而形成的,除构成神经元的细胞骨架外,还参与物质运输。细胞膜具有接受刺激、处理信息、产生和传导神经冲动的功能。

2. 突起　神经元的突起分为树突和轴突两种。

(1) **树突**(dendrite):每个神经元有 1 个或多个树突,形如树枝状,其内部结构与胞体相似,主要功能是接受刺激。

(2) **轴突**(axon):每个神经元只有 1 个轴突,一般由胞体发出,长短不一,短的仅数微米,长的可达 1 m 以上。轴突起始部位常呈圆锥形,称轴丘。轴突内无尼氏体,故不能合成蛋白质,轴突成分更新及神经递质合成所需的蛋白质和酶由胞质合成后运输到轴突。轴突较树突细,全长直径较均一,有侧支呈直角分出,末端分支较多,形成轴突终末。轴突的主要功能是传导神经冲动。

(二) 神经元的分类

1. 按神经元的突起多少分类　①**多极神经元**,有一个轴突和多个树突;②**双极神经元**,有一个树突和一个轴突;③**假单极神经元**,从胞体发出一个突起,在离胞体不远处呈"T"形分为两支,一支为中枢突,另一支为周围突(图 2-26)。

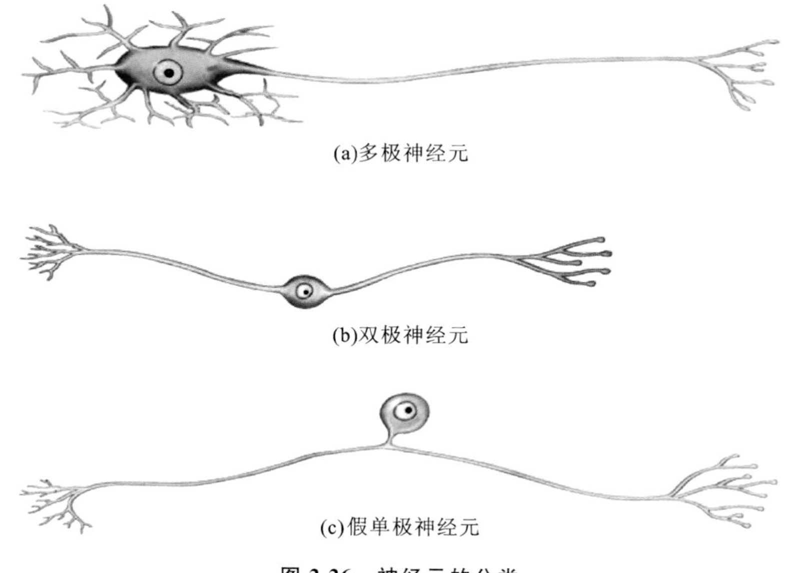

图 2-26　神经元的分类

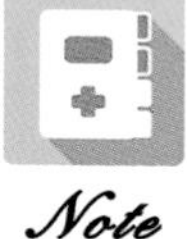
Note

2. 按神经元的功能分类 ①**感觉神经元**(sensory neuron),又称**传入神经元**,多为假单极神经元,可接受体内、外的化学性或物理性刺激,并将信息传向中枢;②**运动神经元**(motor neuron),又称**传出神经元**,一般为多极神经元,将神经冲动传递给肌或腺体,产生效应;③**中间神经元**(interneuron),又称**联络神经元**,主要为多极神经元,位于前两种神经元之间,起信息加工和传递作用(图 2-27)。

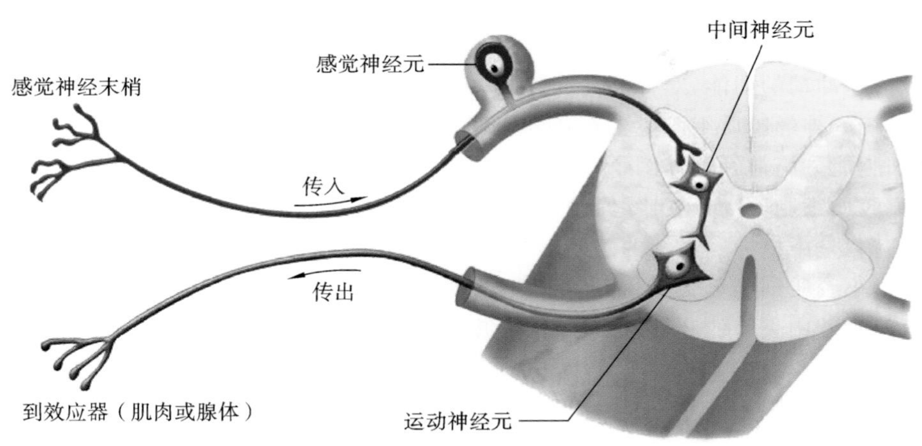

图 2-27 不同功能的神经元

二、突触

突触(synapse)是神经元与神经元之间,或神经元与效应细胞之间的一种特化的细胞连接,可分为**化学性突触**和**电突触**两类。化学性突触以神经递质作为传递信息的媒介,是一般所说的突触。电突触实际上是缝隙连接,以电流作为信息载体。

化学性突触由**突触前成分**、**突触间隙**和**突触后成分**三部分构成。突触前、后成分彼此相对的细胞膜,分别称**突触前膜**和**突触后膜**,两者之间的间隙为**突触间隙**(图 2-28)。突触前成分通常为轴突终末,

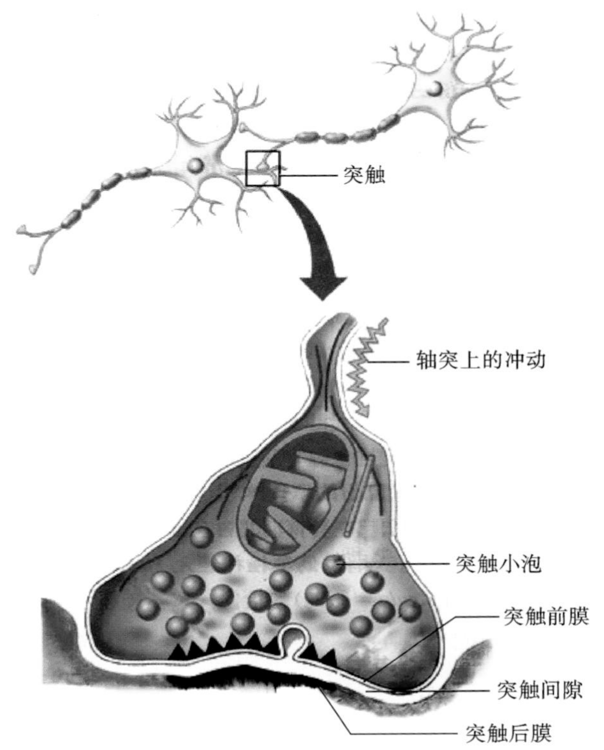

图 2-28 化学性突触超微结构模式图

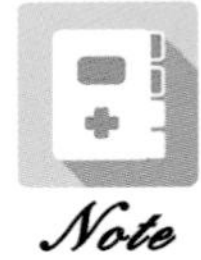

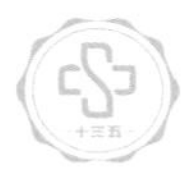

内含许多突触小泡，突触小泡内含神经递质，如乙酰胆碱、去甲肾上腺素等。突触后成分上有能结合神经递质的特异性受体。当神经冲动传到突触前膜时，突触小泡内的神经递质释放于突触间隙内，然后与突触后膜的相应受体结合，从而引起突触后神经元的兴奋或抑制。

三、神经胶质细胞

神经胶质细胞广泛分布于中枢和周围神经系统，数量多，形态多样，也有突起，但无轴突和树突之分，也没有传导神经冲动的功能，对神经元起到支持、营养、保护、绝缘、修复和形成髓鞘等功能。

中枢神经系统的神经胶质细胞主要有：①**星形胶质细胞**，是体积最大、数量最多的一种神经胶质细胞。星形胶质细胞能分泌神经营养因子和多种生长因子，对神经元的分化、功能维持及创伤后修复有重要影响。②**少突胶质细胞**，分布于神经元胞体附近及轴突周围，其突起末端扩展成扁平薄膜，包绕神经元的轴突形成髓鞘，是中枢神经系统的髓鞘形成细胞。③**小胶质细胞**，是最小的神经胶质细胞。当中枢神经系统损伤时，小胶质细胞可转变为巨噬细胞，吞噬死亡细胞的碎屑及退化变性的髓鞘。④**室管膜细胞**，分布在脑室及脊髓中央管的腔面，形成单层上皮，参与脉络丛的构成，可产生脑脊液（图 2-29）。

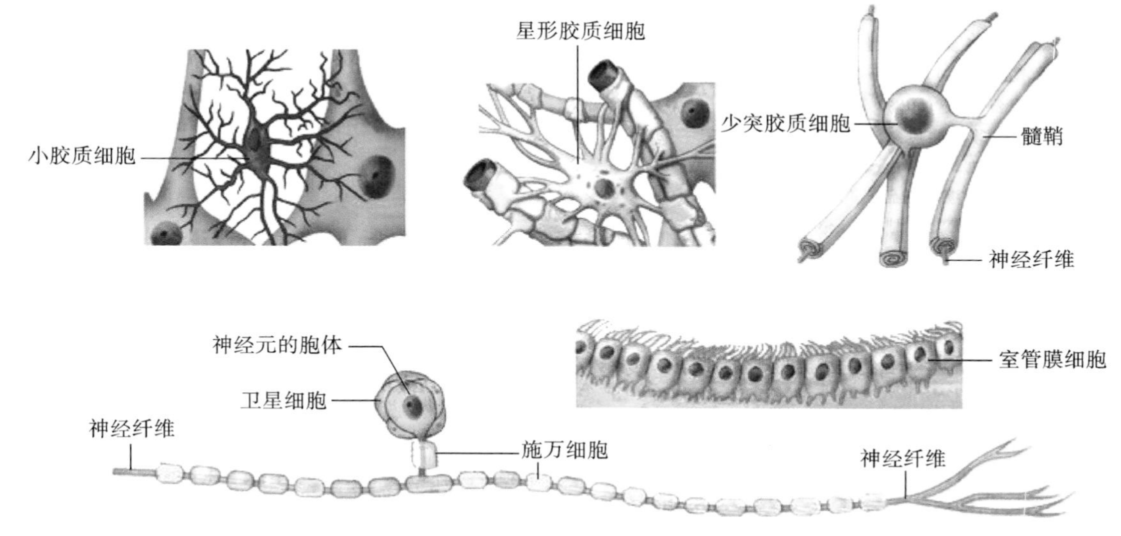

图 2-29　神经胶质细胞

周围神经系统的神经胶质细胞主要有：①**施万细胞**（Schwann cell），又称**神经膜细胞**，是周围神经系统的髓鞘形成细胞。成串排列，包裹神经元的轴突，形成周围神经系统有髓神经纤维的髓鞘。施万细胞能分泌神经营养因子，对周围神经再生起到支持和诱导作用。②**卫星细胞**，是神经节内包裹神经元胞体的一层扁平或立方细胞，对神经节细胞有营养和保护作用。

四、神经纤维、神经与神经末梢

（一）神经纤维

神经纤维（nerve fiber）由神经元的长轴突及包绕它的神经胶质细胞构成。包绕中枢神经纤维轴突的神经胶质细胞是少突胶质细胞，包绕周围神经纤维轴突的神经胶质细胞是施万细胞。根据神经胶质细胞是否形成髓鞘分为**有髓神经纤维**（myelinated nerve fiber）和**无髓神经纤维**（unmyelinated nerve fiber）。有髓神经纤维的轴突除起始段和终末处均包有髓鞘。髓鞘分成许多节段，各节段间的缩窄部称**郎飞结**（Ranvier node）（图 2-30）。相邻两个郎飞结之间的一段称**结间体**。无髓神经纤维轴突外无髓鞘，无郎飞结。

神经纤维的功能是传导神经冲动。髓鞘有绝缘作用，有髓神经纤维的神经冲动传导呈跳跃式传导，即从一个郎飞结跳到下一个郎飞结，故传导速度快。无髓神经纤维因无髓鞘和郎飞结，神经冲动只能沿轴膜连续传导，故传导速度慢。

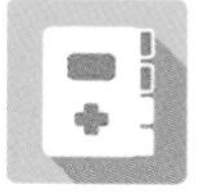

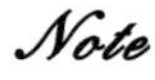

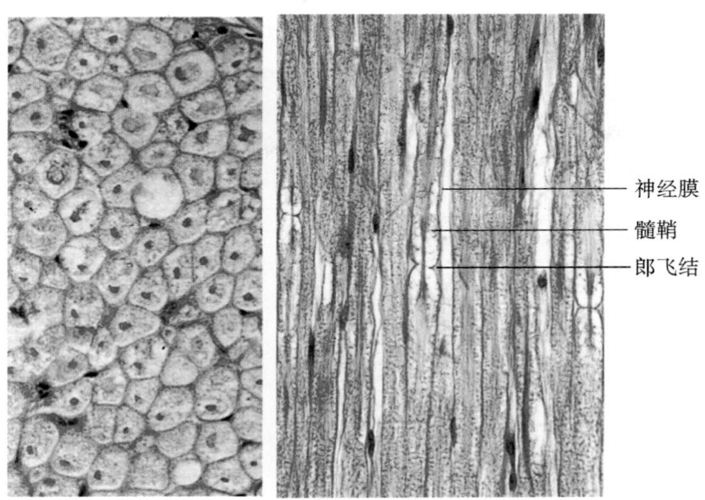

图 2-30 有髓神经纤维

（二）神经

周围神经系统的神经纤维集合在一起构成**神经**（nerve），分布到全身各器官和组织。一条神经内可以只含有感觉神经纤维或运动神经纤维，但大多数神经兼含感觉、运动和自主神经纤维。由于有髓神经纤维的髓鞘含髓磷脂，故神经通常呈白色。

神经表面包裹的致密结缔组织称神经外膜。神经外膜的结缔组织伸入神经内将神经纤维分隔成大小不等的神经纤维束，包裹神经纤维束的结缔组织称神经束膜。每条神经纤维表面的薄层结缔组织称神经内膜。

（三）神经末梢

神经末梢（nerve ending）是周围神经纤维的终末部分，它们遍布全身，形成各种末梢装置，按功能分为感觉神经末梢和运动神经末梢两大类。

1. 感觉神经末梢 它是感觉神经元（假单极神经元）周围突的末端，它们通常和周围的其他组织共同构成感受器。感受器把接收到的各种内、外环境刺激转化为神经冲动，传至中枢，产生感觉。常见的有以下几种。

（1）**游离神经末梢**：由神经纤维的终末失去施万细胞后反复分支而成，其裸露的细支广泛分布在表皮、角膜、牙髓和黏膜上皮等（图 2-31）。此类末梢感受冷、热、轻触和痛的刺激。

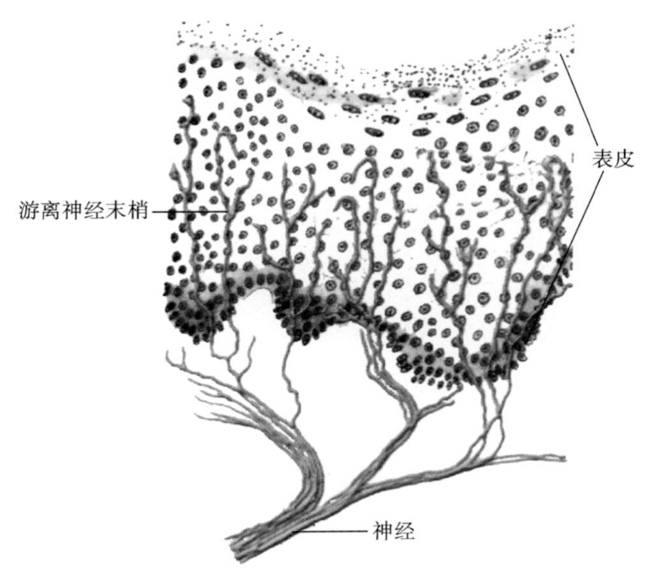

图 2-31 游离神经末梢

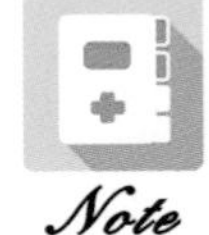

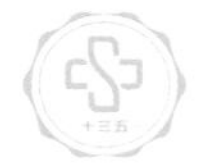

（2）**触觉小体**：分布在皮肤的真皮乳头内，以手指掌侧皮肤内最多，感受触觉（图 2-32）。

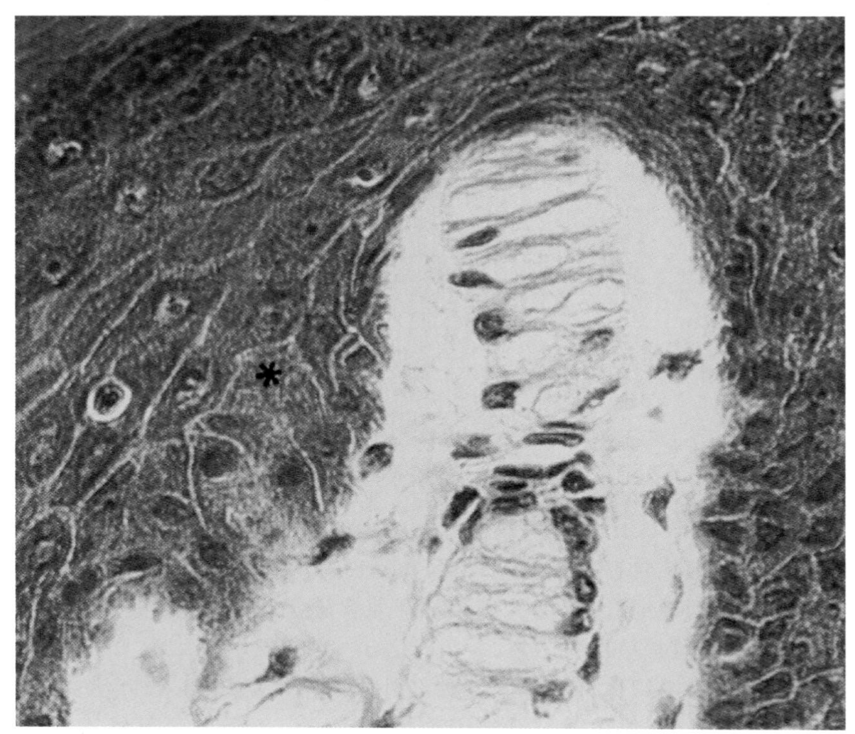

图 2-32　触觉小体

（3）**环层小体**：较大，广泛分布在皮下组织、肠系膜、韧带和关节囊等处，感受压觉和振动觉（图 2-33）。

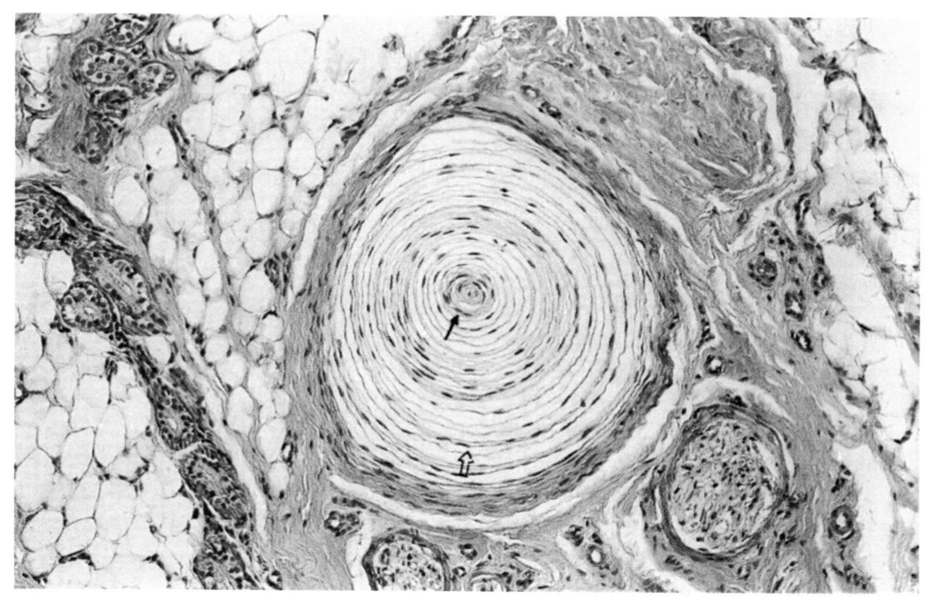

图 2-33　环层小体

（4）**肌梭**：分布在骨骼肌内的梭形小体。表面有结缔组织被囊，内含若干条较细的骨骼肌纤维，称梭内肌纤维。裸露的神经纤维缠绕在梭内肌纤维表面。肌梭是一种本体感受器，主要感受肌纤维的伸缩变化，调节骨骼肌纤维的活动。

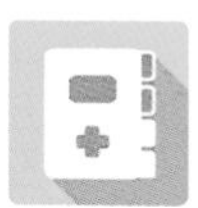

2. 运动神经末梢　它是运动神经元的长轴突在肌组织或腺体的终末结构，支配肌纤维的收缩和腺的分泌。位于脊髓前角或脑干的运动神经元胞体发出的长轴突，抵达骨骼肌时失去髓鞘，其轴突反复分

支，每一分支形成葡萄状终末与一条骨骼肌纤维建立突触连接，此连接区域呈椭圆形板状隆起，称为运动终板（图 2-34）。

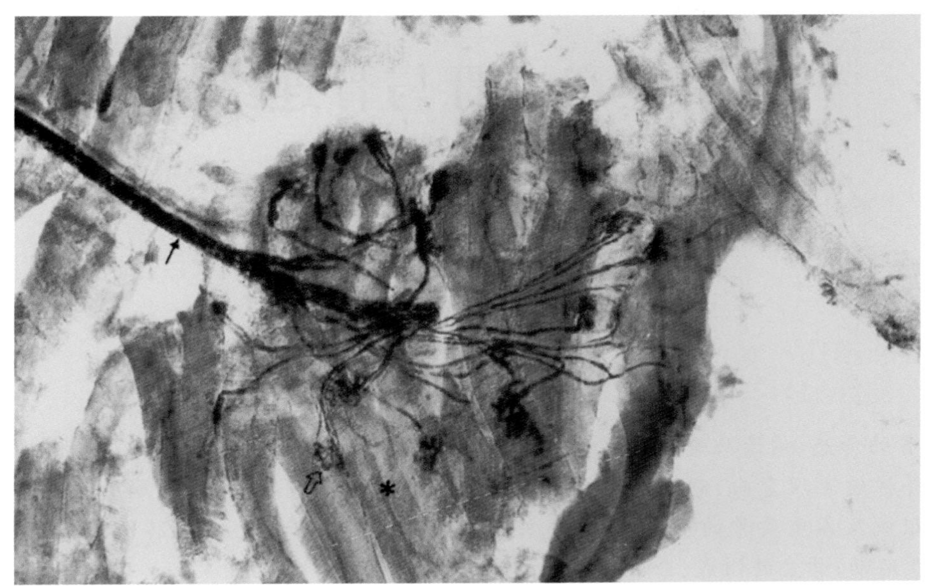

图 2-34 运动终板

（孔令平）

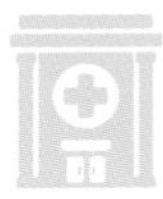

直通护考在线答题

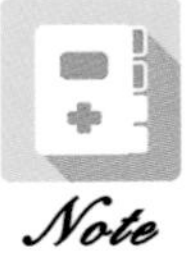

Note

第三章　骨与骨连结

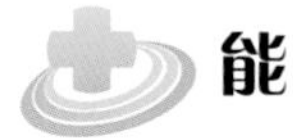

能力目标

1. **掌握**:骨的形态、构造及关节的基本结构;躯干骨的组成;椎骨的一般形态、各部椎骨的特征及椎骨间的连结;脊柱的生理弯曲、意义及运动;胸骨的形态、分部及胸廓的形态;颅的构成、翼点、鼻旁窦;上、下肢骨的组成及各重要骨的主要结构;肩关节、肘关节、腕关节、髋关节、膝关节及颞下颌关节的组成、结构特点及运动;骨盆的组成、分部及性别差异。

2. **熟悉**:骨的化学成分和物理特性;颅底主要的孔裂;新生儿颅的特点及出生后的变化。

3. **了解**:关节的辅助结构及运动形式;颅的前面观和侧面观的主要结构。

案例3-1

患者,男性,14岁,后仰摔伤左肘关节,局部疼痛、肿胀、功能障碍。体检:左肘关节明显肿胀、压痛,尺骨鹰嘴向后突出,肘关节半屈位,肘后三角关系破坏。X线检查:左肘关节后脱位。临床诊断:左肘关节后脱位。

具体任务:

请用所学知识描述肘关节的组成、特点及正常的肘后三角关系。

运动系统(locomotor system)由**骨**、**骨连结**和**骨骼肌**三部分组成。全身的骨和骨连结构成人体的支架,称**骨骼**(图3-1),它们对人体起到支持、保护和运动等作用。骨骼肌跨过关节附着在骨的表面,在神

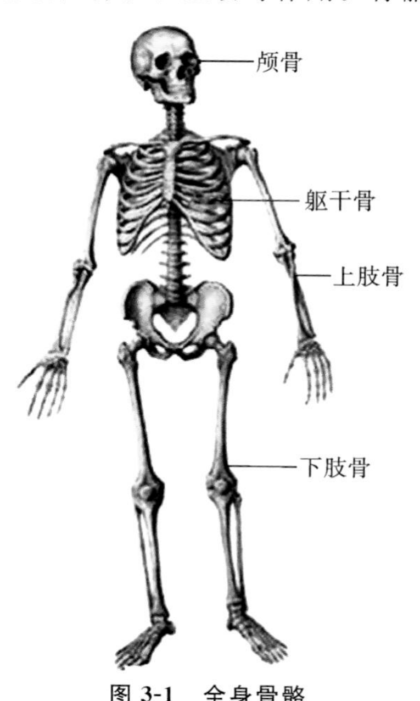

图 3-1　全身骨骼

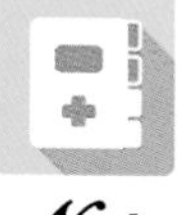

经系统的支配下，骨骼肌收缩，牵动骨骼使人体产生运动。在运动中，骨起运动的杠杆作用，骨连结是运动的枢纽，骨骼肌是运动的动力。

第一节 概 述

一、骨

骨(bone)是坚硬而有弹性和韧性的器官，主要由骨组织组成，还有丰富的血管、神经和淋巴管。成人骨共有 206 块，其中**颅骨** 29 块(含 3 对**听小骨**)、**躯干骨** 51 块、**上肢骨** 64 块、**下肢骨** 62 块。

(一) 骨的形态

根据骨的形态，可将骨分为长骨、短骨、扁骨和不规则骨四类(图 3-2)。

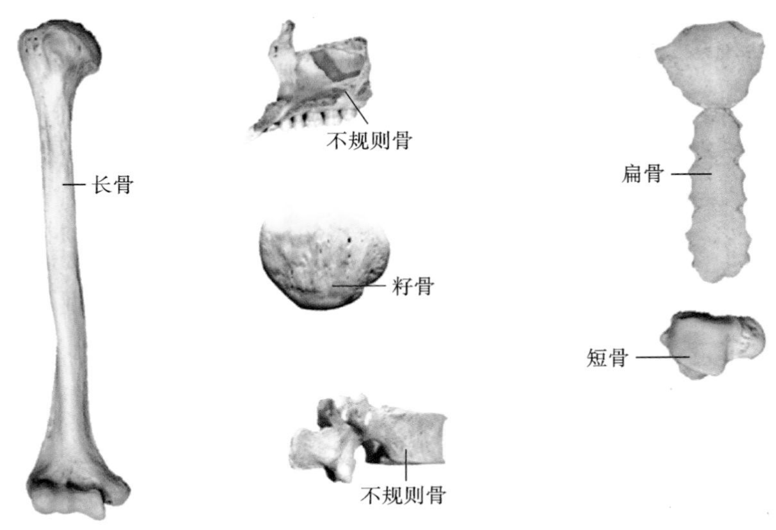

图 3-2 骨的形态

1. 长骨(long bone) 呈长管状，可分为一体两端。体也称**骨干**(diaphysis)，内有空腔称**骨髓腔**(medullary cavity)，容纳骨髓。两端膨大的部分称**骨骺**(epiphysis)，一般都具有光滑的关节面。长骨主要分布于四肢，如肱骨、股骨和指骨等。

2. 短骨(short bone) 较短小，近似立方形，分布于连接牢固、运动又灵活的部位，如腕骨和跗骨等。

3. 扁骨(flat bone) 呈扁板状，主要参与构成体腔的壁，对腔内器官起支持和保护作用，如顶骨、胸骨和肋骨等。

4. 不规则骨(irregular bone) 形状不规则，功能多样，多分布于躯干、颅底和面部，如椎骨、颞骨和上颌骨等。有些不规则的颅骨内有含气的腔隙，称含气骨，如上颌骨、蝶骨等，能减轻颅骨的重量，对发音还起到共鸣作用。

另外，在手、足和膝部的肌腱和韧带内，还有些形如豆状的小骨，称**籽骨**。运动时籽骨既可改变力的方向，又可减少对肌腱的摩擦。人体最大的籽骨是髌骨。

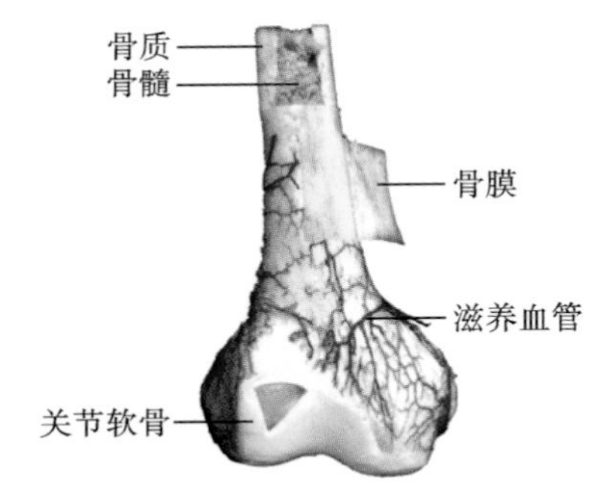

图 3-3 骨的构造

(二) 骨的构造

详见第二章中“软骨与骨”的相关内容(图 3-3)。

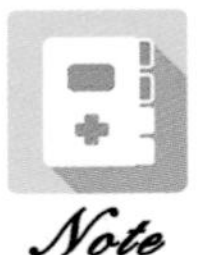
Note

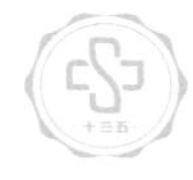

二、骨连结

骨与骨之间的连结结构称**骨连结**(joint),分为直接连结和间接连结两类(图 3-4)。

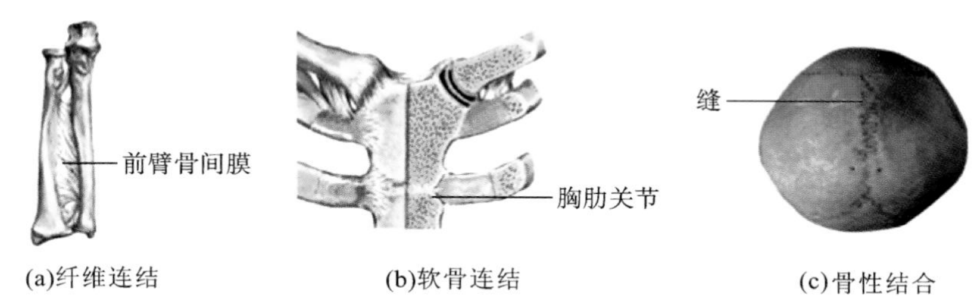

图 3-4　骨连结

(一)直接连结

直接连结是指骨与骨之间借致密结缔组织、软骨或骨直接相连,相连的骨面之间没有腔隙,运动幅度小或不能运动,如颅骨的缝、椎骨的椎间盘、长骨的干与骨骺及骶椎间的融合等。

(二)间接连结

间接连结又称**关节**(articulation)(图 3-5),是骨连结的主要形式,相连的骨面之间存在一定的间隙,运动幅度较大。

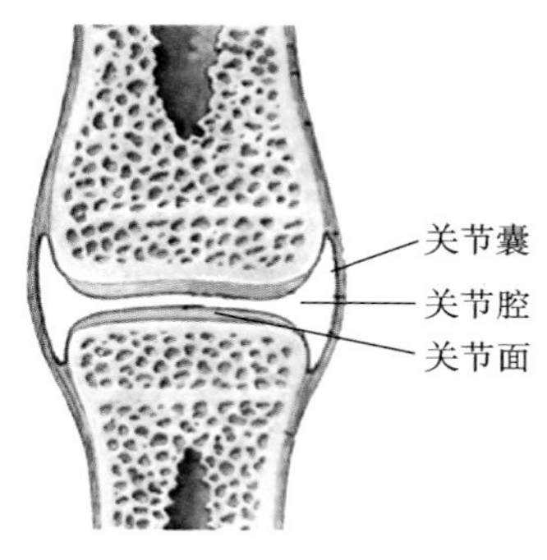

图 3-5　关节的基本结构

1. 关节的基本结构　关节的基本结构有关节面、关节囊和关节腔。

(1) **关节面**(articular surface):构成关节各骨的邻接面,一般多为一凸一凹,即关节头和关节窝。关节面无骨膜,表面覆盖一薄层光滑的**关节软骨**,有弹性,可减少运动时的摩擦,并有缓冲运动时的震荡和冲击作用。

(2) **关节囊**(articular capsule):附着于关节面周缘及附近骨面的结缔组织囊,分内、外两层。外层由致密结缔组织构成,称**纤维膜**,厚而坚韧;内层由疏松结缔组织构成,称**滑膜**,薄而柔软。滑膜能产生滑液,有润滑关节和营养关节软骨的作用。

(3) **关节腔**(articular cavity):由关节软骨和关节囊滑膜围成的密闭腔隙。含少量滑液,腔内呈负压,对增加关节的稳固性有重要作用。

2. 关节的辅助结构　关节的辅助结构主要有韧带、关节盘和关节唇等,具有增加关节稳定性和灵活性的作用。**韧带**(ligament)是连于两骨间的致密结缔组织束,位于关节周围和关节腔内,具有加固关节和限制关节运动幅度的作用。**关节盘**(articular disc)是位于两关节面之间的纤维软骨板,可使关节面的形态更加适应,可增加关节的稳固性和灵活性,膝关节内的半月板是最典型的关节盘。**关节唇**(articular labrum)是附着于关节窝周缘的纤维软骨环。可加深关节窝,增大关节面,增加关节的稳固性而不影响其活动。

3. 关节的运动　关节的运动取决于关节面的形态和关节具有的运动轴。主要的运动形式有四种。

(1) **屈**和**伸**:骨沿着冠状轴进行的运动,运动时两骨之间的角度变小为**屈**,反之为**伸**。

(2) **内收**和**外展**:骨沿着矢状轴进行的运动,运动时骨向人体的正中矢状面靠拢为**内收**,反之为**外展**。

(3) **旋内**和**旋外**:骨沿着垂直轴进行的运动,运动时骨的前面转向内侧为**旋内**,反之为**旋外**。在前臂,也称旋前和旋后,即手背向前为**旋前**,反之为**旋后**。

(4) **环转**:骨沿冠状轴和矢状轴进行的复合运动,运动时骨的近侧端在原位转动,远侧端做圆周运动。

第二节 躯干骨及其连结

躯干骨共 51 块，由椎骨、胸骨和肋组成，它们借骨连结构成脊柱和胸廓。

一、脊柱

脊柱(vertebral column)位于背部正中，由 24 块椎骨、1 块骶骨和 1 块尾骨借椎间盘、韧带和关节连结而成。脊柱是躯干的中轴，还参与构成胸腔、腹腔、盆腔的壁，具有支持、保护、传递重力和运动等功能。

(一) 椎骨

在幼儿时，有 7 块颈椎、12 块胸椎、5 块腰椎、5 块骶椎和 3～4 块尾椎。成年后，骶椎融合为 1 块骶骨，尾椎融合为 1 块尾骨。

1. 椎骨的一般形态 **椎骨**(vertebrae)由前方的**椎体**(vertebrae body)和后方的**椎弓**(vertebrae arch)构成(图 3-6)。椎体呈短圆柱状，主要由骨松质构成，表面有较薄的骨密质。椎弓呈半环形，连于椎体的后外方。椎体与椎弓共同围成**椎孔**(vertebrae foramen)，所有椎骨的椎孔连结成**椎管**(vertebrae canal)，管内容纳脊髓及脊神经根。椎弓与椎体相连的部分较细，称**椎弓根**(pedicle of vertebral arch)，椎弓根上、下缘各有一切迹。相邻椎弓根的上、下切迹共同围成**椎间孔**(intervertebral foramen)，孔内有脊神经和血管通过。椎弓的后部宽大称**椎弓板**，椎弓板发出 7 个突起，向上伸出的一对称**上关节突**，向下伸出的一对称**下关节突**，向两侧伸出的一对称**横突**，向后伸出的一个称**棘突**。

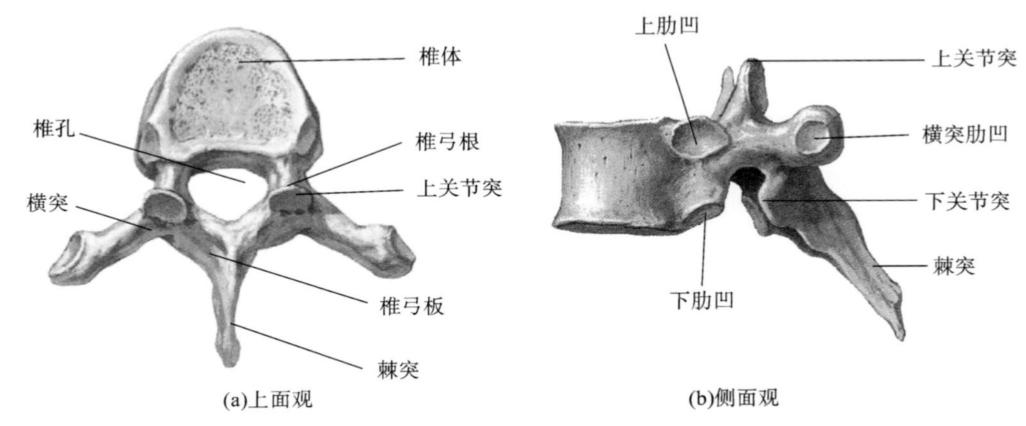

图 3-6 椎骨一般形态(胸椎)

2. 各部椎骨的主要特征

(1) **颈椎**(cervical vertebrae)：椎体较小，横突根部有横突孔(图 3-7)，有椎动脉通过。第 1 颈椎也称**寰椎**，呈环状，无椎体和棘突，由前弓、后弓和两个侧块组成。第 2 颈椎也称**枢椎**，椎体上方伸出一指状突起称**齿突**。第 7 颈椎也称**隆椎**，棘突较长且水平后伸，末端无分叉，在体表易摸到，是临床计数椎骨序数的标志。

(2) **胸椎**(thoracic vertebrae)：椎体侧面的后份近上、下缘处，有与肋骨相关节的关节面，称**上、下肋凹**，横突末端的前面，有与肋骨相关节的关节面，称**横突肋凹**(图 3-6)。胸椎棘突长，向后下方倾斜，呈叠瓦状排列。

(3) **腰椎**(lumbar vertebrae)：椎体大，棘突呈板状，水平伸向后方，腰椎棘突间隙较宽，临床上可在此处行腰椎穿刺术(图 3-8)。

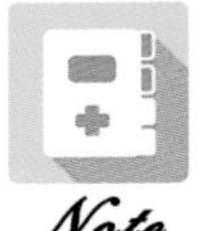

图 3-7　颈椎

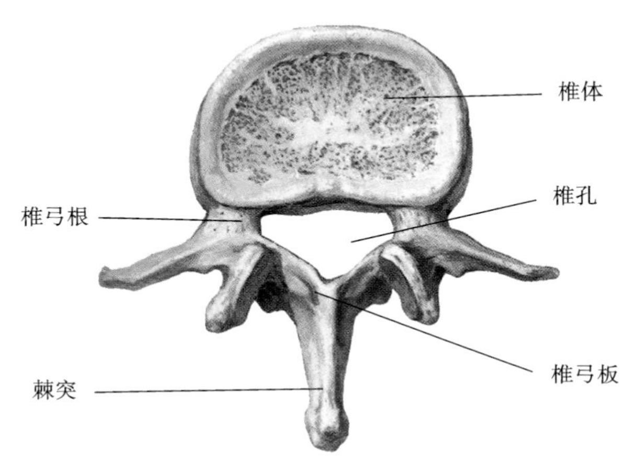

图 3-8　腰椎

（二）骶骨

骶骨(sacrum)呈三角形(图 3-9)，底朝上接第 5 腰椎，尖向下接尾骨。骶骨底的前缘中部向前突出称**骶骨岬**。女性骶骨岬是测量骨盆上口的重要标志。骶骨两侧上部各有一关节面称**耳状面**，与髂骨耳状面相关节。骶骨前、后面分别有 4 对**骶前孔**和 4 对**骶后孔**。骶骨内有纵贯全长的管道称**骶管**，与骶前、后孔相通。骶管下端的三角形裂隙称**骶管裂孔**，其两侧向外下方各伸出一突起称**骶角**。骶角在体表易触摸到，是临床骶管麻醉的重要标志。

（三）尾骨

尾骨(coccyx)呈三角形(图 3-9)，由 3～4 块退化的尾椎融合构成。

（四）椎骨的连结

1. 椎间盘　椎间盘(intervertebral disc)是连结相邻两个椎体之间的纤维软骨盘，呈矮圆柱状，由周围的**纤维环**和中央的**髓核**构成(图 3-10)。纤维环为多层同心圆状排列的纤维软骨，髓核为富有弹性的胶状物。椎间盘能牢固连结椎体，缓冲压力的冲击，又允许椎体间有小幅度的运动。

2. 韧带　连结椎骨的韧带有长、短两类(图3-11)。长韧带主要有三条：**前纵韧带**位于椎体和椎间盘的前面；**后纵韧带**紧贴椎体和椎间盘后面；**棘上韧带**连于各棘突的尖端，从第 7 颈椎以上增宽变薄，称为**项韧带**。短韧带包括**黄韧带**和**棘间韧带**，黄韧带连于相邻椎弓板之间，棘间韧带连于相邻棘突之间。

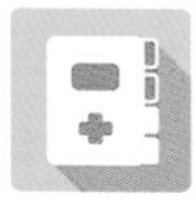
Note

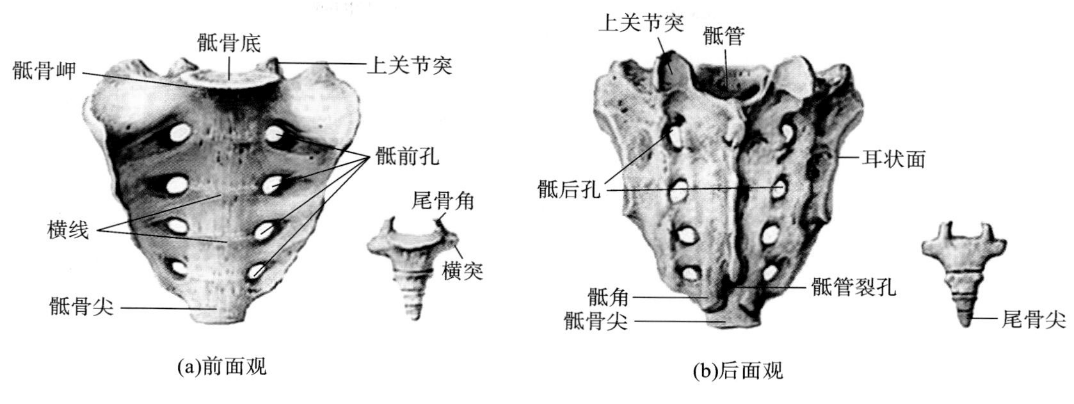

图 3-9 骶骨和尾骨

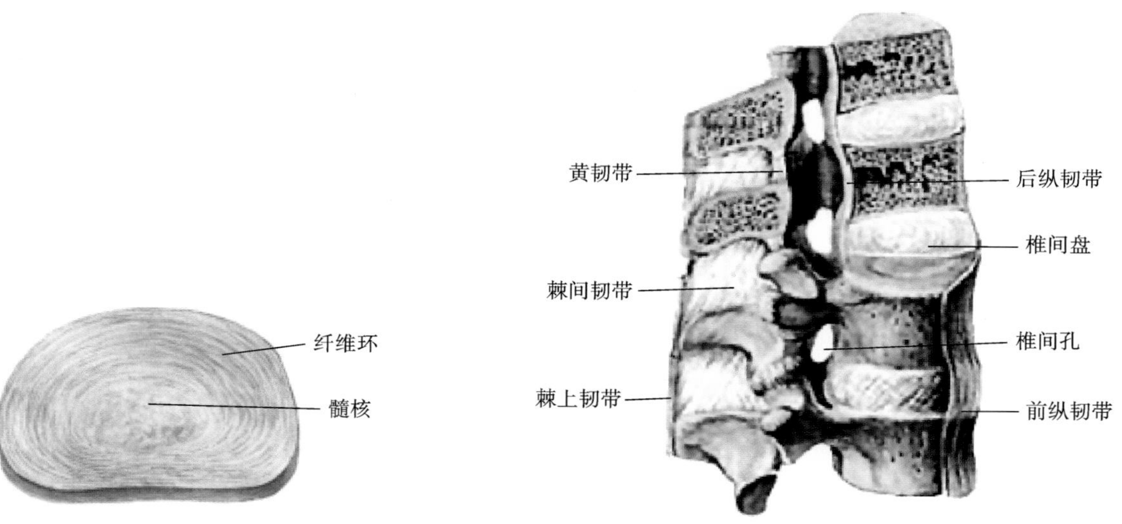

图 3-10 椎间盘

图 3-11 椎骨间的连接(侧面观)

上述韧带中,前纵韧带有限制脊柱过度后伸的作用,后纵韧带、棘上韧带、黄韧带和棘间韧带均有限制脊柱过度前屈的作用。临床上作腰椎穿刺时,穿刺针由浅入深需依次经过棘上韧带、棘间韧带和黄韧带进入椎管。

3. 关节 **关节突关节**由相邻椎骨的上、下关节突构成,运动范围小;**寰枢关节**由寰椎和枢椎构成,可使寰椎连同头部作旋转运动。**寰枕关节**由寰椎和枕骨构成,可使头作前俯、后仰、侧屈和环转运动。

知识拓展

椎间盘脱出

椎间盘脱出是指椎间盘的髓核及部分纤维环向周围组织突出,压迫相应脊髓或脊神经根所致的一种病理状态。它与椎间盘退行性病变、损伤等因素有关。腰 4～5,腰 5～骶 1 的椎间盘突出最常见,颈椎间盘次之。椎间盘突出有三种类型:① 中央型,是指位于中线者;②后侧型,是指位于中线两侧椎管内者;③外侧型,是指突出的椎间盘位于根管外者,此型脊神经根压迫症状重。多见于青壮年,常由慢性损伤所致,急性外伤可使症状加重。

(五) 脊柱的整体观和运动

脊柱因年龄、性别和发育不同而各有差异。成人脊柱全长约 70 cm(图 3-12)。

1. 前面观 椎体自上而下逐渐增大,但第 2 骶椎以下椎体急剧变小,这与椎体承重变化有关。

2. 后面观 各椎骨棘突在正中线连成一条直线;颈椎棘突短而分叉,近水平位,第 7 颈椎棘突长而

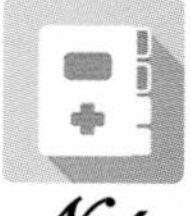
Note

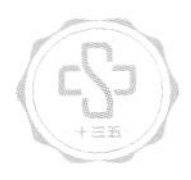

突出；胸椎棘突较长，向后下方倾斜，呈叠瓦状排列；腰椎棘突呈板状，水平伸向后，棘突间隙较宽。

3. 侧面观　自上而下有颈曲、胸曲、腰曲、骶曲四个生理性弯曲。其中，**颈曲**和**腰曲**凸向前，**胸曲**和**骶曲**凸向后。这些弯曲增加了脊柱的弹性，能维持人体重心稳定，运动时可减轻对脑和内脏器官的震荡和冲击，起保护作用。

脊柱的相邻两个椎骨之间运动幅度很小，但整个脊柱联合运动则运动幅度加大。其主要的运动形式有前屈、后伸、侧屈和环转运动。运动幅度最大的是下颈部和下腰部，故损伤也常见于这两部。

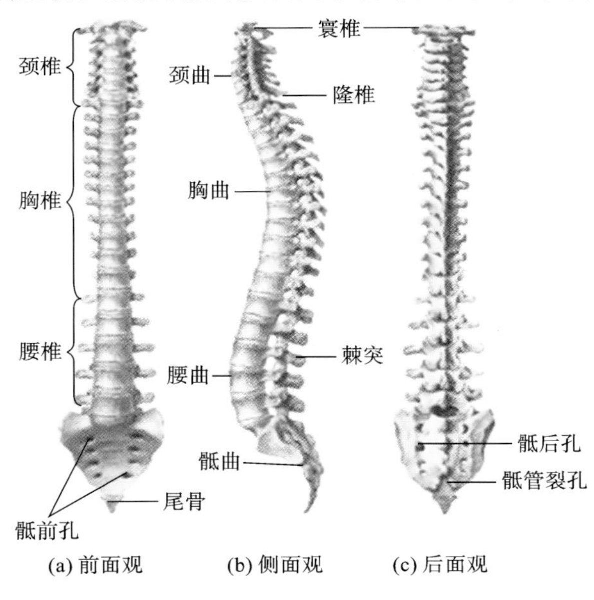

图 3-12　脊柱的整体观

二、胸廓

胸廓由 12 块胸椎、12 对肋和 1 块胸骨借骨连结构成，具有支持和保护胸、腹腔器官，参与呼吸运动等功能。

（一）胸骨

胸骨（sternum）位于胸前壁正中，自上而下依次分为**胸骨柄**、**胸骨体**和**剑突**三部分（图 3-13）。胸骨柄上缘中部微凹，称**颈静脉切迹**。胸骨柄与胸骨体连接处向前微凸，称**胸骨角**，胸骨角在体表易摸到，其两侧平对第 2 肋，是计数肋骨序数的重要标志。剑突扁而薄，末端游离，形态变化较大。

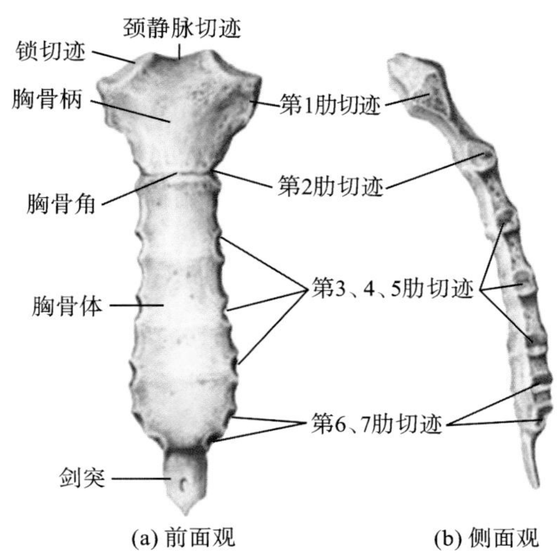

图 3-13　胸骨

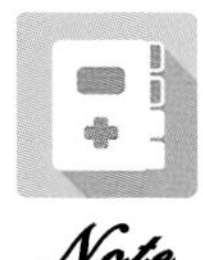

（二）肋

每块**肋**(rib)包括前部的肋软骨和后部的肋骨两部分，共 12 对。肋骨属于扁骨，细长而呈弓状，由前向后分为前端、肋体和后端三部分(图 3-14)。肋骨后端膨大称**肋头**，肋头与肋体移行处的后外侧有一突起称**肋结节**；肋体内面近下缘处有一浅沟称**肋沟**，肋间神经和血管沿此沟走行；肋骨前端与肋软骨相连。肋头和肋结节的关节面，分别与胸椎椎体和横突的关节面构成肋椎关节。

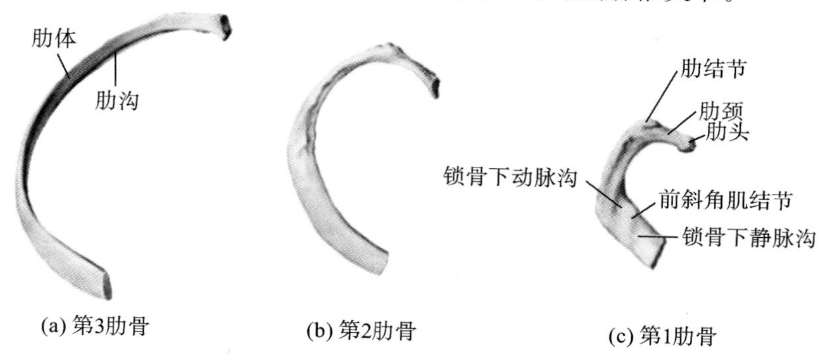

图 3-14　肋骨

肋软骨的前端与胸骨连结形式各异，第 1 肋软骨与胸骨柄呈直接连结，第 2～7 对肋软骨与胸骨体外侧缘构成**胸肋关节**，第 8～10 对肋软骨依次连于上位肋软骨下缘形成**肋弓**，第 11、12 对肋前端游离于腹肌中，称**浮肋**。

（三）胸廓整体观

成人胸廓呈前后略扁的圆锥形(图 3-15)，上窄下宽，前后径短，左右径长。有上、下两口，**胸廓上口**由第 1 胸椎体、第 1 对肋和胸骨柄上缘围成，从后上斜向前下；**胸廓下口**由第 12 胸椎、第 12 对肋和第 11 对肋、肋弓及剑突围成。两侧肋弓在中线相交，构成向下开放的夹角，称**胸骨下角**。相邻两肋之间的间隙称**肋间隙**。

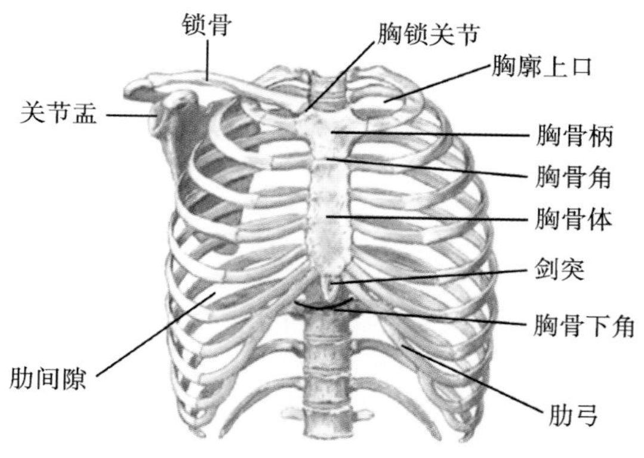

图 3-15　胸廓

胸廓具有保护和支持胸、腹腔脏器的功能。胸廓参与呼吸运动，在呼吸肌的作用下，吸气时肋上提向外扩展使胸腔容积扩大，呼气时肋下降使胸腔容积缩小。

知识拓展

胸　廓

胸廓的形状和大小与年龄、性别、体型、健康状况等因素有关。新生儿胸廓横径与前后径近似，呈桶状；老年人的胸廓因弹性减退、运动减弱而变得扁而长。成年女性的胸廓较男性者略短而圆。佝偻病患儿的胸廓前后径大，胸骨向前突出，形成所谓“鸡胸”。肺气肿患者的胸廓各径线都增大，形成“桶状胸”。

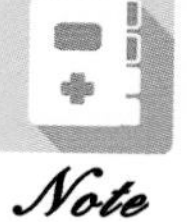

Note

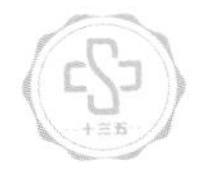

三、躯干骨主要体表标志

躯干骨主要的体表标志有第 7 颈椎棘突、胸骨角、骶角、肋弓、颈静脉切迹、剑突。

第三节　颅骨及其连结

颅骨共 29 块(包括 3 对听小骨),借骨连结相连成颅。

一、颅的组成

成人的**颅**(skull)由 23 块**颅骨**组成(图 3-16、图 3-17),另外 3 对听小骨位于颞骨内。颅位于脊柱的上方,借寰枕关节与脊柱相连,分为脑颅和面颅两部分。脑颅位于颅的后上部,由 8 块**脑颅骨**组成,其中**顶骨**、**颞骨**各 2 块,**额骨**、**筛骨**、**蝶骨**和**枕骨**各 1 块,它们围成颅腔,容纳脑。面颅位于颅的前下部,由 15 块**面颅骨**组成,其中**上颌骨**、**鼻骨**、**泪骨**、**颧骨**、**腭骨**和**下鼻甲**各 2 块,**犁骨**、**下颌骨**和**舌骨**各 1 块,它们构成面部的支架,围成眼眶、鼻腔和口腔的骨性基础,支持和保护感觉器官以及消化、呼吸管道的起始部分。

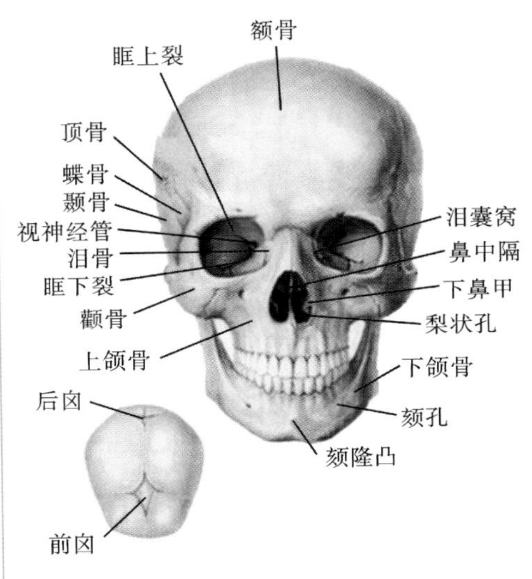

图 3-16　颅的前面观

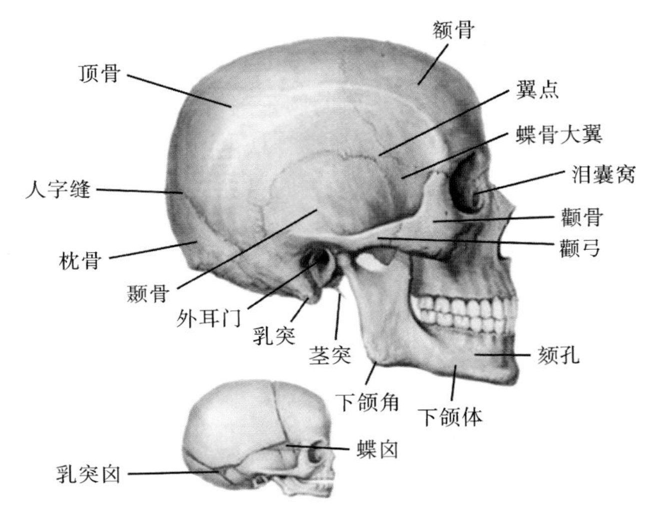

图 3-17　颅的侧面观

下颌骨(mandible)为面颅骨中最大的一块,呈马蹄铁形,分一体二支(图 3-18)。**下颌体**呈弓形,位于下颌骨的前部,其上缘构成**牙槽弓**,有容纳牙根的**牙槽**;下缘称**下颌底**。下颌体的前外侧面有**颏孔**。内面正中有两对小棘,称**颏棘**。**下颌支**是自下颌体向后上方形成的方形骨板,其上方有两个突起,前方的称**冠突**,后方的称**髁突**,髁突上端的膨大为**下颌头**,下部缩细称**下颌颈**。下颌支后缘与下颌底相接处为**下颌角**。下颌支内面中央有**下颌孔**,向前下借**下颌管**与颏孔相通。

二、颅的整体观

(一) 颅的上面观

颅的上面称颅顶,各骨之间借缝紧密相连。位于额骨与顶骨之间的称为**冠状缝**,位于两顶骨之间的称为**矢状缝**,位于顶骨与枕骨之间的称为**人字缝**。

(二) 颅的前面观

颅的前面可见眶、骨性鼻腔和骨性口腔。

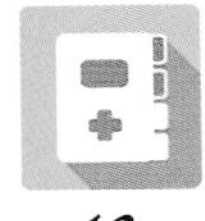
Note

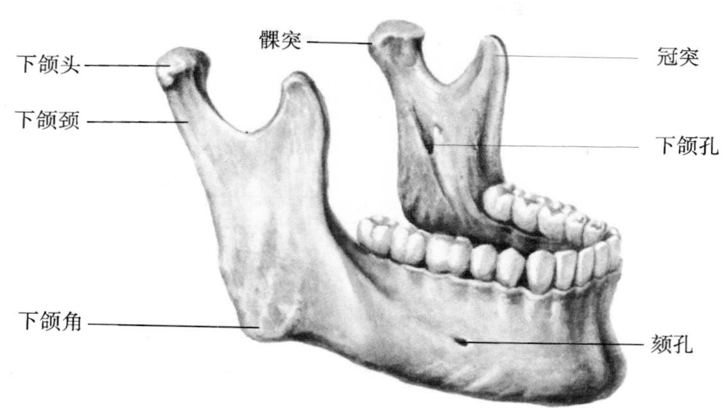

图 3-18 下颌骨

1. 眶 眶(orbit)为四棱锥体形，容纳视器(图 3-19)。**眶尖**向后内，经视神经管通颅中窝。**眶底**朝前外，眶上缘内中 1/3 交界处有**眶上孔**或**眶上切迹**，眶下缘中点下方约 1 cm 处有**眶下孔**。眶有四壁，上壁前外侧有一**泪腺窝**，容纳泪腺；内侧壁前份有**泪囊窝**，向下经**鼻泪管**通鼻腔；外侧壁后部上、下方分别有**眶上裂**、**眶下裂**。

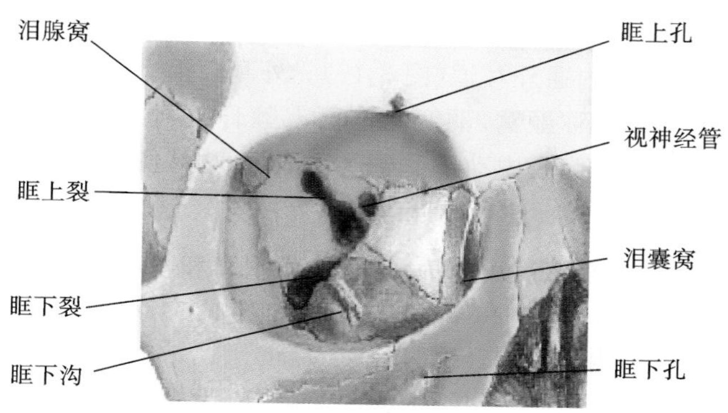

图 3-19 眶

2. 骨性鼻腔 骨性鼻腔(bony nasal cavity)位于面颅的中央，被骨性鼻中隔分为左、右两部分(图 3-20)，前方共同的开口称**梨状孔**，后方有两个**鼻后孔**。鼻腔外侧壁有三个向下弯曲的骨片，自上而下分别称**上鼻甲**、**中鼻甲**和**下鼻甲**，鼻甲下方相应的间隙分别称**上鼻道**、**中鼻道**和**下鼻道**(图 3-21)。上鼻甲后上方与蝶骨体之间有一浅窝称**蝶筛隐窝**。

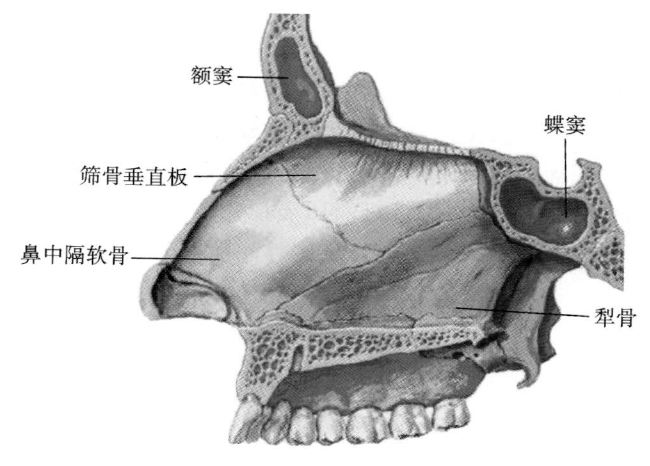

图 3-20 骨性鼻中隔

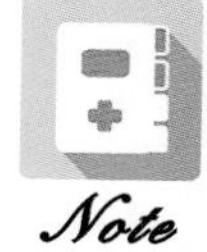

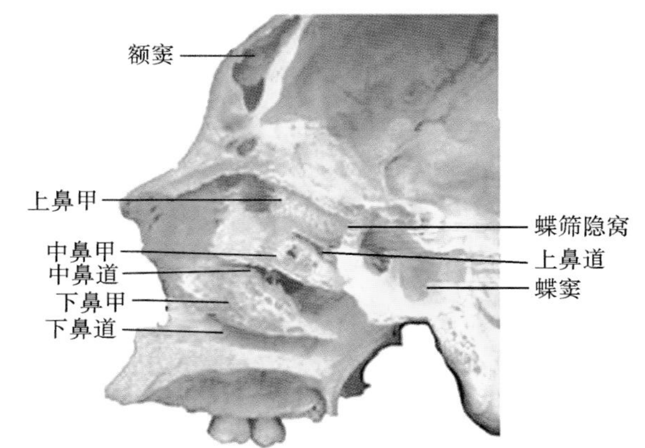

图 3-21　骨性鼻腔外侧壁

在骨性鼻腔周围的颅骨内，有一些与鼻腔相通的含气空腔，称**鼻旁窦**。共有四对，即**上颌窦**、**额窦**、**蝶窦**和**筛窦**，它们都开口于鼻腔。其中，上颌窦容积最大，窦口高于窦底。鼻旁窦对发音共鸣、减轻颅骨重量有一定作用。

3. 骨性口腔(bony oral cavity)　由上颌骨、腭骨和下颌骨围成。

（三）颅的侧面观

颅底的侧面中部有**外耳门**，向内通外耳道(图 3-17)。外耳门前上方弓形的骨桥称**颧弓**，外耳门后下方的突起称**乳突**。颧弓内上方浅凹称**颞窝**，颞窝内侧面有额骨、顶骨、颞骨和蝶骨，四骨交汇形成的 H 形缝称为**翼点**，此处骨质较薄，内有脑膜中动脉前支通过，骨折时易伤及此血管，引起颅内出血。

（四）颅底内面观

颅底的内面凹凸不平，由前向后依次可分为颅前窝、颅中窝和颅后窝(图 3-22)。

1. 颅前窝　颅前窝(anterior cranial fossa)正中有一向上的突起，称**鸡冠**，其两侧的水平骨板称**筛板**，板上有许多**筛孔**与鼻腔相通，内有嗅神经通过。

2. 颅中窝　颅中窝(middle cranial fossa)中部窄而隆起，为蝶骨体，其上面的凹窝称**垂体窝**，容纳垂体。垂体窝前外侧有**视神经管**通眼眶，该管外侧有**眶上裂**。在蝶骨体与颞骨岩部之间有一不规则的孔称**破裂孔**。蝶骨体的两侧宽而低凹，由前向后外依次有**圆孔**、**卵圆孔**和**棘孔**。

3. 颅后窝　颅后窝(posterior cranial fossa)位置最低，中央有**枕骨大孔**通椎管。大孔的前外侧缘有一贯穿颅内外的短管称**舌下神经管**，大孔后上方的十字隆起称**枕内隆凸**。由此隆凸向两侧延伸的浅沟称**横窦沟**，向前延续呈"S"形的沟称**乙状窦沟**，最后经**颈静脉孔**出颅。在颈静脉孔上方，颞骨岩部后面中央有一孔称**内耳门**，通向**内耳道**。

（五）颅底外面观

颅底外面后部正中有枕骨大孔(图 3-23)，大孔两侧的椭圆形关节面称**枕髁**，与寰椎构成寰枕关节。枕髁外侧与颞骨岩部之间有**颈静脉孔**，颈静脉孔前方有**颈动脉管外口**。在颈静脉孔外侧有一细长的突起称**茎突**，其后方的圆锥形突起称**乳突**。茎突与乳突之间的小孔为**茎乳孔**，通**面神经管**。枕骨大孔后上方的隆起称**枕外隆凸**。乳突和枕外隆凸都是重要的体表标志。乳突前方的凹窝称**下颌窝**，窝前缘的隆起称**关节结节**，二者均与下颌骨构成颞下颌关节。颅底外侧面的前部牙槽弓围绕的部分称**骨腭**，由上颌骨和腭骨构成。腭骨后方有鼻后孔，通咽腔。鼻后孔两侧的突起称**翼突**，翼突根部的后外侧依次有卵圆孔和棘孔。

三、颅骨的连结

颅骨的连结大多为缝和软骨连结。随着年龄的增长缝和软骨连结会转化为骨性结合。舌骨和颞骨茎突之间为韧带连结。颅骨连结唯一的一对关节是颞下颌关节。**颞下颌关节**又称**下颌关节**，由颞骨的下颌窝、关节结节与下颌骨的下颌头构成(图 3-24)。关节囊松弛，前部较薄弱，外侧有韧带加强；关节囊

Note

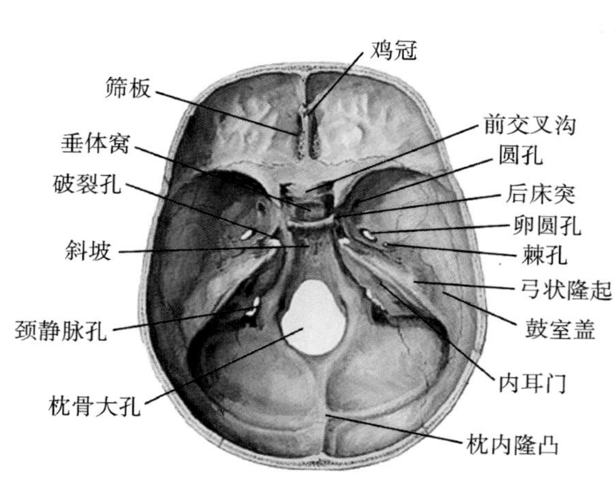

图 3-22 颅底内面观

切牙孔
腭骨
颧弓
下颌窝
颈动脉管外口
颈动脉孔
茎突
乳突
卵圆孔
棘孔
枕髁
枕骨大孔
枕外隆凸

图 3-23 颅底外面观

内有关节盘，将关节腔分为上、下两部分。两侧颞下颌关节联合运动，可使下颌骨上提、下降和做向前、后、侧方运动。张口时，下颌头和关节盘一起滑到关节结节下方，当张口过度，下颌头可能滑到关节结节的前方，造成下颌关节脱位，口不能闭合。

知识拓展

颞下颌关节脱位

下颌头运动时如超越正常限度，脱出关节凹而不能自行回复，即为颞下颌关节脱位。突然张口过大，如大笑、打哈欠，或因张口过久、做口咽部检查或手术时，使用开口器过度，使下颌头脱离了关节凹、移位于关节结节之前即可发生脱位。

四、新生儿颅的特征

新生儿由于牙齿尚未萌出，故面颅仅为脑颅的 1/8，而成人约为 1/4。新生儿颅骨未完全骨化，骨与骨之间保留部分结缔组织膜，称**颅囟**（图 3-25）。其中位于左、右顶骨与额骨交界处的称**前囟**，呈菱形，一般在 1～2 岁闭合。位于左、右顶骨与枕骨交界处的称**后囟**，呈三角形，在出生后不久闭合。

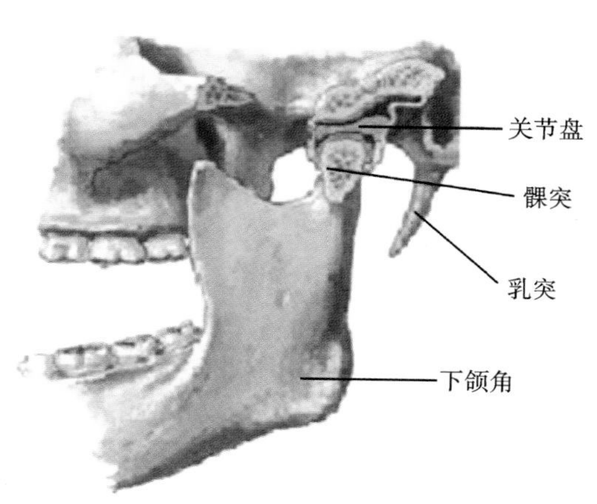

图 3-24 颞下颌关节

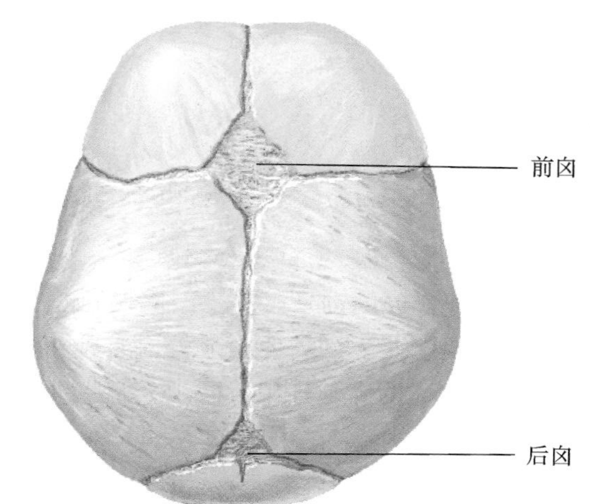

图 3-25 新生儿的颅

五、颅骨主要体表标志

颅骨的主要体表标志有眶上缘、眶下缘、框上孔、颏孔、翼点、颧弓、下颌角、乳突、枕外隆凸。

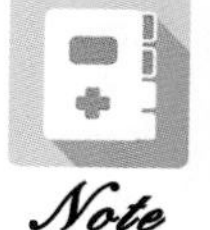
Note

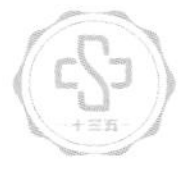

第四节　四肢骨及其连结

一、上肢骨及其连结

（一）上肢骨

每侧上肢骨有 32 块，包括锁骨、肩胛骨、肱骨、尺骨和桡骨各 1 块，腕骨 8 块，掌骨 5 块，指骨 14 块。

1. 锁骨（clavicle）　呈"～"形，横架于颈、胸之间，全长均可在体表摸到（图 3-26）。锁骨内侧 2/3 凸向前，外侧 1/3 凸向后，其外、中 1/3 交界处较细，是骨折好发的部位。锁骨内侧端称**胸骨端**，与胸骨柄构成胸锁关节；外侧端称**肩峰端**，与肩胛骨的肩峰构成肩锁关节。

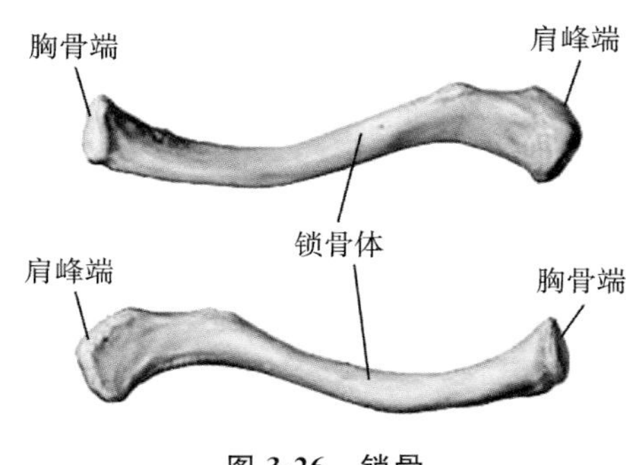

图 3-26　锁骨

2. 肩胛骨（scapula）　位于胸廓后面的外上方，略呈三角形（图 3-27），可分为两面、三缘和三角。肩胛骨前面微凹称**肩胛下窝**。后面近上缘处有一斜向外上的骨嵴称**肩胛冈**，冈的外侧端称**肩峰**，是肩部的最高点。肩胛冈上、下方分别有**冈上窝**和**冈下窝**。肩胛骨上缘薄而短，近外侧处有一切迹称**肩胛切迹**，切迹外侧向前伸出一指状突起称**喙突**。内侧缘较薄，外侧缘钝厚。肩胛骨外侧角肥大，有一向外微凹的关节面称**关节盂**，与肱骨头构成肩关节。肩胛骨**上角**平第 2 肋，**下角**平第 7 肋，是临床上计数肋骨序数的标志。

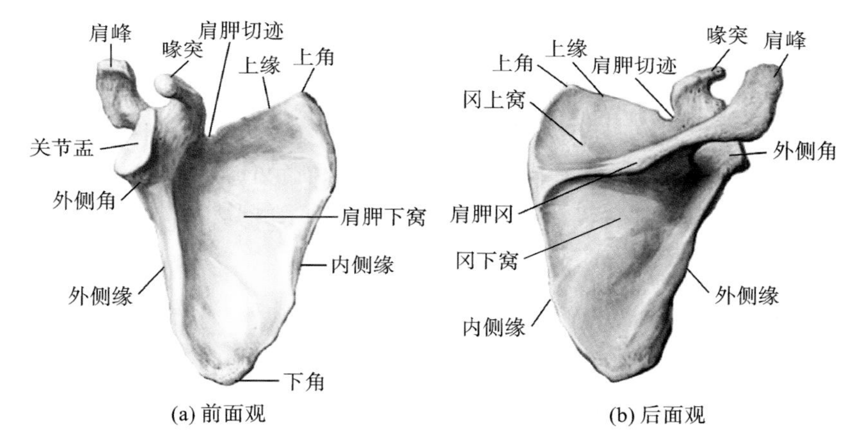

图 3-27　肩胛骨

3. 肱骨（humerus）　位于臂部，为典型长骨，分为一体两端（图 3-28）。上端膨大，有朝向后内上的半球形**肱骨头**，与肩胛骨的关节盂构成肩关节。肱骨头的外侧和前方各有一隆起，分别称**大结节**和**小结节**，两结节之间的纵沟称**结节间沟**。肱骨上端与肱骨体的移行部稍细称**外科颈**，是骨折的好发部位。肱骨体中部前外侧面有**三角肌粗隆**。体的后面中份有一自内上斜向外下方的浅沟，称**桡神经沟**，有桡神经通过。肱骨下端外侧部呈半球状的关节面称**肱骨小头**，与桡骨头构成肱桡关节，内侧部有形似滑车的关节面称**肱骨滑车**，与尺骨滑车切迹构成肱尺关节。肱骨滑车后上方有一深窝称**鹰嘴窝**，前上方有**冠突窝**。肱骨下端两侧各有一突起，分别称**内上髁**和**外上髁**。内上髁后下方有一浅沟称**尺神经沟**，有尺神经通过。

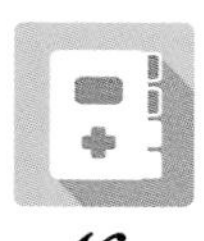

4. 桡骨（radius）　位于前臂外侧，分一体两端（图 3-29）。上端细小，向上有圆盘状的**桡骨头**，头上面的关节凹称**桡骨头关节凹**，与肱骨小头构成肱桡关节；头下方为缩细的**桡骨颈**；头周围的**环状关节面**

与尺骨的桡切迹构成桡尺近侧关节；头的内下方有一粗糙的隆起，称**桡骨粗隆**。桡骨体呈三棱柱状，内侧缘薄锐，称骨间缘。桡骨下端粗大，外侧向下伸出的突出称**桡骨茎突**，在体表易摸到。下端内侧有一关节面称**尺切迹**。下面的腕关节面与腕骨相关节。

5. 尺骨(ulna) 位于前臂内侧，分一体两端(图 3-29)。上端粗大，前面有一半月形关节面称**滑车切迹**，与肱骨滑车构成肱尺关节；切迹后上方的突起称**鹰嘴**，在体表易摸到；前下方的突起称**冠突**；在冠突外侧面有凹陷的关节面称**桡切迹**，与桡骨头构成桡尺近侧关节；冠突前下面的粗糙隆起称**尺骨粗隆**。尺骨体外侧缘薄锐称骨间缘，与桡骨骨间缘相对。下端细小，称**尺骨头**，头的后内侧有向下伸出的突起称**尺骨茎突**。

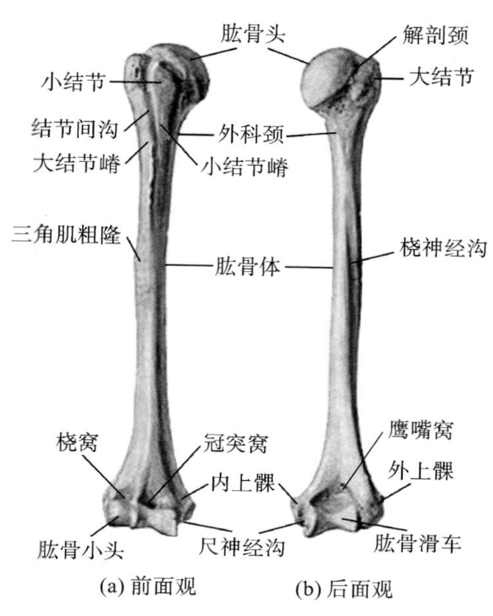

图 3-28 肱骨

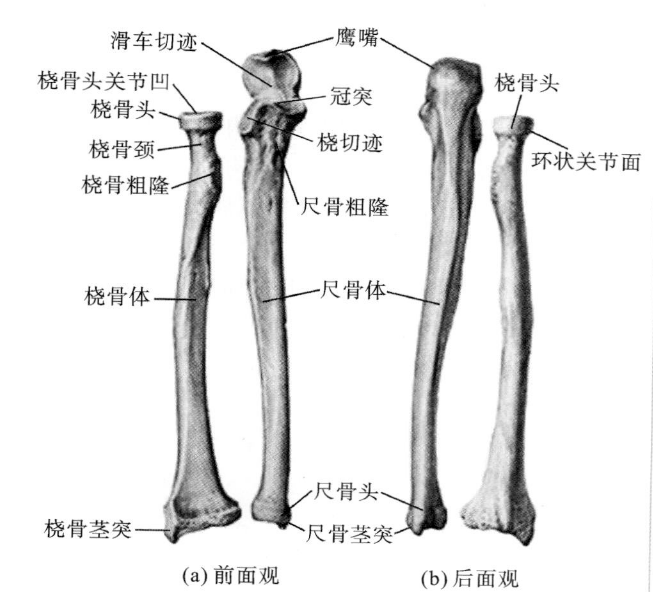

图 3-29 桡骨和尺骨

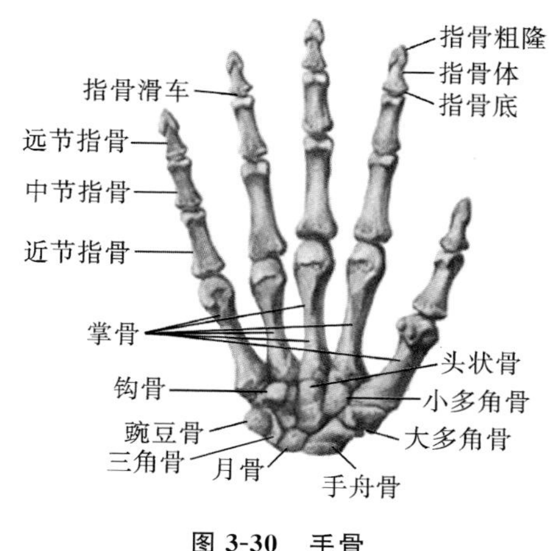

图 3-30 手骨

6. 手骨 包括腕骨、掌骨和指骨(图 3-30)。

腕骨(carpal bones)均为短骨构成，共 8 块，排成近、远两列，每列 4 块。从桡侧到尺侧，近侧列依次是**手舟骨**、**月骨**、**三角骨**和**豌豆骨**；远侧列依次是**大多角骨**、**小多角骨**、**头状骨**和**钩骨**。**掌骨**(metacarpal bones)属于长骨，共 5 块，从桡侧到尺侧，分别称第 1～5 掌骨。每块掌骨分为三部分：近侧端宽大，称**掌骨底**；远侧端圆而光滑，称**掌骨头**；底与头之间为**掌骨体**。**指骨**(phalanges of fingers)亦属长骨，共 14 块，除拇指为 2 块外，其余各指均为 3 块，由近侧向远侧分别称**近节指骨**、**中节指骨**和**远节指骨**。每块指骨分为三部分：近侧端称**指骨底**；远侧端称**指骨滑车**；底与滑车之间为**指骨体**。远节指骨远侧端称远节指骨粗隆。

(二) 上肢骨连结

1. 胸锁关节和肩锁关节 **胸锁关节**是上肢骨与躯干骨之间连结的唯一关节，由锁骨的胸骨端与胸骨的锁切迹构成。**肩锁关节**由锁骨的肩峰端和肩胛骨的肩峰关节面构成，属于微动关节。

2. 肩关节(shoulder joint) 由肱骨头与肩胛骨的关节盂构成(图 3-31)。肱骨头大，关节盂浅而小；关节囊薄而松弛，故运动幅度大而灵活，但欠稳定；关节囊的上、前、后壁均有肌、腱或韧带加强，前下壁较薄弱，缺乏肌、腱或韧带加强，故肱骨头易向前下方脱位，可作屈、伸、收、展、旋转及环转运动。

3. 肘关节(elbow joint) 由肱骨下端和桡骨、尺骨上端共同构成(图 3-32)。包括三组关节：①**肱尺**

Note

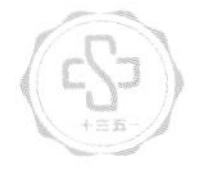

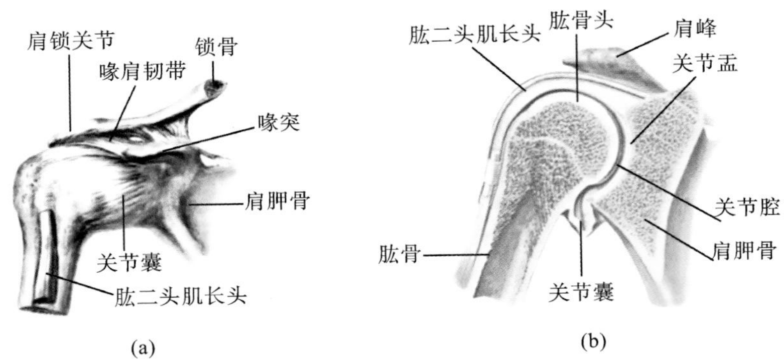

图 3-31 肩关节

关节由肱骨滑车与尺骨滑车切迹构成；②**肱桡关节**由肱骨小头与桡骨头关节凹构成；③**桡尺近侧关节**由桡骨头环状关节面与尺骨桡切迹构成。三个关节包在一个关节囊内，共一个关节腔；关节囊前、后壁薄而松弛，两侧有**尺侧副韧带**和**桡侧副韧带**加强。桡骨头周围有**桡骨环状韧带**环绕桡骨头，4 岁以前的儿童，桡骨头尚未发育完全，肘关节伸直位猛力牵拉前臂时，桡骨头可从环状韧带脱出，造成桡骨头半脱位。伸肘时，肱骨内上髁、外上髁和尺骨鹰嘴三点位于一条直线上；屈肘时三点成一等腰三角形，在肘关节脱位时，三者的位置关系发生改变。此关节可作屈、伸运动。

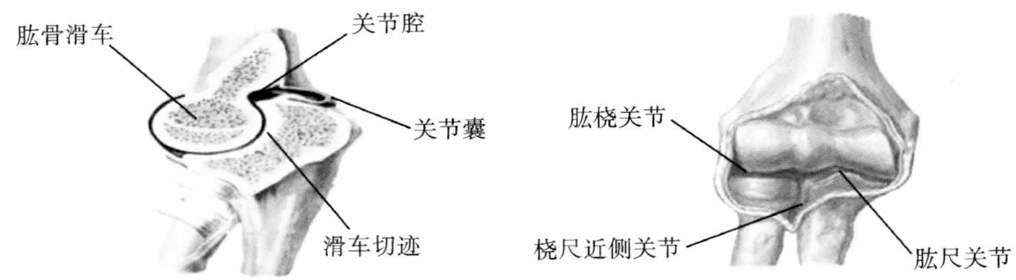

图 3-32 肘关节

4. 前臂骨的连结 包括桡尺近侧关节、桡尺远侧关节和**前臂骨间膜**。桡尺远侧关节由尺骨的尺骨头与桡骨的尺切迹构成。桡尺近、远侧关节在功能上属于联合关节，可使前臂作旋前和旋后运动。

5. 手关节 包括桡腕关节、腕骨间关节、腕掌关节、掌指关节和指骨间关节(图 3-33)。

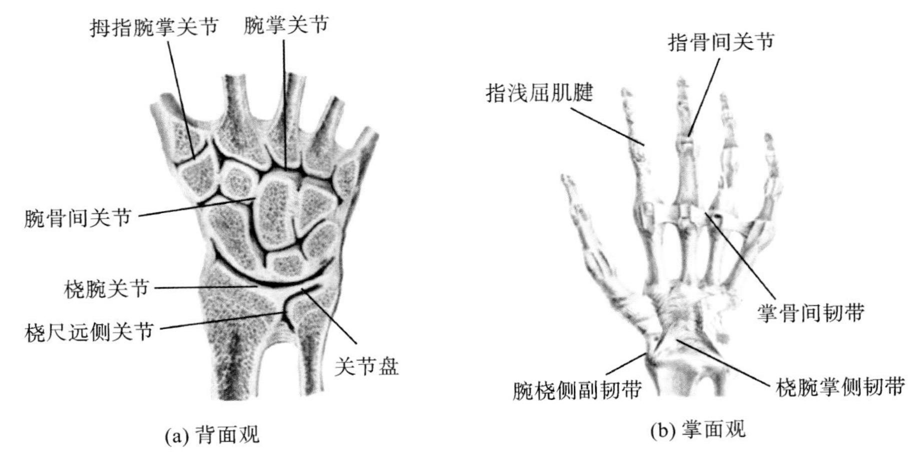

图 3-33 手关节

桡腕关节也称**腕关节**，由桡骨下端的腕关节面和尺骨下方的关节盘与手舟骨、月骨、三角骨共同构成。关节囊松弛，周围有韧带加强，可作屈、伸、收、展及环转运动。

腕骨间关节属于微动关节。腕掌关节由远侧列腕骨与 5 块掌骨底构成。其中，拇指腕掌关节在人类最重要，可使拇指作屈、伸、收、展及环转运动，还可使拇指与其他指作对掌运动。掌指关节由掌骨头

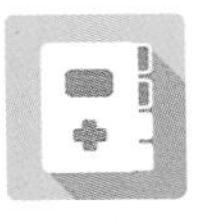

与近节指骨底构成，可作屈、伸、收、展及环转运动。

二、下肢骨及其连结

(一) 下肢骨

每侧下肢骨 31 块，包括髋骨、股骨、胫骨、腓骨、髌骨各 1 块和跗骨 7 块、跖骨 5 块、趾骨 14 块。

1. 髋骨(hip bone) 位于盆部，由髂骨、坐骨和耻骨在**髋臼**处融合而成(图 3-34)。

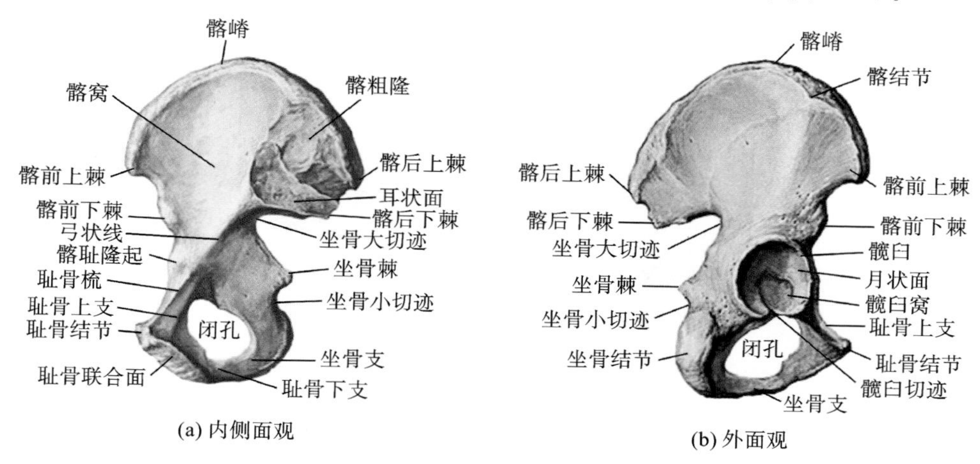

图 3-34 髋骨

髂骨(ilium)构成髋骨上部，可分为髂骨体和髂骨翼两部分。**髂骨体**构成髋臼上部。**髂骨翼**为宽阔的骨板，其上缘称**髂嵴**。两侧髂嵴的最高点连线平对第 4 腰椎棘突，是临床上进行腰椎穿刺的定位标志。髂嵴的前、后各有一突起，分别称**髂前上棘**和**髂后上棘**，二棘下方又各有一突起，分别称**髂前下棘**和**髂后下棘**；髂嵴外缘距髂前上棘 5～7 cm 处的突起称**髂结节**，也是重要的体表标志。髂骨翼内面的浅凹称**髂窝**，髂窝下界为**弓状线**，其后下有一粗糙的关节面称**耳状面**，与骶骨耳状面构成骶髂关节。

坐骨(ischium)位于髋骨后下部，分坐骨体和坐骨支两部分。**坐骨体**构成髋臼的后下部，其下部的粗糙隆起称**坐骨结节**，位于坐骨最低部，在体表易摸到。坐骨结节后上方的三角形突起称**坐骨棘**。坐骨棘上、下方各有一切迹，分别称**坐骨大切迹**和**坐骨小切迹**。

耻骨(pubis)位于髋骨前下部，分为耻骨体和耻骨上、下支三部分。**耻骨体**构成髋臼的前下部，与髂骨体融合处上面的粗糙隆起称**髂耻隆起**。耻骨体向前内延伸为**耻骨上支**，末端急转向后下为**耻骨下支**。上、下支移行处的内侧粗糙面称**耻骨联合面**。耻骨上支上缘较锐，称**耻骨梳**，向前终于一隆起，称**耻骨结节**，耻骨结节是重要的骨性标志。耻骨结节向内侧延伸到耻骨联合面上缘的骨嵴称**耻骨嵴**。耻骨与坐骨围成**闭孔**。

2. 股骨(femur) 位于大腿，是人体最长的骨，约为身高的 1/4，分一体和两端(图 3-35)。上端朝向内上的球形膨大称**股骨头**，与髋臼构成髋关节；股骨头外下方缩细部分称**股骨颈**；颈与体交界处的外上方较大的隆起称**大转子**，内下方较小的隆起称**小转子**。股骨体略弓向前，后面的纵行骨嵴称**粗线**，向上延续为**臀肌粗隆**。下端有两个突向后方的膨大，分别称**内侧髁**和**外侧髁**，两髁侧面的最突出部分别称**内上髁**和**外上髁**，都是重要的体表标志。

3. 髌骨(patella) 是人体内最大的籽骨，略呈三角形，底朝上，尖朝下(图 3-36)。后面有关节面参与构成膝关节。

4. 胫骨(tibia) 位于小腿内侧，分为一体和两端(图 3-37)。上端粗大，向后方和两侧形成两个隆起，分别称**内侧髁**和**外侧髁**。上端与体移行处前面的粗糙隆起称**胫骨粗隆**。下端内侧向下的突起称**内踝**，是重要体表标志。

5. 腓骨(fibula) 位于小腿的外侧，细长，上端膨大称**腓骨头**，头下方的缩细称腓骨颈，内侧有骨间缘。下端膨大称**外踝**(图 3-37)。腓骨头和外踝都是重要的体表标志。

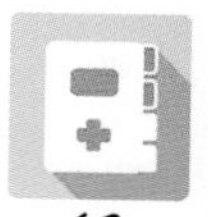

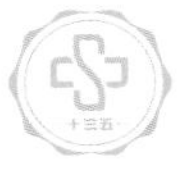

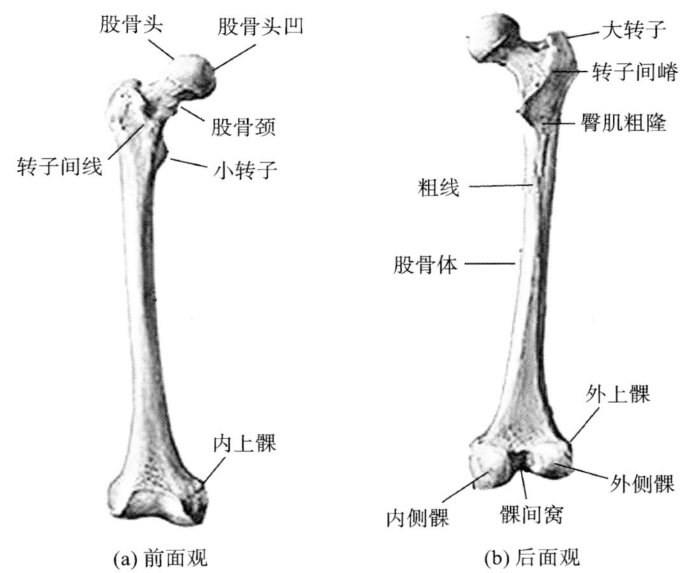

图 3-35　股骨

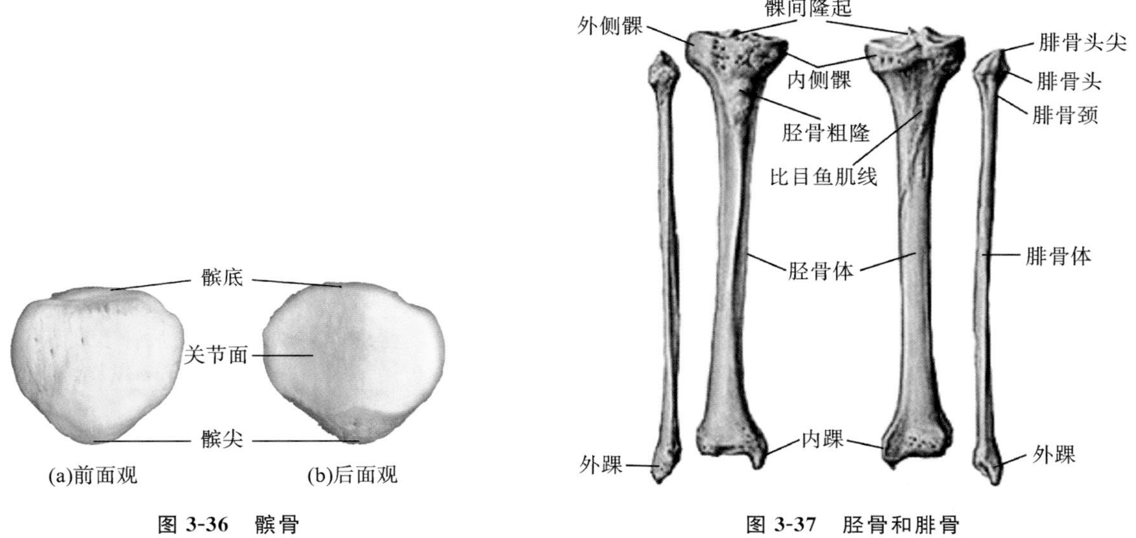

图 3-36　髌骨

图 3-37　胫骨和腓骨

6. 足骨　包括跗骨、跖骨和趾骨(图 3-38)。

(1) **跗骨**(tarsal bones):共 7 块,排列为前、中、后三列,后列有**距骨**和**跟骨**,中列为**足舟骨**,前列由内侧向外侧依次为**内侧楔骨**、**中间楔骨**、**外侧楔骨**和**骰骨**。

(2) **跖骨**(metatarsal bones):属于长骨,共 5 块,由内侧向外侧依次称第 1～5 跖骨。

(3) **趾骨**(phalanges of toes):也属于长骨,共 14 块。䠀趾为 2 节,其他各趾均为 3 节。

(二) 下肢骨的连结

1. 骨盆(pelvis)　由骶骨、尾骨和左右髋骨及其间的骨连结构成(图 3-39)。

(1) 骨盆的连结:骨盆各骨间主要靠骶髂关节、耻骨联合以及韧带连结。**骶髂关节**由骶骨与髂骨的耳状面构成,连结牢固,活动甚微。骶骨与坐骨之间每侧有两条韧带相连,即自骶骨、尾骨连至坐骨结节的**骶结节韧带**和自骶骨、尾骨连至坐骨棘的**骶棘韧带**。这两条韧带与坐骨大、小切迹围成**坐骨大孔**和**坐骨小孔**。**耻骨联合**由两侧耻骨联合面借耻骨间盘连结而成。

(2) 骨盆的分部和功能:骨盆以界线为界将骨盆分为上方的**大骨盆**和下方的**小骨盆**。**界线**由骶骨岬、弓状线、耻骨梳、耻骨结节、耻骨嵴至耻骨联合上缘连结而成。大骨盆是腹腔的一部分;小骨盆有上、下两口,**上口**由界线围成;**下口**由尾骨尖、骶结节韧带、坐骨结节、坐骨支、耻骨下支和耻骨联合下缘围

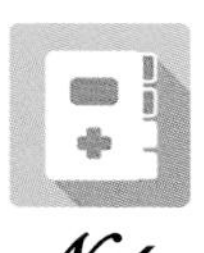

Note

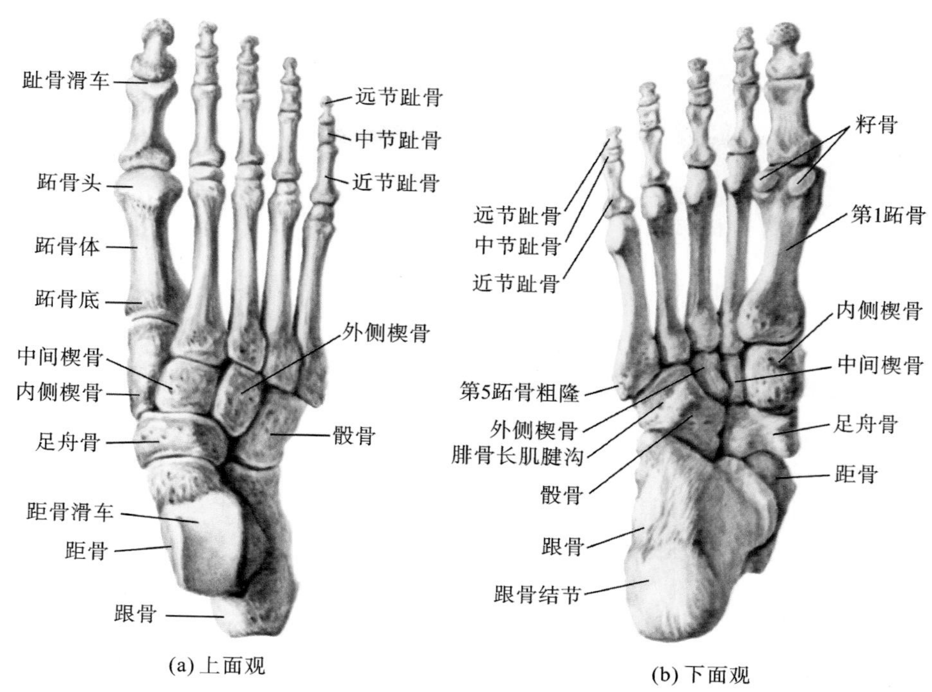

图 3-38 足骨

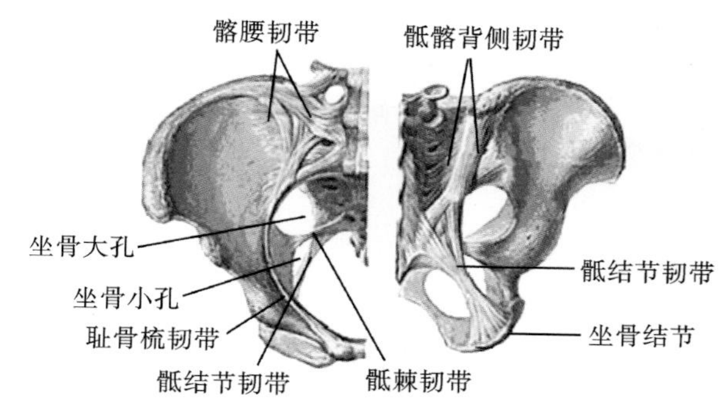

图 3-39 骨盆及韧带

成。小骨盆内腔称**骨盆腔**，容纳消化、泌尿、生殖系统的部分器官。

人体直立时，骨盆呈前倾位，小骨盆上口平面与水平面成 50°～55°（女性可为 60°）的角称骨盆倾斜度。

骨盆具有承受、传递重力和保护内脏器官的作用。在女性，骨盆是胎儿娩出的产道。

（3）骨盆的性别差异：成年女性骨盆在功能上与分娩有关，故在形态上与男性骨盆有明显的差异（表 3-1）。

表 3-1 骨盆的性别差异

项　目	男　性	女　性	项　目	男　性	女　性
骨盆形状	窄而长	宽而短	骶骨	窄长，曲度大	宽短，曲度小
骨盆上口	心形	椭圆形	骶骨岬	突出明显	突出不明显
骨盆下口	狭小	宽大	耻骨下角	70°～75°	90°～100°
骨盆腔	窄而长，呈漏斗状	宽而短，呈圆桶状			

2. 髋关节(hip joint)　由髋骨的髋臼与股骨头构成（图 3-40）。股骨头大，髋臼深，关节囊厚而坚韧。关节囊周围有韧带加强，囊内有**股骨头韧带**，内含有营养股骨头的血管。髋关节可作屈、伸、收、展、旋转和环转运动，但运动幅度比肩关节小。

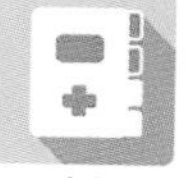

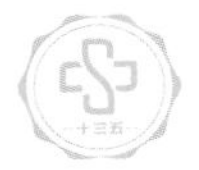

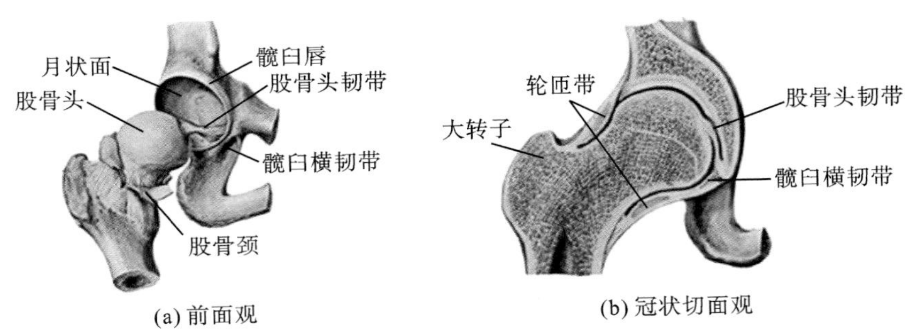

(a) 前面观　　(b) 冠状切面观

图 3-40　髋关节

3. 膝关节　**膝关节**(knee joint)由股骨下端、胫骨上端和髌骨构成(图 3-41),是全身最复杂的关节。关节囊宽阔而松弛;关节囊前、后、内侧和外侧均有韧带加强,其中前方有股四头肌腱及其延续而成的**髌韧带**加强;关节囊内有连于胫骨和股骨之间的**前、后交叉韧带**,可防止胫骨过度向前、向后移动;在关节腔内,股骨与胫骨相对的关节面之间垫有两块纤维软骨板,分别称**内侧半月板**和**外侧半月板**,半月板使两骨关节面更适应,增强了关节的稳固性。膝关节主要作屈、伸运动,在半屈位时还可作轻微的旋转运动。

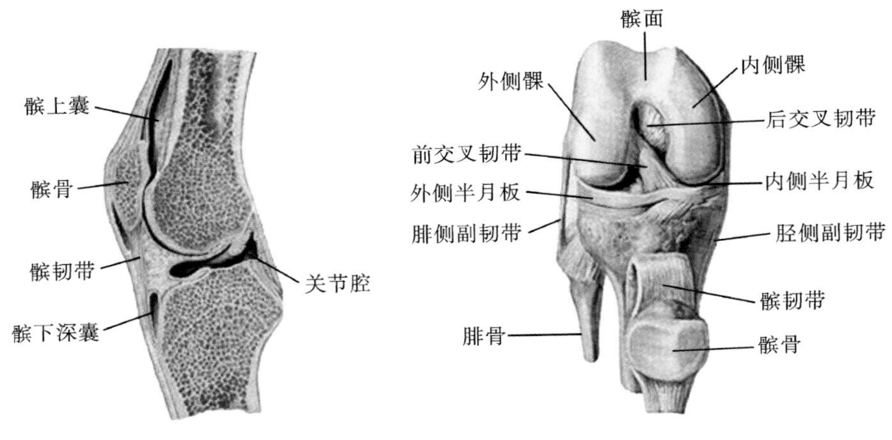

图 3-41　膝关节

4. 小腿骨间的连结　胫骨和腓骨上端形成连结紧密的**胫腓关节**,体和下端借**小腿骨间膜**和韧带相连,两骨间活动度很小。

5. 足关节　足关节包括距小腿关节、跗骨间关节、跗跖关节、跖趾关节、趾骨间关节(图 3-42)。

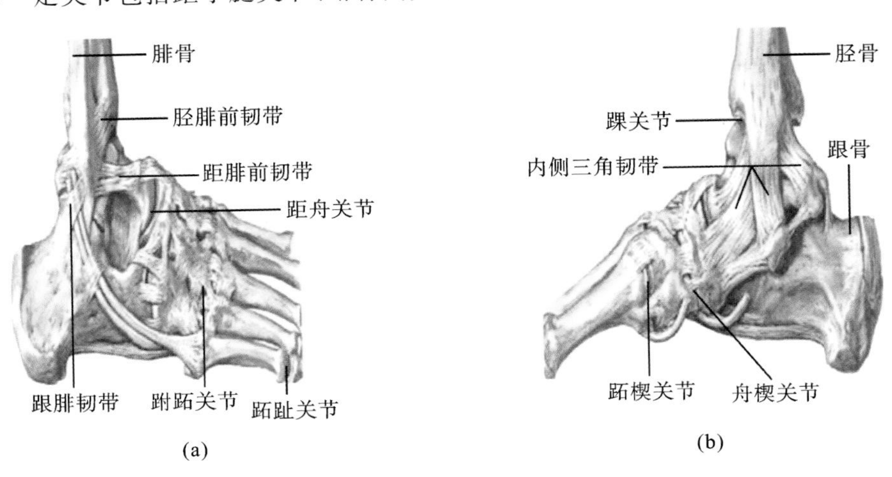

图 3-42　足骨的连结

距小腿关节又称**踝关节**(ankle joint),由胫骨、腓骨下端与距骨构成,可作背屈(伸)和跖屈(屈)运

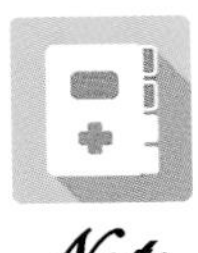

Note

动，踝关节与跗骨间关节协同作用使足底朝向内侧称内翻，使足底朝向外侧称外翻。

6. 足弓 足弓(arches of foot)是足骨借韧带、关节紧密相连，在纵、横方向上都形成向上凸起的弓形结构(图 3-43)。在行走、跳跑和负重时，足弓可以缓冲地面对人体的冲击力，保护体内器官，同时还具有保护足底的神经、血管免受重力压迫的作用。

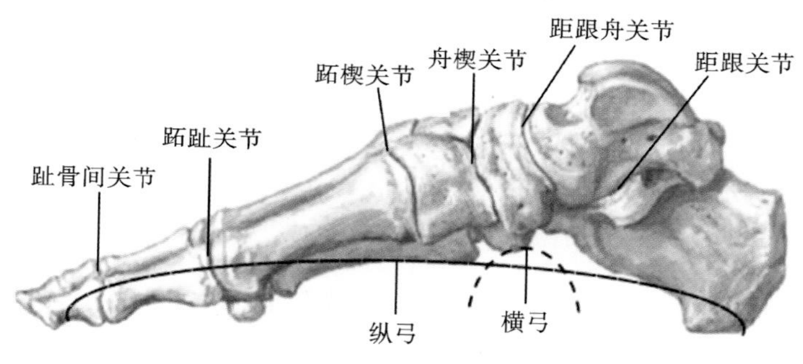

图 3-43 足弓

三、四肢骨主要体表标志

四肢骨的主要体表标志有：锁骨、肩胛冈、肩峰、肩胛骨上角和下角、肱骨内上髁、肱骨外上髁、尺骨鹰嘴、尺骨茎突、桡骨茎突、髂嵴、髂结节、髂前上棘、髂后上棘、坐骨结节、耻骨结节、耻骨联合上缘、股骨大转子、股骨内上髁、股骨外上髁、髌骨、胫骨粗隆、腓骨头、内踝、外踝、跟骨结节。

(康照昌)

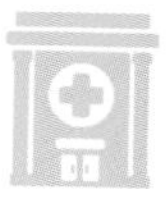
直通护考在线答题

第四章 骨 骼 肌

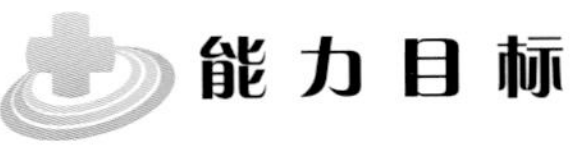

1. **掌握**：全身主要肌的位置、形态、起止点和作用。
2. **熟悉**：肌的命名和肌的辅助装置。
3. **了解**：肌群的配布原则和运动时肌群间的相互关系。

案例4-1

患者，男性，35岁，因转移性右下腹疼痛2天入院。查体：体温38.2 ℃，脉搏98次/分。右下腹压痛、反跳痛、肌紧张，肠鸣音减弱。血常规白细胞增高，中性粒细胞比例增高明显。临床诊断：阑尾炎。遵医嘱术前30 min肌内注射0.5 mg阿托品。

具体任务：

请用所学知识，进行肌内注射定位。

第一节 概 述

运动系统的肌均为**骨骼肌**(skeletal muscle)，属于随意肌，全身共有600多块，约占体重的40%。每块肌都是一个器官，都有一定的形态、结构和功能，有丰富的神经、血管和淋巴管分布。

一、肌的形态和结构

根据肌的外形不同，可分为长肌、短肌、扁肌和轮匝肌等(图4-1)。**长肌**(long muscle)呈长梭形或带状，主要分布于四肢，收缩时产生的运动幅度大。**短肌**(short muscle)短小，有明显的节段性，主要分布于躯干深层，收缩时产生的运动幅度小。**扁肌**(flat muscle)也称阔肌，扁薄而宽阔，主要分布于胸、腹壁，具有运动和保护内脏的功能。**轮匝肌**(orbicular muscle)由环状肌纤维组成，位于孔裂周围，收缩时可关闭孔裂。

每块肌都由肌腹和肌腱构成。**肌腹**(muscle belly)主要由骨骼肌纤维组成，一般位于肌的中间，具有收缩能力；**肌腱**(tendon)由平行致密的胶原纤维束构成，一般位于肌的两端，坚韧但无收缩力。肌借肌腱附着于骨骼。阔肌肌腱呈薄膜状，称**腱膜**(aponeurosis)。

二、肌的起止、配布和功能

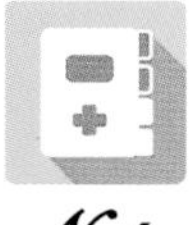

肌通常以两端分别附着于两块或两块以上的骨上，常越过一个或多个关节。肌收缩时，其中某一骨的位置相对固定，而另一骨相对移动。肌在相对固定骨上的附着点称**起点**(origin)，在相对移动骨上的

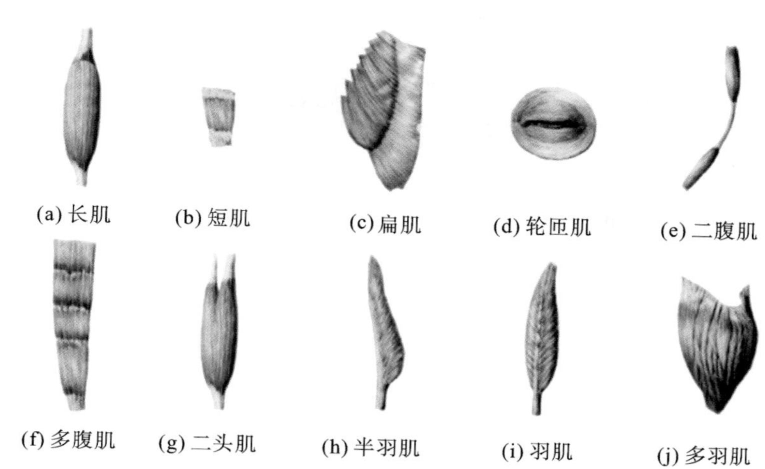

图 4-1 肌的形态

附着点称**止点**(insertion)。通常把靠近身体正中面或四肢近侧端的附着点看作起点。

肌的配布常与关节运动轴密切相关,即在每一个运动轴的两侧,都配布有作用相反的肌或肌群,两者互称**拮抗肌**(antagonist),如肘关节前方的屈肌群和后方的伸肌群互为拮抗肌。而在运动轴的同一侧,常配布有作用相同的肌,称**协同肌**(synergist),如肘关节前方的屈肌则互为协同肌。

三、肌的辅助装置

肌的辅助装置包括筋膜、滑膜囊及腱鞘等(图 4-2)。

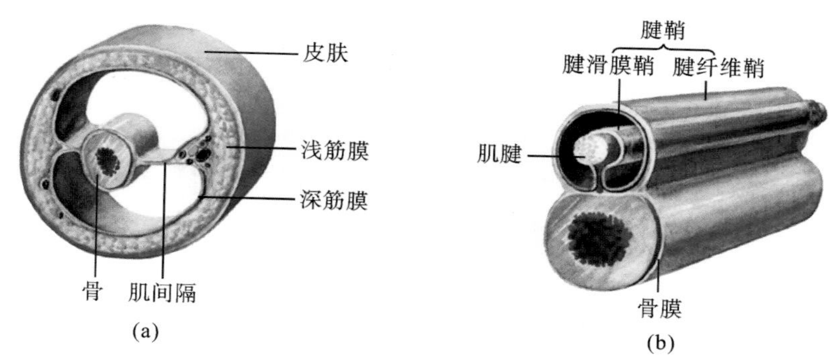

图 4-2 肌的辅助装置示意图

(一) 筋膜

筋膜包括浅筋膜和深筋膜(图 4-2)。

1. 浅筋膜(superficial fascia) 位于皮下,亦称**皮下筋膜**,主要由疏松结缔组织构成,内含血管、神经、淋巴管和脂肪组织等,具有缓冲外力和保护深部器官的作用。

2. 深筋膜(deep fascia) 位于浅筋膜深面,又称**固有筋膜**,由致密结缔组织构成,它包裹肌、肌群以及血管、神经等。

(二) 滑膜囊

为封闭的结缔组织小囊,内含滑液,多存在于肌腱与骨面之间,以减少两者间的摩擦。

(三) 腱鞘

手、足部的一些长肌腱,有腱鞘包裹其表面。呈双层套状,两层间有少量滑液,可保持腱的位置和减少运动时与骨面的摩擦。

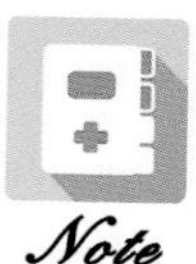

Note

知识拓展

腱鞘囊肿

腱鞘囊肿是发生于关节部腱鞘内的囊性肿物，一种关节囊周围结缔组织退变所致的病症。内含有无色透明或橙色、淡黄色的浓稠黏液。临床表现主要为半球样隆起于皮下浅表，柔软可推动，多发于腕部中央。

第二节　头肌及其体表标志

头肌(muscle of head)包括面肌和咀嚼肌。

一、面肌

面肌(facial muscle)又称为表情肌(图 4-3)。一般起于颅骨表面或筋膜，止于皮肤。面肌收缩时可改变面部皮肤的外形，产生各种表情。主要有**眼轮匝肌**、**口轮匝肌**和**枕额肌**等，分别位于口裂、睑裂周围和颅顶，有关闭口裂、睑裂和皱额等作用。

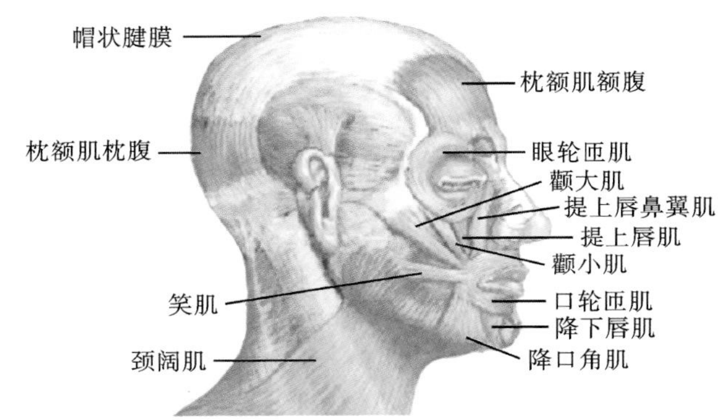

图 4-3　面肌

二、咀嚼肌

咀嚼肌位于颞下颌关节周围(图 4-4)，主要有**颞肌**(temporalis)和**咬肌**(masseter)。颞肌位于颞窝内，咬肌位于下颌支外面，二肌收缩使下颌骨上提，参与咀嚼运动。

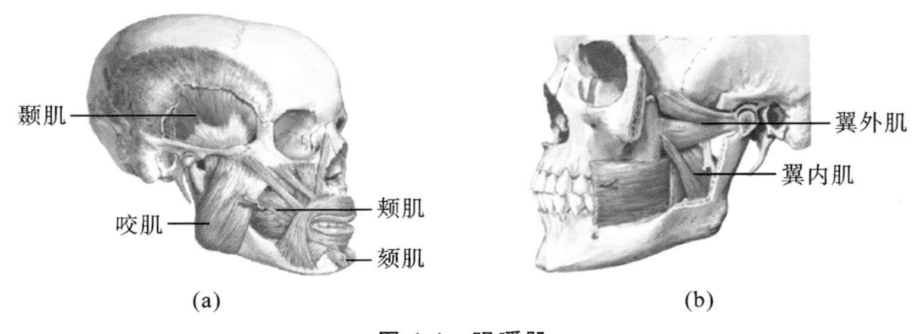

图 4-4　咀嚼肌

第三节　颈肌及其体表标志

颈肌位于颈前面和两侧，分浅、深两群(图 4-5)。

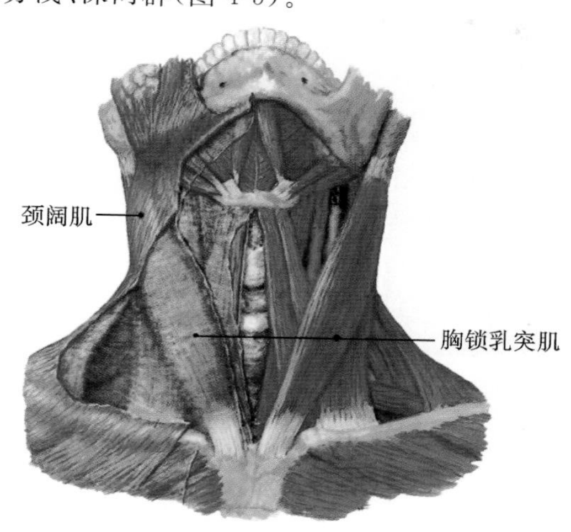

图 4-5　颈肌

一、颈浅肌群

1. 颈阔肌(platysma)　位于颈浅筋膜内的皮肌，起自胸大肌和三角肌表面的浅筋膜，向上止于口角。收缩时下拉下颌骨，并可使颈部皮肤出现皱褶。

2. 胸锁乳突肌(sternocleidomastoid)　位于颈阔肌深面，起自胸骨柄和锁骨的胸骨端，二头汇合斜向后上方，止于颞骨乳突。一侧收缩，使头歪向同侧，面转向对侧。两侧同时收缩，使头后仰。

3. 舌骨肌群　包括舌骨上、下肌群。前者位于舌骨、下颌骨和颅底之间，后者位于颈前正中线两侧，覆盖于喉、气管、甲状腺的前方。

二、颈深肌群

颈深肌群位于脊柱颈段的前方和两侧，主要有**前**、**中**、**后斜角肌**，它们均起自颈椎横突，其中前、中斜角肌止于第 1 肋，后斜角肌止于第 2 肋。前、中斜角肌与第 1 肋围成三角形的间隙，称**斜角肌间隙**(scalene fissure)，有锁骨下动脉和臂丛神经通过。

第四节　躯干肌及其体表标志

躯干肌包括背肌、胸肌、膈、腹肌和会阴肌。

一、背肌

背肌分为浅、深两群(图 4-6)，浅层多为阔肌，主要有斜方肌、背阔肌、肩胛提肌和菱形肌，深层主要为竖脊肌。

(一) 斜方肌(trapezius)

位于项部和背上部浅层，一侧呈三角形，两侧相合呈斜方形。其主要作用是使肩关节上提、下降和

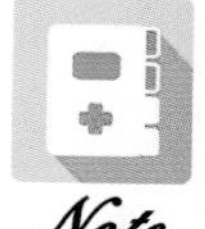

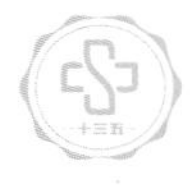

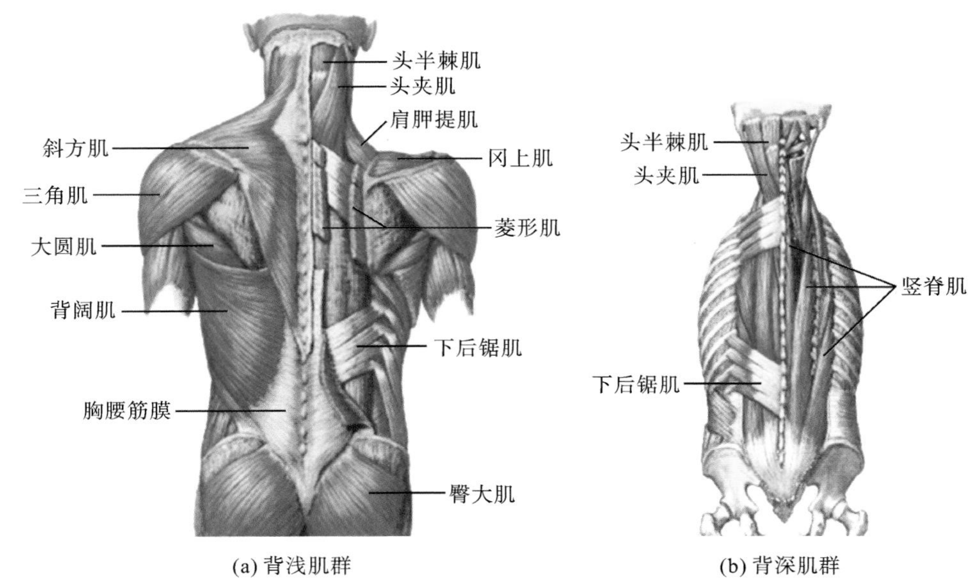

(a) 背浅肌群　　(b) 背深肌群

图 4-6　背肌

向中线靠拢,斜方肌瘫痪可出现"塌肩"。

（二）背阔肌(latissimus dorsi)

位于背下部胸侧壁。起于下位 6 个胸椎及全部腰、骶椎棘突和髂嵴后部,肌束向外上方集中,止于肱骨小结节下方。主要作用是使肱骨内收、旋内和后伸,如背手姿势。

（三）竖脊肌(erector spinae)

位于全部椎骨棘突两侧的纵沟内,起自骶骨背面和髂嵴的后部,向上止于椎骨、肋骨和颞骨乳突。作用是后伸脊柱和仰头,对维持人体直立姿势有重要作用。

二、胸肌

胸肌主要有胸大肌、胸小肌、前锯肌和肋间内、外肌(图 4-7)。

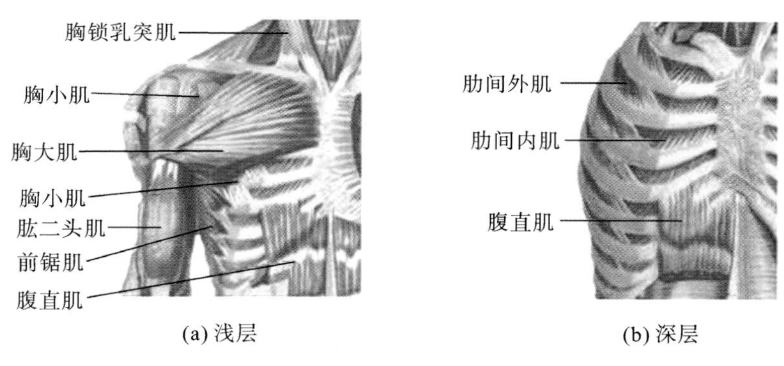

(a) 浅层　　(b) 深层

图 4-7　胸肌

（一）胸大肌和胸小肌

胸大肌(pectoralis major)位于胸前壁上部浅层,起自锁骨内侧半、胸骨和上位 6 个肋软骨,肌束向外上集中,止于肱骨大结节下方。主要作用是使肩关节内收、旋内和前屈;上肢固定时可提躯干,也可提肋以助吸气。**胸小肌**(pectoralis minor)位于胸大肌深面,有牵引肩胛骨向前下和提肋的作用。

（二）前锯肌(serratus anterior)

位于胸外侧壁,起于上位 8 个肋骨,肌束行向后上方,经肩胛骨前面,止于肩胛骨内侧缘和下角。主要作用是拉肩胛骨向前,其下部肌束可使肩胛骨下角旋外,协助臂上举。

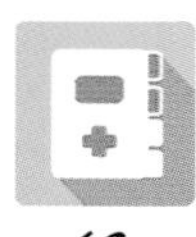

（三）肋间外肌和肋间内肌

位于肋间隙，**肋间外肌**（intercostales externi）在浅层，**肋间内肌**（intercostales interni）位于肋间外肌的深面。肋间外肌提肋以助吸气，肋间内肌降肋以助呼气。

三、膈

膈（diaphragm）是位于胸腹腔之间的薄层阔肌（图 4-8），呈穹窿形向上膨隆。其周围部为肌腹，起于胸廓下口及其附近骨面，其中后方以左、右两个膈脚起自上 2～3 个腰椎；肌束向中央部移行为腱膜，称**中心腱**（central tendon）。膈有三个裂孔：位于第 12 胸椎前方的称**主动脉裂孔**，内有主动脉和胸导管通过；约在第 10 胸椎水平，主动脉裂孔前方有**食管裂孔**，内有食管和迷走神经通过；约在第 8 胸椎水平，食管裂孔右前方，中心腱内有**腔静脉孔**，内有下腔静脉通过。膈是重要的呼吸肌，收缩时，膈顶下降以助吸气，舒张时，膈顶上升以助呼气。膈与腹肌同时收缩，还可增加腹内压，以协助排便、呕吐和分娩等。

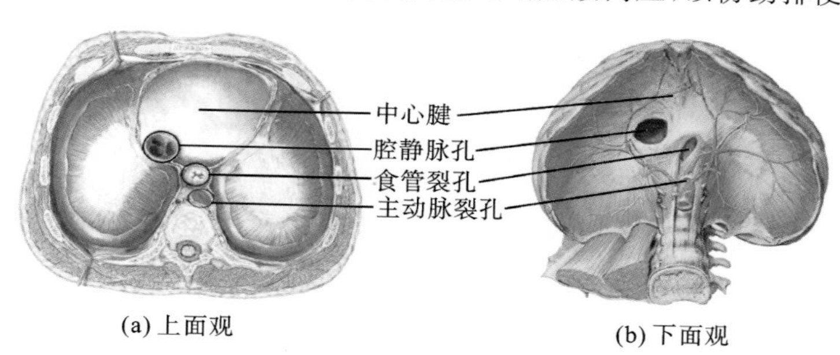

图 4-8　膈

四、腹肌

腹肌是构成腹壁的主要成分，分为前外侧群和后群（图 4-9）。

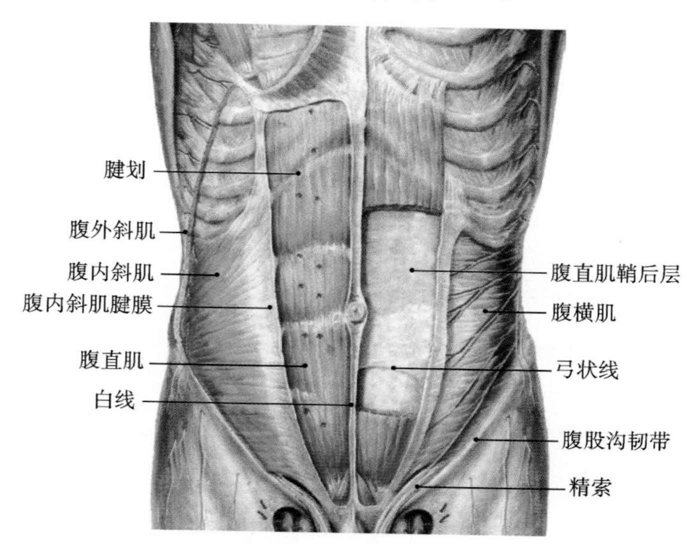

图 4-9　腹肌

（一）前外侧群

每侧主要有四块肌。

1．腹直肌（rectus abdominis）　位于腹前壁正中线两侧，呈长带状，有腹直肌鞘包裹。肌的前面有 3～4 条腱划，与腹直肌鞘的前层粘连紧密。

2．腹外斜肌、腹内斜肌和腹横肌　均位于腹直肌外侧，由浅入深依次排列。腹外斜肌、腹内斜肌和腹横肌的肌束分别斜向前下、后下和向内横行并移行为腱膜。腹外斜肌腱膜下缘增厚，连于髂前上棘与

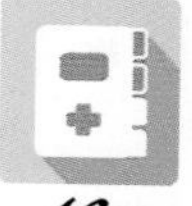

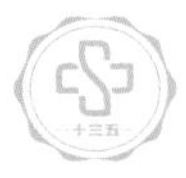

耻骨结节之间，称**腹股沟韧带**（inguinal ligament）。

（二）后群

腹肌后群主要是**腰方肌**，位于腹后壁两侧，起自髂嵴，止于第 12 肋。

腹肌具有保护和支持腹腔内器官的作用，收缩时可使脊柱作前屈、侧屈和旋转运动，可降肋以助呼气，还可增加腹内压，协助排便、呕吐和分娩等。

（三）腹前外侧壁的局部结构

1. 腹直肌鞘（sheath of rectus abdominis） 为包裹腹直肌的纤维性鞘状结构，由腹前外侧壁三块扁肌的腱膜构成，分前、后两层，前层完整并与腱划紧密粘连，后层不完整。

2. 白线（linea alba） 位于腹前壁正中线上，是由两侧腹直肌鞘的纤维互相交织成的腱膜带。结构坚韧，血管稀少。

3. 腹股沟管（inguinal canal） 为腹肌之间的斜行裂隙，位于腹股沟韧带内侧半的上方，长 4～5 cm，有内、外两口。内口称**深环**，外口称**浅环**。腹股沟管内男性有精索通过，女性有子宫圆韧带通过。

4. 腹股沟三角（inguinal triangle） 位于腹前壁下部，是由腹直肌外侧缘、腹股沟韧带和腹壁下动脉围成的三角。

知识拓展

疝

腹股沟管和腹股沟三角都是腹壁下部的薄弱区。在病理情况下，若腹腔内容物经腹股沟深环，进入腹股沟管，再经浅环突出下降入阴囊，形成腹股沟斜疝，而从腹股沟三角处膨出，则形成腹股沟直疝。

五、会阴肌

会阴肌亦称盆底肌（图 4-10），主要有**会阴深横肌**、**尿道括约肌**和**肛提肌**等，它们分别从前、后封闭小骨盆下口。会阴深横肌和尿道括约肌与覆盖在其上、下两面的筋膜共同构成**尿生殖膈**，男性有尿道通过，女性有尿道、阴道通过。肛提肌与覆盖在其上、下面的筋膜共同构成**盆膈**，有直肠通过。

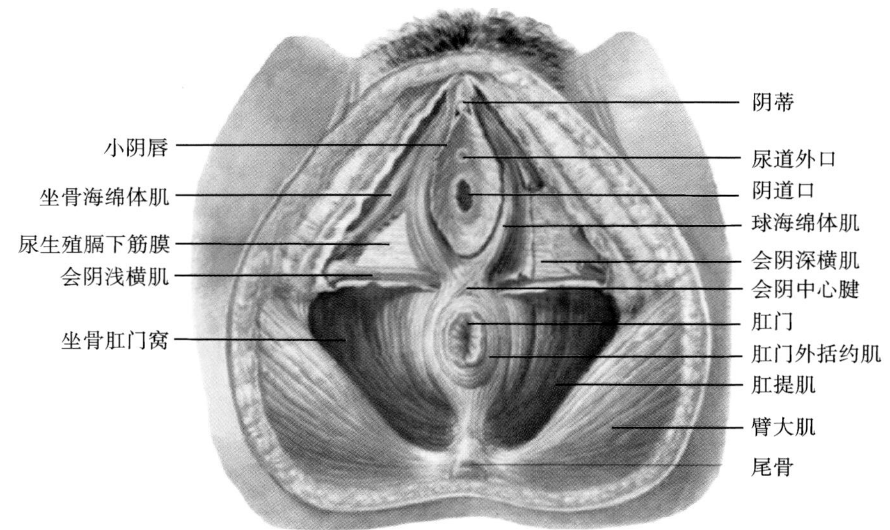

图 4-10　会阴肌

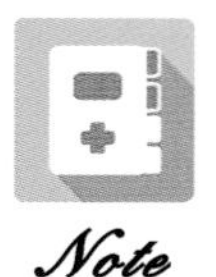

Note

第五节 上肢肌及其体表标志

上肢肌按其所在的部位分为肩肌、臂肌、前臂肌和手肌。

一、肩肌

肩肌位于肩关节周围，均起自上肢骨，止于肱骨（图 4-11）。最重要的是**三角肌**（deltoid），起自锁骨外侧份、肩峰和肩胛冈，肌束从前、后和外侧三面包盖肩关节，肌束向外下集中，止于肱骨的三角肌粗隆。三角肌的作用主要是使肩关节外展，还可使肩关节屈、伸、旋内和旋外。三角肌外上 2/3 部肌较厚，深部无大的血管和神经，为肌肉注射的常选部位。此外，在肩关节周围还有**冈上肌**、**冈下肌**、**小圆肌**、**大圆肌**和**肩胛下肌**等，它们都有运动肩关节的作用。

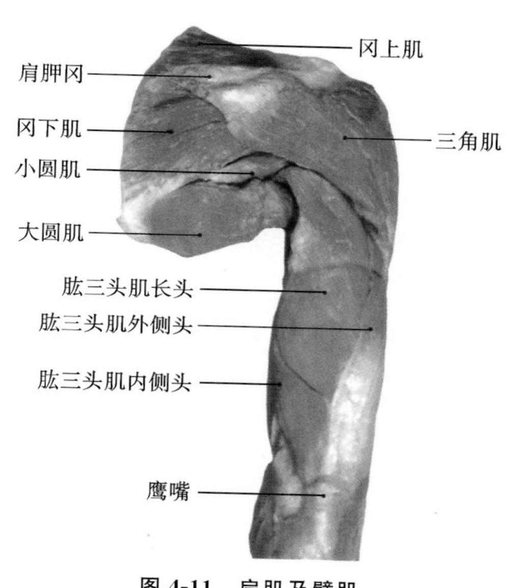

图 4-11 肩肌及臂肌

知识拓展

三角肌注射

肌肉内含有丰富的毛细血管，药物注入后能迅速吸收入血而发挥疗效。临床常选用有一定厚度、无大血管神经干且表浅易暴露的肌肉进行肌内注射。三角肌虽然宽阔，但厚度有限，邻近肩关节，且前后部深面有大血管、神经走行，故只适用于不宜作臀肌注射、股外侧注射的患者，且限于小剂量、少次数的肌内注射。

二、臂肌

臂肌分前、后两群。

（一）前群

臂肌前群主要有**肱二头肌**（biceps brachii）（图 4-12），以长、短两头起自肩胛骨盂上结节和喙突，两头合并后下行，止于桡骨粗隆，主要作用是屈肘关节。此外还有**肱肌**和**喙肱肌**，分别有协助屈肩、肘关节的作用。

（二）后群

臂肌后群主要有**肱三头肌**（triceps brachii）（图 4-13），有三个头，长头起于肩胛骨，两个短头起自肱

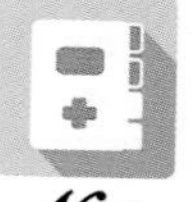
Note

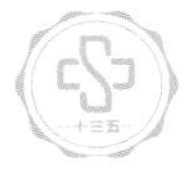

骨背面，三头合后下行，止于尺骨鹰嘴。主要作用是伸肘关节。

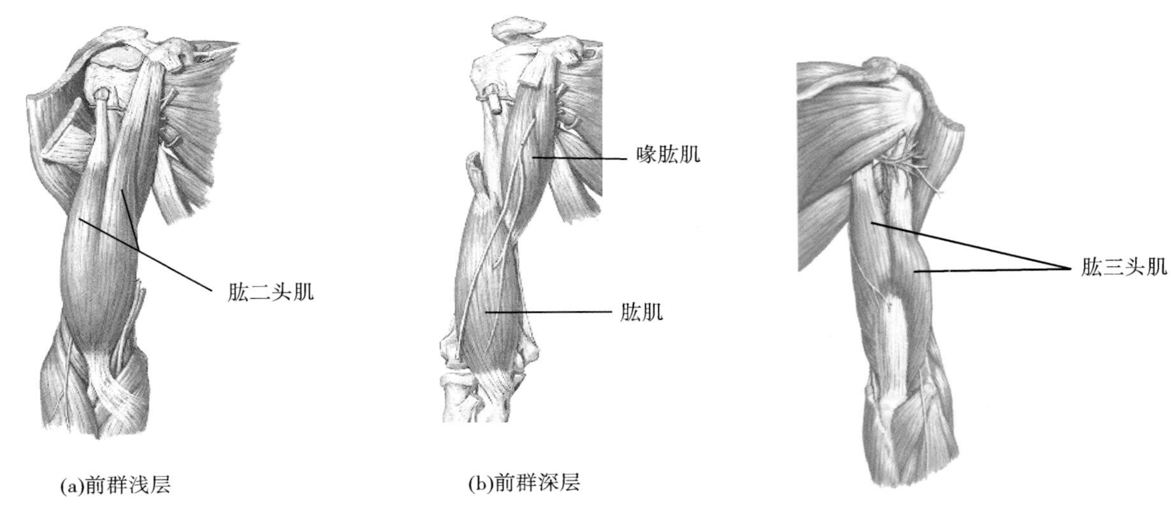

图 4-12　臂肌前群

图 4-13　臂肌后群

三、前臂肌

前臂肌位于尺骨、桡骨周围，大多为长肌，分前、后两群。大部分起于肱骨下端，少部分起于尺骨、桡骨及前臂骨间膜。至远侧端，大多移行为长腱止于手骨，少数止于尺骨、桡骨。

（一）前群

前臂肌前群有桡腕关节、掌指关节和手指间关节的屈肌，以及前臂的旋前肌，共 9 块，排成浅、深两层(图 4-14)。

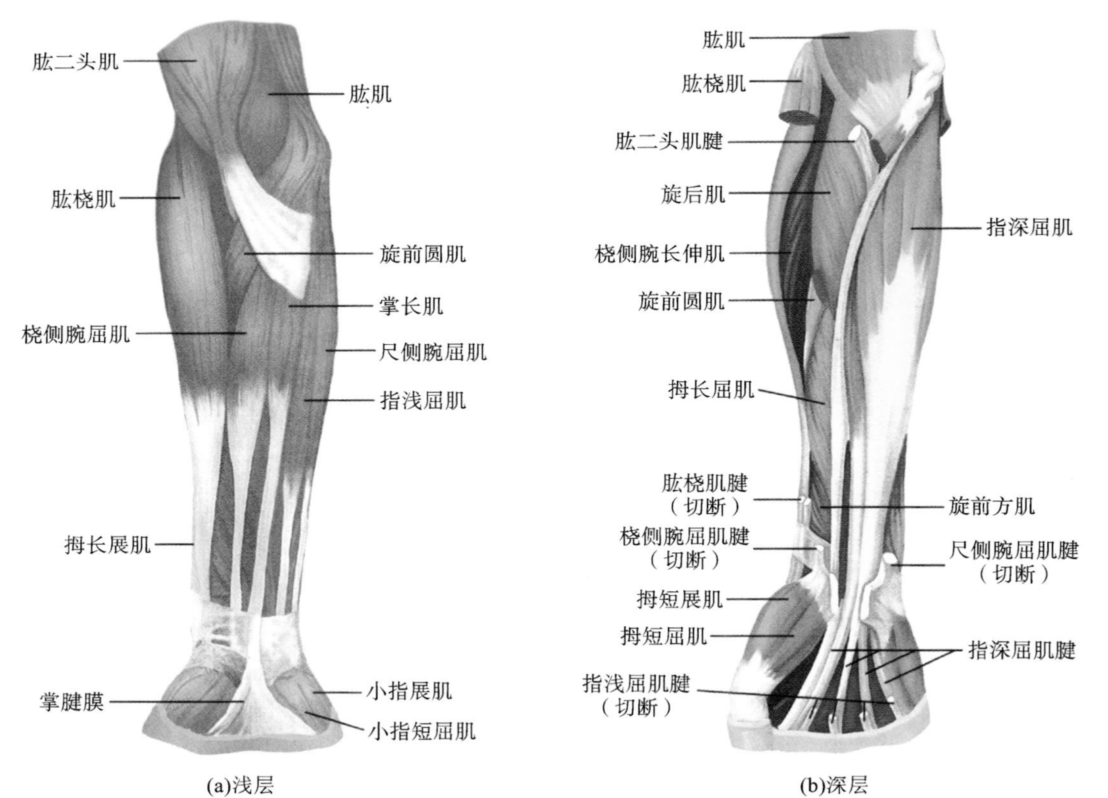

图 4-14　前臂肌前群

1. 浅层肌　6 块，自外向内依次为**肱桡肌**、**旋前圆肌**、**桡侧腕屈肌**、**掌长肌**、**指浅屈肌**和**尺侧腕屈肌**。

2. 深层肌　3 块，为浅层肌覆盖，外侧的是**拇长屈肌**，内侧的是**指深屈肌**，在桡骨、尺骨远侧前方的是**旋前方肌**。

（二）后群

前臂肌后群主要是桡腕关节、掌指关节和手指关节的伸肌和前臂的旋后肌，共 10 块，排成浅、深两层（图 4-15）。

1. 浅层肌　5 块，自外向内依次为**桡侧腕长伸肌**、**桡侧腕短伸肌**、**指伸肌**、**小指伸肌**和**尺侧腕伸肌**。

2. 深层肌　5 块，自外上向内下依次为**旋后肌**、**拇长展肌**、**拇短伸肌**、**拇长伸肌**和**示指伸肌**。

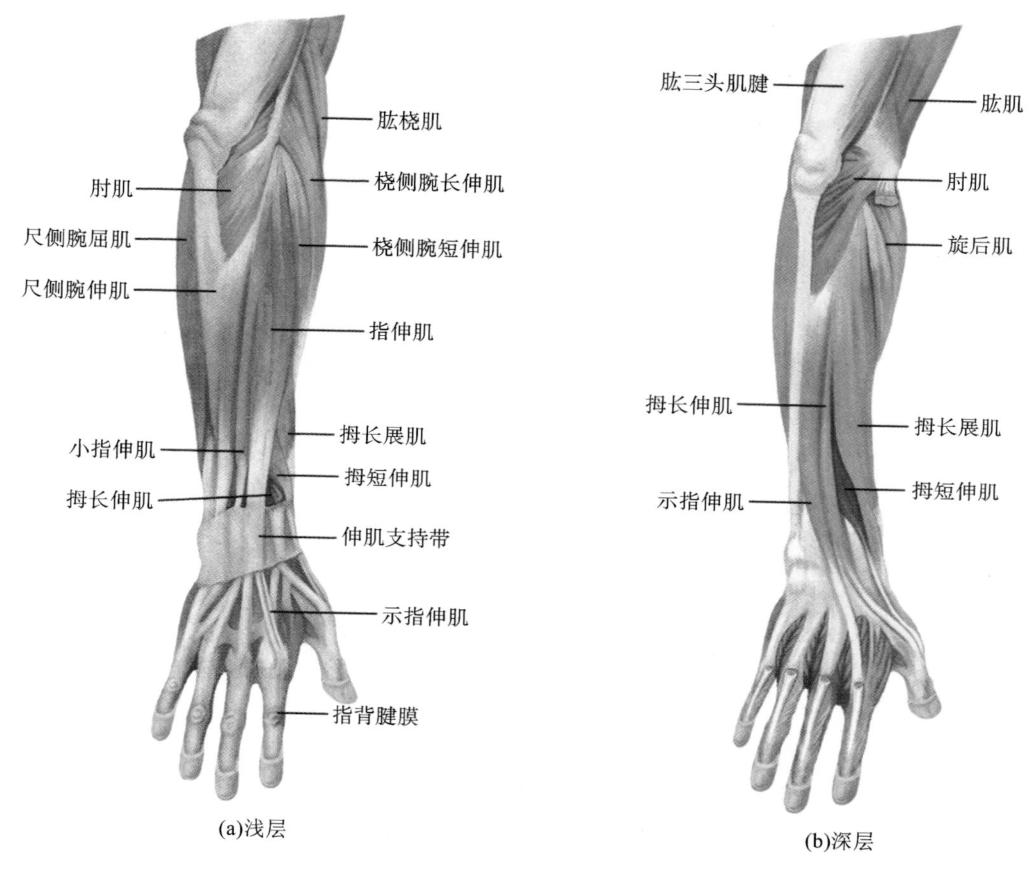

图 4-15　前臂肌后群

四、手肌

手肌位于手的掌侧面或掌骨间隙，主要运动手指，完成精细动作，分外侧群、内侧群和中间群（图 4-16）。外侧群在人类发达，形成丰满的**鱼际**（thenar），可使拇指作内收、外展、屈和对掌运动。中间群位于掌心和掌骨之间，包括**蚓状肌**和**骨间肌**，有屈掌指关节和伸指骨间关节的作用，还可使手指内收和外展。内侧群形成**小鱼际**，主要作用是屈小指和使小指外展。

知识拓展

上肢的局部结构

1. 腋窝　位于胸外侧部与臂上部之间，为一尖向上底朝下的锥形间隙，内有分布到上肢的血管、神经及淋巴结、脂肪等。

2. 肘窝　位于肘关节前面，为三角形凹窝，内有血管、神经和肱二头肌腱。

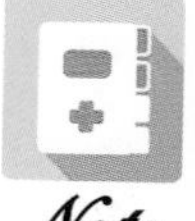

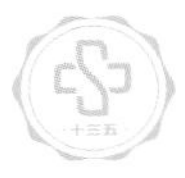

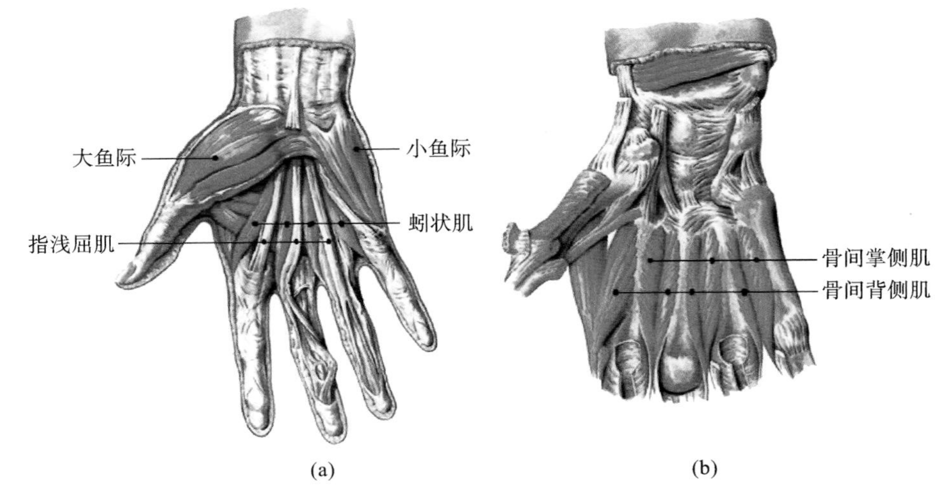

图 4-16　手肌

第六节　下肢肌及其体表标志

下肢肌按部位分为髋肌、大腿肌、小腿肌和足肌。

一、髋肌

髋肌位于髋关节周围，分前、后两群。

（一）前群

髋肌前群主要为髂腰肌（图 4-17），它由**腰大肌**（psoas major）和**髂肌**（iliacus）结合而成，位于脊柱腰段外侧和髋关节前方，主要作用是使髋关节前屈和旋外。

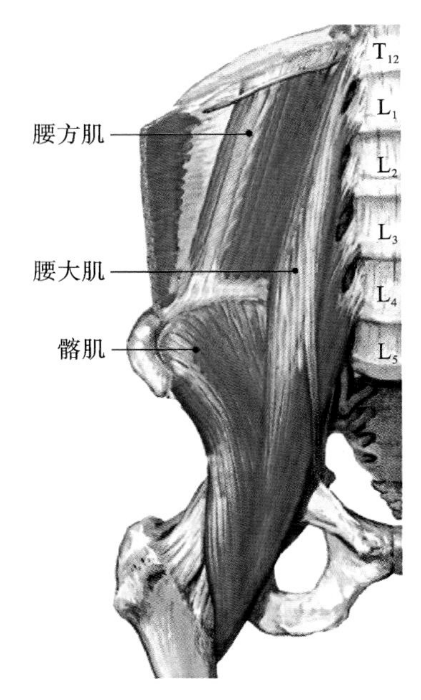

图 4-17　髂腰肌

（二）后群

髋肌后群包括臀大肌、臀中肌、臀小肌和梨状肌等（图 4-18）。**臀大肌**（gluteus maximus）位置表浅，起于髂骨翼外面和骶骨后面，止于股骨后面的臀肌粗隆。此肌外上部为肌内注射的常用部位。主要作用是使髋关节后伸和旋外。臀大肌深面依次有**臀中肌**、**臀小肌**，可使髋关节外展和旋内。**梨状肌**（piriformis）位于臀大肌深面、臀中肌内下方，可使髋关节旋外。梨状肌的上、下方分别有梨状肌上、下孔，相关的神经、血管由此穿过。

二、大腿肌

大腿肌位于股骨周围，分为前群、内侧群和后群（图 4-18、图 4-19）。

（一）前群

大腿肌前群位于股前部，主要有缝匠肌和股四头肌（图 4-19）。**缝匠肌**（sartorius）起自髂前上棘，止于胫骨上端内侧面，其作用是屈髋关节和膝关节。**股四头肌**（quadriceps femoris）有四个头，分别称股直肌、股外侧肌、股内侧肌和股中间肌。起于髂骨和股骨，

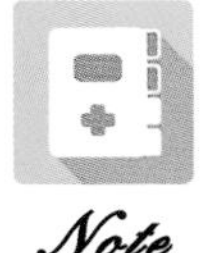
Note

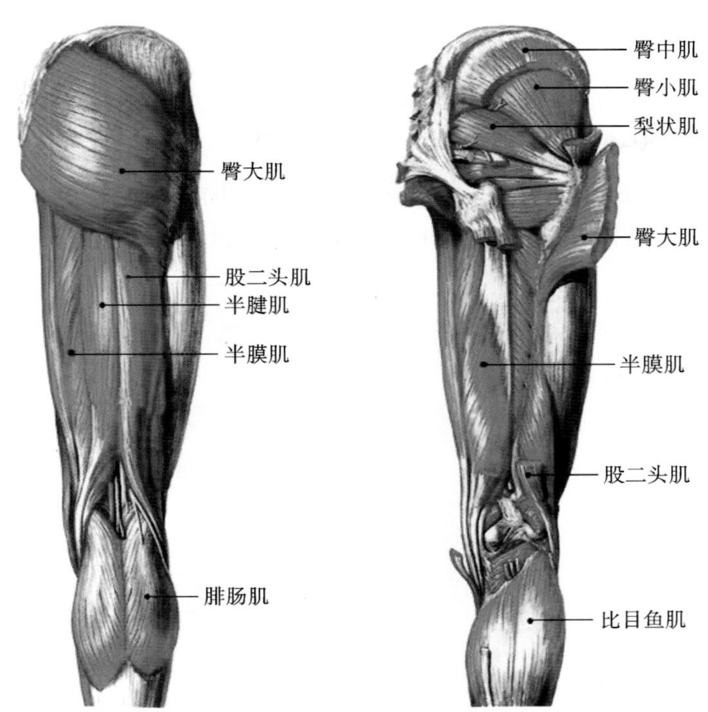

图 4-18 髋肌后群及大腿肌后群

四个头向下合并移行为肌腱，包绕髌骨的前面和两侧，延续为髌韧带，止于胫骨粗隆，其作用是屈髋关节和伸膝关节。

（二）内侧群

大腿肌内侧群位于股内侧部，主要作用是内收髋关节。其中，位于缝匠肌中份内上方的为**长收肌**（图 4-19）。

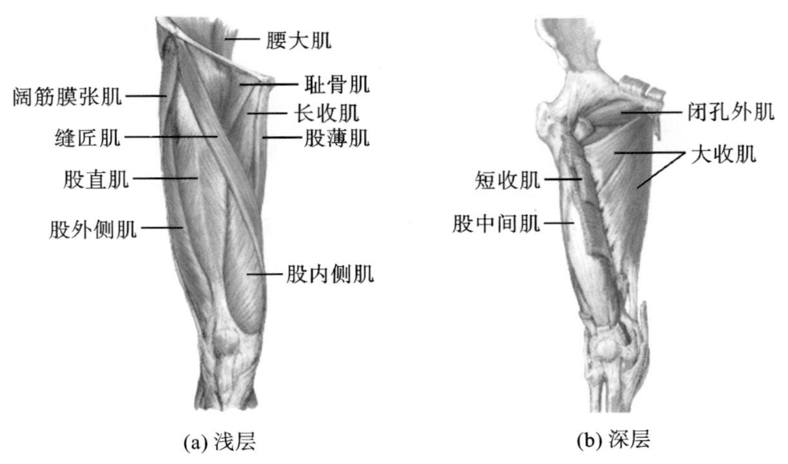

图 4-19 大腿肌前群和内侧群

（三）后群

大腿肌后群位于股后部，包括股二头肌、半腱肌和半膜肌。**股二头肌**（biceps femoris）位于外侧，**半腱肌**（semitendinosus）和**半膜肌**（semimembranosus）位于内侧。它们均通过髋关节的后方，均有伸髋关节和屈膝关节的作用。

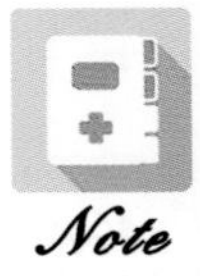
Note

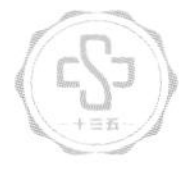

三、小腿肌

小腿肌位于胫骨、腓骨周围，分为前群、外侧群和后群（图 4-20、图 4-21）。

（一）前群

小腿肌前群位于小腿前面，有三块肌，从内侧向外侧依次为**胫骨前肌**、**趾长伸肌**和**跗长伸肌**。它们均通过踝关节的前方，止于足背或趾背面，有伸踝（足背屈）、伸趾和足内翻的作用。

（二）外侧群

小腿肌外侧群位于小腿外侧，由浅入深依次为**腓骨长**、**短肌**。两肌肌腱均通过外踝后方到足底，有屈踝关节（足跖屈）和使足外翻的作用。

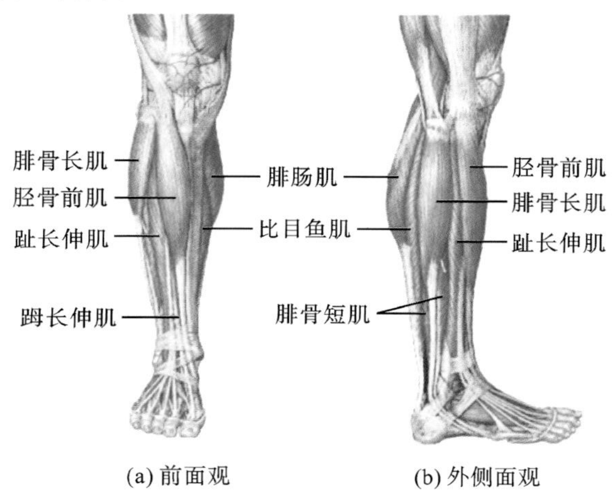

图 4-20　小腿肌前群及外侧群

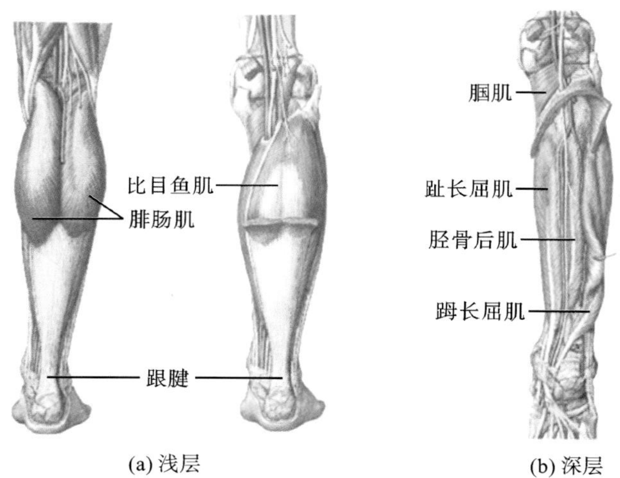

图 4-21　小腿肌后群

（三）后群

小腿肌后群位于小腿后方，分为浅层和深层。浅层有**小腿三头肌**（triceps surae），由腓肠肌和比目鱼肌合成，肌腹向下形成强大的**跟腱**（tendo calcaneus），止于跟骨。深层有三块，与前群相对应，由内向外依次为**趾长屈肌**、**胫骨后肌**和**跗长屈肌**，经内踝后方到足底，有屈踝、屈趾和使足内翻的作用。

四、足肌

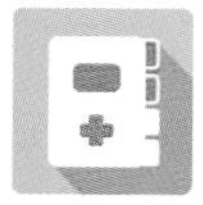

足肌位于足部（图 4-22），主要作用是运动足趾和参与支持足弓。足肌分足背肌和足底肌。足底肌的配布类似手肌，但无对掌作用，分为内侧群、外侧群和中间群。

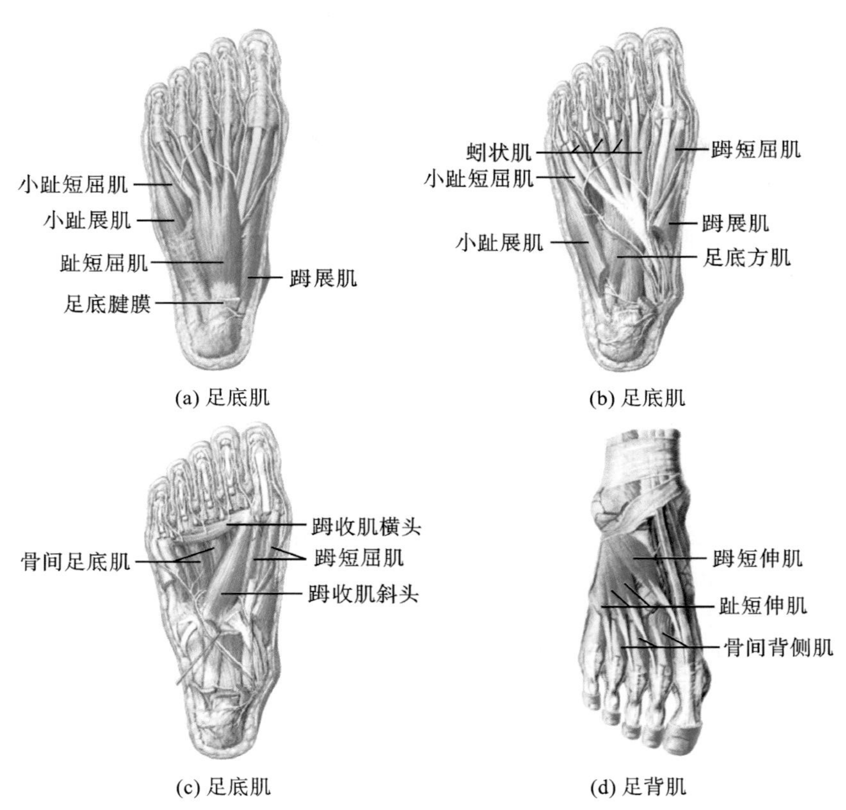

(a) 足底肌　(b) 足底肌

(c) 足底肌　(d) 足背肌

图 4-22　足肌

知识拓展

下肢局部结构

1. 股三角　股三角位于股前面上部，为一底朝上尖向下的三角形，由腹股沟韧带、长收肌和缝匠肌围成。股三角内由内向外依次有股静脉、股动脉和股神经通过。

2. 腘窝　位于膝关节后方，呈菱形。窝内有血管、神经和脂肪组织等。

第七节　体位与畸形

一、体位

（一）基本的体位

基本的体位分为主动体位和被迫体位，临床上以被迫体位多见，即指患者因为疾病的需要被迫保持一种姿势。常见的被迫体位有去枕平卧位、中凹卧位、半坐卧位、端坐位、侧卧位、头高足低位以及头低足高位。

1. 去枕平卧位　常见于椎管内麻醉术后患者，目的是防止因颅内压减低而引起头痛。

2. 中凹卧位　常见于休克患者，目的是增加回心血量，进而增加心排血量，以降低休克危险。

3. 半坐卧位　常见于腹部有炎症或行腹部手术的患者，采取这种体位的目的是减少伤口处张力，缓解疼痛。

4. 端坐位　常见于支气管哮喘患者，目的是缓解呼吸困难，因为此类患者平卧时会加重呼吸困难。

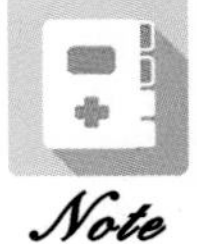

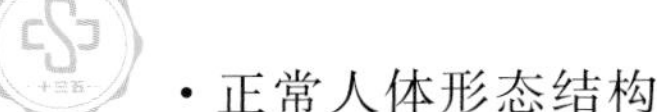

5. 侧卧位 常见于需要做灌肠的患者，或需要做肛门及胃镜检查者。

6. 头高足低位 常见于因颈椎骨折而需要做颅骨牵引的患者，为他们提供反牵引力。

7. 头低足高位 常见于妊娠时胎膜早破的患者，以此体位防止子宫脱垂。

（二）常用的检查体位

常用的检查体位有膝胸位和截石位。

1. 膝胸位 主要配合直肠、肛门、乙状结肠等的检查，或是矫正胎位不正和子宫后倾。

2. 截石位 主要是做会阴部检查、阴道灌洗及产妇分娩时使用。

（三）体位分型

1. 自主体位 身体活动自如，不受限制，见于正常人、疾病早期或病情较轻的患者。

2. 被动体位 被检查者不能随意调整或变换体位，见于极度衰弱或意识丧失的患者。

3. 强迫体位 为了减轻痛苦，患者不得不采用某种体位。

（1）强迫仰卧位：常伴有双腿屈曲，以减轻腹部肌肉紧张，见于急性腹膜炎。

（2）强迫俯卧位：可减轻脊背肌肉的紧张程度，见于脊柱疾病。

（3）强迫侧卧位：见于单侧胸膜病变，如大量胸水或胸膜炎。

（4）强迫坐位：患者坐于床沿，两手撑在膝部或床边，见于急性左心衰竭、哮喘急性发作及 COPD 急性加重等。这种体位可使膈位置下降，有助于胸廓及辅助呼吸肌运动，使肺通气量增加，使回心血量减少，减轻心脏负担。

（5）强迫蹲位：患者在走路或其他活动过程中，为了缓解呼吸困难和心悸而采取的蹲踞体位或膝胸位，见于先天性发绀性心脏病。

（6）强迫停立位：在活动时，由于心区疼痛突然发作，患者立即原位停立，并常用手按抚心前部位，待缓解、好转后，才离开原位，见于心绞痛患者。

（7）辗转体位：腹痛发作时，患者坐卧不安、辗转反侧，见于胆石症或输尿管结石患者。

（8）角弓反张位：由于颈及脊背肌肉强直，致使患者头向后仰、背过伸，胸腹前凸，躯干呈弓形，见于破伤风、脑炎及小儿脑膜炎等。

二、畸形

畸形是器官或组织的形态、大小、部位、结构异常或缺陷的一种病理状态。原因有先天性和后天性两种。先天性畸形又可因遗传缺陷（染色体畸变或基因突变）或环境因素（病毒感染、植物或药物等致畸生化原因）引起。

畸形是胚胎发育期在人体结构和功能上产生的缺陷所致的某些器官的严重异常。畸形有小畸形和大畸形的区分。大先天性畸形的类型有脑畸形、先天性心脏病、肾畸形、食管闭塞、先天性幽门狭窄、先天性巨结肠、肛门闭锁、四肢畸形、唇裂和腭裂等。畸形的病因有遗传因素和环境因素两大类。

预防措施：①开展遗传咨询、产前诊断；②建立并推行优生法；③提倡育龄生育；④加强环境保护，消除各种不良因素（创伤、感染、物理和化学因素、药物、环境污染等），均可降低畸形在我国人群中的发生。

（康照昌）

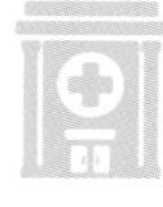
直通护考在线答题

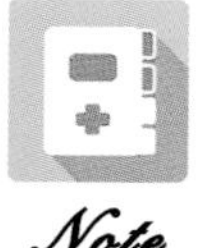
Note

第五章　内脏总论

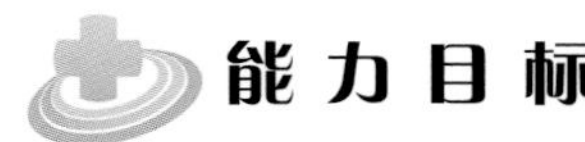

能力目标

1. **掌握**：掌握内脏的概念。
2. **熟悉**：熟悉内脏的一般构造，胸部标志线和腹部分区。
3. **了解**：了解内脏学的概念。

案例5-1

患者周某，男性，18岁，3天前无明显诱因，突然出现腹部疼痛，并伴有持续性隐痛。疼痛开始以脐周部位最为明显，无阵发性加剧，无肩背部放射性疼痛，患者自感轻度恶心，但无呕吐、腹胀、腹泻，无寒战、发热，无头痛、头晕，无胸闷、憋气，无尿频、尿急、尿痛。曾在诊所进行抗炎等对症治疗3天，但症状无缓解，并且疼痛逐渐转移至右下腹部，并伴有腹部麦氏点的压痛及反跳痛。临床初步诊断为“急性阑尾炎”。

具体任务：

请用所学知识说说阑尾体表投影的位置在腹部的哪个区域。

内脏(viscera)包括消化、呼吸、泌尿和生殖四个系统。内脏器官绝大部分位于胸腔、腹腔和盆腔内，并通过一定的孔道直接或间接与外界相通。某些与内脏密切相关的结构，如胸膜、腹膜、乳房、会阴也归于内脏学范畴。研究内脏各器官位置、形态和结构的科学称为**内脏学**(splanchnology)。

内脏的主要功能是进行物质代谢和繁衍后代。消化和呼吸系统分别从外界摄取营养物质和氧气，供机体进行物质代谢，代谢最终产物由泌尿、呼吸系统和皮肤排出体外，食物残渣以粪便的形式排出。生殖系统产生生殖细胞、分泌性激素，从事生殖活动，延续种族。此外，有些器官还有特殊的功能，如舌的味觉功能、鼻的嗅觉功能、喉的发音功能，许多器官还有内分泌功能，产生多种激素，参与多种生理活动的调节。

一、内脏的一般形态和结构

内脏各器官按其形态构造可分为**中空性器官**和**实质性器官**两大类。

（一）中空性器官

中空性器官呈管状或囊状，内部有空腔，并与体外相通。其管壁一般分3层或4层。以消化管为例，由内向外依次可分为黏膜、黏膜下层、肌层和外膜(图5-1)。

1. 黏膜　黏膜由单层柱状上皮、固有层和黏膜肌层构成。黏膜向腔面突出，形成皱襞，具有吸收、分泌和保护功能。

2. 黏膜下层　黏膜下层由疏松结缔组织构成，内含丰富的血管、淋巴管、淋巴组织和神经丛。

3. 肌层　肌层一般由内环行和外纵行两层平滑肌组成，受内脏神经的支配，其收缩与舒张产生消

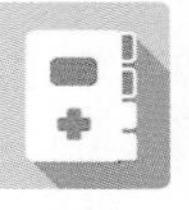

Note

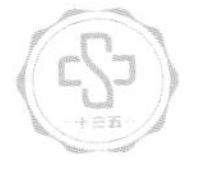

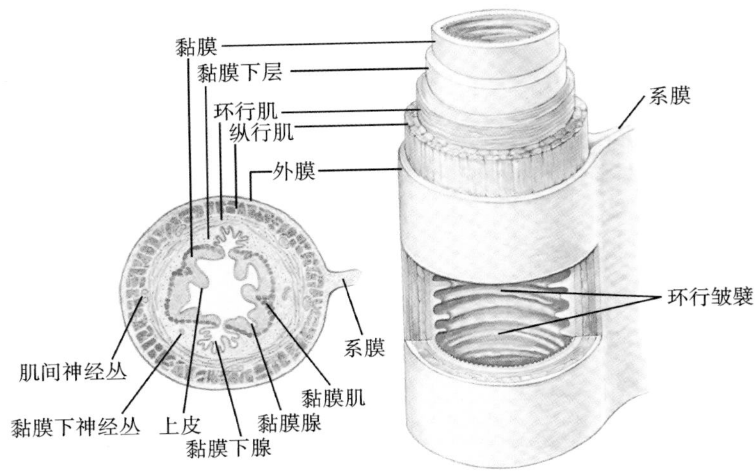

图 5-1　消化管壁的组织结构

化管的蠕动。

4. 外膜　外膜为浆膜，可分泌少量液体，减少消化管蠕动时的摩擦。

（二）实质性器官

实质性器官形态各异，内部无特定空腔，表面多包以被膜或浆膜，如肝、胰、肾、前列腺、睾丸、卵巢等。

被膜的结缔组织深入实质内，将器官分隔成许多小叶，如肝小叶、睾丸小叶。分布于器官的血管、神经、淋巴管及导管出入之处常为一凹陷，称为器官的**门**(hilum)，如**肺门**(hilum of lung)、**肝门**(porta hepatis)等。

二、胸部标志线和腹部分区

大多数内脏器官的位置虽可随体型、年龄、性别有一定的变化，但总体上是相对固定的。为便于临床诊断和治疗，正确地描述器官的位置和投影，通常在胸部体表确定一些标志线(图 5-2)，并对腹部进行分区(图 5-3)。

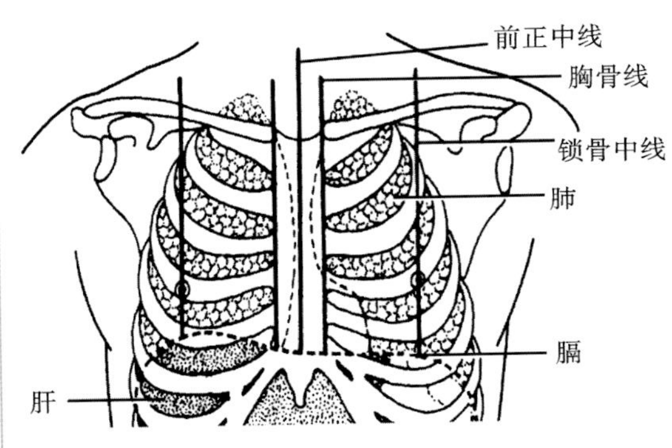

图 5-2　胸部标志线

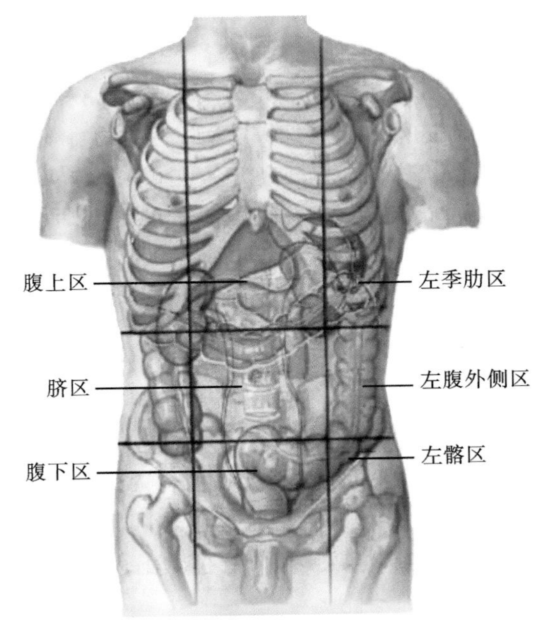

图 5-3　腹部的分区

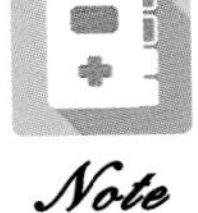

（一）胸部标志线

1. 前正中线(anterior median line) 通过身体前面正中线所作的垂直线。

2. 胸骨线(sternal line) 通过胸骨外侧缘所作的垂直线。

3. 锁骨中线(midclavicular line) 通过锁骨中点所作的垂直线。

4. 胸骨旁线(parasternal line) 经胸骨线与锁骨中线之间的中点所作的垂直线。

5. 腋前线(anterior axillary line) 通过腋前襞向下所作的垂直线。

6. 腋后线(posterior axillary line) 通过腋后襞向下所作的垂直线。

7. 腋中线(midaxillary line) 经腋前线和腋后线连线中点所作的垂直线。

8. 肩胛线(scapular line) 通过肩胛下角所作的垂直线。

9. 后正中线(posterior median line) 沿身体后面正中所作的垂直线。

（二）腹部分区

1. 四分法 临床上常以脐为交点作 1 条垂直线和 1 条水平线，将腹部分为左、右上腹部和左、右下腹部。

2. 九分法 以肋弓最低点及两髂结节的连线为上下横线，以腹股沟韧带中点作左右两垂直线，将腹部分为：左、右季肋区和腹上区；左、右腹外侧区（腰区）和脐区；左、右髂区（腹股沟区）和腹下区（耻区）。

（卢松）

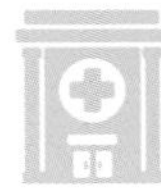

直通护考在线答题

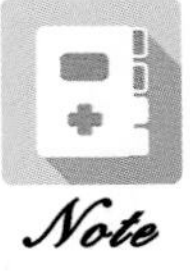

第六章　消化系统

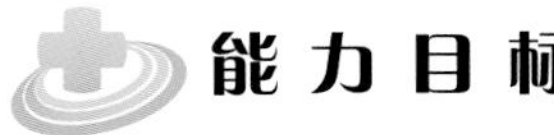

1. **掌握**：消化系统的组成；咽、食管、胃、小肠、大肠的形态特点及位置；肝的形态、位置；输胆管道的组成及开口部位；胃、小肠黏膜及肝小叶的结构。

2. **熟悉**：口腔的分部，舌的形态，舌黏膜的结构特点；口腔腺的位置及开口；胆囊的形态位置及胆囊底的体表投影。

3. **了解**：牙的形态构造、名称、排列和牙式，牙周组织的构造；胰腺的形态及位置。

案例6-1

患者，男性，42岁。3年前出现上腹部隐痛，呈间歇性，饭后约3 h发作，夜间有时疼痛难忍，进食后疼痛好转。近年冬春季节好发病，尤其劳累、饮食不当易发作，某卫生所诊断为“慢性胃炎”，服用治疗胃炎类药物基本缓解。3天前因腹部疼痛加剧，服药或进食不能缓解，且有柏油样便，入院治疗。实验室检查：红细胞4.6×10^{12}/L，血红蛋白140 g/L，尿常规无异常，大便潜血试验＋＋＋。临床诊断为十二指肠溃疡并发上消化道出血。

具体任务：

1. 请用所学知识解释为什么出现柏油样便。
2. 此种疾病的临床护理要点有什么？

消化系统(alimentary system)由消化管和消化腺两部分组成(图6-1)。**消化管**(alimentary canal)包括口腔、咽、食管、胃、小肠(十二指肠、空肠、回肠)和大肠(盲肠、阑尾、结肠、直肠、肛管)。临床上通常把从口腔到十二指肠的这部分管道称**上消化道**，把空肠及空肠以下的消化管，称**下消化道**。**消化腺**(alimentary gland)主要包括口腔腺、肝、胰及消化管壁内的小腺体等。

消化系统的主要功能是消化食物，吸收营养，排出食物残渣。

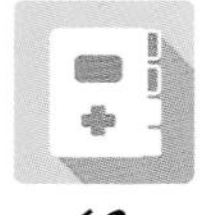

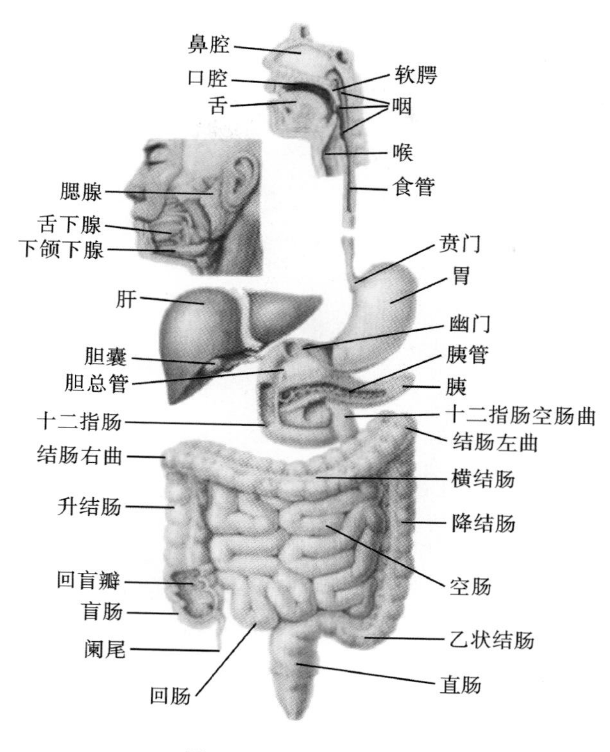

图 6-1　消化系统概观

第一节　消　化　管

一、口腔

口腔(oral cavity)是消化管的起始部(图 6-2),前经口裂通外界,后经咽峡与咽相续。前壁为上、下唇,两侧为颊,上壁为腭,下壁为口腔底。口腔以上、下牙弓为界分为**口腔前庭**和**固有口腔**两部分。

上、下牙列咬合时,口腔前庭可经第三磨牙后方的间隙与固有口腔相通。临床上若遇到牙关紧闭的患者,必要时行急救插管、输送药物或流质食物可在第三磨牙后方的间隙内进行。

(一) 口唇和颊

口唇(oral lip)分为上唇和下唇,其裂隙称口裂,左右结合处称口角。从鼻翼两旁至口角两侧各有一浅沟,称鼻唇沟,上唇两侧借鼻唇沟与颊分界。上唇前面正中有一纵行浅沟,称为**人中**,为人类所特有,昏迷患者急救时可在此处进行指压或针刺。

颊(cheek)位于口腔两侧,在与上颌第二磨牙相对的颊黏膜处有腮腺导管的开口。

(二) 腭

腭(palate)分隔鼻腔和口腔,前 2/3 为**硬腭**(hard palate),后 1/3 为**软腭**(soft palate)。硬腭以骨腭为基础,表面覆以黏膜。软腭后份斜向后下称**腭帆**,腭帆后缘游离,中央有一向下的突起,称**腭垂**或**悬雍垂**。腭垂两侧各有两条黏膜皱襞,前方的称**腭舌弓**(palatoglossal arch),后方的称**腭咽弓**(palatopharyngeal arch)。腭垂、左右腭舌弓及舌根共同围成**咽峡**(isthmus of fauces),是口腔和咽的分界。

(三) 舌

舌(tongue)位于口腔底,具有协助咀嚼、搅拌、吞咽食物,感受味觉和辅助发音等功能,由舌肌和黏

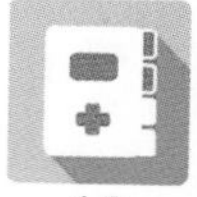
Note

图 6-2　口腔

膜构成。

1. 舌的形态　舌有上、下两面，上面称**舌背**，其后部可见“∧”形的**界沟**，界沟将舌分为前 2/3 的**舌体**和后 1/3 的**舌根**，舌体的前端为**舌尖**(图 6-3)。

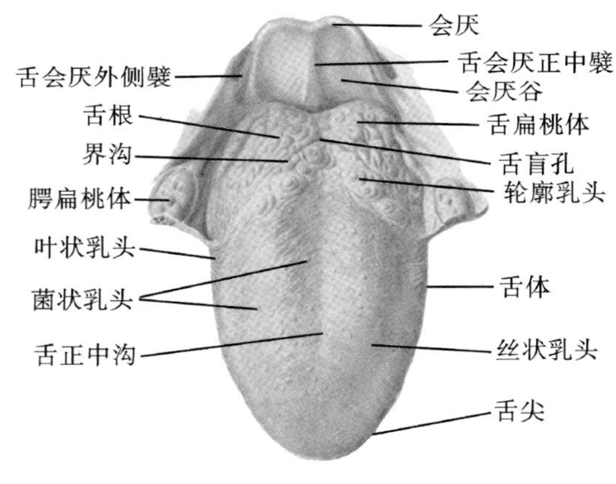

图 6-3　舌

2. 舌黏膜　舌黏膜呈淡红色，舌背的黏膜表面有许多小突起，称**舌乳头**(papillae of tongue)，根据其形状不同可分为 4 种：①**丝状乳头**(filiform papillae)，数量最多，呈丝绒状；②**菌状乳头**(fungiform papillae)，呈鲜红色，散在于丝状乳头之间；③**轮廓乳头**(vallate papillae)，体积最大，排列于界沟前方，有 7～11 个；④**叶状乳头**(foliate papillae)，位于舌外侧缘的后面，人类的不发达。除丝状乳头外，其他舌乳头均含有味觉感受器，称**味蕾**，能感受甜、酸、苦、咸等味觉刺激。

舌根部黏膜内可见许多由淋巴组织构成的突起，称为**舌扁桃体**。舌下面的黏膜在中线处有纵行皱襞连于口腔底，称**舌系带**。舌系带根部的两侧各有一圆形隆起，称**舌下阜**，舌下阜向后外侧延伸形成**舌下襞**。

舌根后部与会厌之间有一黏膜皱襞相连，称**舌会厌正中襞**，该襞两侧的凹陷称**会厌谷**。

3. 舌肌　舌肌为骨骼肌，包括**舌内肌**和**舌外肌**(图 6-4)。舌内肌构成舌的主体，收缩时可改变舌的外形；舌外肌起自舌外止于舌内，收缩时可改变舌的位置。舌内肌和舌外肌共同协调活动，不但可使舌

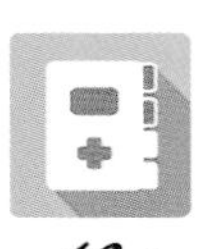
Note

改变形状，而且能使舌灵活运动。舌外肌中，**颏舌肌**(genioglossus)较为重要，该肌左右各一，起自下颌骨颏棘，肌束呈扇形向后方分散进入舌内，止于舌中线两侧。两侧颏舌肌同时收缩，可使舌伸向前下(伸舌)；一侧收缩，使舌尖伸向对侧。若一侧颏舌肌瘫痪，伸舌时舌尖会偏向患侧。

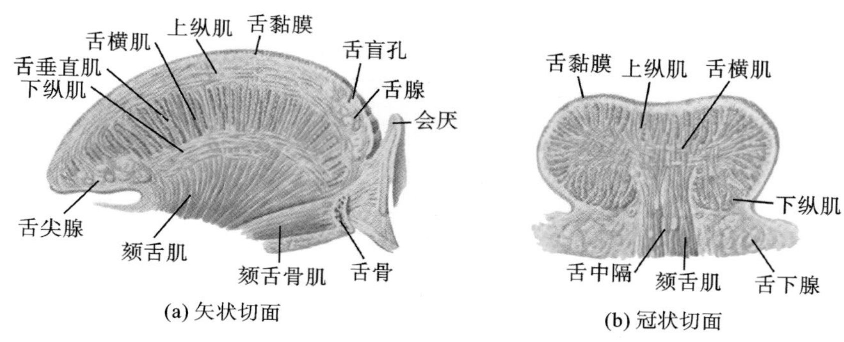

(a) 矢状切面　(b) 冠状切面

图 6-4　舌肌

(四) 牙

牙(teeth)是人体最坚硬的器官，嵌于上、下颌骨的牙槽内。

1. 牙的形态和构造　每个牙可分为牙冠、牙颈和牙根三部分(图 6-5)。露于口腔的部分称**牙冠**，嵌于牙槽内的称**牙根**，牙冠与牙根交界的部分称**牙颈**。牙内有髓腔，牙根的尖端有**牙根尖孔**的开口。

牙主要由**牙质**、**牙釉质**、**牙骨质**和**牙髓**构成。牙质构成牙的主体；牙釉质覆盖于牙冠的牙质表面；牙骨质包在牙颈和牙根的牙质表面；牙髓位于髓腔内，由神经、血管、淋巴管和结缔组织等构成。牙髓发炎时常可引起剧烈疼痛。

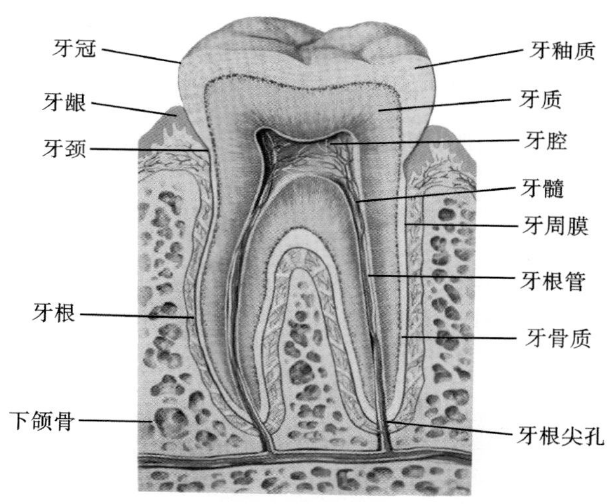

图 6-5　牙的构造

2. 牙的分类、萌出和排列　人的一生中先后长有两套牙，分别为**乳牙**(deciduous teeth)和**恒牙**(permanent teeth)(图 6-6)。根据形态和功能，乳牙分为**乳切牙**、**乳尖牙**和**乳磨牙**三类。恒牙分为**切牙**、

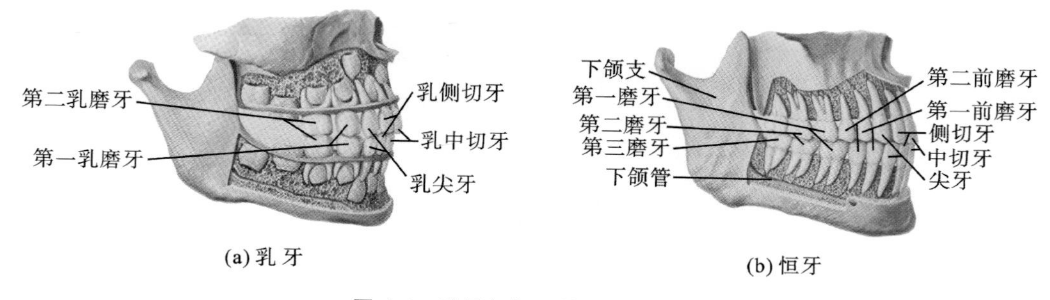

(a) 乳 牙　(b) 恒牙

图 6-6　乳牙与恒牙的名称及排列

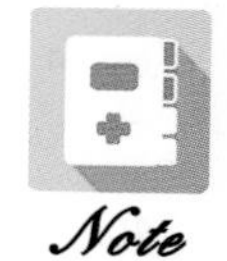

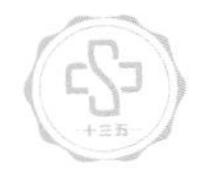

尖牙、**前磨牙**和**磨牙**四类。乳牙一般在出生后 6～7 个月开始萌出，至 1 周岁时萌出 8 个左右，3 岁左右出齐，共 20 个。6～7 岁时，乳牙开始脱落，恒牙中的第一磨牙首先萌出，12～14 岁逐步出齐。第三磨牙萌出最晚，称**迟牙**，也称**智齿**，一般在 17～25 岁才长出，有的甚至终身不出，因此，恒牙数为 28～32 个（表 6-1）。

表 6-1　牙的萌出和脱落时间

乳牙		脱落时间	恒牙	
名称	萌出时间		名称	萌出时间
乳中切牙	6～8 个月	6 岁	中切牙	6～8 岁
乳侧切牙	6～10 个月	8 岁	侧切牙	7～9 岁
乳尖牙	16～20 个月	12 岁	尖牙	9～12 岁
第一乳磨牙	12～16 个月	10 岁	第一前磨牙	10～12 岁
第二乳磨牙	20～30 个月	11～12 岁	第二前磨牙	10～12 岁
			第一磨牙	6～7 岁
			第二磨牙	11～13 岁
			第三磨牙	18～28 岁

临床上为了记录牙的位置，常以被检者的方位为准，以"＋"记号划分 4 区表示左、右侧及上、下颌的牙位，并以罗马数字Ⅰ～Ⅴ表示乳牙，用阿拉伯数字 1～8 表示恒牙。如"|Ⅳ"表示左下颌第一乳磨牙，"7|"表示右上颌第二恒磨牙。

3. 牙周组织　牙周组织由**牙槽骨**（alveolar bone）、**牙周膜**（periodontal membrane）和**牙龈**（gingiva）三部分构成，对牙起保护、固定和支持的作用。牙槽骨是牙根周围的骨质。牙周膜是介于牙根和牙槽骨之间的致密结缔组织。牙龈是口腔黏膜的一部分，富含血管，包被牙颈，并与牙槽骨的骨膜紧密相连。牙周组织感染，可导致牙松动。

（五）口腔腺

口腔腺也称**唾液腺**（salivary gland），是所有开口于口腔的腺体的总称，它有分泌唾液、清洁口腔和消化食物等功能。唾液腺分大、小两种，小唾液腺数目较多，如唇腺、颊腺、腭腺等，**大唾液腺**有腮腺、下颌下腺和舌下腺三对（图 6-7）。

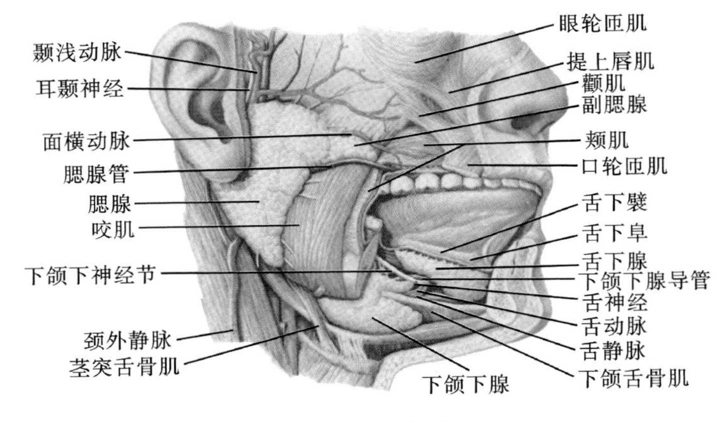

图 6-7　口腔腺

1. 腮腺（parotid gland）　最大，呈不规则的三角形，位于耳廓的前下方，上达颧弓，下至下颌角。**腮腺管**在腮腺前缘穿出，于颧弓下方一横指处，越过咬肌表面，穿颊肌，开口于平对上颌第二磨牙的颊黏膜处。

2. 下颌下腺（submandibular gland）　呈卵圆形，位于下颌骨体内面，其导管开口于舌下阜。

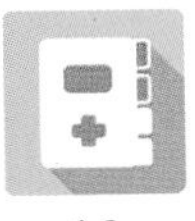

3. 舌下腺(sublingual gland) 最小，位于口腔底舌下襞深面。腺管分大、小两种，舌下腺小管有10余条，开口于舌下襞，舌下腺大管有1条，与下颌下腺共同开口于舌下阜。

知识拓展

流行性腮腺炎

流行性腮腺炎是由腮腺炎病毒侵犯腮腺引起的急性呼吸道传染病，常见于儿童和青少年，成人中也有发病。以腮腺的非化脓性肿胀、疼痛为突出的病征，病毒可侵犯各种腺组织或神经系统及肝、肾、心、关节等几乎所有的器官，常可引起脑膜脑炎、睾丸炎、胰腺炎、乳腺炎、卵巢炎等并发症。

二、咽

咽(pharynx)为前后略扁的漏斗形肌性管道，位于颈椎的前方，上起颅底，下至第6颈椎下缘续于食管。咽的前壁不完整，分别与鼻腔、口腔和喉腔相通，咽是呼吸道和消化道的共同通道。咽以软腭和会厌上缘平面为界，分为鼻咽、口咽和喉咽三部分(图6-8、图6-9)。

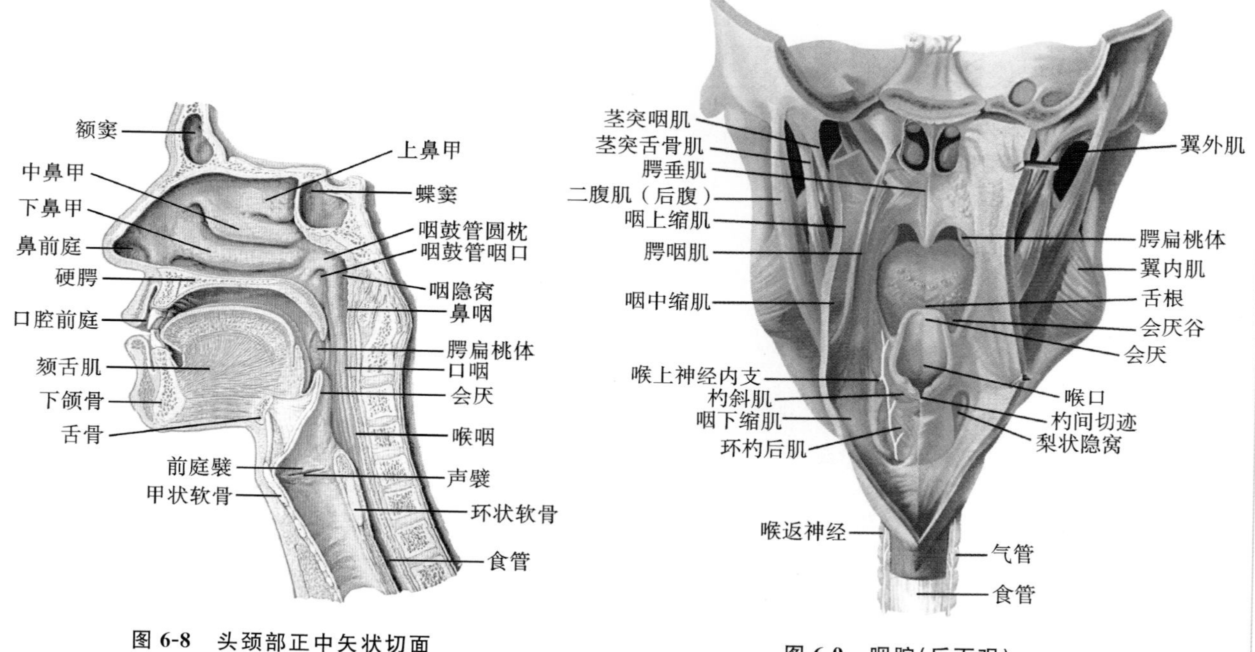

图6-8 头颈部正中矢状切面

图6-9 咽腔(后面观)

(一) 鼻咽

鼻咽(nasopharynx)位于鼻腔的后方，介于颅底与软腭之间，向前经鼻后孔与鼻腔相通。鼻咽后上壁黏膜下有淋巴组织，称**咽扁桃体**，侧壁上有**咽鼓管咽口**，借咽鼓管通中耳鼓室。咽部感染时，细菌可经咽鼓管传播到中耳，引起中耳炎。咽鼓管咽口的上、后方有明显的隆起，称**咽鼓管圆枕**，其后上方与咽后壁之间有一凹陷，称**咽隐窝**，是鼻咽癌的好发部位。

(二) 口咽

口咽(oropharynx)位于口腔的后方，介于软腭与会厌上缘之间，向前经咽峡通口腔。口咽侧壁上，腭舌弓与腭咽弓之间的凹窝，称**扁桃体窝**，容纳**腭扁桃体**。腭扁桃体由淋巴组织构成，具有防御功能。腭扁桃体的外侧面及前、后面均被结缔组织形成的扁桃体囊包绕。腭扁桃体感染时常有红肿疼痛，并伴有脓液形成。

咽扁桃体、腭扁桃体和舌扁桃体等共同围成的结构，称**咽淋巴环**，是呼吸道和消化道的重要防御

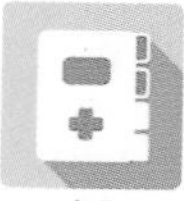

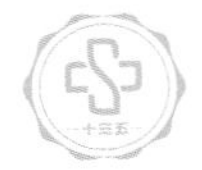

结构。

(三) 喉咽

喉咽(laryngopharynx)位于喉的后方,会厌上缘至第 6 颈椎体下缘之间。喉咽向下连食管,向前经喉口通喉腔。喉口两侧各有一凹陷,称**梨状隐窝**,容易滞留食物残渣,滋生细菌,是感染和脓肿的易发部位。

咽壁的肌层为骨骼肌,包括咽缩肌和咽提肌。咽缩肌主要由斜行的咽上、中、下缩肌构成,各咽缩肌由上而下呈叠瓦状排列,咽提肌插入咽上、中缩肌之间。吞咽时,各咽缩肌由上而下依次收缩,将食团推入食管。咽提肌收缩可使咽、喉上提,以协助吞咽和封闭喉口。

三、食管

(一) 食管的位置和分部

食管(esophagus)为前后略扁的肌性管道,上端在第 6 颈椎体下缘起于咽,下行穿过膈的食管裂孔,至第 11 胸椎左侧连于胃,全长约 25 cm。按其行程可分为颈部、胸部和腹部三部(图 6-10)。

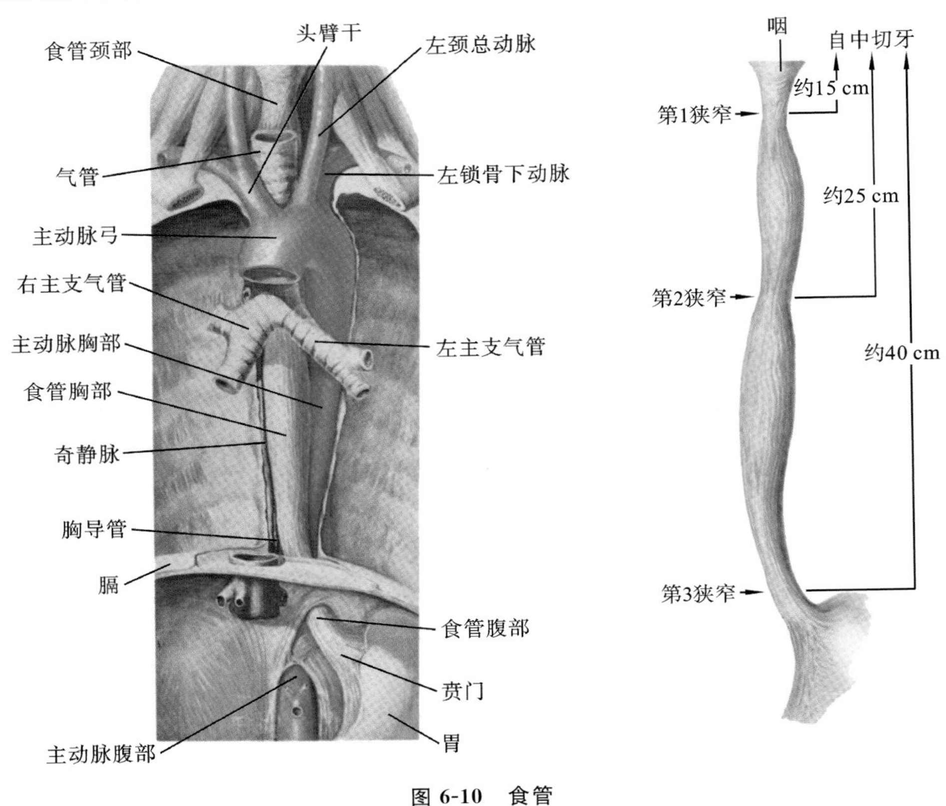

图 6-10 食管

颈部较短,约 5 cm,位于起始端至胸骨颈静脉切迹平面之间。**胸部**较长,18～20 cm,位于胸骨颈静脉切迹平面至食管裂孔之间。**腹部**最短,1～2 cm,位于食管裂孔至胃贲门之间。

(二) 食管的狭窄

食管全长有三个生理性狭窄。第 1 处狭窄位于食管的起始处,距中切牙约 15 cm;第 2 处狭窄位于食管与左主支气管交叉处,距中切牙约 25 cm;第 3 处狭窄位于食管穿膈的食管裂孔处,距中切牙约 40 cm。这些狭窄尤其是第 2 处狭窄为异物滞留和食管癌的好发部位。当进行胃管插管时,要注意这三个狭窄。

(三) 食管壁的微细结构

食管腔面有由黏膜和黏膜下层组成的纵行皱襞,食物通过时皱襞消失,食管黏膜的上皮为复层扁平

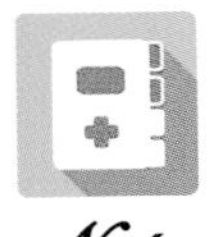

Note

上皮，耐摩擦，有保护作用。黏膜下层为疏松结缔组织，含有黏液性和混合性的食管腺，其导管穿过黏膜开口于食管腔。肌层分环行肌与纵行肌两层。食管上 1/3 段为骨骼肌，下 1/3 段为平滑肌，中 1/3 段则兼具骨骼肌和平滑肌。外膜为纤维膜。

四、胃

胃(stomach)是消化管中最膨大的部分，上连食管，下续十二指肠，具有容纳食物、分泌胃液和进行初步消化的功能。成人胃的容量约 1500 mL。

（一）胃的形态和分部

胃的形态受体位、体型、年龄和充盈状态等多种因素影响。胃在完全空虚时略呈管状，高度充盈时可呈球囊形。胃有前、后两壁，大、小两弯，入、出两口。**胃小弯**短，凹向右上方，其最低折弯处，称**角切迹**。**胃大弯**长，凸向左下方。胃的入口称**贲门**，连接食管，出口称**幽门**，下续十二指肠（图 6-11、图 6-12）。

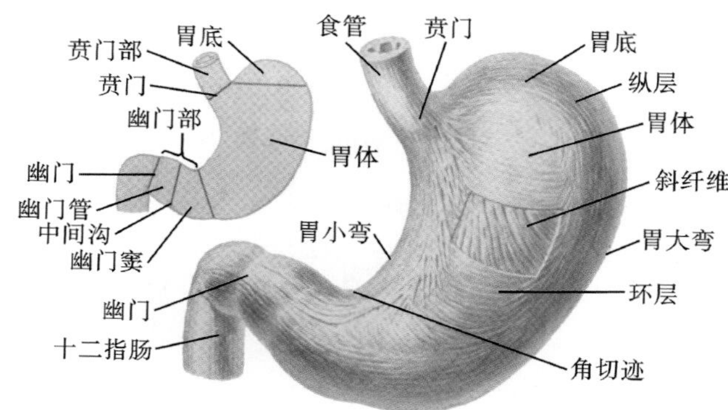

图 6-11　胃的形态与分部

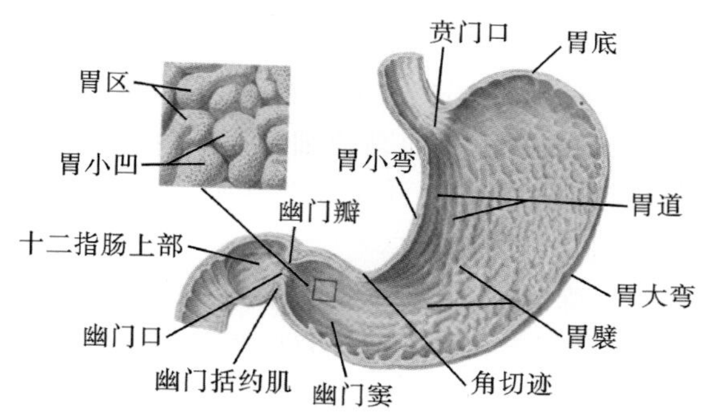

图 6-12　胃的内腔

幽门表面常有缩窄的环行沟，此处可触及由胃壁环行肌增厚形成的**幽门括约肌**。在活体中幽门前方还可看到清晰的幽门前静脉，其是手术时确认幽门位置的重要标志。

胃可分为四部，即**贲门部**、**胃底**、**胃体**和**幽门部**。靠近贲门的部分，称贲门部；贲门平面向左上方膨出的部分，称胃底；胃底与角切迹之间的部分，称胃体；角切迹与幽门之间的部分，称幽门部，临床上称之为**胃窦**；在幽门部大弯侧有一不明显的浅沟，称**中间沟**，此沟将幽门部分为右侧呈长管状的**幽门管**和左侧较为扩大的**幽门窦**。胃溃疡和胃癌多好发于胃的幽门窦近胃小弯处。

（二）胃的位置和毗邻

胃在中等充盈状态下，大部分位于左季肋区，小部分位于腹上区，贲门位于第 11 胸椎体左侧，幽门位于第 1 腰椎体右侧（图 6-13）。

胃前壁右侧邻肝左叶，左侧邻膈和左肋弓，中部在剑突下直接与腹前壁相贴，是临床触诊胃的部位。胃后壁与胰、横结肠、左肾上腺和左肾相邻。胃底与膈和脾相邻。

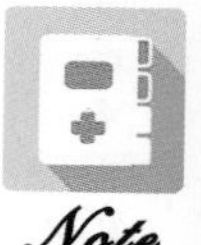

图 6-13　胃的位置和毗邻

（三）胃壁的微细结构

胃壁从内向外分为黏膜、黏膜下层、肌层和外膜四层结构(图 6-14)。胃收缩时腔面可见许多黏膜和部分黏膜下层组成的纵行皱襞,胃充盈时这些皱襞几乎消失。

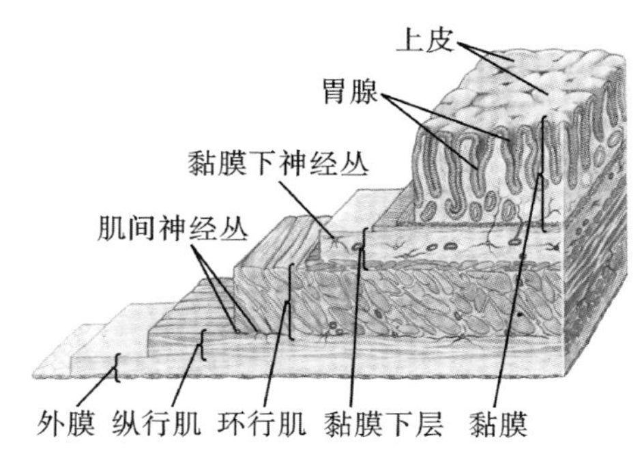

图 6-14　胃壁的组织结构

1. 黏膜　胃黏膜由上皮、固有层和黏膜肌层组成。胃黏膜表面有许多浅沟,将黏膜分成许多直径 2～6 mm 的胃小区。黏膜表面遍布由上皮下陷形成的不规则小孔,称**胃小凹**。

(1) **上皮**:上皮为单层柱状上皮,主要由表面黏液细胞组成,细胞核呈椭圆形,位于细胞基部,顶部细胞质内充满黏原颗粒,在 HE 染色切片上着色浅淡以至透明。此细胞分泌的不溶性黏液覆盖上皮,可防止胃酸损伤胃黏膜和胃蛋白酶对胃的自身消化。

(2) **固有层**:含有大量管状的胃腺,根据胃腺所在部位与结构的不同,分为**贲门腺**、**幽门腺**和**胃底腺**。贲门腺和幽门腺分别位于胃的贲门部和幽门部。胃底和胃体的胃腺合称为胃底腺,是数量最多、功能最重要的胃腺,由主细胞、壁细胞、颈黏液细胞及内分泌细胞组成。

①**主细胞**:又称**胃酶细胞**,数量最多,主要分布于胃底腺的体部和底部。主细胞呈柱状,核圆形,位于基部;细胞质基部呈强嗜碱性,顶部充满酶原颗粒。主细胞分泌**胃蛋白酶原**,胃蛋白酶原经盐酸激活转变成有活性的胃蛋白酶,参与蛋白质的分解。

②**壁细胞**:又称**盐酸细胞**,以颈部和体部较多。细胞较大,多呈圆锥形,核圆而深染,居中,可有双核;细胞质呈明显嗜酸性。壁细胞的主要功能是合成、分泌盐酸。盐酸能激活胃蛋白酶原,使之成为胃蛋白酶,对蛋白质进行初步分解,盐酸还有杀菌作用。人的壁细胞还分泌**内因子**,促进维生素 B_{12} 吸收,供红细胞生成所需,如内因子缺乏,维生素 B_{12} 吸收障碍,可导致恶性贫血.

③**颈黏液细胞**:数量很少,位于腺颈部,其分泌物为含酸性黏多糖的可溶性黏液。

④**内分泌细胞**:分泌组胺和生长抑素,调控壁细胞功能。

(3) **黏膜肌层**:由内环行与外纵行两层平滑肌组成。环行肌的部分细胞伸入固有层腺体之间,其收缩有助于腺分泌物的推出。

2. 黏膜下层　黏膜下层为疏松结缔组织,内含较粗的血管、淋巴管和神经,尚可见成群的脂肪。

3. 肌层　肌层较厚,一般由内斜行、中环行及外纵行三层平滑肌构成。各肌层间有少量结缔组织和神经丛。环行肌在贲门和幽门部增厚,分别形成贲门括约肌和幽门括约肌。

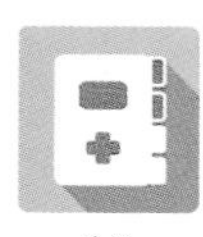

Note

4. 外膜 外膜为浆膜。

五、小肠

小肠(small intestine)是消化管中最长的一段，上起幽门，下连盲肠，成人全长5～7 m，分为十二指肠、空肠和回肠三部分，是食物消化吸收的主要场所。

(一) 十二指肠

十二指肠(duodenum)介于幽门与空肠之间，成人长约25 cm，呈"C"形环绕胰头，分为上部、降部、水平部和升部(图6-15)。

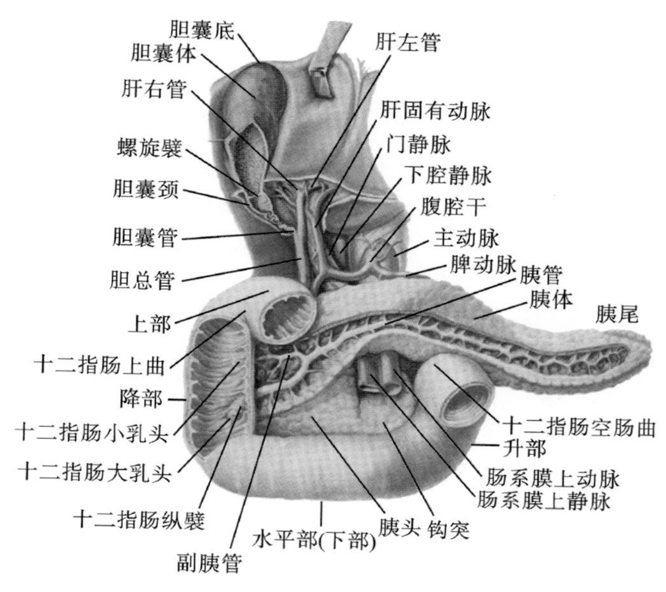

图6-15 十二指肠、胰

1. 上部 起自胃的幽门，行向右后方至肝门下方急转向下移行为降部。其起始处的肠腔较大，肠壁较薄，黏膜光滑，无环状襞，X线钡餐检查可见呈球状，故称**十二指肠球**(duodenal bulb)，是十二指肠溃疡的好发部位。

2. 降部 降部沿第1～3腰椎右侧下降，至第3腰椎水平弯向左侧续于水平部。降部中份后内侧壁上有**十二指肠纵襞**，纵襞下端的突起称**十二指肠大乳头**(major duodenal papilla)，是胆总管和胰管的共同开口处。十二指肠大乳头稍上方有时可见**十二指肠小乳头**，是副胰管的开口处。

3. 水平部 水平部又称下部，横行向左至第3腰椎左侧续于升部。

4. 升部 升部自第3腰椎左侧上升至第2腰椎左侧，急转向前下方，形成**十二指肠空肠曲**，移行为空肠。十二指肠空肠曲被**十二指肠悬肌**固定于腹后壁。

十二指肠悬肌和包绕它的腹膜皱襞构成**十二指肠悬韧带**向上连至膈右脚，在临床上称为Treitz**韧带**，它是手术中确认空肠起始部的重要标志。

知识拓展

消化性溃疡

消化性溃疡是一种常见的慢性全身性疾病，分为胃溃疡和十二指肠溃疡，它之所以称之为消化性溃疡，是因为既往认为胃溃疡和十二指肠溃疡是由于胃酸和胃蛋白酶对黏膜自身消化所形成的，事实上胃酸和胃蛋白酶只是溃疡形成的主要原因之一，其他如遗传、化学、感染、精神因素等原因也可以形成溃疡病。由于胃溃疡和十二指肠溃疡的病因和临床症状有许多相似之处，医生仅凭临床表现有时难以区分是胃溃疡还是十二指肠溃疡，因此往往诊断为消化性溃疡，或胃、十二指肠溃疡。

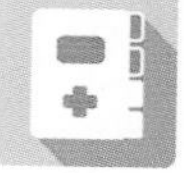

Note

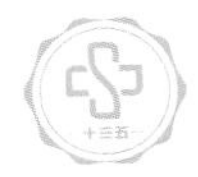

（二）空肠和回肠

空肠和回肠迂回盘曲在腹腔的中、下部，相互延续形成肠袢，全部被腹膜包被，借肠系膜连于腹后壁，活动度较大（图 6-16）。空肠与回肠的黏膜形成许多环行皱襞，壁上有大量小肠绒毛，因而极大地增加了小肠的吸收面积。

空肠上端起自十二指肠空肠曲，回肠下端接盲肠，两者无明显界限，一般空肠占空回肠全长近侧的 2/5，占据腹腔的左上部，外观上，空肠管径较粗，管壁较厚，血管较多，颜色较红，肠系膜内血管弓少，直血管长，环行皱襞高而密，绒毛多，有散在的孤立淋巴滤泡。而回肠占空回肠全长远侧的 2/5，位于腹腔的右下部，管径较细，管壁较薄，血管较少，颜色较淡，肠系膜内血管弓多，直血管短，环行皱襞、绒毛低而疏，除有孤立淋巴滤泡外，还有集合淋巴滤泡。

（三）小肠壁的微细结构

小肠各段管壁均可分为黏膜、黏膜下层、肌层和外膜四层（图 6-17）。

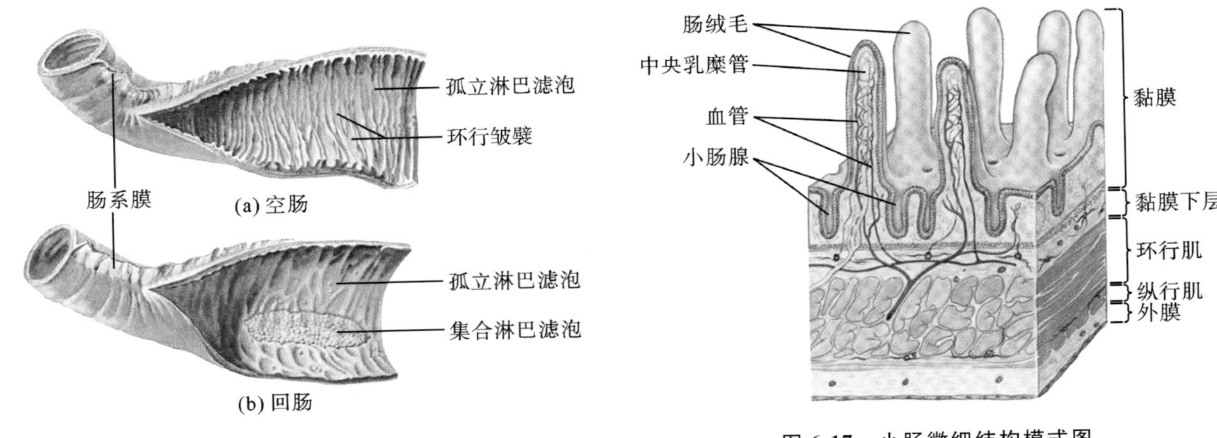

图 6-16　空肠和回肠

图 6-17　小肠微细结构模式图

1. 黏膜　小肠黏膜由上皮、固有层和黏膜肌层组成，黏膜腔面从距幽门 5 cm 处以下可见由黏膜和部分黏膜下层组成的**环行皱襞**，在十二指肠末段和空肠上段极发达，向下逐渐减少和变矮，至回肠中段以下基本消失。黏膜表面还有许多细小的**肠绒毛**，是由上皮和固有层向肠腔突起而成，以十二指肠和空肠上段最发达，长 0.5～1.5 mm，形状不一。

（1）**上皮**：为单层柱状上皮。绒毛部上皮由吸收细胞、杯状细胞和少量内分泌细胞组成。①**吸收细胞**：数量最多，呈高柱状，核椭圆形，位于细胞基部。绒毛表面的吸收细胞游离面在光镜下可见明显的纹状缘，电镜观察可见其是由密集而规则排列的**微绒毛**构成。②**杯状细胞**：散在于吸收细胞间，分泌黏液，有润滑和保护作用。从十二指肠至回肠末端，杯状细胞逐渐增多。③**内分泌细胞**：位于上皮细胞之间，呈不规则的圆锥形。其分泌物对胆囊和胰的功能有促进作用，而对胃功能则有抑制作用。

（2）**固有层**：由结缔组织构成。绒毛中轴的固有层结缔组织内有 1～2 条纵行毛细淋巴管，称**中央乳糜管**，它以盲端起始于肠绒毛顶部，向下穿过黏膜肌层进入黏膜下层形成淋巴管丛。中央乳糜管管腔较大，通透性大。吸收细胞释出的乳糜微粒入中央乳糜管输出。绒毛固有层内还有丰富的有孔毛细血管网，肠上皮吸收的氨基酸、单糖等水溶性物质主要经此运转到黏膜下层血管内。

（3）**黏膜肌层**：由内环行与外纵行两薄层平滑肌组成。

2. 黏膜下层　黏膜下层为疏松结缔组织，含较多血管和淋巴管。十二指肠的黏膜下层内有大量的十二指肠腺，为复管泡状的黏液腺，其导管穿过黏膜肌层开口于小肠腺底部。此腺分泌黏稠的碱性黏液（pH 值为 8.2～9.3），可保护十二指肠黏膜免受胃酸的侵蚀。

3. 肌层　肌层由内环行与外纵行两层平滑肌组成。

4. 外膜　除十二指肠后壁为纤维膜外，小肠其余部分均为浆膜。

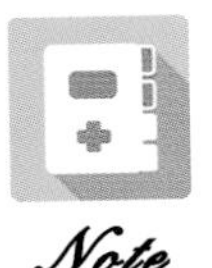

Note

六、大肠

大肠(large intestine)全长约 1.5 m,围绕于空肠、回肠的周围,分为盲肠、阑尾、结肠、直肠和肛管五部分。

盲肠和结肠表面具有结肠带、结肠袋和肠脂垂三种特征性结构(图 6-18)。**结肠带**有 3 条,由肠壁的纵行平滑肌增厚而成,沿肠的纵轴排列,3 条结肠带均汇集于阑尾根部;**结肠袋**是因结肠带短于肠管,使肠管皱缩而形成的囊状突起;**肠脂垂**为沿结肠带上附着的许多脂肪突起。这三个形态特点是手术中区别大肠和小肠的标志。

(一)盲肠

盲肠(caecum)长 6～8 cm,位于右髂窝内,是大肠的起始部,下端为盲端,左接回肠,向上与升结肠相续(图 6-19)。回肠入口处,有上下两片唇状皱襞,称**回盲瓣**,回盲瓣既可控制小肠内容物进入盲肠的速度,使食物在小肠内充分消化吸收,又可防止大肠内容物逆流到回肠。盲肠末端后内侧壁有阑尾的开口。

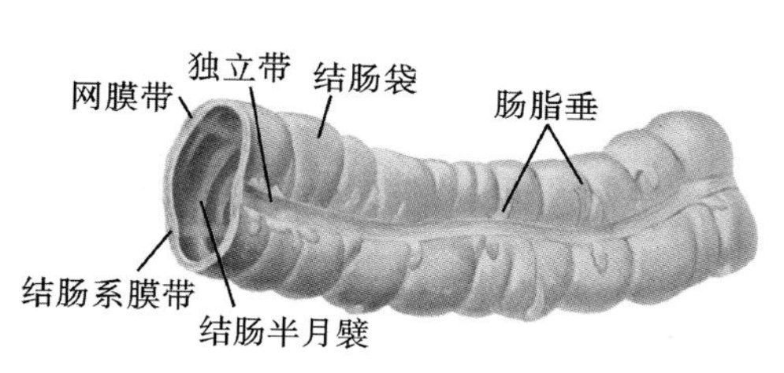

图 6-18 结肠的结构特征

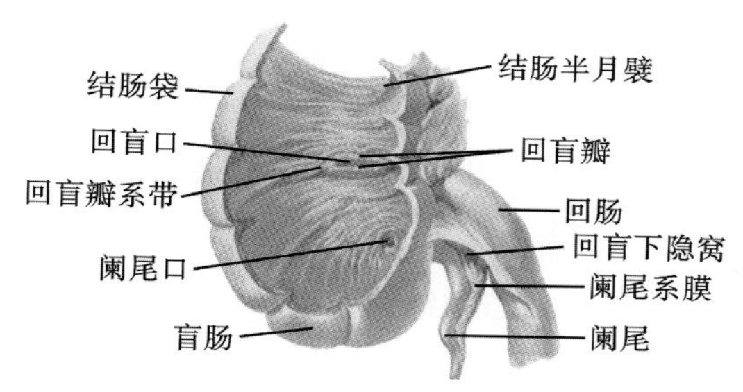

图 6-19 盲肠和阑尾

(二)阑尾

阑尾(vermiform appendix)为一蚓状盲管,长 6～8 cm,根部连于盲肠后内侧壁(图 6-19)。阑尾末端的位置变化很大,据中国人体质调查资料,阑尾以回肠前位、下位和盲肠后位居多,其次是盆位。

阑尾根部位置固定,其体表投影通常在脐与右髂前上棘连线的中、外 1/3 交点处,称**麦氏点**(McBurney point),急性阑尾炎时此处有明显压痛和反跳痛。

由于三条结肠带汇集于阑尾根部,临床上做阑尾手术时可沿结肠带向下追寻,是寻找阑尾的重要标志。

知识拓展

阑 尾 炎

阑尾炎是指由于多种因素而形成的阑尾炎性改变。它是一种常见病,其预后取决于是否及时诊断和治疗。早期诊治,患者多可短期内康复,死亡率极低(0.1%～0.2%);如果延误诊断和治疗可引起严重的并发症,甚至造成死亡,临床上常有右下腹部疼痛、体温升高、呕吐和中性粒细胞增多等表现。

(三)结肠

结肠(colon)围绕在小肠周围,介于盲肠与直肠之间,分为升结肠、横结肠、降结肠和乙状结肠四部分(图 6-20)。

1. 升结肠 在右髂窝内,起自盲肠,沿右侧腹后壁上升至肝右叶下方,转向左形成**结肠右曲**(或称**肝曲**),移行为横结肠。

2. 横结肠 起自结肠右曲,向左横行至脾的脏面下份处,转折向下形成**结肠左曲**(或称**脾曲**),移行为降结肠。横结肠借横结肠系膜连于腹后壁,活动性较大。

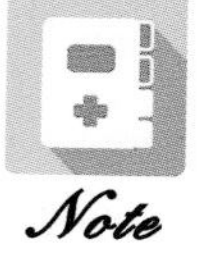

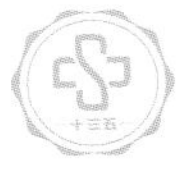

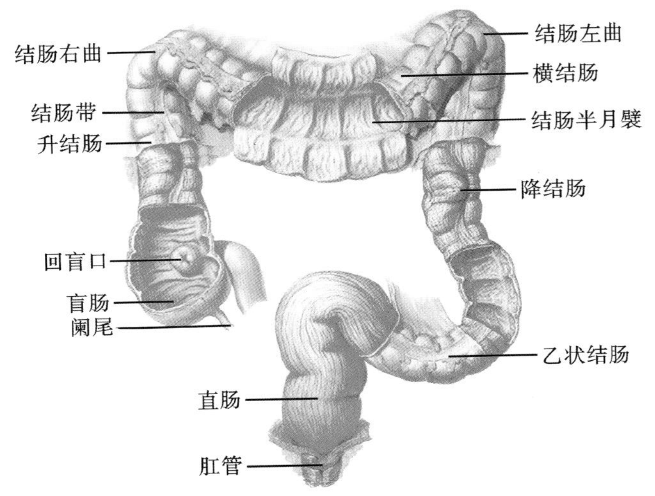

图 6-20 大肠

3. 降结肠 起自结肠左曲，沿左侧腹后壁下行，至左髂嵴处移行为乙状结肠。

4. 乙状结肠 起自降结肠，呈“乙”字形弯曲进入盆腔，至第 3 骶椎平面，移行为直肠。乙状结肠借乙状结肠系膜连于盆腔侧壁，活动性较大，因其系膜过长，常发生肠扭转。

（四）直肠

1. 直肠的形态和结构 **直肠**(rectum)长 10～14 cm，位于盆腔的后部(图 6-21)。上端在第 3 骶椎前方续接乙状结肠，沿骶骨、尾骨前面下行穿过盆膈，移行为肛管。直肠并不直，在矢状面上有两个弯曲，即骶曲和会阴曲。**骶曲**是直肠在骶骨前面下降形成凸向后的弯曲；**会阴曲**是直肠绕过尾骨尖形成凸向前的弯曲。直肠下段的肠腔膨大，称**直肠壶腹**，此处肠腔内有 2～3 个由黏膜和环行肌构成的**直肠横襞**(Houston 瓣)，其中最大且恒定的直肠横襞位于直肠右前壁，距肛门约 7 cm，直肠横襞常作为直肠镜检查的定位标志，进行直肠镜检查或指诊操作时，必须注意这些弯曲和横襞。

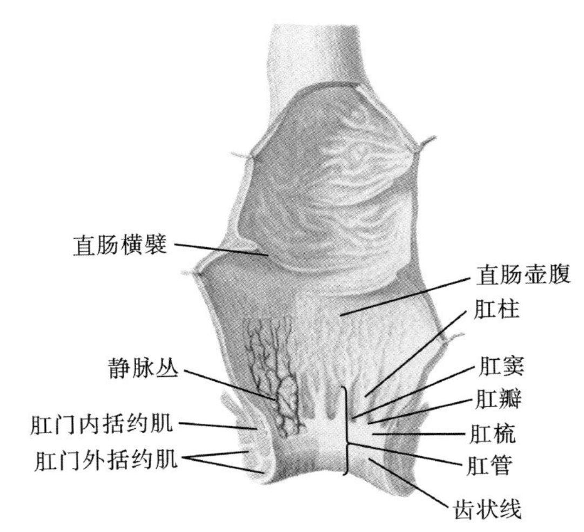

图 6-21 直肠和肛管(内面观)

2. 直肠的毗邻 男性、女性直肠的毗邻不同。男性直肠的前方有直肠膀胱陷凹、膀胱、前列腺、输精管壶腹、精囊和输尿管末端；女性直肠的前方有直肠子宫陷凹、子宫颈及阴道后穹和阴道后壁，直肠指诊可触到这些器官。男性、女性直肠两侧和后面的毗邻是一致的，均为骶骨下部和尾骨、坐骨肛门窝、尾骨肌、肛提肌、梨状肌及盆腔的血管和神经等。

（五）肛管

肛管(anal canal)长 3～4 cm，末端终于肛门，肛管内有 6～10 条纵行的黏膜皱襞，称**肛柱**(图 6-21)。相邻肛柱下端连有半月状的黏膜皱襞，称**肛瓣**。肛瓣与肛柱下端共同围成的小隐窝，称**肛窦**。粪屑易滞留肛窦内，如发生感染可引起肛窦炎。

肛瓣边缘与肛柱下端共同连成锯齿状的环形线，称**齿状线**(dentate line)或**肛皮线**，是黏膜和皮肤的分界线。齿状线下方约 1 cm 处的环形区域，称**肛梳**或**痔环**，肛梳下缘有一不明显的环形线，称**白线**或 Hilton **线**，为肛门内、外括约肌的分界处。肛管的黏膜下和皮下有丰富的静脉丛，由于人类直立行走，易发生静脉丛曲张，称**痔**，齿状线以上的称**内痔**，齿状线以下的称**外痔**，发生在齿状线上、下的为**混合痔**。由于齿状线以上的部位受内脏神经支配，齿状线以下的部位受躯体神经支配，故内痔不痛，而外痔则有

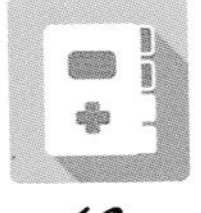

Note

明显疼痛感。

肛管周围有肛门内、外括约肌环绕。**肛门内括约肌**为平滑肌，由肠壁的环行肌增厚构成，有协助排便的作用。**肛门外括约肌**为骨骼肌，位于肛门内括约肌周围，具有括约肛门的作用，可控制排便，若手术时损伤，将造成大便失禁。

肛门外括约肌、耻骨直肠肌、肛门内括约肌以及直肠纵行肌的下部，在直肠和肛管移行处周围共同形成强大的肌性环，称**肛直肠环**。此环对控制排便有重要作用，手术时若不慎切断该环，可引起大便失禁。

第二节　消　化　腺

一、肝

肝(liver)是人体最大的腺体，呈红褐色，质软而脆，成人肝重男性平均约 1300 g，女性平均约 1220 g。肝主要有分泌胆汁、参与物质代谢、合成并储存糖原、解毒和防御等功能。

(一) 肝的形态和分叶

肝呈楔形，可分为前、后缘和上、下面(图 6-22)。前缘锐利，后缘钝圆，有 2～3 条肝静脉注入下腔静脉。上面隆凸，与膈相贴，又称**膈面**，被呈矢状位的镰状韧带分为左、右两叶。膈面后部没有腹膜被覆的部分称**裸区**。下面凹凸不平，邻接腹腔器官，又称**脏面**。

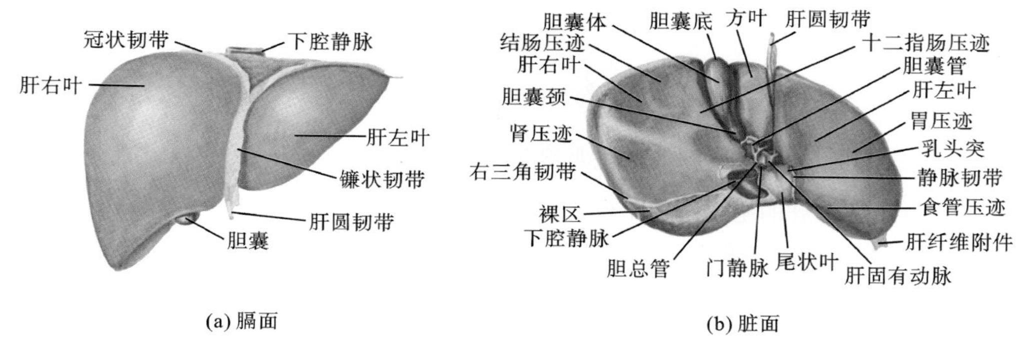

图 6-22　肝的形态与分叶

肝的脏面有一近似“H”形的沟，即左纵沟、右纵沟和横沟。左纵沟的前部有**肝圆韧带**，为胎儿时期的脐静脉闭锁形成；左纵沟的后部有**静脉韧带**，为胎儿时期静脉导管闭锁形成。右纵沟的前部为胆囊窝，容纳胆囊；右纵沟的后部为**腔静脉沟**，有下腔静脉经过。横沟又称**肝门**，是肝固有动脉、肝门静脉、肝管、神经和淋巴管出入肝的部位。这些结构被结缔组织包绕，称**肝蒂**。

肝的脏面借“H”形沟分为四叶。右纵沟的右侧为肝右叶，左纵沟的左侧为肝左叶，左、右纵沟之间在横沟前方的为**方叶**，横沟后方为**尾状叶**。

(二) 肝的位置和毗邻

肝大部分位于右季肋区和腹上区，小部分位于左季肋区。肝的上界与膈穹窿一致，其右侧最高点在右锁骨中线与第 5 肋的交点处，左侧最高点在左锁骨中线与第 5 肋间隙的交点处。成人肝下界即肝前缘，其右侧与右肋弓一致，腹上区可达剑突下 3～5 cm。3 岁以下的健康幼儿肝前缘常低于右肋弓下 1.5～2.0 cm，7 岁以后，在右肋弓下不能触到。肝的位置可随呼吸运动而上、下移动。

肝的脏面在右叶从前向后分别邻接结肠右曲、十二指肠上部、右肾和右肾上腺，左叶下面与胃前壁相邻。

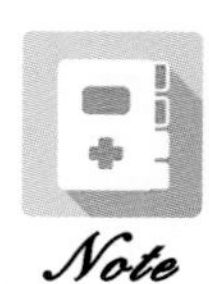

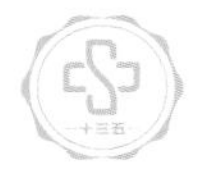

（三）肝的微细结构

肝表面覆以致密结缔组织被膜，并富含弹性纤维，被膜表面大部分有浆膜覆盖。肝门处的结缔组织随门静脉、肝固有动脉和肝管的分支伸入肝实质，将肝实质分隔成许多肝小叶（图 6-23、图 6-24）。

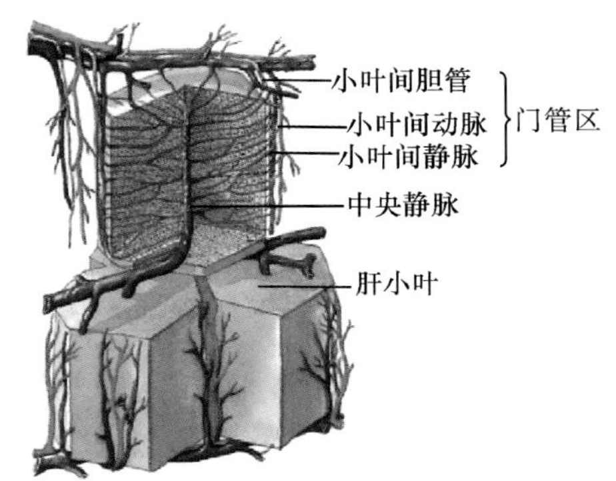

图 6-23　肝的微细结构模式图

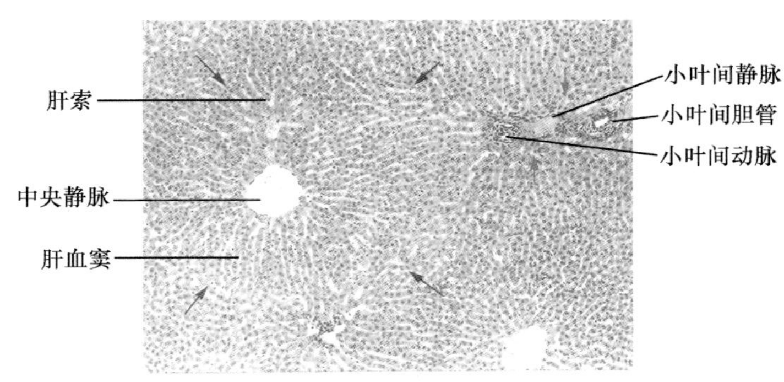

图 6-24　肝的微细结构（低倍镜）

1. 肝小叶　肝小叶是肝的基本结构单位，呈多角棱柱形，成人肝有 50 万～100 万个肝小叶。肝小叶中央有一条沿其长轴走行的**中央静脉**。肝细胞以中央静脉为中心单行排列成板状，称为**肝板**。肝板凹凸不平，肝板的断面呈索状，称**肝索**，大致呈放射状，相邻肝板吻合连接，形成迷路样结构。肝板之间为**肝血窦**，肝血窦经肝板上的孔互相连通，形成网状管道。

（1）**肝细胞**：体积较大，直径 20～30 μm，呈多面体形。肝细胞的核大而圆，居中央，核仁一至数个，部分肝细胞有双核，有的肝细胞的核体积较大，为多倍体核。肝细胞内含有多种细胞器：线粒体为肝细胞的功能活动不断提供能量；粗面内质网是肝细胞合成多种蛋白质的基地；滑面内质网与胆汁合成和胆红素、脂类与激素的代谢以及生物转化等有关；高尔基复合体与胆汁的排出有关；溶酶体是细胞的消化器。此外，肝细胞内还含有糖原、脂滴、色素等内涵物，它们的含量因机体的生理和病理状况的不同而异。

（2）**肝血窦**：位于相邻肝板之间，为管腔大而不规则的毛细血管，血液从肝小叶的周边经肝血窦流向中央静脉。窦壁由内皮细胞组成，内皮细胞间常有 0.1～0.5 μm 宽的间隙，因此肝血窦通透性大。窦腔内有肝巨噬细胞和大颗粒淋巴细胞，肝巨噬细胞来自血液中的单核细胞，在吞噬清除进入肝门静脉的细菌、病毒和异物，清除衰老的血细胞和监视肿瘤等方面发挥着重要作用。

（3）**窦周隙**：又称 Disse 隙，为肝血窦内皮与肝板之间的狭小间隙，血窦内的血浆成分经内皮细胞窗孔进入窦周隙，故窦周隙内充满血浆，肝细胞血窦面的微绒毛伸入窦周隙，浸于血浆之中。肝小叶内的窦周隙也是互相连通的网状通道，它是肝细胞与血液之间进行物质交换的场所。窦周隙内还有一种散在的细胞称贮脂细胞，在 HE 染色切片中不易辨认，其功能以摄取和贮存维生素 A 为主。

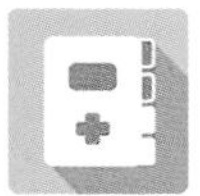

Note

（4）**胆小管**：相邻两个肝细胞之间局部细胞膜凹陷形成的微细管道，在肝板内连接成网格状管道。

正常情况下，肝细胞分泌的胆汁排入胆小管，不能从胆小管溢出至窦周隙；当肝细胞发生变性、坏死或胆道堵塞内压增大时，胆小管的正常密封结构被破坏，胆汁则溢出胆小管，经窦周隙进入肝血窦，出现黄疸。

2. 门管区 几个相邻的肝小叶之间的区域，由结缔组织构成（图 6-25）。肝门管区内有小叶间静脉、小叶间动脉和小叶间胆管，还有淋巴管和神经纤维。

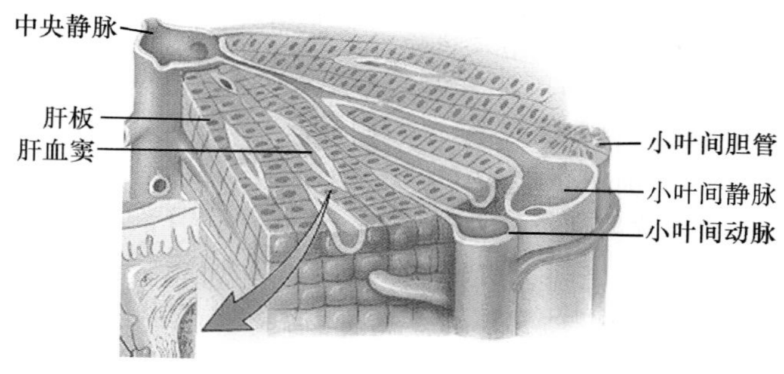

图 6-25 肝小叶及门管区结构模式图

知识拓展

肝　　炎

肝炎通常是指由多种致病因素如病毒、细菌、寄生虫、化学毒物、药物和酒精等，侵害肝脏，使得肝脏的细胞受到破坏，肝脏的功能受到损害，它可以引起身体一系列不适症状，以及肝功能指标的异常。肝炎通常可以分为多种不同的类型：根据病因来分，可以分为病毒性肝炎、药物性肝炎、酒精性肝炎、中毒性肝炎等；根据病程长短来分，可以分为急性肝炎、慢性肝炎等；根据病情轻重程度，慢性肝炎又可以分为轻度、中度、重度等。各型肝炎的病变主要是在肝脏，都有一些类似的临床表现，可是在病原学、血清学、损伤机制、临床经过、预后及肝外损害等方面往往有明显的不同。

（四）肝外胆道系统

肝外胆道系统包括胆囊、肝左管、肝右管、肝总管和胆总管等，主要有储存和输送胆汁的功能（图 6-26、图 6-27）。

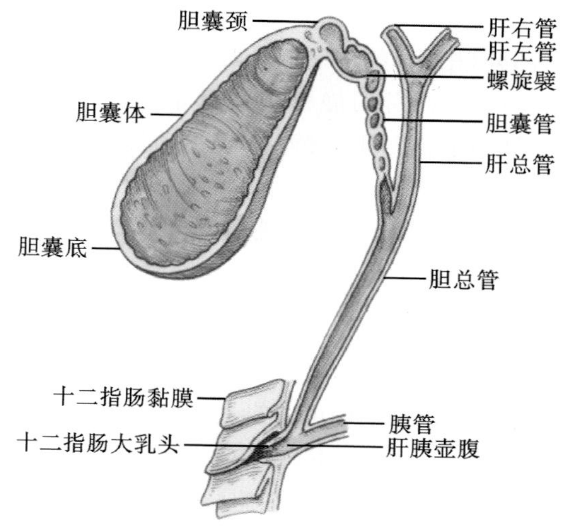

图 6-26 肝外胆道

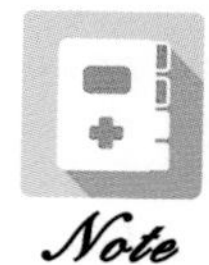

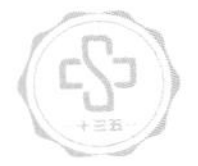

胆囊
⇅
胆囊管
⇅
毛细胆管→肝左/右管→肝总管→胆总管→肝胰壶腹→十二指肠大乳头→十二指肠

图 6-27　输胆管道的组成

1. 胆囊(gallbladder)　位于肝下面的胆囊窝内，胆囊上面借结缔组织与肝相连，容积为 40～60 mL，具有储存和浓缩胆汁的功能。胆囊呈梨形，分为胆囊底、胆囊体、胆囊颈和胆囊管四部分。

胆囊底露出于肝下缘，并与腹前壁相贴，其体表投影在右锁骨中线与右肋弓相交处。胆囊出现病变时，此处常出现明显压痛，临床上称**墨菲征阳性**。

胆囊体是胆囊的主体部分，与底之间无明显界限。胆囊体向后逐渐变细移行为胆囊颈。

胆囊颈弯曲且细，其起始部膨大，形成 Hartmann **囊**，胆囊结石多停留于此囊中。

胆囊管(cystic duct)长 2.5～4 cm，呈锐角与肝总管汇合为胆总管。

胆囊内面衬有黏膜，胆囊颈和胆囊管的黏膜形成螺旋状皱襞，称**螺旋襞**，可控制胆汁的进出，胆囊结石易嵌顿于此处。

2. 肝管与肝总管　肝内毛细胆管逐渐汇合成**肝左管**和**肝右管**，出肝门后即汇合成**肝总管**(common hepatic duct)，肝总管与胆囊管汇合成胆总管。

3. 胆总管(common bile duct)　起自肝总管与胆囊管的汇合处，向下与胰管汇合，长 4～8 cm。胆总管在肝十二指肠韧带内下降，经十二指肠上部的后方，至胰头与十二指肠降部之间同胰管汇合，共同斜穿十二指肠降部的后内侧壁，两者汇合处形成略膨大的**肝胰壶腹**(Vater **壶腹**)，开口于十二指肠大乳头。肝胰壶腹周围有增厚的环行肌环绕，称**肝胰壶腹括约肌**(Oddi **括约肌**)，可控制胆汁和胰液的排出。在胆总管和胰管末段的周围也均有少量平滑肌环绕。

二、胰

胰(pancreas)是人体第二大消化腺，由内分泌部和外分泌部构成。内分泌部即胰岛，主要分泌胰岛素，参与调节糖代谢；外分泌部分泌胰液，在消化活动中起重要作用。

(一) 胰的形态和位置

胰呈长棱柱形，质软，色灰红，位置较深，在第 1、2 腰椎水平横贴于腹后壁。

(二) 胰的分部和毗邻

胰分为胰头、胰体和胰尾三部分(图 6-15)，各部间无明显界限，**胰头**较膨大，位于第 2 腰椎的右前方，被十二指肠环绕，胰头后方与胆总管、肝门静脉和下腔静脉相邻。**胰体**为胰的中部，构成胰的大部分，胰体前面借网膜囊与胃相邻；胰体后面与下腔静脉、腹主动脉、左肾上腺和左肾相邻。**胰尾**较细，伸向脾门。

胰实质内有贯穿胰的**胰管**，它与胆总管汇合成肝胰壶腹，开口于十二指肠大乳头，胰液经此进入十二指肠。在胰头上部，常有一条副胰管行于胰管的上方，副胰管开口于十二指肠小乳头。

(三) 胰的微细结构

1. 外分泌部　外分泌部由腺泡和导管组成(图 6-28)，占胰的大部分。腺泡由锥体形的腺细胞围成，分泌胰液，含有多种消化酶，分别消化食物中的各种营养成分。导管起于腺泡腔，逐级汇合成胰管。

2. 内分泌部　内分泌部即**胰岛**(pancreas islet)，是由内分泌细胞组成的细胞团，分布于腺泡之间。胰岛内主要有 A **细胞**、B **细胞**和 D **细胞**三种内分泌细胞(图 6-28)，还有少量 PP **细胞**，其中 B 细胞数量最多，分泌胰岛素，使血糖降低，A 细胞分泌高血糖素，D 细胞分泌生长抑素，PP 细胞分泌胰多肽。

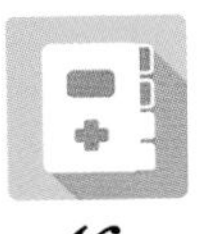

Note

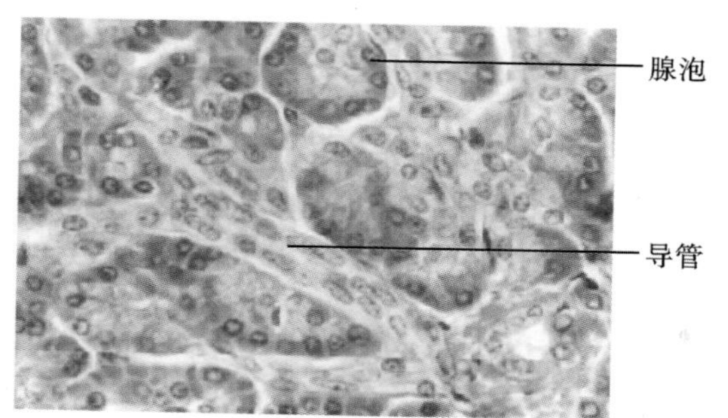

(a) 外分泌部

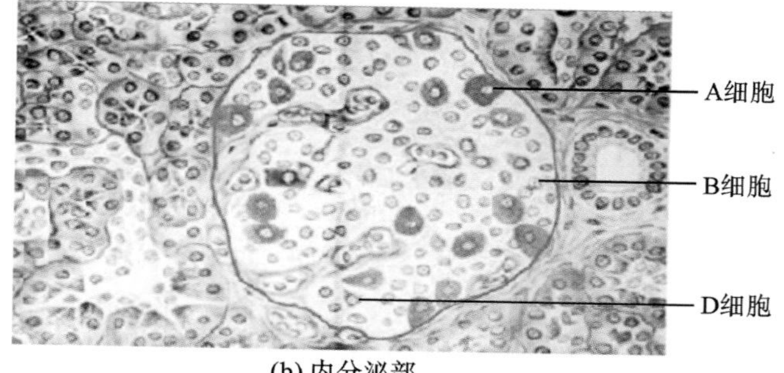

(b) 内分泌部

图 6-28　胰的微细结构

知识拓展

糖　尿　病

糖尿病是以持续高血糖为其基本生化特征的一种慢性全身性代谢性疾病，是由遗传因素、免疫功能紊乱、微生物感染及其毒素、自由基毒素、精神因素等各种致病因子，导致机体胰岛功能减退、胰岛素抵抗等以糖代谢紊乱为主的糖、蛋白质、脂肪代谢紊乱的一种综合病症。糖尿病的典型症状可总结为"三多一少"，所谓"三多"是指"多食、多饮、多尿"，"一少"是指"体重减少"。

（魏德全）

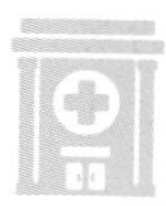

直通护考在线答题

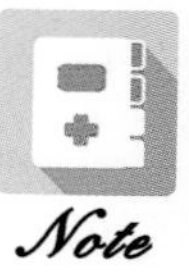

第七章　呼吸系统

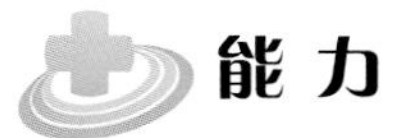

能力目标

1. **掌握**：呼吸系统的组成及上、下呼吸道的概念；鼻旁窦的位置及开口；喉的位置、喉软骨的名称及喉腔的分部；气管的位置、左右支气管的特点及临床意义；肺的形态、位置；壁胸膜的分部和肋膈隐窝的位置。

2. **熟悉**：鼻腔的分部；呼吸道黏膜的结构特点；胸膜腔的组成及特点；肺的微细结构；胸膜和肺的体表投影。

3. **了解**：鼻腔的分部；气管的形态结构和分部；纵隔的概念、位置、分部及内容。

案例7-1

患者，男性，22岁。3天前因淋雨受凉后出现畏寒、发热，体温达39～40 ℃，并有右侧胸痛，咳嗽或深呼吸时加剧；咳嗽，痰少，咯铁锈色痰，同时伴有气促。急诊入院时查体：T 39.5 ℃，P 112次/分，R 24次/分，BP 110/75 mmHg。神志清楚，急性病容，呼吸略促，口唇轻度发绀；右侧胸部叩诊浊音，语颤加强；听诊支气管呼吸音。辅助检查：血常规 WBC 20.0×10^{9}/L，N 85%，L 15%；胸片示右肺下野大片状淡薄阴影，实变阴影中可见支气管气道征。

具体任务：

1. 本病例应诊断为什么疾病？
2. 该患者的主要护理诊断有哪些？
3. 体温过高的护理措施有哪些？

呼吸系统(respiratory system)由**呼吸道**和**肺**组成。呼吸道包括鼻、咽、喉、气管和各级支气管。通常把鼻、咽、喉称为**上呼吸道**，气管和各级支气管称为**下呼吸道**(图7-1)。肺由实质组织和间质组织组

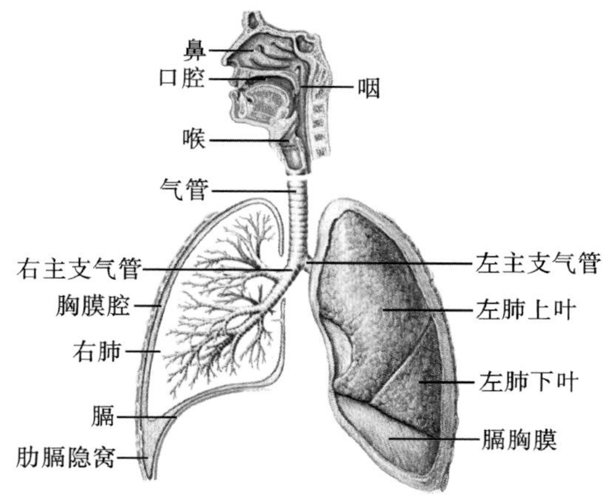

图7-1　呼吸系统

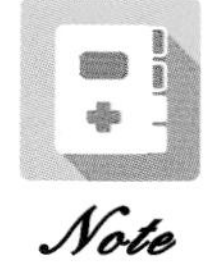

Note

成，前者包括支气管树和肺泡；后者包括结缔组织、血管、淋巴管、淋巴结和神经等。呼吸系统的主要功能是进行气体交换，即吸入氧气，呼出二氧化碳，此外还有发音、嗅觉、内分泌等功能。

第一节　呼　吸　道

一、鼻

鼻（nose）是呼吸道的起始部，也是嗅觉器官，包括外鼻、鼻腔和鼻旁窦三部分。

（一）外鼻

外鼻（external nose）位于面部中央，呈锥体形，由鼻骨和软骨作支架，外被皮肤，内衬黏膜，分为骨部和软骨部（图 7-2）。外鼻上端位于两眼之间狭窄的部分称**鼻根**，向下延续为**鼻背**，其末端称为**鼻尖**。鼻尖向两侧扩大称**鼻翼**，当患者呼吸困难时，可出现鼻翼扇动。由鼻翼向外下至口角的浅沟称**鼻唇沟**，面瘫患者患侧鼻唇沟变浅或消失。

（二）鼻腔

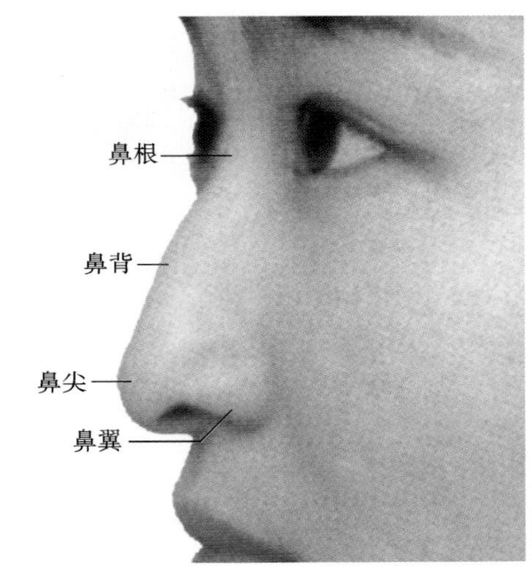

图 7-2　外鼻

鼻腔（nasal cavity）由骨和软骨及其表面被覆的黏膜和皮肤构成，被鼻中隔分为左、右两半。鼻腔向前下借**鼻孔**通外界，向后经**鼻后孔**通鼻咽部。以鼻阈为界，每侧鼻腔又分为**鼻前庭**和**固有鼻腔**。

1. 鼻前庭　为鼻翼所围成的部分，内面衬以皮肤，并生有鼻毛，可过滤空气中的灰尘。此处缺乏皮下组织，故发生疖肿时，疼痛较为剧烈。

2. 固有鼻腔　为鼻腔的主要部分，由骨性鼻腔内衬黏膜构成。底壁为腭；顶壁为颅前窝的底；内侧壁为**鼻中隔**，鼻中隔由骨性鼻中隔（筛骨垂直板和犁骨）及鼻中隔软骨覆以黏膜而成，其位置往往偏向一侧，插鼻管时，应尽量通过鼻腔较大的一侧。鼻中隔前下部血管丰富而表浅，受外伤或干燥空气刺激，血管易破裂而出血，故称**易出血区**（**Little 区**）。外侧壁上有三个**鼻甲**突向鼻腔，分别称为**上鼻甲**、**中鼻甲**和**下鼻甲**。各鼻甲的下方分别为**上鼻道**、**中鼻道**和**下鼻道**（图7-3）。在上鼻甲后上方与鼻腔顶部之间的凹陷称**蝶筛隐窝**。上、中、下鼻道和蝶筛隐窝分别有鼻旁窦的开口。

> 知识拓展
>
> **鼻中隔偏曲**
>
> 正常成人鼻中隔多偏向左侧，若偏离过度则称为鼻中隔偏曲，从而引起鼻内畸形。临床上常表现为间歇性或持续性鼻塞，流涕，头晕或头痛，反复流鼻血等，须手术治疗。

鼻黏膜按生理功能分为嗅区和呼吸区。**嗅区**位于上鼻甲内侧面以及与其相对的鼻中隔部分的黏膜，呈苍白色或淡黄色，内含有嗅细胞，能感受气味的刺激。**呼吸区**为除嗅区以外的部分，因含有丰富的血管而呈淡红色，并有丰富的鼻腺，对吸入的空气起加温、湿润及净化的作用。

（三）鼻旁窦

鼻旁窦（paranasal sinuses）由鼻腔周围含气颅骨的空腔内衬黏膜而成，可温暖、湿润吸入的空气，并

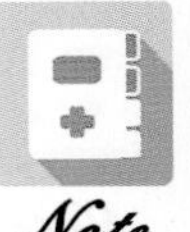
Note

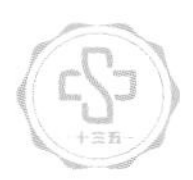

对发音起共鸣作用。鼻旁窦有四对，即**额窦**、**上颌窦**、**筛窦**和**蝶窦**，筛窦又分前、中、后三组。四对鼻旁窦分别位于同名颅骨内。

鼻旁窦的开口：上颌窦、额窦、筛窦的前、中组均开口于中鼻道；筛窦后组开口于上鼻道；蝶窦开口于蝶筛隐窝（图7-4、图7-5）。

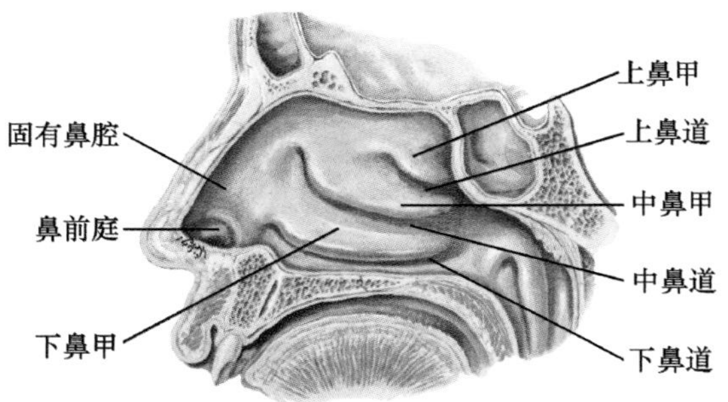

图7-3　鼻腔外侧壁

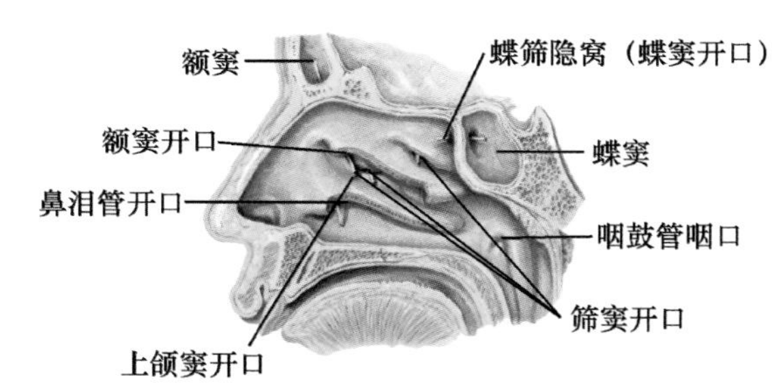

图7-4　鼻旁窦的开口

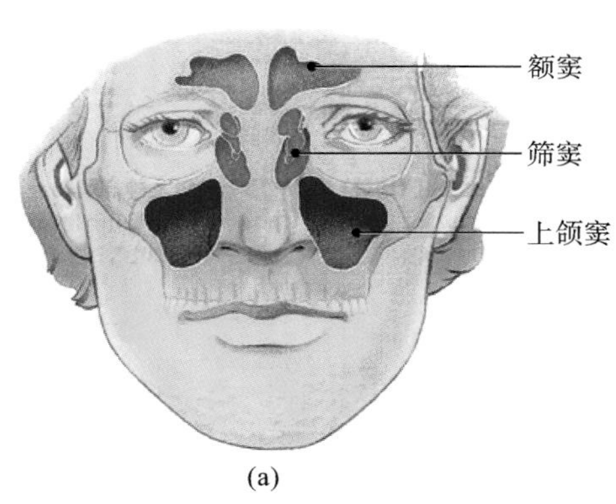

(a)

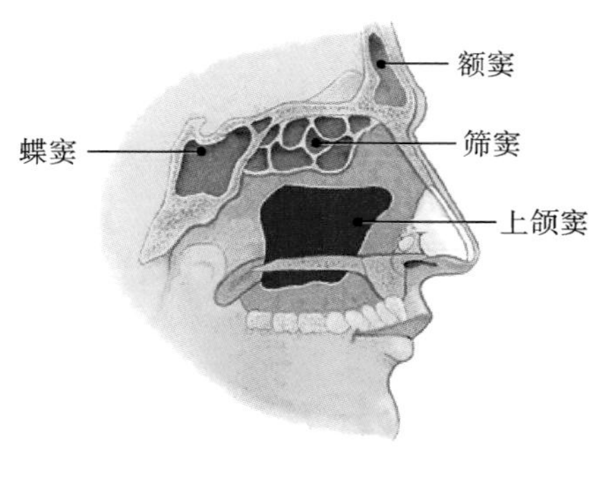

(b)

图7-5　鼻旁窦示意图

知识拓展

鼻　窦　炎

鼻旁窦黏膜发炎称为鼻窦炎，由于鼻旁窦黏膜与鼻腔黏膜相连续，因此，鼻腔发炎时，经常可迁入鼻旁窦内，引起鼻窦炎。在四对鼻旁窦中，以上颌窦窦腔为最大，且窦口开口又高于窦底，分泌物不易排出，故临床上以上颌窦的慢性炎症最为多见。

二、咽

咽是消化道和呼吸道的共同通道，详见消化系统。

三、喉

喉（larynx）主要由喉软骨和喉肌构成，除通气外兼有发音功能。

（一）喉的位置

喉位于颈前部正中，上借甲状舌骨膜与舌骨相连，向下续气管，喉前方被皮肤、筋膜和舌骨下肌群覆盖，后方是咽，两侧有颈部的大血管、神经及甲状腺侧叶。成年人喉上界约平对第4、5颈椎体之间，下界平对第6颈椎体下缘。儿童和女性喉的位置略高，老年人较低。喉与舌骨和咽紧密相连，故吞咽时，喉可上、下移动。

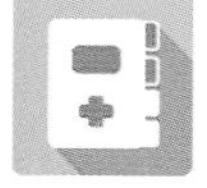

Note

（二）喉的结构

喉是中空性器官，以软骨为支架，借关节、韧带和肌肉等连结而成，内衬黏膜。

1. 喉软骨及其连结 **喉软骨**构成喉的支架，主要包括不成对的甲状软骨、环状软骨、会厌软骨和成对的杓状软骨（图 7-6）。

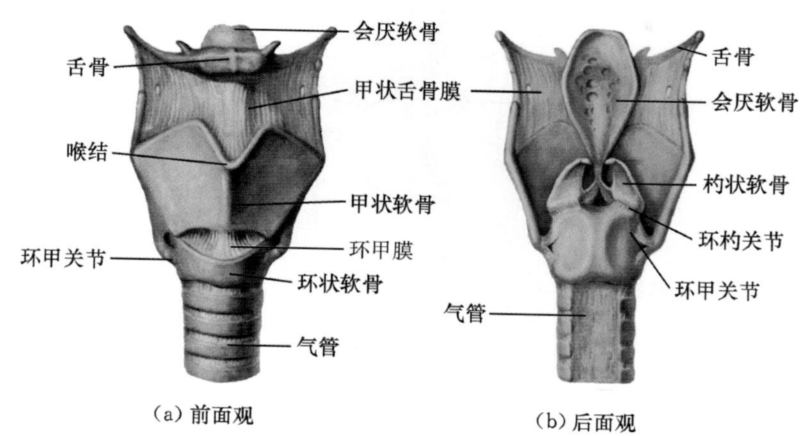

图 7-6 喉软骨及其连结

（1）**甲状软骨**（thyroid cartilage）：位于舌骨与环状软骨之间，参与构成喉的前壁和侧壁。其前端的上部向前突出称**喉结**，成年男子尤为明显。甲状软骨上缘借甲状舌骨膜与舌骨相连，下缘两侧与环状软骨构成**环甲关节**。

（2）**环状软骨**（cricoid cartilage）：位于甲状软骨的下方，呈环形，前部低窄后部较宽，后方平对第 6 颈椎，是颈部的重要标志之一。环状软骨是喉软骨中唯一完整的软骨环，对维持呼吸道通畅有重要作用。

（3）**会厌软骨**（epiglottic cartilage）：形似树叶，上宽下窄。上端游离，下端连于甲状软骨前端的内面。会厌软骨外覆黏膜构成**会厌**，吞咽时喉向上移动使会厌封闭喉口，防止食物进入喉腔。

（4）**杓状软骨**（arytenoid cartilage）：位于环状软骨板的上方，左右各一，呈三棱锥形，尖向上，底朝下，与环状软骨构成**环杓关节**。杓状软骨与甲状软骨之间有**声韧带**相连。

（5）**弹性圆锥**（conus elasticus）：是连于环状软骨弓上缘、甲状软骨前角后面和杓状软骨声带突之间的膜性结构，主要由弹性纤维构成，外形近似上窄下宽的圆锥状。此膜上缘游离，紧张于甲状软骨前角后面与杓状软骨声带突之间，称**声韧带**。声韧带连同声带肌及覆盖于其表面的喉黏膜一起称**声带**，是发音的主要结构。弹性圆锥前部连于甲状软骨下缘与环状软骨上缘之间的部分称**环甲正中韧带**（**环甲膜**）。当急性喉阻塞来不及进行气管切开术时，可在此作穿刺或切开，建立暂时通气道，以抢救患者生命。

2. 喉肌 属骨骼肌，主要作用于环杓关节和环甲关节，其功能是改变声门裂和喉口的大小及调节声带的紧张程度，从而控制发音的强弱和调节音调的高低，如**环甲肌**、**环杓后肌**、**环杓侧肌**、**甲杓肌**和**杓肌**等。

（三）喉腔

喉腔（laryngeal cavity）由喉软骨、韧带、纤维膜、喉肌和喉黏膜等共同围成，向上经喉口通喉咽，下连气管。其入口称**喉口**。

喉腔中部侧壁有上、下两对矢状位的黏膜皱襞。上方的一对称为**前庭襞**，两侧前庭襞间的裂隙称**前庭裂**；下方的一对称**声襞**，两侧声襞的裂隙称**声门裂**，声门裂是喉腔中最狭窄的部位（图 7-7、图 7-8）。发音时，呼出的气流通过声门裂，可以引起声带振动，发出声音。

喉腔借两对皱襞分为三部分：①从喉口至前庭裂之间的部分称**喉前庭**；②前庭裂和声门裂之间的部分称**喉中间腔**；③声门裂至环状软骨下缘的部分称**声门下腔**。此区黏膜下组织比较疏松，炎症时易引起

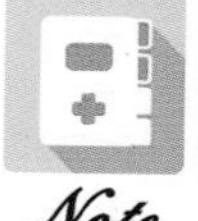

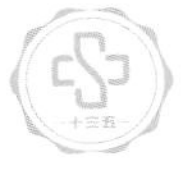

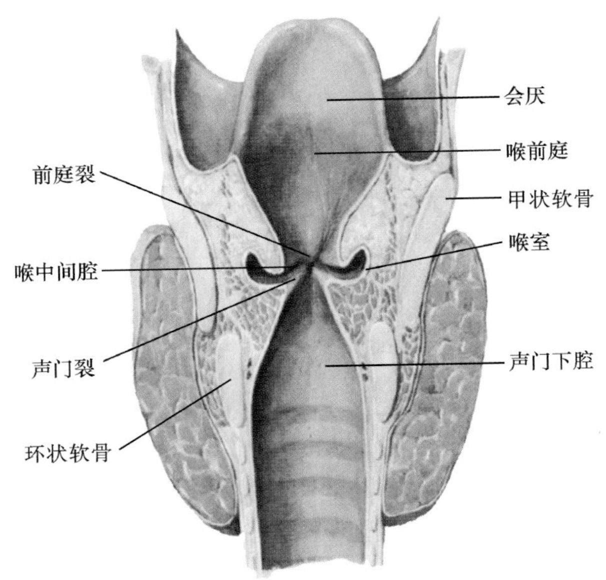

图 7-7　喉腔

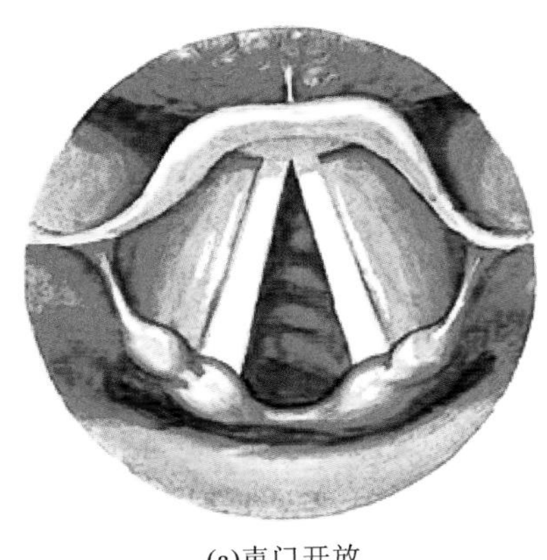

(a)声门开放

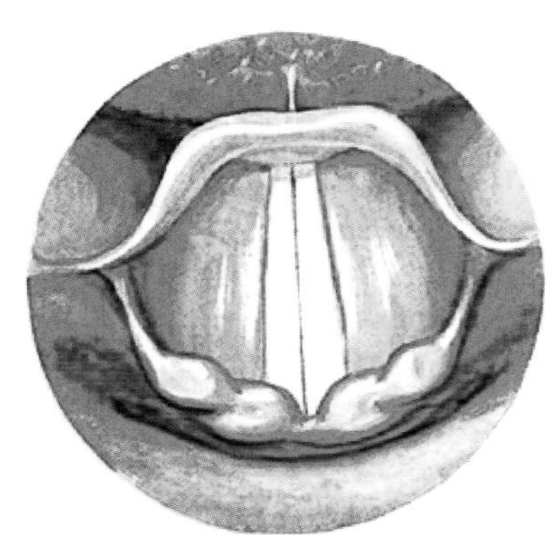

(b)声门闭合

图 7-8　声门

水肿，尤其是婴幼儿喉腔较窄小，小儿急性喉炎时常因喉黏膜水肿引起喉阻塞，造成呼吸困难。

四、气管与主支气管

(一) 气管

气管(trachea)位于食管的前方，上起于环状软骨下缘，经颈部正中下行入胸腔，至胸骨角平面(平第4胸椎体下缘)分为左、右主支气管(图 7-9)，分杈处称**气管杈**。在气管杈内面有一向上凸的半月状嵴，称**气管隆嵴**，是支气管镜检查定位的标志。气管由14～17个呈"C"字形的气管软骨以及连接各软骨之间的软组织构成(图 7-9)。

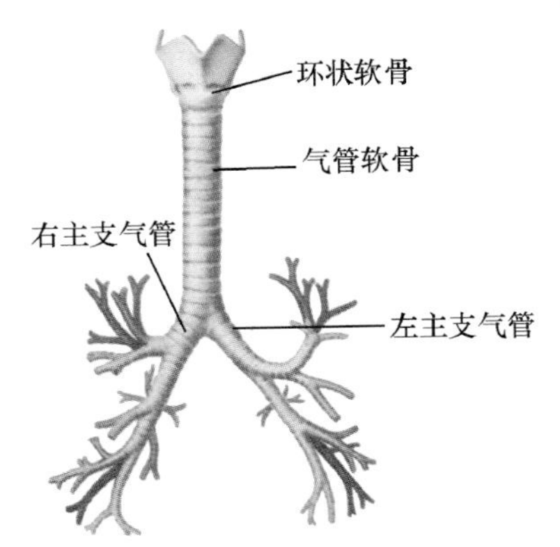

图 7-9　气管及主支气管

气管以颈静脉切迹为界分为颈部和胸部。气管颈部位于颈部正中，位置表浅，临床上常在第3～5气管软骨环处行气管切开术。

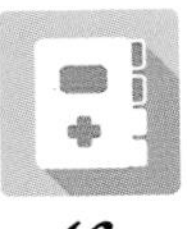

Note

知识拓展

气管切开术

气管切开术是切开气管颈部的前壁，将特制的气管导管插入患者气管内，从而解除窒息，保持呼吸道通畅的一种急救技术。

切开部位选择在环状软骨下方 2～3 cm 处，沿正中线切开第 3～4 或第 4～5 气管软骨环，插入套管并固定。

（二）主支气管

主支气管(primary bronchus)分为左主支气管和右主支气管(图 7-9)。

左主支气管细而长，走行较水平，经左肺门入左肺。**右主支气管**粗而短，走行较陡直，经右肺门入右肺。临床上气管内异物多坠入右主支气管。

（三）气管和主支气管的微细结构

气管和主支气管管壁由内向外分为黏膜、黏膜下层和外膜(图 7-10)。

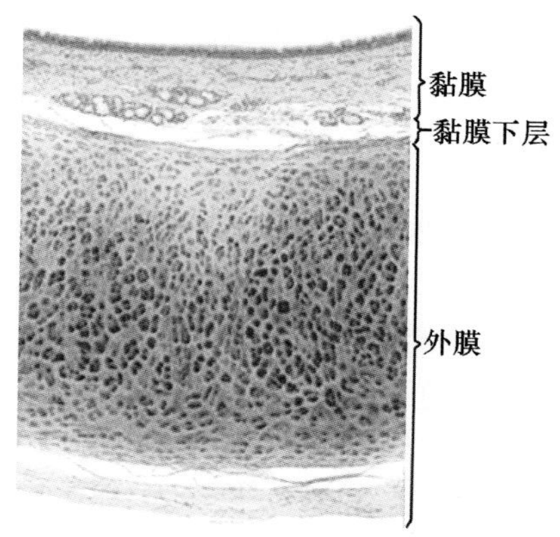

图 7-10　气管的微细结构

1. 黏膜　由上皮和固有层构成。上皮为假复层纤毛柱状上皮，由柱状细胞和杯状细胞等组成。柱状细胞较多，其表面的纤毛具有节律定向摆动功能；杯状细胞可分泌黏液。固有层为致密结缔组织，含较多弹性纤维和腺体导管。

2. 黏膜下层　为疏松结缔组织，含血管、淋巴管、神经和气管腺。

3. 外膜　由透明软骨和结缔组织构成。"C"字形的透明软骨构成气管壁的支架，缺口处被结缔组织和平滑肌构成的膜壁封闭。肺内支气管外膜的软骨为不规则的软骨片，且由近端至远端逐渐减少，在细支气管内逐渐消失。

第二节　肺

一、肺的位置和形态

（一）肺的位置

肺(lung)左、右各一，位于胸腔内纵隔的两侧，膈的上方(图 7-11)。由于肝脏的影响，膈的右侧较左侧高，以及心脏位置偏左，故右肺较宽短，左肺较狭长。

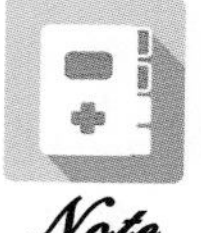

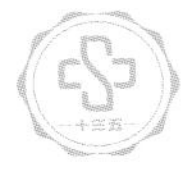

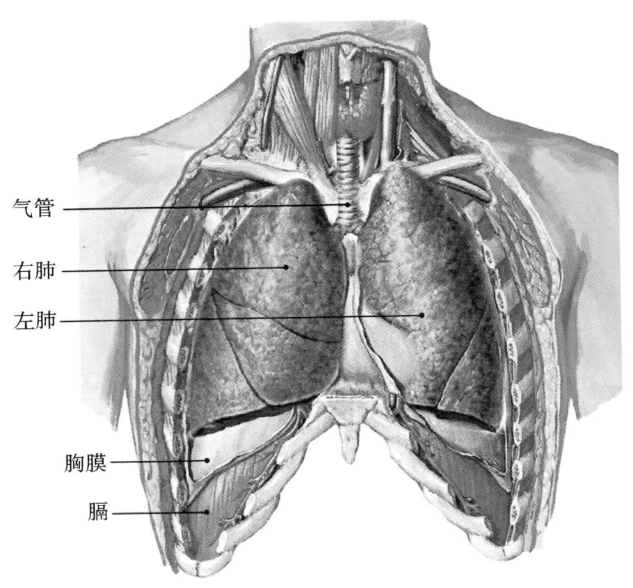

图 7-11　肺的位置

(二) 肺的形态

肺呈半圆锥形，有一尖、一底、两面和三缘（图 7-12）。肺质软而轻，呈海绵状且富有弹性。幼儿的肺呈淡红色；随着年龄增长，吸入空气中的尘埃沉积增多，肺逐渐变为暗红色或深灰色；长期吸烟者的肺呈棕黑色。

肺的上端钝圆，称**肺尖**，经胸廓上口突至颈根部，高出锁骨内侧 1/3 上方 2～3 cm。因此，在锁骨上方进针时，要避免损伤肺尖造成气胸。肺的下面称**肺底**，略向上凹，与膈相贴，故也称**膈面**。肺的外侧面与肋和肋间肌相邻，称**肋面**。肺的内侧面朝向纵隔，其中央处凹陷称**肺门**，是主支气管、肺动脉、肺静脉、淋巴管及神经等出入肺之处，这些结构被结缔组织包绕成束，称为**肺根**。肺的前缘和下缘锐利，左肺的前缘下部有一明显的凹陷，称**心切迹**，切迹下方的舌状突出，称**左肺小舌**（图 7-12、图 7-13）。

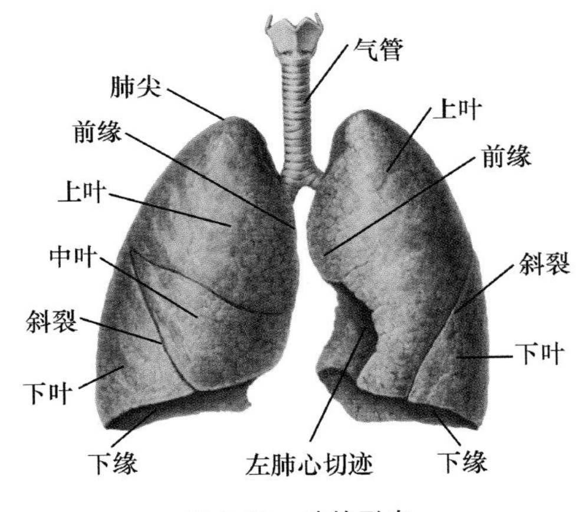

图 7-12　肺的形态

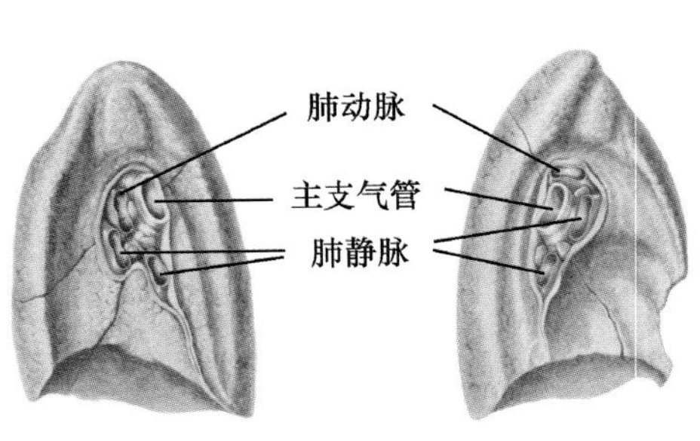

图 7-13　肺的内侧面

左肺有一自后上斜向前下方走行的**斜裂**，将左肺分为**上叶**和**下叶**。右肺除斜裂外，尚有一**水平裂**，两裂将右肺分为**上叶**、**中叶**和**下叶**（图 7-12）。

二、肺内支气管与肺段

左、右主支气管在肺门处分为次级支气管，进入肺叶，称**肺叶支气管**。肺叶支气管在各肺叶内再分为**肺段支气管**，并在肺内反复分支，呈树枝状，称**支气管树**。每一肺段支气管及其分支和所属的肺组织，

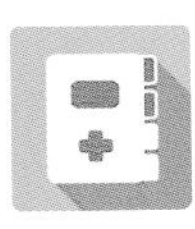
Note

称**支气管肺段**。各肺段呈锥体形，其尖朝向肺门，底朝向肺表面。

按照肺段支气管的分支分布，左、右肺通常各分为 10 个肺段。有时，左肺上叶的尖段和后段可合为尖后段，下叶的内侧底段和前底段常合为内前段（亦称内侧底段），故左肺可为 8 个肺段（图 7-14，表 7-1）。各肺段可视为相对独立的一个单位，相邻肺段之间有少量结缔组织分隔，易于分离，临床上据此可作病变的定位诊断和肺段切除。

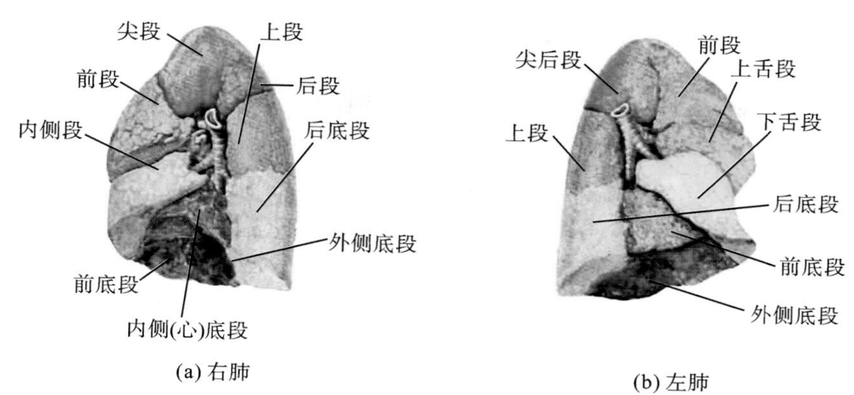

图 7-14　肺段

表 7-1　肺段的名称和通用编码

侧别	肺叶	肺叶支气管	肺段支气管	支气管肺段
右肺	上叶	上叶支气管	尖段支气管 BⅠ	尖段 SⅠ
			后段支气管 BⅡ	后段 SⅡ
			前段支气管 BⅢ	前段 SⅢ
	中叶	中叶支气管	外侧段支气管 BⅣ	外侧段 SⅣ
			内侧段支气管 BⅤ	内侧段 SⅤ
	下叶	下叶支气管	上段支气管 BⅥ	上段 SⅥ
			内侧底段支气管 BⅦ	内侧底段 SⅦ
			前底段支气管 BⅧ	前底段 SⅧ
			外侧底段支气管 BⅨ	外侧底段 SⅨ
			后底段支气管 BⅩ	后底段 SⅩ
左肺	上叶	上叶支气管上干	尖后段支气管 BⅠ+BⅡ	尖后段 SⅠ+SⅡ
			前段支气管 BⅢ	前段 SⅢ
		上叶支气管下干	上舌段支气管 BⅣ	上舌段 SⅣ
			下舌段支气管 BⅤ	下舌段 SⅤ
	下叶	下叶支气管	上段支气管 BⅥ	上段 SⅥ
			内前段支气管 BⅦ+BⅧ	内前段 SⅦ+SⅧ
			外侧底段支气管 BⅨ	外侧底段 SⅨ
			后底段支气管 BⅩ	后底段 SⅩ

三、肺的微细结构

肺的表面覆有一层浆膜，即胸膜脏层。肺组织可分为实质和间质两部分：肺实质由支气管树和肺泡

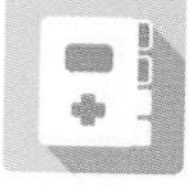
Note

构成,肺间质为实质周围的结缔组织及其内的血管、淋巴管和神经等。根据功能不同,肺实质又可分为**肺导气部**和**肺呼吸部**(图 7-15)。

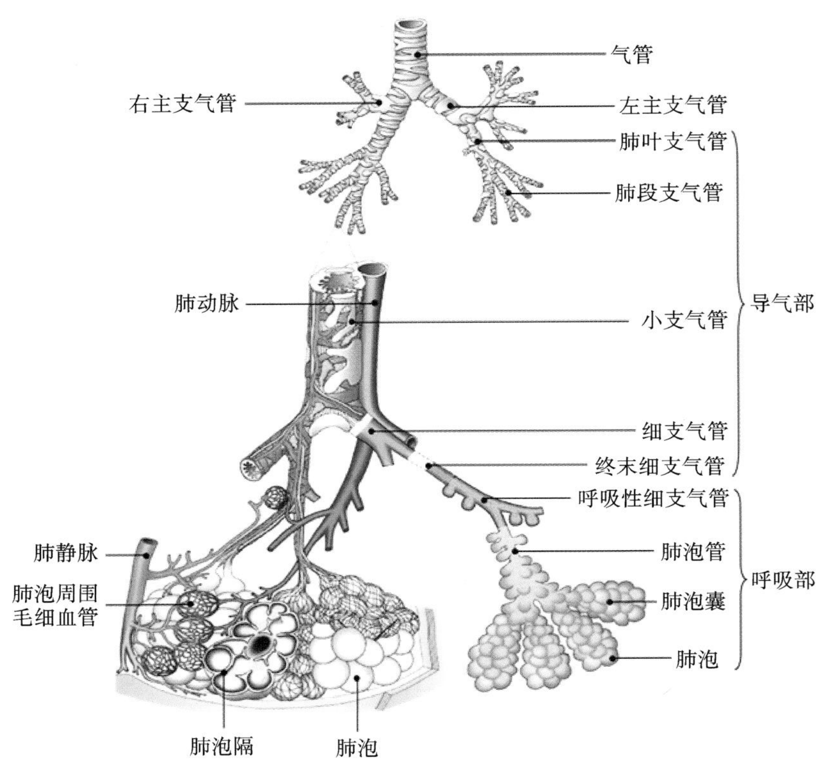

图 7-15　肺内结构模式图

(一) 肺导气部

肺导气部包括**肺叶支气管**、**肺段支气管**、**小支气管**、**细支气管**以及**终末细支气管**等,只有通气功能,不能进行气体交换。肺段支气管的反复分支统称**小支气管**。管径为 1.0 mm 左右的支气管,称**细支气管**。每条细支气管及其各级分支和所属的肺泡构成一个**肺小叶**。肺小叶呈锥体形,尖朝向肺门,底朝向肺表面,底部直径为 1.0 cm 左右。细支气管继续分支至直径 0.5 mm 时则为**终末细支气管**。

肺导气部的结构与主支气管基本相似,也分为黏膜、黏膜下层和外膜三层。但随分支的增多,管径渐小,管壁渐薄,管壁结构也逐渐变化。其主要特点为:一是上皮由假复层纤毛柱状上皮变成单层柱状上皮;二是软骨呈片状并逐渐减少,直至消失;三是平滑肌逐渐增多,从细支气管至终末细支气管,管壁内逐渐形成完整的平滑肌环。平滑肌的舒缩可改变其管径,控制气体进出量。若平滑肌痉挛性收缩,气体流动阻力加大,影响通气量,可导致呼吸困难。

(二) 肺呼吸部

肺呼吸部包括**呼吸性细支气管**、**肺泡管**、**肺泡囊**和**肺泡**等(图 7-16)。

呼吸性细支气管是终末细支气管的分支,肺泡管是呼吸性细支气管的分支,管壁上连有许多肺泡。**肺泡**呈多面囊泡状,开口于肺泡囊、肺泡管和呼吸性细支气管,是气体交换的场所,每侧肺有 3 亿～4 亿个,平均直径约为 0.2 mm,总面积约 100 m^2。肺泡壁极薄,由肺泡上皮构成。肺泡上皮为单层上皮,有两种细胞:一种是Ⅰ**型肺泡细胞**,呈扁平形,是形成肺泡壁的主要细胞;另一种是Ⅱ**型肺泡细胞**,呈圆形或立方形,嵌在Ⅰ型肺泡细胞之间,能分泌**表面活性物质**(图 7-17、图 7-18)。表面活性物质具有降低肺泡的表面张力,防止肺泡塌陷,维持肺泡扩张状态的作用。

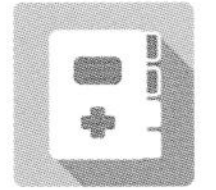

相邻肺泡之间的薄层结缔组织称**肺泡隔**,内含丰富的毛细血管、弹性纤维和**肺巨噬细胞**。毛细血管与肺泡壁紧密相贴,肺泡与血液之间进行气体交换时,气体经过的结构称**气-血屏障**(**呼吸膜**),包括Ⅰ型肺泡细胞与基膜、毛细血管基膜与内皮细胞四层结构(图 7-18)。肺泡隔中的弹性纤维使肺泡具有良好

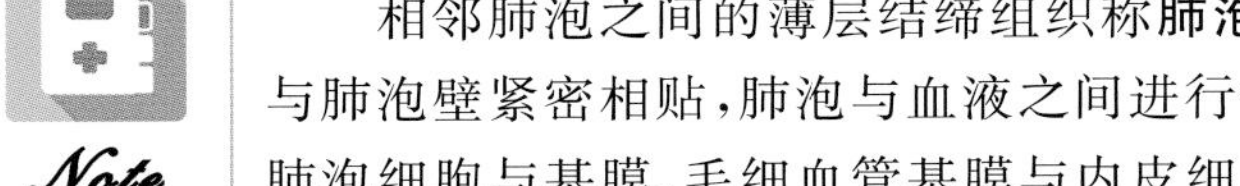

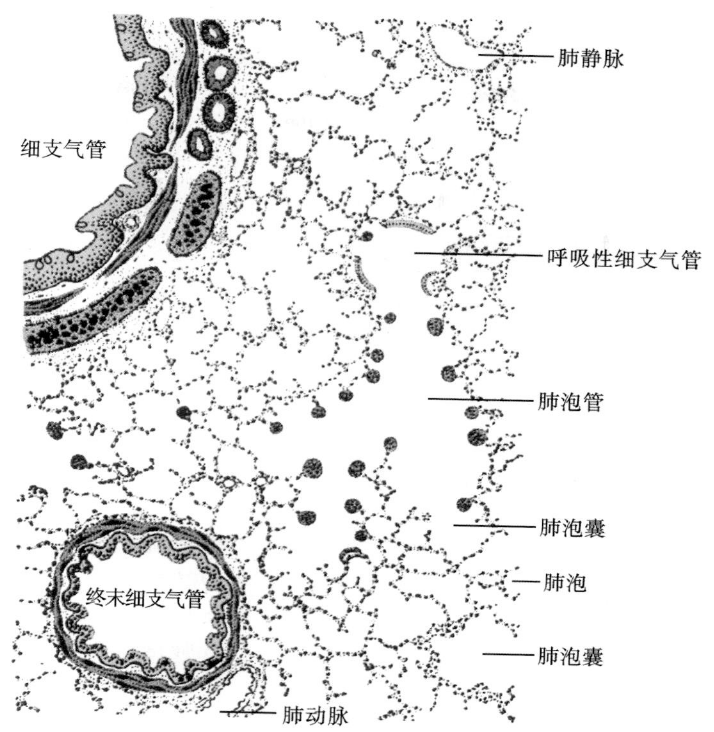

图 7-16 肺的微细结构

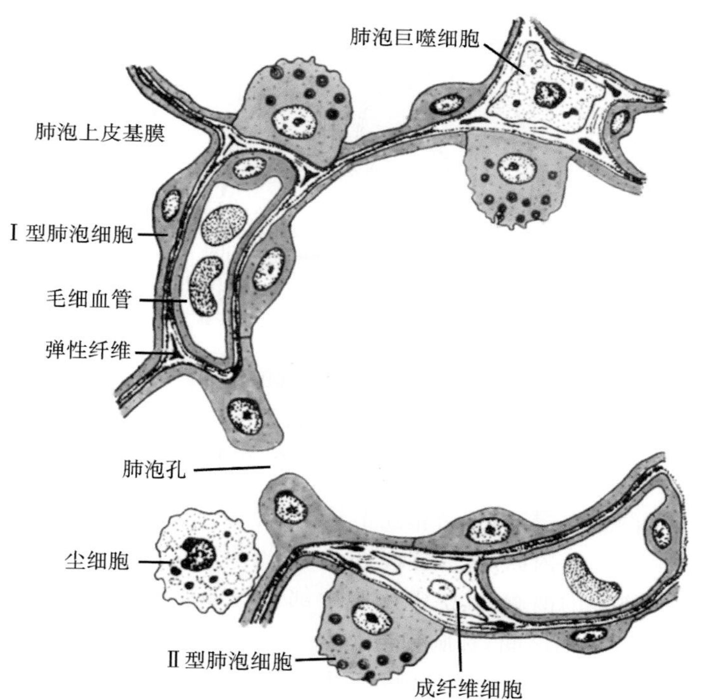

图 7-17 肺泡结构模式图

的弹性回缩力。肺巨噬细胞能作变形运动，有吞噬病菌和异物的功能。吞噬了大量灰尘的巨噬细胞称**尘细胞**。

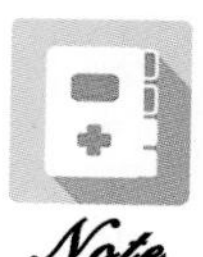

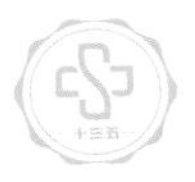

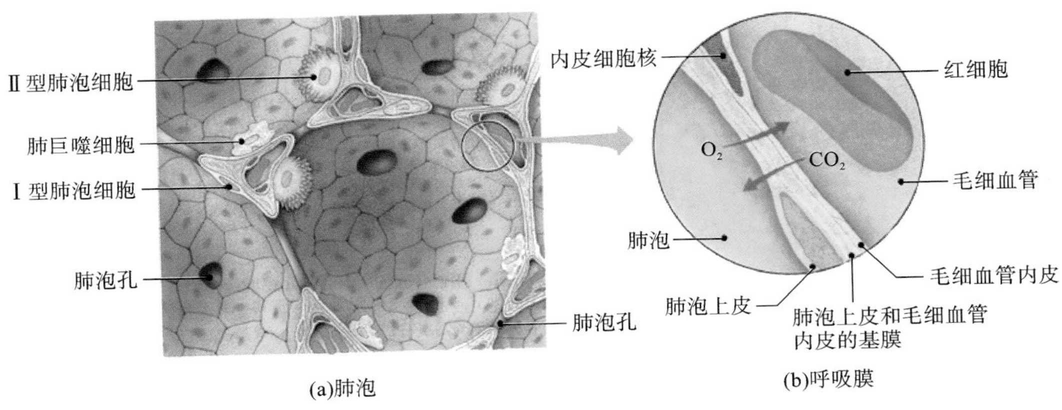

图 7-18　肺泡和呼吸膜的构造

第三节　胸　　膜

一、胸膜

胸膜(pleura)是一层薄而光滑的浆膜,可分为互相移行的**脏胸膜**与**壁胸膜**两部分(图 7-19)。

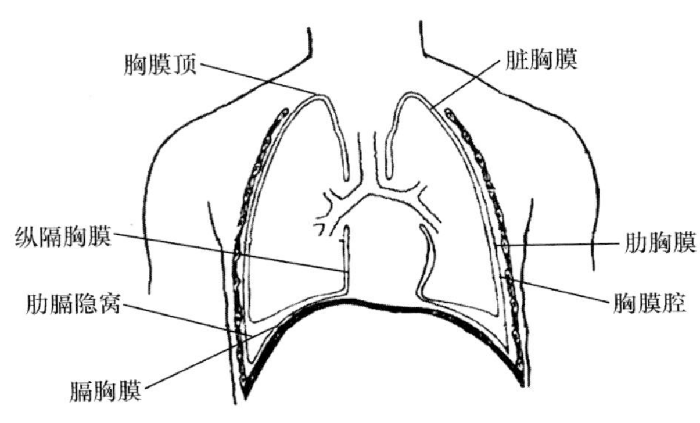

图 7-19　胸膜与胸膜腔

1. 脏胸膜(visceral pleura)　紧贴肺表面,与肺紧密结合而不能分离,并伸入肺叶间裂内。

2. 壁胸膜(parietal pleura)　贴附于胸壁内面、膈上面和纵隔两侧,可分为 4 部分(图 7-19)。

(1) **膈胸膜**:贴附于膈的上面,与膈紧密相连不易剥离。

(2) **肋胸膜**:贴于肋和肋间肌内面,较易剥离。

(3) **纵隔胸膜**:贴附于纵隔的两侧面,纵隔胸膜中部包绕肺根移行于脏胸膜,在肺根下方前后两层重叠,连于纵隔外侧面与肺内侧面之间,称**肺韧带**。

(4) **胸膜顶**:是肋胸膜和纵隔胸膜向上的延续,伸向颈根部,覆盖于肺尖的上方,高出锁骨内侧 1/3 上方 2～3 cm。针灸或作臂丛神经麻醉时,应注意胸膜顶的位置,勿穿破胸膜顶造成气胸。

二、胸膜腔

脏胸膜与壁胸膜在肺根处相互延续,两者之间形成的潜在而密闭的腔隙称**胸膜腔**(pleural cavity)(图 7-19)。胸膜腔左、右各一,互不相通,仅有少量浆液,可减少呼吸时脏、壁两层胸膜间的摩擦。腔内为负压状态,使脏胸膜与壁胸膜紧密相贴,故胸膜腔只是两个潜在的腔隙。在肺根下方移行的胸膜前后两层重叠,形成的胸膜皱襞称肺韧带,对肺有固定作用,也是肺手术的标志。

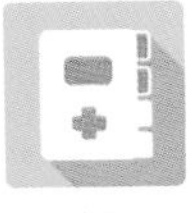

壁胸膜各部分相互移行转折处的胸膜腔，即使在深吸气时肺缘也不能伸入其中，称**胸膜隐窝**。肋胸膜与纵隔胸膜相互转折形成**肋纵隔隐窝**。肋胸膜与膈胸膜相互转折形成**肋膈隐窝**（**肋膈窦**），位于肺下缘的下方，是人体直立状态下胸膜腔的最低处，胸膜腔积液首先积聚于此处。

知识拓展

胸膜腔穿刺术

胸膜腔穿刺术是将穿刺针经胸壁的肋间结构刺入胸膜腔的技术。目的是抽出胸膜腔内的积液进行检查或向胸膜腔内注射药物。

穿刺部位：常选在肩胛线或腋后线上第7或第8肋间隙。

穿经结构：依次经过皮肤、浅筋膜、深筋膜、肋间肌层、胸内筋膜及壁胸膜进入胸膜腔。

三、肺下缘和胸膜下界的体表投影

1. 肺下缘的体表投影 肺下缘在锁骨中线处与第6肋相交，在腋中线处与第8肋相交，在肩胛线处与第10肋相交，在脊柱两侧平第10胸椎棘突高度（图7-20、表7-2）。当深呼吸时，两肺的下缘向上、向下均可移动2～3 cm。

2. 胸膜下界的体表投影 胸膜下界即肋胸膜与膈胸膜的返折线，在锁骨中线与第8肋相交，在腋中线与第10肋相交，在肩胛线与第11肋相交，在脊柱旁平第12胸椎棘突高度（图7-20，表7-2）。

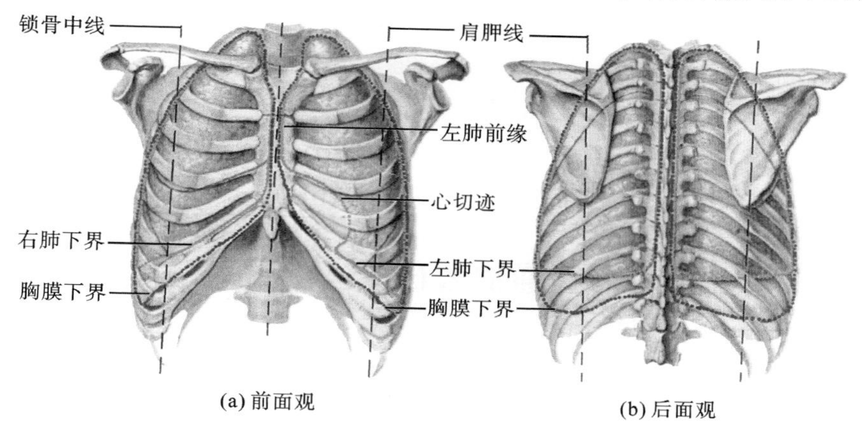

图 7-20 肺和胸膜的体表投影

表 7-2 肺下缘和胸膜下界的体表投影

	锁骨中线	腋中线	肩胛线	后正中线
肺下缘	第6肋	第8肋	第10肋	第10胸椎棘突
胸膜下界	第8肋	第10肋	第11肋	第12胸椎棘突

第四节 纵 隔

纵隔（mediastinum）是左、右纵隔胸膜之间所有器官、结构与结缔组织的总称。纵隔前界为胸骨，后界为脊柱胸部，两侧为纵隔胸膜，上界为胸廓上口，下界为膈。

纵隔的分区通常以胸骨角至第4胸椎体下缘平面为界，将纵隔分为上纵隔和下纵隔（图7-21）。**上纵隔**内有胸腺、头臂静脉、上腔静脉、膈神经、迷走神经、喉返神经、主动脉弓及其三大分支、气管、淋巴

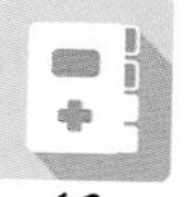

结、食管、胸导管等。**下纵隔**再以心包为界，分为前纵隔、中纵隔和后纵隔。**前纵隔**位于胸骨与心包前壁之间，内有胸腺和纵隔淋巴结。**中纵隔**位于前、后纵隔之间，内有心包、心及大血管根部、膈神经、奇静脉弓和淋巴结。**后纵隔**位于心包后壁与脊柱之间，内有主支气管、食管、胸主动脉、胸导管、奇静脉、半奇静脉、迷走神经、胸交感干和淋巴结等（图 7-22）。

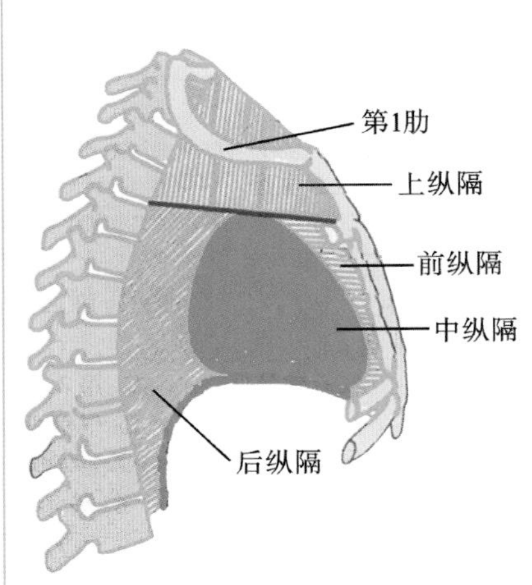

图 7-21　纵隔的分区

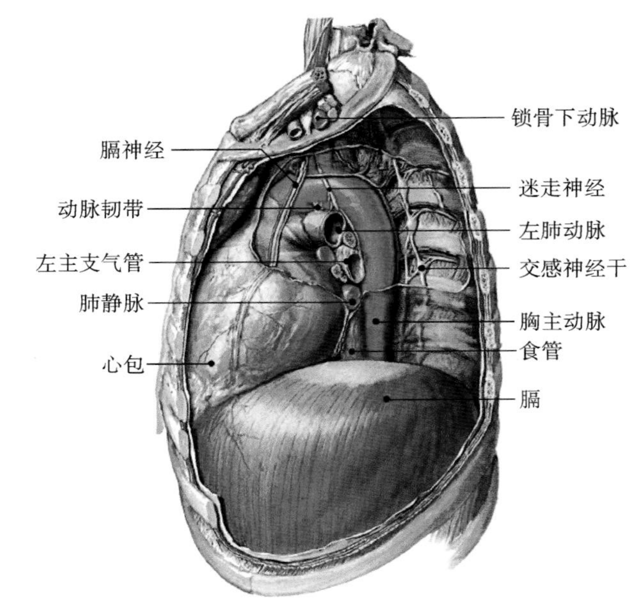

图 7-22　纵隔左侧面观

（岳丽　孔令平）

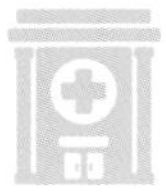
直通护考在线答题

第八章　泌尿系统

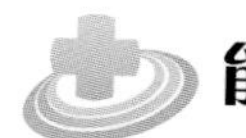

能力目标

1. **掌握**：泌尿系统的组成及功能；肾的位置、形态、构造和被膜；肾单位的组成；肾区、肾门、滤过屏障和球旁复合体的概念；输尿管的分部及狭窄部位；膀胱三角的位置和结构特点。

2. **熟悉**：膀胱的位置和形态；女性尿道的形态特点及其开口位置。

3. **了解**：男、女膀胱底毗邻的区别；输尿管的毗邻。

案例8-1

患者，女性，38岁，腰痛伴腹痛而急诊入院。体格检查：右肾区叩击痛明显，右下腹有轻度压痛。尿常规检查可见红细胞，经B超探查，右肾盂有1.1 cm大小的高密度阴影。临床诊断：右肾盂结石。

具体任务：

1. 何为肾区？肾与第12肋的位置关系如何？
2. 尿液从肾乳头排出体外要经过哪些结构？
3. 该疾病的护理要点有哪些？

泌尿系统(urinary system)由肾脏、输尿管、膀胱及尿道组成(图8-1)。肾是形成尿液的器官，输尿管输送尿液至膀胱储存，膀胱内尿液达到一定量时，引起排尿反射，膀胱收缩，尿液经尿道排出体外。

泌尿系统的主要功能为排泄，排出机体在新陈代谢过程中所产生的废物(如尿素、尿酸、无机盐等)及过剩的水分，以维持体内水、电解质及酸碱平衡和内环境的相对稳定。

第一节　肾

一、肾的形态

肾(kidney)是实质性器官，呈红褐色，左右各一，形似蚕豆。肾表面光滑，分前、后两面，上、下两端和内、外侧两缘。肾的前面隆凸，后面平坦；上端宽而薄，下端窄而厚；外侧缘隆凸，内侧缘中部凹陷，称**肾门**(renal hilum)，是肾盂、肾动脉、肾静脉、神经、淋巴管等出入的部位。出入肾门的结构被结缔组织包裹，称为**肾蒂**(renal pedicle)。肾蒂内结构排列关系为：由前向后依次为肾静脉、肾动脉和肾盂；从上到下依次为肾动脉、肾静脉和肾盂。右侧肾蒂较左侧的短，故右肾手术较为困难。肾门向内凹陷形成较大的腔，称**肾窦**(renal sinus)，内有血管、肾小盏、肾大盏、肾盂、淋巴管和脂肪组织等。

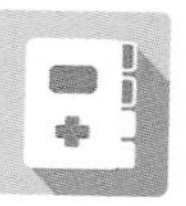

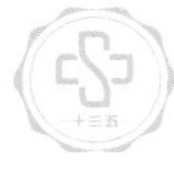

(a) 男性　　(b) 女性

图 8-1　泌尿系统概况

二、肾的位置

肾位于脊柱两侧，紧贴腹后壁，居腹膜后方，属腹膜外位器官(图 8-2)。左肾上端平第 11 胸椎下缘，下端平第 2 腰椎下缘；受肝的影响右肾比左肾低大约半个椎体，右肾上端平第 12 胸椎上缘，下端平第 3 腰椎上缘。左侧第 12 肋斜过左肾后面中部，右侧第 12 肋斜过右肾后面上部(图 8-3)。临床上将竖脊肌外侧缘与第 12 肋之间的夹角，称为**肾区**(renal region)。当肾有病变时，肾区常有压痛或叩击痛。

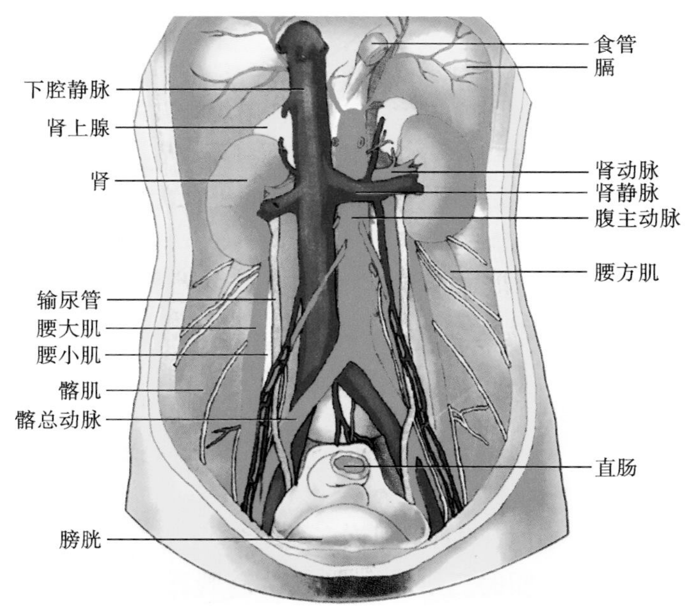

图 8-2　肾的位置

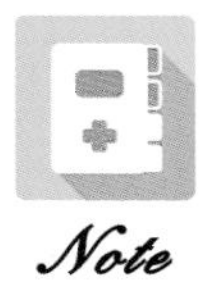

Note

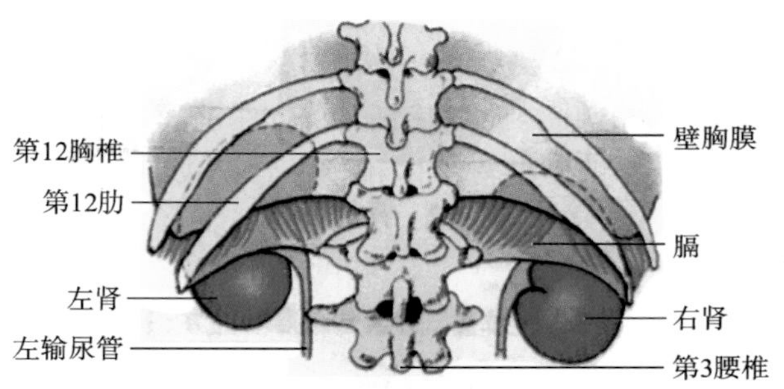

图 8-3　肾与肋骨的位置关系

三、肾的被膜

肾的表面由内向外依次有纤维囊、脂肪囊和肾筋膜(图 8-4)。

1. 纤维囊(fibrous capsule)　为贴于肾实质表面的一层薄而致密的结缔组织膜,正常状态下,容易与肾实质剥离。在某些病理情况下,与肾实质粘连,不易剥离。肾破裂和部分切除时要缝合此膜。

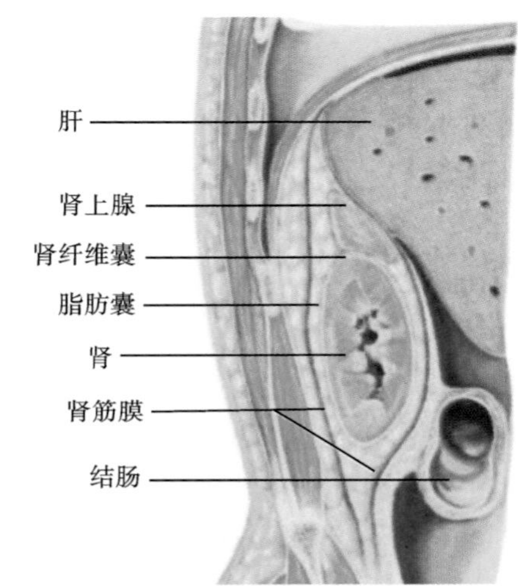

图 8-4　肾的被膜

2. 脂肪囊(fatty renal capsule)　位于纤维囊的外面,为肾周围呈囊状的脂肪层,包被肾和肾上腺,起弹性垫样保护作用。临床上又称为**肾床**,肾囊封闭时即将药液注入此囊。

3. 肾筋膜(renal fascia)　位于脂肪囊的外面,为致密的结缔组织膜,分前后两层,包绕肾和肾上腺。向上向外侧两层互相融合,内侧两肾前层相连续,后层与腰大肌筋膜相融合,而下方两层分开。肾积脓或炎症时,脓液也可沿肾筋膜向下蔓延,达髂窝或大腿根部。

肾的正常位置主要依靠肾的被膜固定,肾血管、腹膜、腹内压及邻近器官的承托也起一定的固定作用。当肾的固定装置不健全时,肾可向下移位形成肾下垂或游走肾。

知识拓展

肾囊封闭术的应用解剖

肾囊封闭术是通过穿刺的方法,把普鲁卡因等药物注入肾脂肪囊,以达到消除疼痛等目的的一项治疗技术。主要用于急性无尿症、功能性尿潴留、麻痹性肠梗阻、术后腹胀肾痛等。

1. 部位选择　在腰部第 12 肋下缘,竖脊肌外缘与髂嵴之间的区域,或在第 1 腰椎棘突外侧 5 cm 处,在竖脊肌外缘与第 12 肋交点之下方约 1 cm 处做局部麻醉。

2. 穿经结构　由浅入深依次穿经皮肤、浅筋膜、背阔肌、胸腰筋膜、腹横肌起始腱膜、腰方肌、肾旁脂肪、肾后筋膜,最后到达肾脂肪囊后部。

3. 注意事项　20 号针垂直于体表刺入 4～7 cm。当穿至胸腰筋膜时,有阻力感。穿过之后有骤然落空感,进针要缓慢谨慎,切忌过快过深。再稍进针,穿过肾筋膜后层即可进入肾脂肪囊。当针头进入肾脂肪囊后,针尖可随呼吸上下摆动,即得知进入肾脂肪囊。当穿刺针预计达肾脂肪囊时,要用注射器做回抽试验,若回抽不见回血即可缓慢注入药物,若回抽见回血,说明已刺入肾实质,应立即退针少许,直至回抽无血为止。

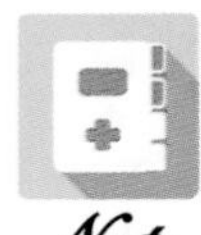

Note

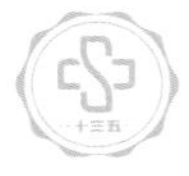

四、肾的剖面结构

肾的冠状剖面上，肾实质分为肾皮质和肾髓质两部分（图 8-5）。**肾皮质**（renal cortex）位于肾实质浅层，富含血管，呈红褐色，约占 1/3，主要由肾小体和肾小管组成。肾皮质伸入肾髓质的部分，称**肾柱**（renal column）。

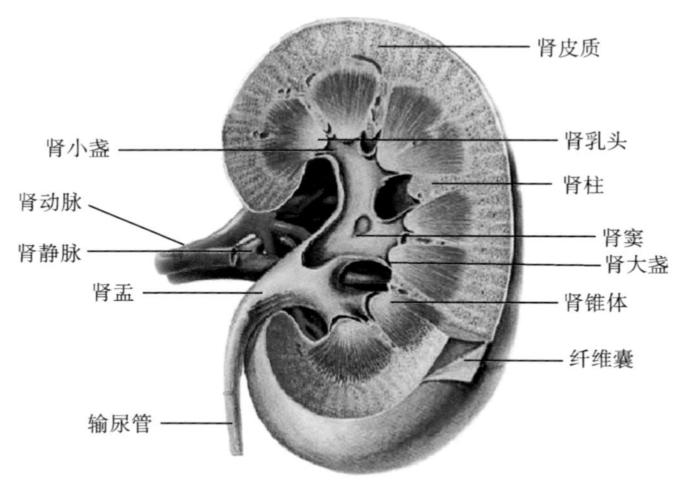

图 8-5　肾的冠状切面

肾髓质（renal medulla）位于肾实质深部，色淡，约占 2/3，由肾小管和集合管组成。肾髓质由 15～20 个圆锥形的**肾锥体**（renal pyramid）构成，其尖端钝圆朝向肾窦称**肾乳头**（renal papillae），突入肾小盏。肾乳头尖端有许多乳头孔，肾生成的尿液经乳头孔流入肾小盏内。

肾窦内有 7～8 个呈漏斗形的**肾小盏**（minor renal calices），包绕肾乳头。相邻 2～3 个肾小盏合成一个**肾大盏**（major renal calices），每肾有 2～3 个肾大盏，再汇合成一个扁漏斗状的**肾盂**（renal pelvis）。肾盂出肾门后弯向下行，逐渐缩窄变细，移行为输尿管。

五、肾的微细结构

肾实质由肾单位和集合管构成，其间有少量的结缔组织、血管、神经和淋巴管等构成的肾间质（图 8-6）。

（一）肾单位

肾单位（nephron）是肾结构和功能的基本单位，正常人每侧肾有 100 万～150 万个肾单位。肾单位由肾小体和肾小管构成。

1. 肾小体（renal corpuscle）　位于肾皮质内，呈球形，由血管球和肾小囊组成。肾小体有两极，血管进出的一端为血管极，与肾小管相连的一端为尿极（图 8-7）。

（1）**血管球（glomerulus）**：是入球微动脉和出球微动脉之间的盘曲毛细血管团。电镜下观察，血管球的毛细血管内皮细胞上有许多微小的孔，内皮外有一层基膜。由于入球微动脉较出球微动脉粗，使血管球毛细血管内形成较高的压力，有利于血浆成分滤入肾小囊腔。

（2）**肾小囊（renal capsule）**：为肾小管的起始端扩大并凹陷而成的双层盲囊，肾小囊外层称壁层，由单层扁平上皮构成；内层称脏层，紧贴血管球的毛细血管，由**足细胞（podocyte）**构成。在电镜下观察，足细胞胞体伸出几个大的**初级突起**，初级突起又分出许多**次级突起**，次级突起相互穿插嵌合形似栅栏，贴附在血管球毛细血管基膜外（图 8-8）。次级突起间有微小的裂隙，称为**裂孔**，裂孔上盖有**裂孔膜**。肾小囊脏、壁两层之间的腔隙称**肾小囊腔**。

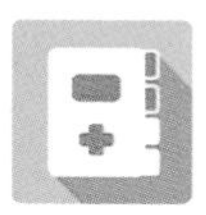
Note

当血液流经血管球毛细血管时，血液中除血细胞和血浆蛋白等大分子物质外，其他物质均可通过有

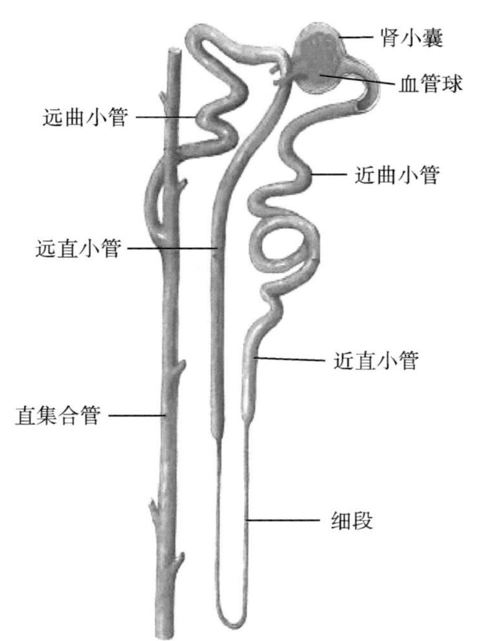

图 8-6 肾单位和集合管立体模式图

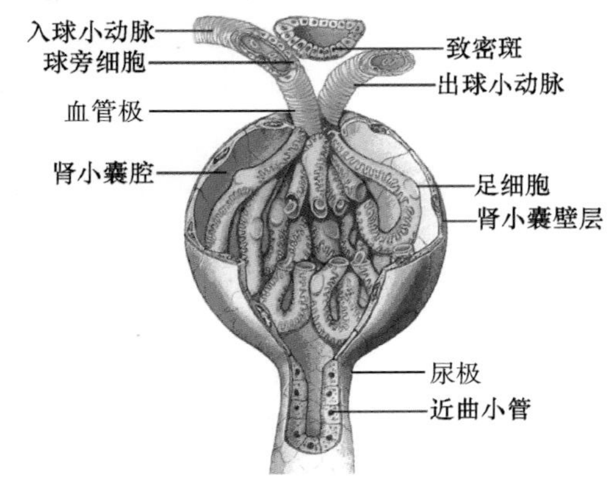

图 8-7 肾小体立体模式图

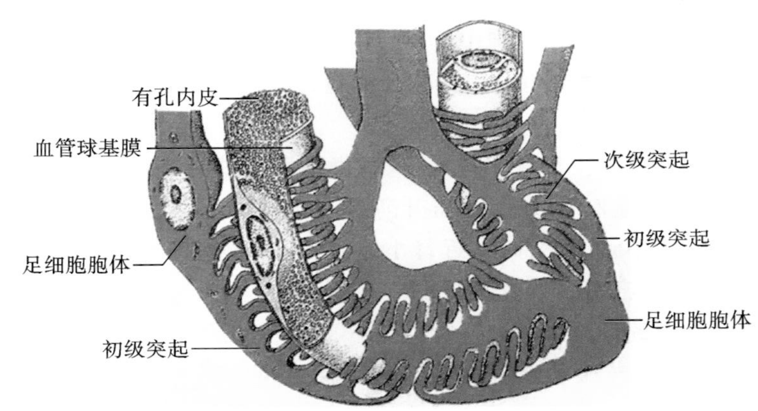

图 8-8 肾小体足细胞与毛细血管超微结构模式图

孔毛细血管内皮层、基膜和足细胞的裂孔膜滤入肾小囊腔形成原尿，上述滤过的三层结构称**滤过屏障**（**filtration barrier**），又称**滤过膜**（filtration membrane）。成人每昼夜形成原尿约 180 L。肾脏疾病如肾小球肾炎时，滤过屏障被破坏，则大分子蛋白质甚至血细胞均可被滤出，出现蛋白尿或血尿。

2. 肾小管 肾小管是一条细长而弯曲的管道，续于肾小囊的壁层，行于皮质和髓质中，终于集合管，可分为近端小管、细段和远端小管三部分(图 8-9)。肾小管壁由单层上皮构成，具有重吸收和分泌的功能。

(1) **近端小管**：由单层立方上皮或锥体形细胞构成，分为曲部(近曲小管)和直部。近曲小管盘曲于肾小体附近，粗而长，管壁厚，管腔小而不规则，游离面有微绒毛并构成刷状缘，扩大了表面积，是重吸收的主要部位。原尿中几乎全部葡萄糖、氨基酸和蛋白质以及大部分电解质和水等均在此重吸收。直部与曲部结构基本相似，但上皮细胞较矮，微绒毛少。

(2) **细段**：位于近端小管直部和远端小管直部之间，由单层扁平上皮构成，管径小，管壁薄，有利于水和电解质的通透。近端小管直部、细段和远端小管直部共同构成的 U 形结构称**髓袢**，与尿液浓缩密切相关。

(3) **远端小管**：由单层立方上皮构成，无刷状缘。分为直部和曲部(远曲小管)，管腔较大而规则，迂曲盘绕于所属肾小体的附近，末端与集合管相连。远曲小管有重吸收水和 Na^+，向管腔分泌 K^+、H^+ 和 NH_3 等功能，对维持体液的酸碱平衡起重要作用，受抗利尿激素和醛固酮的调节。

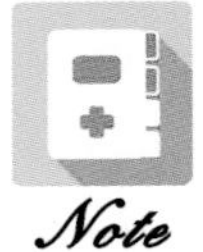

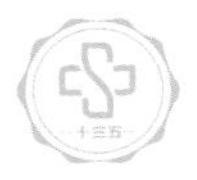

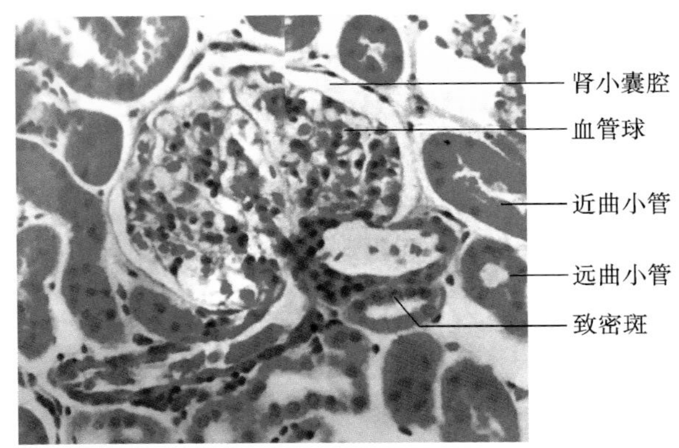

图 8-9　肾小管各段结构模式图

(二) 集合管

集合管(collecting tubule)续于远曲小管,途经皮质、髓质,至肾乳头处改称乳头管止于肾小盏,全长20～38 mm,由近至远分为皮质集合管(弓形集合管)、髓质集合管(直集合管)和乳头管三段。管径由细逐渐增粗,管壁由薄逐渐增厚。上皮由近端至远端逐渐从单层立方、单层柱状到单层高柱状。集合管的功能是进一步重吸收水和交换离子,使原尿进一步浓缩,受抗利尿激素和醛固酮的调节。

(三) 球旁复合体

球旁复合体(juxtaglomerular complex)包括球旁细胞、致密斑和球外系膜细胞。它们位于肾小体的血管极处,大致呈三角形。

1. 球旁细胞　在入球微动脉接近肾小球处,入球微动脉管壁的平滑肌细胞分化成上皮样细胞,称**球旁细胞**,可分泌肾素,肾素可使血管收缩,血压升高。

2. 致密斑　分布在远曲小管起始部,靠近肾小体血管极一侧的管壁上皮细胞增高变窄,细胞核密集地聚在一起,染色较浓,称**致密斑**。致密斑是 Na^+ 感受器,能感受远端小管内 Na^+ 浓度的变化,并将信息传至球旁细胞,调节肾素的分泌。

3. 球外系膜细胞　位于入球微动脉、出球微动脉和致密斑之间的三角区内,具有信息传递功能。

知识拓展

肾　移　植

肾移植(renal transplantation)通俗的说法又称换肾,就是将健康者的肾脏移植给有肾脏病变并丧失肾脏功能的患者。人体有左、右两个肾脏,通常一个肾脏就可以支持正常的代谢需求,当双侧肾脏功能均丧失时,肾移植是最理想的治疗方法。人类历史上第一例肾移植手术是由美国的穆雷在1954年施行的,他也因此于1990年获得了诺贝尔奖。我国肾移植始于20世纪70年代,目前5年有功能存活率为50%～70%。如今,全球每年大约要进行3万台肾移植手术,它们能为患者延长15～20年的寿命。

六、肾的血液循环

肾的血液循环的特点是:①肾动脉直接来自腹主动脉,故肾的血压高,血流量大,有利于滤过。②动脉在肾实质内两次形成毛细血管网,入球微动脉分支形成肾小体的血管球,有利于形成滤液,出球微动脉离开肾小体后形成球后毛细血管网,有利于重吸收。③由近髓肾单位的出球微动脉和小叶间动脉等发出的直小动脉与肾单位袢伴行入髓质,继而返折上行为直小静脉,形成袢状。这个特点与肾单位袢和集合小管重吸收水和尿液的浓缩功能有密切关系。

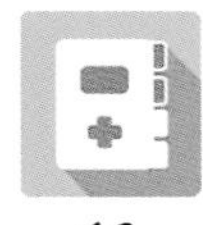
Note

第二节 输 尿 管

一、输尿管的行程和分段

输尿管(ureter)位于腹后壁腹膜后方，上缘起自肾盂末端，终止于膀胱，长约 30 cm，分腹段、盆段和壁内段三段。

腹段沿腹后壁腰大肌前面下行，至小骨盆入口处，右侧输尿管越过右髂外血管近端前面，左侧输尿管越过左髂总血管远端前面，进入小骨盆腔，延续为盆段。

盆段沿盆腔侧壁向前，穿入膀胱底外上角。男性输尿管盆段经输精管后方进入膀胱，女性输尿管在子宫颈外侧 1.5～2 cm 处，从子宫动脉后下方越过，至膀胱底斜穿膀胱壁内。在子宫全切手术结扎子宫动脉时，注意勿损伤输尿管。

壁内段为斜穿膀胱壁的部分，开口于膀胱底的输尿管口，长约 1.5 cm。

二、输尿管的生理性狭窄

输尿管全长有三个生理性狭窄部位：①肾盂与输尿管移行处(输尿管起始处)；②小骨盆入口处，即输尿管跨过髂血管处；③壁内段，即输尿管斜穿膀胱壁处。这些狭窄是结石等异物容易滞留的部位。

第三节 膀 胱

膀胱(urinary bladder)是暂时储存尿液的肌性囊状器官，上连输尿管，下接尿道。容量为 300～500 mL，最大容量为 800 mL，新生儿的膀胱容量约为成人的十分之一，女性的容量小于男性，老年人因膀胱肌张力低而容量增大。

一、膀胱的形态

膀胱空虚时呈三棱锥体形，分**尖**、**体**、**底**和**颈**四部(图 8-10)。**膀胱尖**朝向前上方，**膀胱底**朝向后下方，膀胱尖与膀胱底之间为**膀胱体**，膀胱的最下部为**膀胱颈**，以尿道内口续于尿道。膀胱各部之间无明显界限。

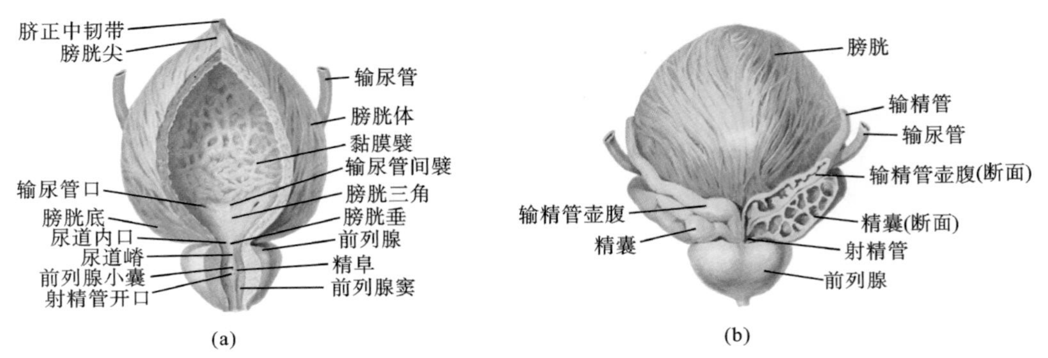

图 8-10 膀胱的形态

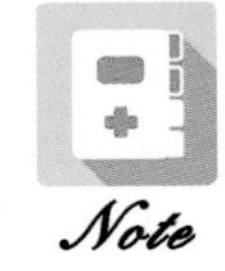

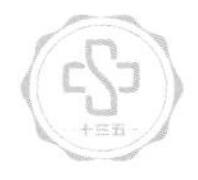

二、膀胱的位置

膀胱位于小骨盆腔内，耻骨联合的后方，后方在男性邻精囊腺、输精管壶腹和直肠(图8-11)，女性邻子宫和阴道(图 8-12)。膀胱颈在男性下邻前列腺，在女性直接邻接尿生殖膈。膀胱上面有腹膜覆盖，男性邻小肠，女性则有子宫伏于其上。

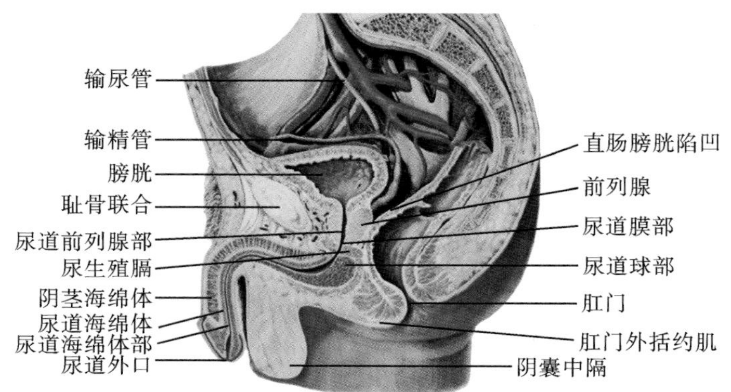

图 8-11　男性盆腔(正中矢状面)

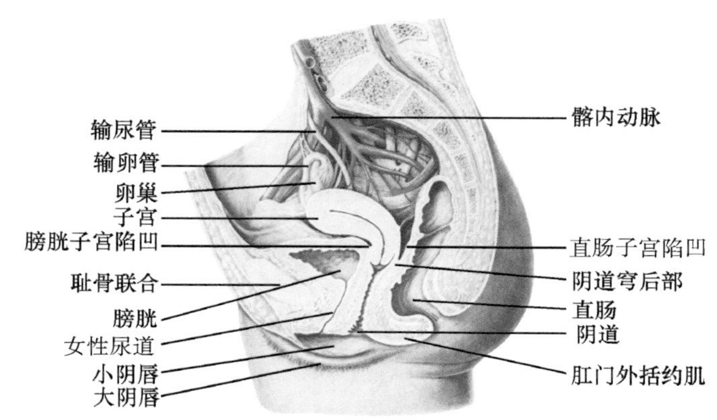

图 8-12　女性盆腔(正中矢状面)

空虚时，膀胱顶不超过耻骨联合上缘；充盈时，膀胱即上升至耻骨联合以上，这时腹前壁折向膀胱的腹膜也随之上移，使膀胱的前下壁直接与腹前壁相贴(图 8-13)。此时在耻骨联合上方进行膀胱穿刺或膀胱手术，可避免损伤腹膜。

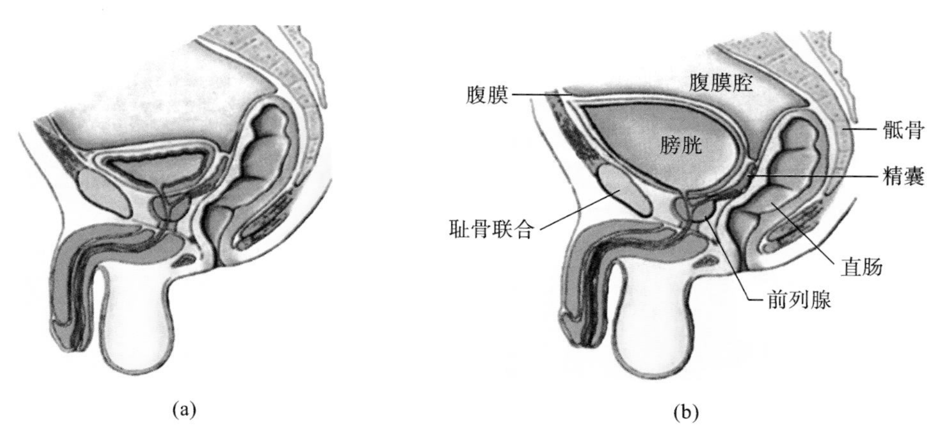

图 8-13　膀胱与腹膜的关系

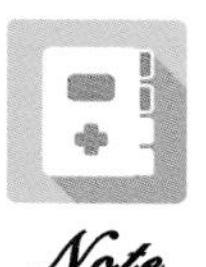

三、膀胱的结构特点

膀胱内面被覆黏膜，当膀胱壁空虚时，黏膜聚集成皱襞，称膀胱襞。在膀胱底内面，两侧输尿管口和尿道内口之间的三角形区域，称为**膀胱三角**(trigone of bladder)。此处膀胱黏膜与肌层紧密相连，缺少黏膜下层，无论膀胱空虚或者充盈时，均光滑无皱襞，是膀胱肿瘤、结核、炎症的好发部位，膀胱镜检查时应该特别注意。两侧输尿管口之间的皱襞称**输尿管间襞**，膀胱镜下所见为一苍白带，是临床上寻找输尿管口的标志(图 8-14)。

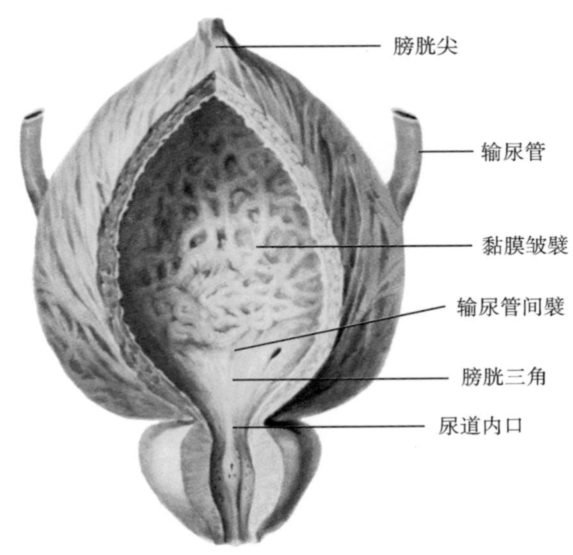

图 8-14　膀胱腔面的结构

知识拓展

膀胱穿刺术

膀胱穿刺术适用于急性尿潴留导尿失败或禁忌导尿而又无条件施行耻骨上膀胱造瘘术者，也可用于经穿刺抽取膀胱尿液做检验或进行细菌培养等。

1. 部位选择　耻骨联合上缘正中部。

2. 穿经结构　依次经皮肤、浅筋膜、腹白线、腹横筋膜、膀胱前壁而达膀胱腔。

3. 注意事项　在耻骨联合上缘垂直进针 2～3 cm，针尖勿向后下方穿刺，以免刺伤耻骨联合后方的静脉丛，也勿向后上方穿刺，以免损伤腹膜。待有尿液抽出后，再缓慢进针 1～2 cm。对大量尿潴留者，不宜将尿液快速排空，应维持 1～2 h 使之缓慢排出，使膀胱内压逐渐降低，以免膀胱内压骤然下降而引起虚脱或膀胱内出血。

第四节　尿　　道

尿道(urethra)是膀胱与体外相通的一段管道。男、女尿道差异很大，男性尿道详见男性生殖系统内容。

女性尿道(female urethra)起于膀胱尿道内口，止于阴道前庭的尿道外口，长 3～5 cm，直径约 0.6 cm，较男性尿道短、宽、直。尿道前方为耻骨联合，后方紧贴阴道前壁，穿过尿生殖膈处被**尿道阴道括约**

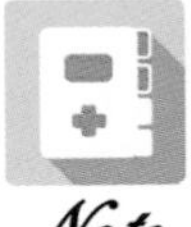

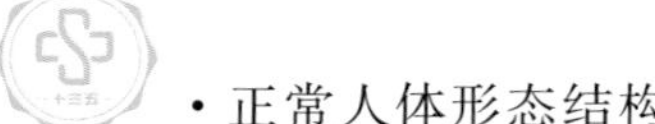

肌环绕，可控制排尿。由于女性尿道短、宽、直的特点，且开口于阴道前庭，距阴道口和肛门较近，故易发生尿路逆行性感染。

（陈改英）

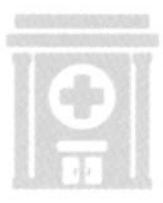 **直通护考在线答题** 

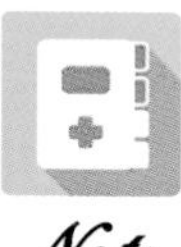
Note

第九章　生殖系统

能力目标

1. **掌握**：生殖系统的构成和功能；睾丸和附睾的位置、形态；男性尿道的分部、结构特点、狭窄和弯曲；女性生殖系统的组成；卵巢的位置、形态和功能；输卵管的分部；子宫的位置、固定装置；会阴的概念。

2. **熟悉**：输精管的行程，精索的组成和位置；睾丸和附睾的微细结构；卵泡生长发育的过程；子宫的形态、子宫内膜的周期性变化；阴道和尿道的位置关系。

3. **了解**：精囊腺的位置；前列腺的位置、形态及主要毗邻；女性外阴的结构；乳房的结构特点。

案例9-1

患者，男性，66岁，尿频、尿急、尿痛1个月余入院。患者自10年前出现排尿困难，尿等待，尿线细，尿滴沥。10年来多次发病，诊断为“前列腺肥大症”。近1个月尿频、尿急、尿痛进行性加重入院治疗。

具体任务：

1. 结合你的所学知识理解尿频、尿急、尿痛发生的原因。

2. 前列腺增生患者的临床护理目标是什么？

生殖系统(reproductive system)是繁殖后代的一系列器官的总称，分为男性生殖系统和女性生殖系统。男、女性生殖器官虽有差异，但均可分为**内生殖器**(internal genital)和**外生殖器**(external genitalia)两部分(表9-1)。内生殖器包括产生生殖细胞和分泌性激素的生殖腺，排出生殖细胞的管道及附属腺。外生殖器露于体表，主要是交接器官。生殖系统的功能是繁殖后代和形成并保持第二性征。

表9-1　生殖系统分部

分部		男性生殖器	女性生殖器
内生殖器	生殖腺	睾丸	卵巢
	生殖管道	附睾、输精管、射精管、男性尿道	输卵管、子宫、阴道
	附属腺	精囊、前列腺、尿道球腺	前庭大腺
外生殖器		阴囊、阴茎	女阴

第一节　男性生殖系统

男性生殖系统包括内生殖器和外生殖器(图9-1)。

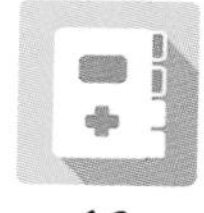

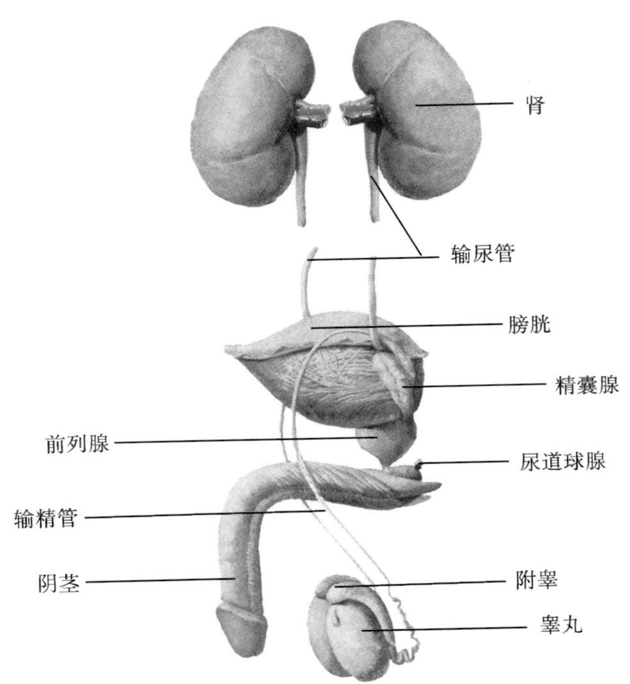

图 9-1 男性生殖系统概况

一、男性内生殖器

(一) 睾丸

睾丸(testis)为男性的生殖腺,其功能是产生精子和分泌雄性激素。

1. 位置和形态 位于阴囊内,左右各一。呈微扁椭圆形,分前、后两缘,上、下两端和内、外侧面。睾丸前缘和下端游离,后缘与附睾和输精管睾丸部相接触,上端被附睾头遮盖(图 9-2)。

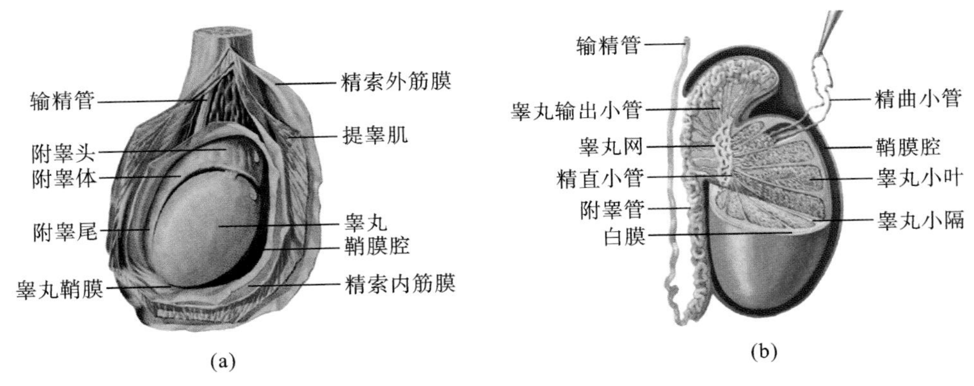

图 9-2 睾丸与附睾

2. 结构 睾丸表面覆盖一层浆膜,浆膜下的坚韧厚实的纤维膜,称**白膜**。白膜在睾丸后缘增厚并突入睾丸内形成**睾丸纵隔**,睾丸纵隔呈放射状发出睾丸小隔伸入睾丸实质,将睾丸实质分成 100～200 个睾丸小叶。每个睾丸小叶内有 2～4 条盘曲的**精曲小管**(seminiferous tubules),其上皮能产生精子,称为**生精上皮**,由**生精细胞**和**支持细胞**构成。不同发育阶段的生精细胞排列成 5～8 层,最靠近基膜的是最幼稚的生精细胞。青春期前,精曲小管中除了支持细胞外,只有精原细胞。青春期在性激素的作用下,上皮内可见不同发育阶段的生精细胞,从上皮基部至腔面依次排列着**精原细胞**、**初级精母细胞**、**次级精母细胞**、**精子细胞**和**精子**(图9-3)。从精原细胞到精子形成的过程称为**精子发生**(图 9-4)。精曲小管汇成**精直小管**,进入睾丸纵隔交织形成**睾丸网**,然后发出 12～15 条**睾丸输出小管**,经睾丸后缘的上部进

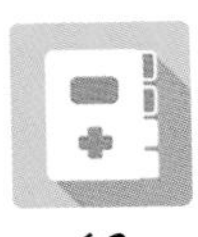

入**附睾**。精曲小管间的结缔组织内有分泌雄性激素的**睾丸间质细胞**。

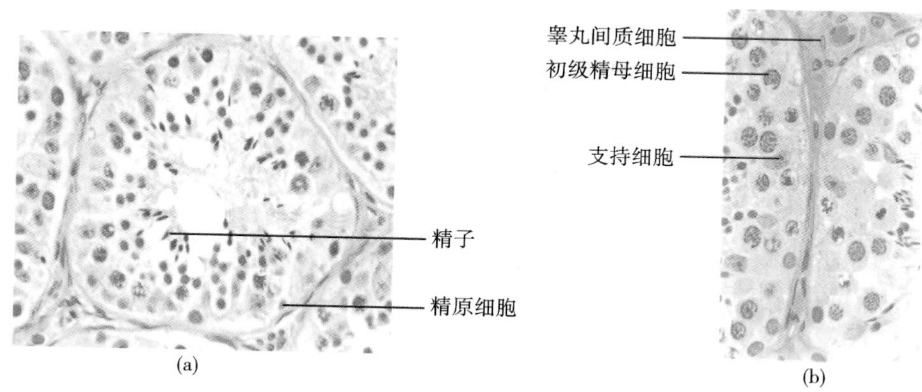

图 9-3 睾丸的微细结构

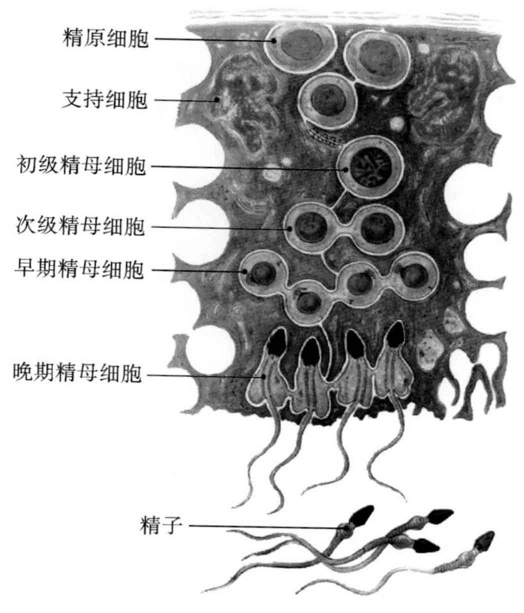

图 9-4 精子发生示意图

知识拓展

睾丸的下降

胚胎初期睾丸连同附睾均位于腹后壁肾的下方，以后逐渐下降，出生后的睾丸应降至阴囊内，如未下降至此而留于腹腔内或者腹股沟管内等处称隐睾症。患隐睾症时，由于腹部温度高于阴囊，不利于精子的发育，可造成男性不育，还易发生恶变。随着睾丸的下降，由腹膜形成的腹膜鞘突经腹股沟管向下突入阴囊内，鞘突包绕睾丸和附睾形成睾丸鞘膜。鞘膜上部与腹膜腔的连通部分逐渐闭锁，形成鞘韧带。睾丸鞘膜可分为脏、壁两层，脏层紧贴睾丸和附睾表面，壁层贴于精索内筋膜内面，两层之前形成鞘膜腔，腔内分泌少量浆液。

（二）附睾

附睾(epididymis)呈新月形，紧贴睾丸的上端和后缘(图 9-2)。上端膨大称附睾头，中部是附睾体，下端为附睾尾，附睾尾转向上移行为输精管。附睾可储存精子，其分泌液能促进精子进一步发育成熟。

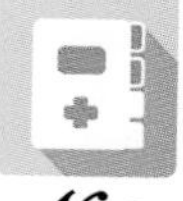

Note

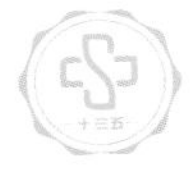

(三) 输精管和射精管

1. 输精管(ductus deferens) 延续于附睾管，长约 50 cm，为一对壁厚腔小的肌性管道，呈坚韧圆索状，可分为四部分(图 9-5、图 9-6)。

(1) **睾丸部**：自附睾尾端沿睾丸后缘上行至睾丸上端。

(2) **精索部**：自睾丸上端至腹股沟管浅环之间，位置表浅，可行男性结扎术。

(3) **腹股沟管部**：位于腹股沟管内的部分。

(4) **盆部**：位于盆腔的部分，是输精管最长的一段，自腹股沟管深环行至膀胱底的后面，两侧输精管逐渐靠拢并膨大形成输精管壶腹，输精管末端与精囊的排泄管汇合成射精管。

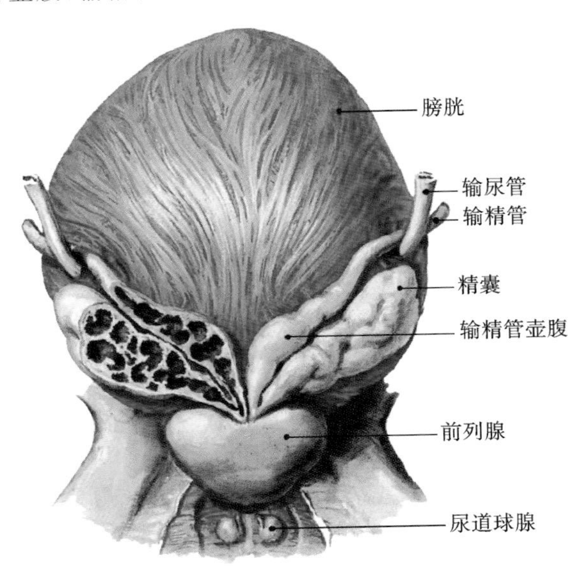

图 9-5 前列腺、精囊和尿道球腺

2. 射精管(ejaculatory duct) 输精管壶腹末端与精囊排泄管汇合成射精管，穿过前列腺的实质开口于尿道前列腺部，长约 2 cm。

3. 精索(spermatic cord) 起自睾丸上端，上达腹股沟管深环的一对柔软的圆索状结构。其内主要有输精管、睾丸动脉、蔓状静脉丛、输精管动脉、输精管静脉、神经丛、淋巴管和腹膜鞘突的残余等。在浅环以下，表面包有三层被膜，从外向内分别为精索外筋膜、提睾肌和精索内筋膜(图 9-6)。

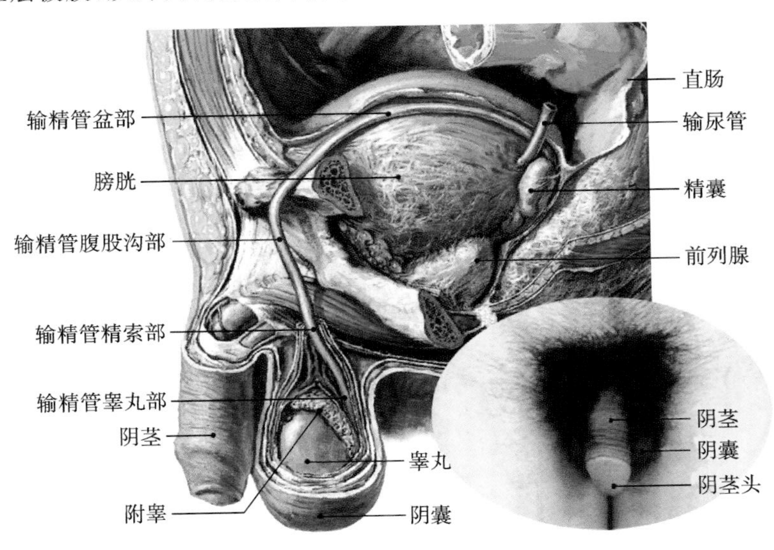

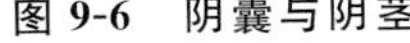
图 9-6 阴囊与阴茎

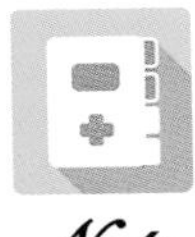

Note

（四）精囊

精囊(seminal vesicle)也称**精囊腺**，是一对长椭圆形囊状腺体，位于膀胱底后方，输精管壶腹的外侧（图 9-5）。其排泄管与输精管末端汇合成射精管。精囊分泌黄色黏稠状液体，是组成精液的主要成分，有稀释精液使精子易于活动的作用。

（五）前列腺

前列腺(prostate)为单个实质性器官，位于膀胱与尿生殖膈之间，包绕尿道起始部，大小和形状如栗子，由腺组织和平滑肌组织构成。上端宽大称前列腺底，下端尖细称前列腺尖，底与尖之间的部分为前列腺体。前列腺的后面平坦，正中有一纵行的浅沟称**前列腺沟**，直肠指诊可触及，中老年男性因激素平衡失调，前列腺组织逐渐退化，腺内结缔组织增生，导致前列腺肥大，前列腺沟往往消失。在前列腺底的后缘处，有一对射精管穿入，开口于尿道前列腺部。前列腺分为五叶，即前叶、中叶、后叶和两个侧叶，前叶和中叶之间有男性尿道穿过，尿道从前列腺底穿入前列腺，经腺实质前部下行，从前列腺尖穿出（图 9-5）。

前列腺分泌乳白色碱性液体，参与组成精液。

（六）尿道球腺

尿道球腺(bulbourethral gland)是藏于会阴深横肌内的一对豌豆大小的腺体，在尿道膜部的后外方，有细长的导管开口于尿道球部，其分泌物可润滑尿道，参与组成精液（图 9-5）。

精液(spermatic fluid)主要由输精管道各部及附属腺体的分泌物混合而成，含大量精子，呈乳白色，弱碱性。一次正常排精量为 1.5～6 mL，精子总数少于 15×10^6/mL 则不正常。

输精管结扎后，精子排出的通路被阻断，各附属腺的分泌和排出不受影响，但射出的精液中不含精子，可达到绝育的目的（图 9-7）。

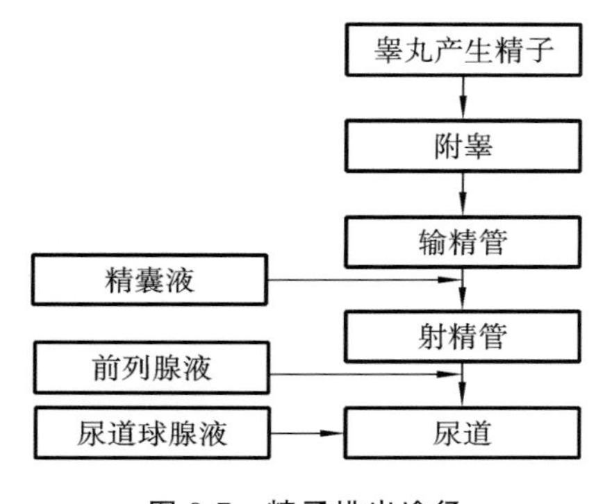

图 9-7 精子排出途径

二、男性外生殖器

（一）阴囊

阴囊(scrotum)为皮肤囊袋，位于阴茎的后下方。阴囊壁主要由皮肤和肉膜两部分构成（图 9-6），是腹壁皮肤及浅筋膜的延伸。

皮肤薄而柔软，色素沉着明显，富有延展性，有少量阴毛。

肉膜位于皮肤深面，由平滑肌和结缔组织构成，当外界温度高时平滑肌舒张，阴囊的表面积增大，可帮助散热，相反，则减少散热，以调节阴囊的温度。由于精子发育的适宜温度是 34 ℃，比正常体温低 2～3 ℃，肉膜的这种舒缩功能有利于精子的发育与生存。肉膜在正中线向深部发出阴囊中隔，将阴囊分为左、右两部分，分别容纳两侧的睾丸和附睾。阴囊皮肤表面沿中线有纵行的阴囊缝。

皮肤和肉膜的深面是睾丸、附睾和精索共有的被膜，由外向内分别是精索外筋膜、提睾肌、精索内筋膜和睾丸鞘膜。

（二）阴茎

阴茎(penis)为男性的性交器官（图 9-6、图 9-8）。

1. 分部 阴茎分为**阴茎头**、**阴茎体**、**阴茎根**三部分。阴茎根位于会阴部皮肤的深面，固定于耻骨下支、坐骨支及尿生殖膈，阴茎体呈圆柱体，以韧带悬垂于耻骨联合的前下方，阴茎头为阴茎前端膨大的部分，也称**龟头**。阴茎头富含神经末梢，为男性主要性敏感区。阴茎头与体交界的狭窄处称为阴茎颈。头部尖端有呈矢状位的尿道外口。

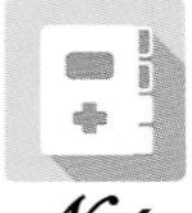

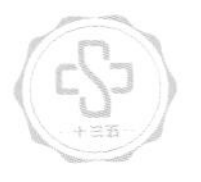

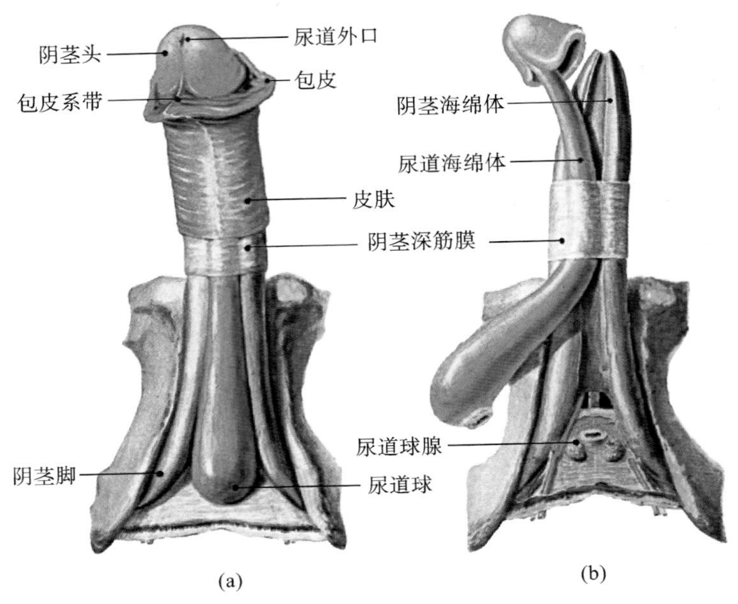

图 9-8 阴茎

2. 构成 阴茎主要由三个海绵体以及外包被的筋膜和皮肤构成(图 9-9、图 9-10)。

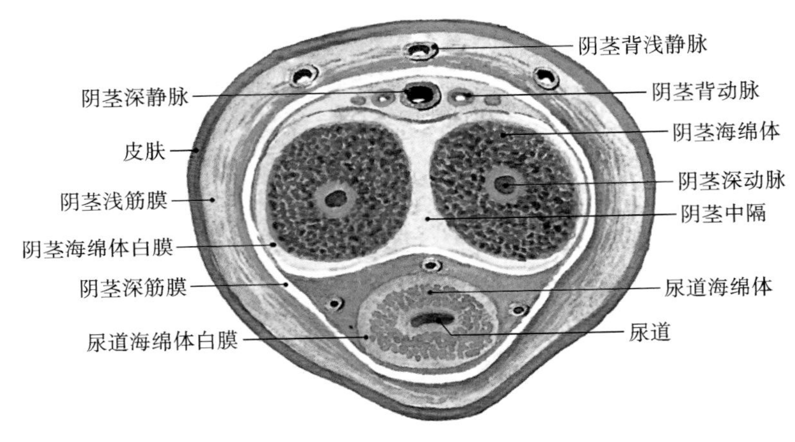

图 9-9 阴茎横断面

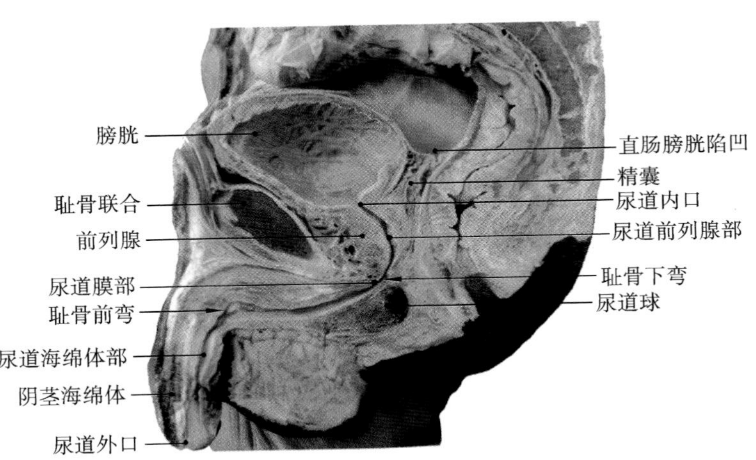

图 9-10 男性盆腔正中矢状切面

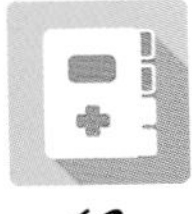

(1) **阴茎海绵体**:左右各一,两侧阴茎海绵体并列于阴茎背侧,前端嵌入阴茎头后面的凹陷内,后端左右分开,称阴茎脚,分别附着于两侧的耻骨下支和坐骨支。

（2）**尿道海绵体**：位于阴茎海绵体的腹侧，呈圆柱形，尿道贯穿其全长，尿道海绵体两端均膨大，前端膨大称阴茎头，后端膨大称尿道球，固定于尿生殖膈下面。

三个海绵体外周分别包被一层致密纤维结缔组织，称海绵体白膜。白膜分两层，表层为纵行胶原纤维，内层为环行弹力纤维，纤维伸入海绵体内形成间隔，海绵体内由平滑肌纤维、弹力纤维和自主神经纤维组成许多小梁，围绕成不规则间隙，即窦状隙，其结构似海绵，故称海绵体。窦状隙和血管相通，当窦状隙充血时，海绵体膨胀，阴茎变粗变硬而勃起。

阴茎的皮肤薄而柔软，富有伸展性，皮下组织缺乏脂肪，在阴茎颈处，皮肤游离向前延伸返折成内、外两层**阴茎包皮**，包绕阴茎头，在尿道外口下方，有一小皱襞与包皮相连，称**包皮系带**，由于包皮系带含丰富神经末梢，故该系带及阴茎体部皮肤对触摸等刺激十分敏感。行包皮环切术时，注意不要损伤此系带，以免影响阴茎的勃起。

（三）男性尿道

男性尿道（urethra）具有排尿和排精的功能，起于膀胱的尿道内口，行经前列腺，穿过会阴肌群，最后止于阴茎头的尿道外口，长 16～22 cm，管径 0.5～0.7 cm（图 9-10）。

1. 分部　可分为**前列腺部**、**膜部**和**海绵体部**。临床上常将尿道海绵体部称为**前尿道**，尿道膜部和前列腺部合称为**后尿道**。

（1）**前列腺部**：为尿道穿经前列腺的部分，长约 3 cm，管径较宽。后壁有纵行隆起，称尿道嵴，嵴中部隆起的部分称精阜。其两侧有细小的射精管口，尿道嵴两侧的沟中有多个前列腺管的开口。

（2）**膜部**：为尿道穿过尿生殖膈的部分，此段短而窄，长约 1.5 cm，其周围有尿道括约肌环绕，此肌可随意收缩，控制排尿。膜部是尿道较固定的部分，骨盆骨折时易受损伤。

（3）**海绵体部**：为尿道穿过尿道海绵体的部分，长约 15 cm，终于尿道外口。尿道球内的尿道最宽，称为尿道球部，有尿道球腺的开口；阴茎头内的尿道扩大成尿道舟状窝。

2. 形态特点

（1）**三处狭窄**：分别位于尿道内口、膜部和尿道外口，其中尿道外口最为狭窄。

（2）**三处扩大**：分别位于前列腺部、尿道球部和尿道舟状窝。

（3）**两个弯曲**：当阴茎自然悬垂时，尿道呈现出两个弯曲，即**耻骨下弯**和**耻骨前弯**。耻骨下弯：位于耻骨联合的下方，凹向前上，由尿道前列腺部、膜部和尿道海绵体部的后弯部形成，此弯曲恒定不变。耻骨前弯：位于耻骨联合的前下方，凹向后下。提起阴茎或阴茎勃起时，此弯曲可消失，整个尿道将形成一个凹向上的弯曲，男性尿道在此位置下插入导管或器械时可避免损伤尿道（图 9-11）。

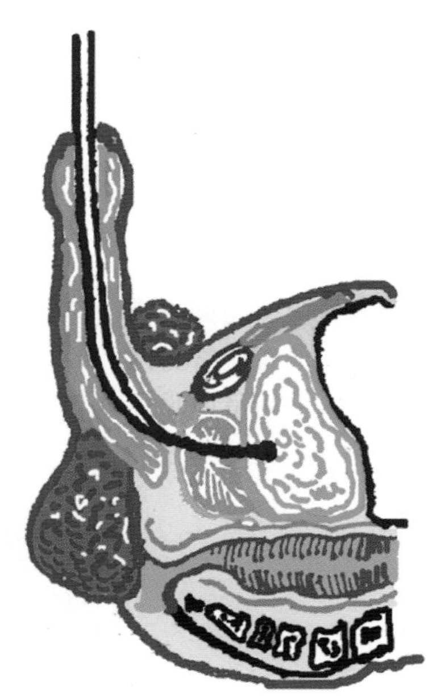

图 9-11　男性导尿术示意图

第二节　女性生殖系统

女性生殖系统分为**内生殖器**和**外生殖器**（图 9-12）。内生殖器由生殖腺（卵巢）、输送管道（输卵管、子宫和阴道）以及附属腺（前庭大腺）组成。外生殖器即女阴。卵巢产生的卵子成熟后，即突破卵巢表面的生殖上皮排至腹膜腔，再经输卵管腹腔口进入输卵管，在输卵管内受精后移至子宫，植入子宫内膜发育成胎儿。成熟的胎儿在分娩时，出子宫口，经阴道娩出。卵子在输卵管内如未受精，即退化而被吸收。此外，女性乳房和会阴与生殖功能密切相关，也在本节叙述。

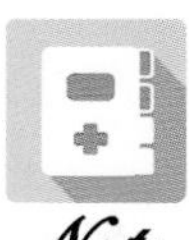

图 9-12　女性盆腔正中矢状切面

一、女性内生殖器

（一）卵巢

卵巢（ovary）为女性生殖腺，是产生卵子和分泌雌性激素的器官。卵巢左、右各一，位于子宫的两侧，骨盆腔的侧壁和髂总血管分叉处。

1. 卵巢的形态　卵巢呈扁卵圆形，可分为内、外侧两面，前、后两缘和上、下两端（图9-13）。内侧面朝向盆腔，外侧面与**卵巢窝**（相当于髂内、外动脉起始部之间的夹角处）相依，前缘借**卵巢系膜**连于子宫阔韧带，其中部有血管、神经和淋巴管等出入，称**卵巢门**（hilum of ovary），后缘游离。上端借卵巢悬韧带连于盆壁，下端借卵巢固有韧带连于子宫底的两侧。

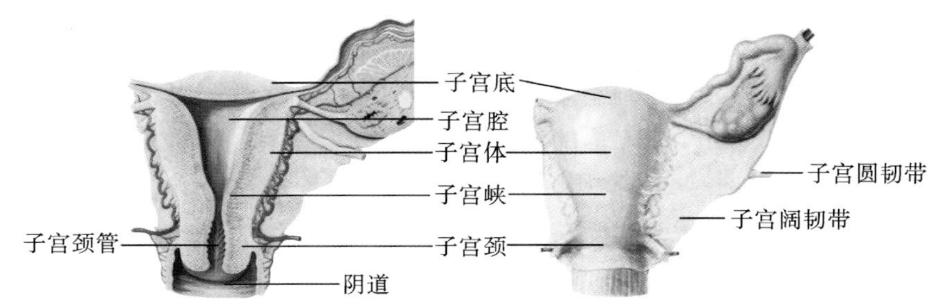

图 9-13　女性内生殖器（前面观）

卵巢的大小和形状随年龄的增长而变化。幼女的卵巢较小，表面光滑；性成熟期卵巢最大，此后由于多次排卵，卵巢表面形成瘢痕，显得凹凸不平。35～40 岁卵巢开始缩小，50 岁左右随月经停止而逐渐萎缩。

2. 卵巢的固定装置　卵巢在盆腔内的位置主要靠韧带维持。**卵巢悬韧带**（suspensory ligament of ovary）是由腹膜形成的皱襞，起自小骨盆侧缘，向内下至卵巢的上端。韧带内含有血管、淋巴管、神经丛、少量结缔组织和平滑肌纤维，它是寻找卵巢动、静脉的标志。**卵巢固有韧带**（proper ligament of ovary）由结缔组织和平滑肌纤维构成，表面盖以腹膜，自卵巢下端连至输卵管与子宫结合处的后下方。此外，子宫阔韧带的后层覆盖卵巢和固有韧带，对卵巢也起固定作用。

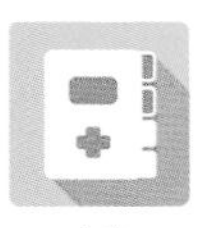
Note

3. 卵巢的微细结构　卵巢表面的上皮在胚胎时期为立方上皮，成年后变为单层扁平上皮。上皮的深面是一薄层致密结缔组织构成的**白膜**。白膜深面的实质分为外周的**皮质**和中央的**髓质**。皮质较厚，内含有数以万计的不同发育阶段的卵泡(follicle)和黄体；髓质窄小，由疏松结缔组织、血管、淋巴管和神经构成(图 9-14)。

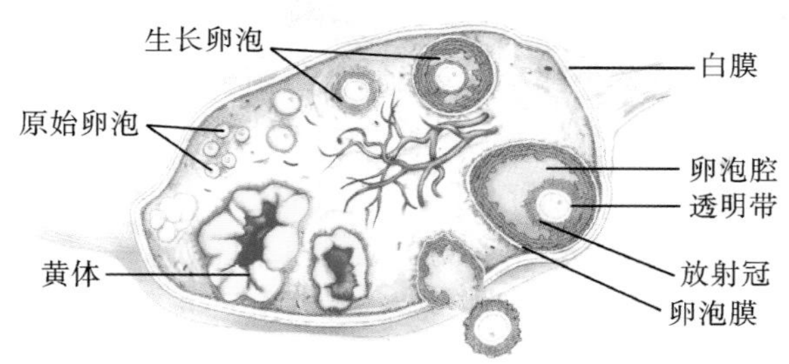

图 9-14　卵巢微细结构的模式图

1) **卵泡的发育**　幼年的卵巢内只有原始卵泡，30 万～40 万个，青春期开始时两侧卵巢共含原始卵泡约 4 万个。从青春期开始，每 28 天左右有 15～20 个原始卵泡生长发育，一般只有 1 个卵泡发育成熟并排卵，其余卵泡在不同发育阶段先后退化为闭锁卵泡。双侧卵巢交替排卵，女性一生共排卵 400～500 个。卵泡的发育，大致可归纳为三个阶段。

(1) **原始卵泡**：位于皮质的浅层，体积小，数量多，它由中央一个较大的**初级卵母细胞**和周围一层小而扁平的**卵泡细胞**构成。初级卵母细胞是卵细胞的幼稚阶段，卵泡细胞对卵母细胞起支持和营养作用。

(2) **生长卵泡**：生长卵泡包括**初级卵泡**和**次级卵泡**。自青春期开始，在垂体促性腺激素的作用下，部分原始卵泡开始生长发育为初级卵泡。主要变化为：①卵泡细胞分裂增生，由一层增殖为多层，由扁平变化为立方或柱状；②初级卵母细胞逐渐增大，并在其表面出现一层厚度均匀的嗜酸性膜，称**透明带**；③结缔组织在卵泡壁外形成**卵泡膜**。

初级卵泡受卵泡刺激素作用发育为次级卵泡。主要变化为：①随着卵泡细胞的不断增殖，卵泡细胞之间出现一些含液体的小腔隙，腔内液体称**卵泡液**，卵泡继续发育，这些小腔相互融合，最终形成一个半月形的**卵泡腔**；②由于卵泡腔不断扩大，使初级卵母细胞、透明带及其周围的卵泡细胞逐渐偏向卵泡腔的一侧，形成一个圆形隆起突入卵泡腔，称卵丘；③在卵泡腔的形成过程中，靠近初级卵母细胞的卵泡细胞逐渐变为柱状，围绕透明带呈放射状排列，称**放射冠**；④卵泡腔周围的卵泡细胞排列紧密称颗粒层，构成**卵泡壁**，此时的卵泡细胞也称为**颗粒细胞**；⑤卵泡膜分化为内、外两层，内层细胞多，含有丰富的毛细血管，外层纤维多，细胞、血管少。

(3) **成熟卵泡**：是卵泡发育的最后阶段，卵泡细胞停止增殖，但卵泡液仍继续增多，卵泡体积显著增大，直径可达 10 mm，并向卵巢表面隆起，在排卵前 36～48 h，初级卵母细胞完成第一次成熟分裂，产生一个**次级卵母细胞**和一个**第一极体**。

2) **排卵**(ovulation)　成熟卵泡内的卵泡液剧增，突出卵巢表面的那部分卵泡壁、白膜及其表面的卵泡上皮逐渐变薄，结构松散，最终破裂，次级卵母细胞连同放射冠、透明带和卵泡液，脱离卵巢，进入腹膜腔，这一过程称**排卵**。在生育年龄期，一般每隔 28 天排卵一次。排卵发生于月经周期的第 12～16 天，每次排出 1 个次级卵母细胞，排出 2 个或 2 个以上的较少见。

卵泡细胞和卵泡膜的细胞与雌激素的生成和分泌有密切关系。雌激素不但能刺激女性生殖器官的发育和第二性征的出现和维持，而且能促使子宫内膜增生。

3) **黄体的形成与退化**　成熟卵泡排卵后，残留的卵泡壁塌陷，卵泡膜和血管也随之陷入，在黄体生成素的影响下，逐渐发育成一个体积较大而富有血管的细胞团，新鲜时呈黄色，称**黄体**(corpus luteum)。黄体能分泌**孕酮**(黄体酮)及少量的雌激素。孕酮有促进子宫内膜增生、子宫腺分泌、乳腺发育和抑制子宫平滑肌收缩等作用。黄体维持的时间，取决于排出的卵是否受精，如排出的卵受精，黄体继续发育，大约维持到妊娠 6 个月后，才开始退化，这种黄体称**妊娠黄体**，如排出的卵未受精，黄体在排卵后 2 周即开始退化，这种黄体称**月经黄体**。黄体退化后，逐渐被结缔组织代替，称**白体**。

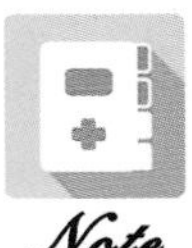

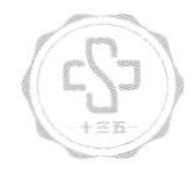

（二）输卵管

输卵管(uterine tube)是输送生殖细胞的肌性弯曲管道，长 10～14 cm，左、右各一(图 9-13)。输卵管位于子宫底的两侧，包裹在子宫阔韧带的上缘内。其内侧端以**输卵管子宫口**与子宫腔相通，外侧端以**输卵管腹腔口**开口于腹膜腔。故女性腹膜腔经输卵管、子宫、阴道可与外界相通。

输卵管由内侧向外侧分为四部：①**输卵管子宫部**：为输卵管穿过子宫壁的部分，以输卵管子宫口开口于子宫腔。②**输卵管峡**：紧接子宫底外侧，短而细，壁较厚，水平向外移行为壶腹部。峡部是输卵管结扎术的常选部位。③**输卵管壶腹**：约占输卵管全长的 2/3，粗而长，行程弯曲，卵细胞通常在此部受精，与精子结合后的受精卵经输卵管子宫口入子宫。若受精卵未能迁入子宫而在输卵管内发育，则为输卵管妊娠。④**输卵管漏斗**：为输卵管外侧端呈漏斗状膨大的部分。漏斗末端的中央有输卵管腹腔口开口于腹膜腔，卵巢排出的卵子即由此进入输卵管。输卵管漏斗末端的边缘形成许多细长的指状突起，称为**输卵管伞**，盖于卵巢表面，手术时常以此作为识别输卵管的标志。

输卵管的管壁由黏膜、肌层和浆膜构成。黏膜的上皮为单层柱状上皮，上皮细胞多数有纤毛；肌层为平滑肌，可分内环、外纵两层；浆膜即腹膜。输卵管平滑肌的节律性收缩和上皮细胞的纤毛规律性向子宫腔方向的摆动，均有助于将受精卵推向子宫腔。

（三）子宫

子宫(uterus)为一壁厚腔小的肌性器官，是孕育胎儿、产生月经的场所。

1. 子宫的形态　成人未孕子宫呈前后稍扁倒置的梨形，长 7～8 cm，最宽径 4～5 cm，厚2～3 cm(图 9-13)。子宫分为底、体、颈三部。**子宫底**为两侧输卵管子宫口以上宽而圆凸的部分。**子宫颈**为下端呈细圆柱状的部分。成人的子宫颈长 2.5～3.0 cm，由伸入阴道的**子宫颈阴道部**和阴道以上的**子宫颈阴道上部**组成。子宫颈为肿瘤的好发部位。子宫底与子宫颈之间为**子宫体**。子宫与输卵管相接处称**子宫角**。子宫体与子宫颈阴道上部的上端之间较为狭细的部分称**子宫峡**。非妊娠时，子宫峡不明显，长约 1 cm；在妊娠期，子宫峡逐渐伸展变长，形成子宫下段，至妊娠末期，此部可延长至 7～11 cm，峡壁逐渐变薄，产科常在此处进行剖宫术，可避免进入腹膜腔，减少感染的机会。

子宫的内腔较为狭窄，可分为子宫腔和子宫颈管两部(图 9-15)。**子宫腔**由子宫底、体围成，呈倒置的三角形，底的两侧角通输卵管，尖端向下通子宫颈管。**子宫颈管**在子宫颈内，呈梭形，其上通子宫腔，下通阴道。子宫颈管通阴道的口称**子宫口**。未产妇的子宫口为圆形，边缘光滑整齐；经产妇的则为横裂状，其前、后缘分别称为前唇和后唇，后唇较长，位置也较高。

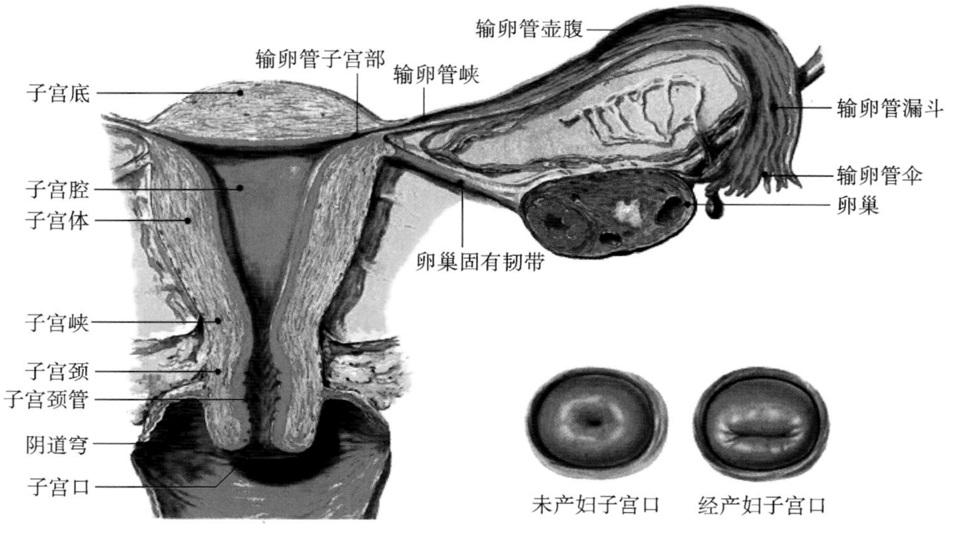

图 9-15　子宫和输卵管

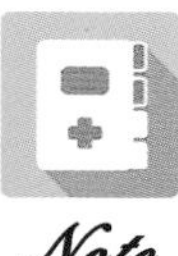

2. 子宫的位置　子宫位于骨盆腔的中央，在膀胱与直肠之间，下端接阴道。子宫的两侧连输卵管和卵巢，临床上二者统称为**子宫附件**，附件炎即指输卵管炎和卵巢炎。成年未孕女性的子宫底位于小骨盆入口平面以下，朝向前上方，子宫颈的下端在坐骨棘平面稍上方。当膀胱空虚时，成年女性子宫的正常位置呈轻度前倾前屈位，人体直立时，子宫体伏于膀胱上面，几乎与地面平行。**前倾**指整个子宫向前倾斜，子宫的长轴与阴道的长轴形成一个向前开放的钝角。**前屈**指子宫体与子宫颈之间形成一个向前开放的钝角。子宫位置异常，是女性不孕的原因之一，常见的为后倾后屈。但子宫有较大的活动性，膀胱和直肠的充盈程度可影响子宫的位置，临床上可经直肠检查子宫的位置和大小。

3. 子宫的固定装置 子宫的正常位置依赖于阴道、尿生殖膈、盆底肌的承托及周围韧带的牵拉和固定（图 9-16）。

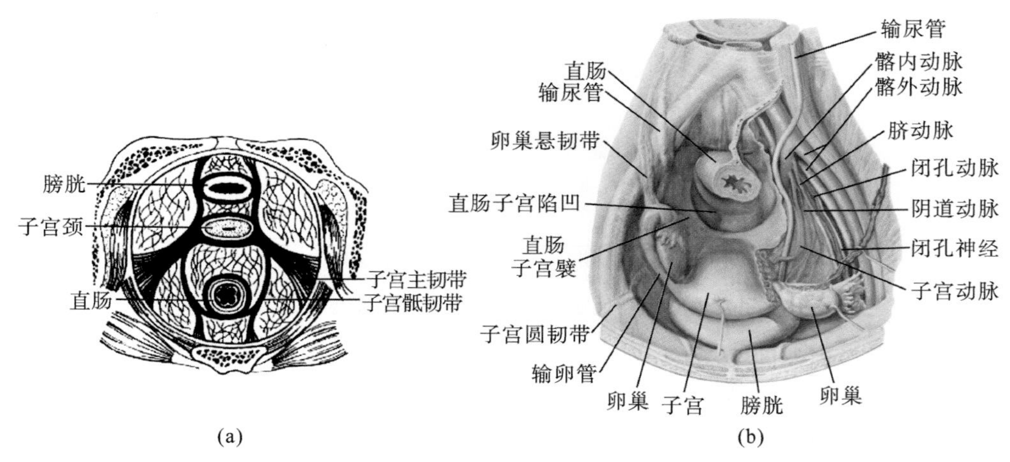

图 9-16 子宫的固定装置模式图

（1）**子宫阔韧带**：位于子宫两侧（图 9-13），略呈冠状位，由子宫前、后面的腹膜自子宫侧缘向两侧延伸至盆侧壁和盆底的双层腹膜构成，其上缘游离，内包输卵管。子宫阔韧带的前层覆盖子宫圆韧带，后层覆盖卵巢和卵巢固有韧带。两层之间有疏松结缔组织、子宫动脉和静脉、神经、淋巴管等。子宫阔韧带可限制子宫向两侧移位。

（2）**子宫圆韧带**：呈圆索状，由结缔组织和平滑肌构成。起于子宫体前面的上外侧，子宫角的下方，在子宫阔韧带前层的覆盖下向前外侧弯行，经由腹股沟管腹环进入腹股沟管，出皮下环后分散为纤维束止于阴阜和大阴唇皮下。子宫圆韧带有淋巴管分布，子宫的恶性肿瘤可经此韧带转移至腹股沟浅淋巴结近侧群。子宫圆韧带是维持子宫前倾的主要结构。

（3）**子宫主韧带**：位于子宫阔韧带的基部，从子宫颈两侧缘延至盆腔侧壁，由结缔组织和平滑肌构成，它是维持子宫颈正常位置，防止其向下脱垂的重要结构。

（4）**子宫骶韧带**：由结缔组织和平滑肌构成，从子宫颈后面向后绕过直肠的两侧，止于骶骨的前面。此韧带向后上方牵引子宫颈，与子宫圆韧带协同维持子宫的前屈位。

如果子宫的固定装置松弛或受损伤，可导致子宫位置异常，形成不同程度的子宫脱垂。

4. 子宫壁的微细结构 子宫壁很厚，由内向外可分为子宫内膜、子宫肌层和子宫外膜三层（图 9-17）。

（1）**子宫内膜**：即子宫的黏膜，由单层柱状上皮和固有层构成。固有层由增殖、分化能力较强的结缔组织构成，内含管状的**子宫腺**和高度盘曲的**螺旋动脉**。子宫内膜分深、浅两层。浅层称**功能层**，自青春期至绝经期有周期性脱落的特点；深层称**基底层**，不发生周期性脱落，有增生、修复功能层的能力。

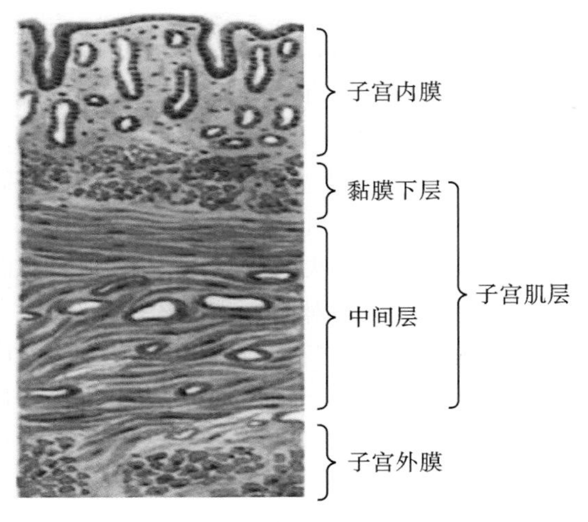

图 9-17 子宫壁的微细结构

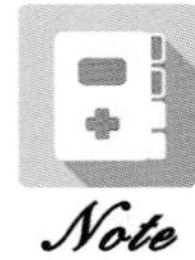

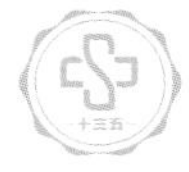

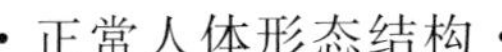

(2) **子宫肌层**:很厚,由分层排列的平滑肌组成,各层之间有较大的血管穿行。

(3) **子宫外膜**:大部分为浆膜,子宫颈部为纤维膜。

5. 子宫内膜的周期性变化及其与卵巢周期性变化的关系 自青春期到绝经期,子宫内膜在卵巢分泌的雌激素和孕激素(孕酮)的作用下,呈现周期性变化,表现为每28天左右,发生一次内膜脱落、出血、增生与修复过程,这种周期性变化,称**月经周期**。月经周期一般分为三期(图9-18)。

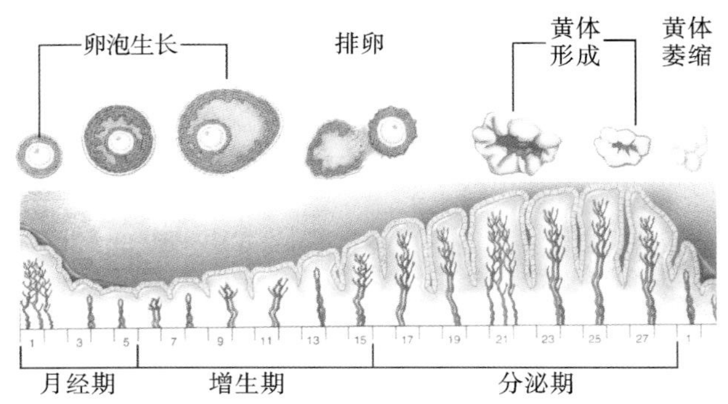

图9-18 子宫内膜周期性变化及其与卵巢周期性变化的关系示意图

(1) **月经期**:为月经周期的第1～4天,一般历时3～5天。由于排出的卵细胞未受精,黄体退化,孕酮和雌激素急剧减少,子宫内膜中的螺旋动脉持续收缩,导致内膜功能层缺血坏死,随后螺旋动脉又骤然充血扩张,毛细血管破裂出血,坏死脱落的功能层随血凝块一起经阴道流出体外,称为**月经**。

(2) **增生期**:为月经周期的第5～14天。此期正值卵巢内的部分卵泡处于生长发育阶段,雌激素分泌量逐渐增多,在雌激素的作用下,脱落的子宫内膜的功能层由基底层增生修补,并逐渐增厚,子宫腺和螺旋动脉也逐渐增长、弯曲,至增生期末,卵巢内卵泡已趋于成熟、排卵。

(3) **分泌期**:为月经周期第15～28天。此期内卵泡已排卵,黄体逐渐形成,孕酮分泌量逐渐增多,在孕酮和雌激素的共同作用下,子宫内膜继续增厚,螺旋动脉迂曲、充血,子宫腺腔内充满分泌物,固有层内液体增多。子宫内膜的上述变化,适于胚胎的植入和发育,如果妊娠成立,子宫内膜在孕酮的作用下,继续发育、增厚,否则随着黄体的退化,孕酮量急剧下降,子宫内膜则转入月经期。

6. 子宫的年龄变化 新生女婴的子宫高出小骨盆上口,输卵管和卵巢位于髂窝内,子宫颈较子宫体长而粗。性成熟前期,子宫迅速发育,壁增厚。性成熟期,子宫颈和子宫体的长度几乎相等。经产妇的子宫较大,壁厚,内腔也大,重量可增加一倍。绝经期后,子宫萎缩变小,壁也变薄。

(四)阴道

阴道(vagina)为前后略扁的肌性管道,连接子宫和外生殖器,是女性的性交器官,也是排出月经和娩出胎儿的管道。

阴道有前壁、后壁和两侧壁,前、后壁互相贴近。阴道下端以**阴道口**(vaginal orifice)开口于阴道前庭。处女的阴道口周围有**处女膜**附着,呈环形或半月形,处女膜破裂后,阴道口周围留有**处女膜痕**。阴道的上端宽阔,包绕子宫颈阴道部,两者之间的环形凹陷称**阴道穹**。阴道穹分为**前部**、**后部**和**两侧部**,以阴道穹后部最深,其后上方即为**直肠子宫陷凹**,两者间仅隔以阴道后壁和腹膜。临床上当直肠子宫陷凹内有积液或积血时,可经阴道后穹穿刺或引流。

阴道位于小骨盆中央,前邻膀胱和尿道,后邻直肠(图9-12)。阴道下部穿过尿生殖膈,膈内的尿道阴道括约肌和肛提肌均对阴道有括约作用。

阴道壁由黏膜、肌层和外膜组成,富于伸展性。阴道黏膜平时呈淡红色,形成许多横行皱襞,阴道下部的皱襞密而高,少女更为明显。黏膜上皮为复层扁平上皮,在雌激素的刺激下,发生周期性变化,当雌激素分泌量增高时,阴道上皮角化细胞增多。上皮细胞合成大量糖原,阴道浅层上皮也不断脱落更新,脱落细胞内的糖原,游离于阴道腔,在阴道杆菌的作用下转变为乳酸,使阴道内保持酸性,有防止细菌侵入和繁殖的作用。老年人血液中雌激素的含量降低,上皮细胞内的糖原和阴道内的游离糖原均减少,可引起致病菌繁殖而感染。

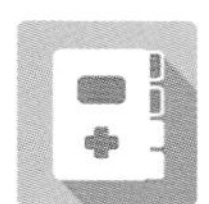
Note

（五）前庭大腺

前庭大腺(greater vestibular gland)，又称 Bartholin 腺，形如豌豆，位于前庭球后端的深面，其导管向内侧开口于阴道口与小阴唇之间的沟内。分泌物有润滑阴道口的作用。

二、外生殖器

女性外生殖器，即**女阴**(vulva)，包括阴阜、大阴唇、小阴唇、阴道前庭、阴蒂和前庭球等(图 9-19)。

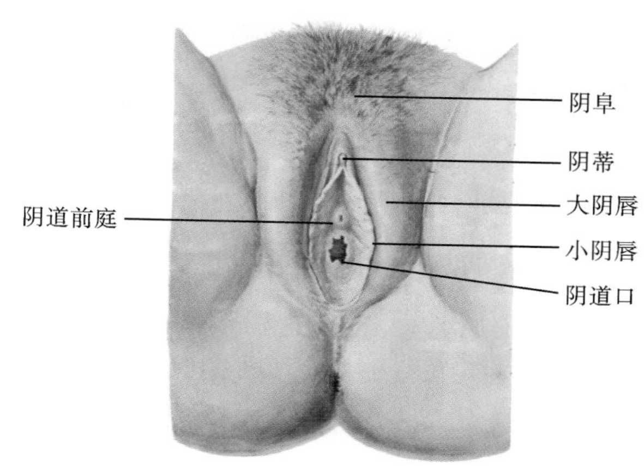

图 9-19　女性外生殖器

（一）阴阜

阴阜(mons pubis)为耻骨联合前方的皮肤隆起，皮下富有脂肪。性成熟期以后，生有阴毛。

（二）大阴唇

大阴唇(greater lips of pudendum)为一对纵长隆起的皮肤皱襞，富有色素并生有阴毛。大阴唇的前端和后端左右互相连合，形成**唇前连合**和**唇后连合**。

（三）小阴唇

小阴唇(lesser lips of pudendum)位于大阴唇的内侧，为一对较薄的皮肤皱襞，表面光滑无阴毛。其前端延伸为**阴蒂包皮**和**阴蒂系带**，后端两侧互相会合，形成**阴唇系带**。

（四）阴道前庭

阴道前庭(vaginal vestibule)是位于两侧小阴唇之间的裂隙。其前部有较小的**尿道外口**，后部有较大的**阴道口**，阴道口两侧各有一个前庭大腺导管的开口。

（五）阴蒂

阴蒂(clitoris)由一对**阴蒂海绵体**组成，相当于男性的阴茎海绵体，亦分脚、体、头三部。**阴蒂脚**埋于会阴浅隙内，附于耻骨下支和坐骨支，两脚在前方结合成**阴蒂体**，表面盖有阴蒂包皮；**阴蒂头**露于表面，含有丰富的神经末梢，感觉敏锐。

（六）前庭球

前庭球(bulb of vestibule)相当于男性的尿道海绵体，呈蹄铁形，分为较细小的中间部和较大的外侧部。中间部位于尿道外口与阴蒂体之间的皮下，外侧部位于大阴唇的皮下。

三、会阴

会阴(perineum)有狭义和广义之分。狭义的会阴即**产科会阴**，指肛门与外生殖器之间狭小区域的软组织。由于分娩时此区承受的压力较大，易发生撕裂，分娩时应注意保护此区。广义的会阴指封闭小骨盆下口的所有软组织，呈菱形，其前界为耻骨联合下缘，后界为尾骨尖，两侧为耻骨下支、坐骨支、坐骨结节和骶结节韧带。以两侧坐骨结节的连线为界，可将会阴分为前、后两个三角形的区域(图 9-20)。

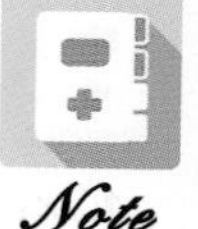

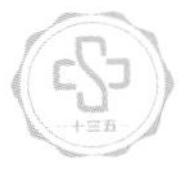

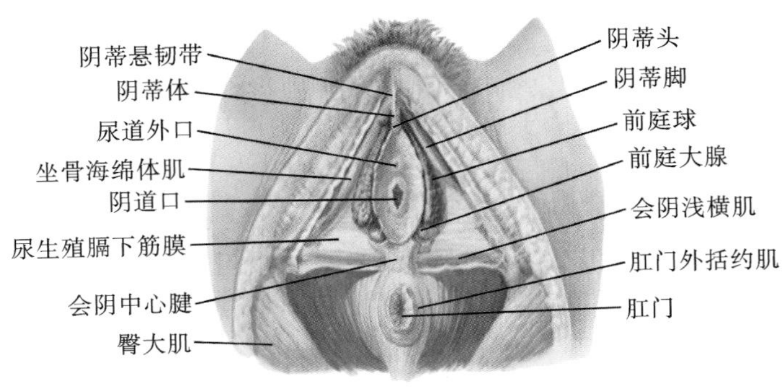

图 9-20　会阴的分区

前方的是**尿生殖区**，男性有尿道通过，女性有尿道和阴道通过；后方的是**肛区**，其中央有肛管通过。

四、乳房

乳房（mamma）为哺乳动物特有的结构。人的乳房为成对器官，男性乳房不发达，但乳头的位置较为恒定，平第 4 肋间隙或第 5 肋，常作为定位标志。女性乳房于青春期后开始发育生长，妊娠和哺乳期有分泌活动。

（一）乳房的位置和形态

成年未产妇女的乳房呈半球形，紧张而有弹性，位于胸前部，胸大肌和胸筋膜的表面，在第 3～6 肋之间，内侧至胸骨旁线，外侧可达腋中线。乳房中央有**乳头**，其位置因发育程度和年龄而异，乳头顶端有输乳管的开口。乳头周围的皮肤色素较深，形成的环形区域称**乳晕**（图9-21），表面有许多小隆起，其深面为**乳晕腺**，可分泌脂性物质润滑乳头。乳头和乳晕的皮肤较薄，易受损伤而感染。

（二）乳房的结构

乳房由皮肤、脂肪组织、纤维组织和乳腺等构成（图 9-22）。乳腺被结缔组织分割成 15～20 个**乳腺叶**。每个乳腺叶内有一条**输乳管**，输乳管行向乳头，在近乳头处膨大为**输乳管窦**，其末端变细，开口于乳头。乳腺叶和输乳管均以乳头为中心呈放射状排列，乳房手术时宜作放射状切口，以减少对乳腺叶和输乳管的损伤。乳腺纤维组织束向深面连于胸筋膜，向浅面连于皮肤和乳头，对乳房起支持和固定作用，称为**乳房悬韧带**，或 **Cooper 韧带**。当乳腺癌侵及此韧带时，纤维组织增生，韧带缩短，牵引皮肤向内凹陷，致使皮肤表面出现许多点状小凹，类似橘皮，临床上称**橘皮样变**，是乳腺癌早期的常见体征。

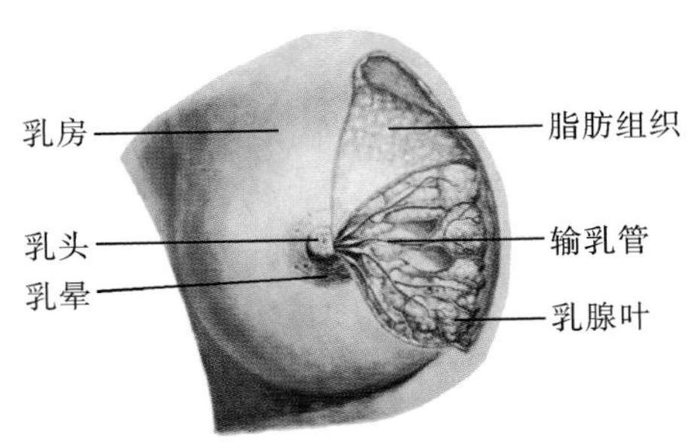

图 9-21　成年女性乳房

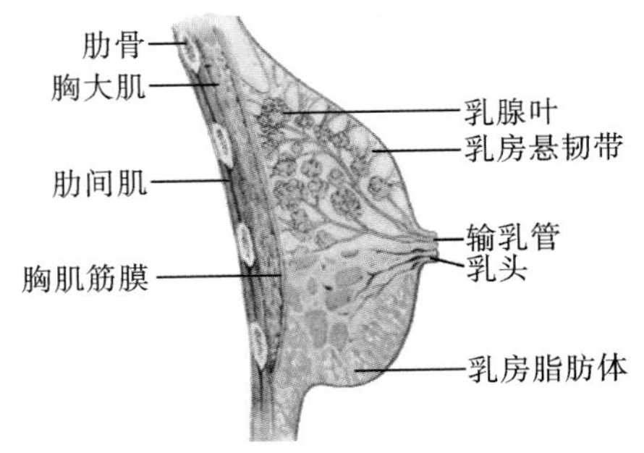

图 9-22　女性乳房矢状切面

（岳丽　杨娟）

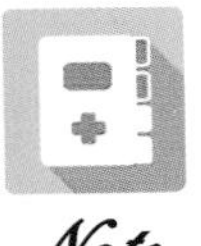

Note

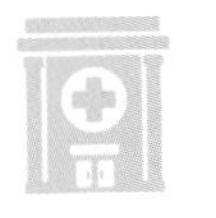

直通护考在线答题

第十章　腹　　膜

能力目标

1. **掌握**：腹膜和腹膜腔的概念及腹膜的功能；直肠膀胱陷凹和直肠子宫陷凹的位置及意义。
2. **熟悉**：腹膜与脏器的关系及其临床意义。
3. **了解**：小网膜的位置和分部；大网膜的位置和功能；腹膜形成系膜、韧带的名称和位置。

案例10-1

患者，男性，50 岁，于发病当天无明显诱因突然发作剧烈腹痛，初起时感觉剑突下偏右呈发作性胀痛，腹痛迅速波及全腹部转成持续性，刀割样剧烈疼痛，并向后背放射，伴恶心、呕吐，吐出胃内容物。发病以来未曾排便及排气，并且不敢翻身也不敢深呼吸，更不敢使腹部受压。12 h 前腹痛加重并出现烦躁不安，憋气，伴体温升高。3 年前查体，发现胆囊结石，无症状，未予治疗。既往无类似腹痛，无溃疡病史。临床诊断：急性腹膜炎，急性胰腺炎。

具体任务：

请用所学知识解释患者宜采取什么卧位有利于病情。

第一节　腹膜的配布与功能

一、腹膜的配布

腹膜(peritoneum)是由间皮和少量结缔组织构成的薄而光滑的浆膜。衬于腹壁和盆壁内表面的部分称**壁腹膜**(parietal peritoneum)；覆盖于腹腔和盆腔脏器表面的部分称**脏腹膜**(visceral peritoneum)。壁腹膜和脏腹膜相互延续和移行，共同围成不规则的潜在间隙称**腹膜腔**(peritoneal cavity)。男性腹膜腔完全封闭，女性腹膜腔则借输卵管、子宫、阴道与外界相通(图 10-1)。

二、腹膜的功能

腹膜具有分泌、吸收、支持、防御和修复等功能。正常情况下，腹膜产生的少量浆液可以减少脏器间的摩擦。腹膜也有吸收功能，例如腹膜腔内的液体和空气。腹膜具有很强的再生和修复功能，其分泌的浆液可以促进伤口的愈合。腹膜形成的系膜和韧带等结构对腹、盆腔脏器有支持和固定作用。另外，腹膜和腹膜腔内的浆液中含有大量的巨噬细胞，有防御功能。

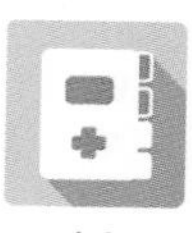

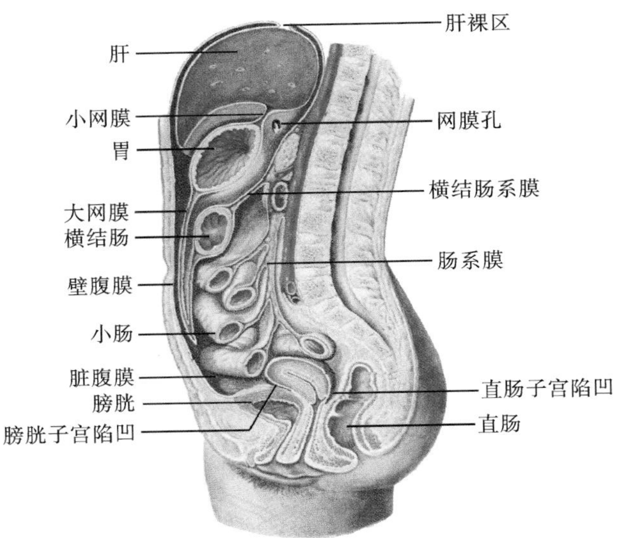

图 10-1　腹膜矢状切面模式图(女性)

知识拓展

腹膜炎或手术后的患者体位

由于上腹部腹膜的吸收能力比下腹部的强,故临床上腹膜炎和腹部手术后的患者一般取半卧位,目的是使有害渗出物流至下腹部,以减缓有害物质吸收的速度。

第二节　腹膜形成的结构

腹膜从腹、盆壁内面移行于脏器表面或脏器间相互移行的过程中,形成网膜、系膜、韧带和陷凹等结构。这些结构不仅对器官起着连接和固定的作用,也是血管和神经出入脏器的部位。

一、网膜及网膜囊

网膜(omentum)包括大网膜和小网膜。

1. 大网膜(greater omentum)　大网膜连于胃大弯与横结肠之间,似围裙样垂于结肠、小肠前面(图10-2)。大网膜是由四层腹膜构成,前两层是由胃前、后壁的脏腹膜自胃大弯下缘和十二指肠上部下垂而成,当下垂至腹下部后返折向上形成后两层,并向后上包裹横结肠移行为**横结肠系膜**。在成人四层腹膜往往已发生粘连愈合在一起。

知识拓展

大网膜的临床意义

大网膜内含有许多巨噬细胞,有重要的防御功能。大网膜的下端游离,常可移动位置,当腹膜腔内有炎症时,大网膜可包绕、粘连从而限制炎症的扩散,因此手术时可以根据大网膜移动的位置探查病变的部位。由于小儿大网膜较短,当下腹部出现炎症时,病灶不易被大网膜包裹,容易造成弥漫性腹膜炎。

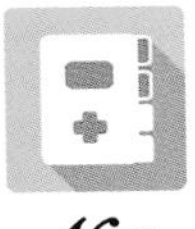
Note

2. 小网膜(lesser omentum)　小网膜是连于肝门至十二指肠上部和胃小弯之间的双层腹膜结构。

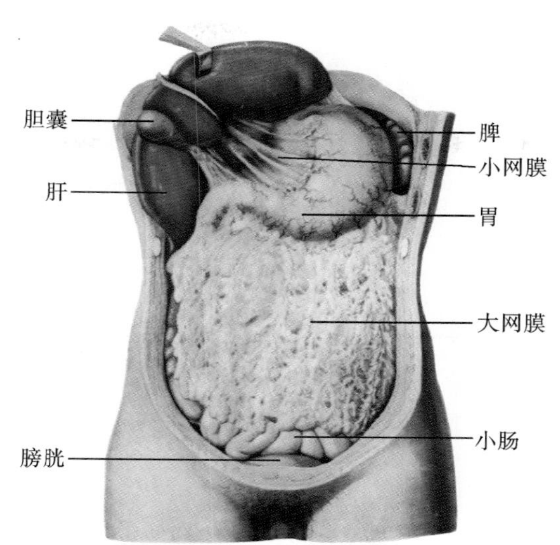

图 10-2 网膜

其左侧大部分连接肝门与胃小弯，称**肝胃韧带**。其右侧小部分连接肝门与十二指肠上部，称**肝十二指肠韧带**，其内含有胆总管、肝固有动脉和肝门静脉等。小网膜的右侧为游离缘，该缘的后方为**网膜孔**，通过网膜孔可进入胃后方的网膜囊。

3. 网膜囊(omental bursa) 网膜囊是位于小网膜和胃后方的扁窄间隙，又称**小腹膜腔**(图 10-3)。网膜囊以外的腹膜腔称**大腹膜腔**。网膜囊的右侧为网膜孔，网膜孔是网膜囊与大腹膜腔的唯一通道，其位置较深，胃后壁穿孔时，胃内容物常积聚在囊内，给早期诊断增加了难度。

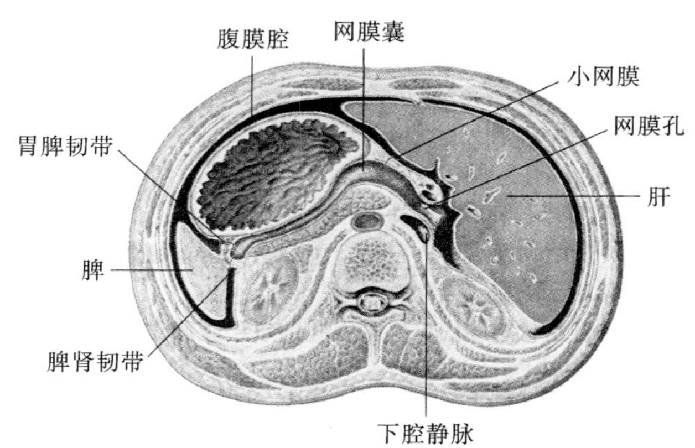

图 10-3 腹膜腔通过网膜孔的横断面

二、系膜

系膜是将肠管连至腹后壁的双层腹膜结构，其间含有血管、神经、淋巴管和淋巴结等结构，主要有肠系膜、阑尾系膜、横结肠系膜和乙状结肠系膜等(图 10-4)。

1. 肠系膜(mesentery) 肠系膜是将空、回肠连于腹后壁的双层腹膜结构，因肠系膜长而宽阔，故空、回肠的活动性大，但也是发生肠扭转的因素之一。

2. 阑尾系膜(mesoappendix) 阑尾系膜是将阑尾连于肠系膜下端呈三角形的双层腹膜结构，其游离缘内有阑尾血管等结构通过，因此阑尾切除术时，应从系膜游离缘进行血管结扎。

3. 横结肠系膜 横结肠系膜是将横结肠连于腹后壁的双层腹膜结构。系膜两层间含有横结肠血管等结构。

4. 乙状结肠系膜 乙状结肠系膜是将乙状结肠连于左下腹的双层腹膜结构。该系膜较长，故乙状结肠活动度较大，临床上易发生乙状结肠扭转。系膜两层间含有乙状结肠血管和直肠上血管等。

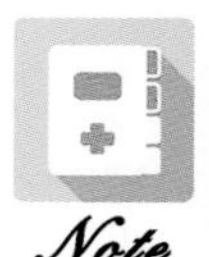

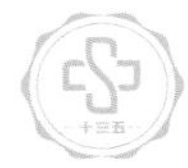

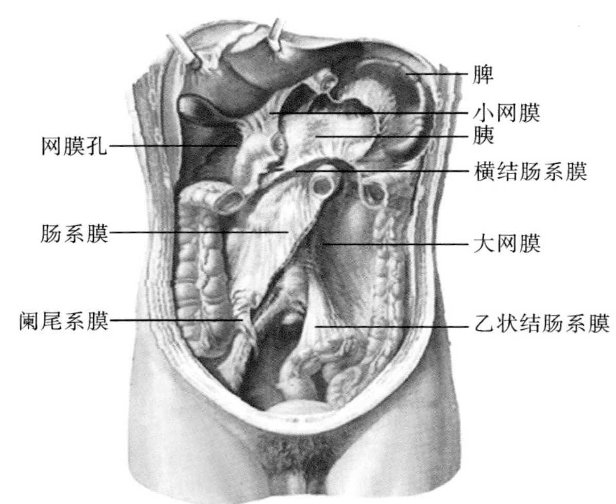

图 10-4　腹膜形成的结构

三、韧带

韧带是连于腹、盆壁与器官之间或连接相邻器官之间的腹膜结构，对器官有固定或悬吊作用。

1. 肝的韧带　除前述在肝下面的肝胃韧带和肝十二指肠韧带外，在肝上面还有镰状韧带和冠状韧带。**镰状韧带**(falciform ligament)是位于肝上面与膈穹窿下方之间呈矢状位的双层腹膜结构，其游离缘内含有肝圆韧带。**冠状韧带**(coronary ligament)是肝上面与膈下的腹膜结构，呈冠状位，分前、后两层，两层之间为肝裸区。

2. 脾的韧带　主要有脾肾韧带和胃脾韧带。**脾肾韧带**是脾门连至左肾前面的双层腹膜结构，其内有脾血管和胰尾等。**胃脾韧带**(gastrosplenic ligament)是连于胃底和脾门之间的双层腹膜结构，韧带内有胃短血管、胃网膜左血管等。

四、陷凹和隐窝

陷凹主要位于盆腔内，女性在膀胱与子宫之间有**膀胱子宫陷凹**(vesicouterine pouch)，直肠与子宫之间有**直肠子宫陷凹**(rectouterine pouch)，也称 **Douglas 腔**，较深，与阴道后穹间仅隔一薄层的阴道后壁。男性在直肠与膀胱之间有**直肠膀胱陷凹**(rectovesical pouch)。站立或半卧位时，男性直肠膀胱陷凹和女性直肠子宫陷凹是腹膜腔最低部位，故积液常积存在这些陷凹内。

肝肾隐窝位于肝右叶下面与右肾和结肠右曲之间，仰卧时为腹膜腔最低处，为液体易于积聚的部位。

第三节　腹膜与腹、盆腔脏器的关系

腹、盆腔器官根据被腹膜覆盖范围的大小，可以分为三类。

1. 腹腔内位器官　是指表面全部被腹膜包裹的器官。如十二指肠上部、空肠、回肠、盲肠、阑尾、横结肠、乙状结肠、胃、脾、输卵管和卵巢等，这些器官的活动度大。

2. 腹膜间位器官　是指表面大部分被腹膜覆盖的器官。如肝、胆囊、升结肠、降结肠、子宫、充盈的膀胱和直肠上段等。

3. 腹膜外位器官　是指仅一面被腹膜覆盖的器官。如输尿管、胰、十二指肠降部和水平部、直肠中下部、空虚的膀胱、肾和肾上腺等。

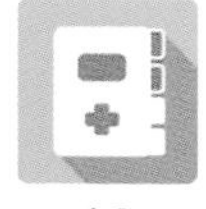

Note

知识拓展

腹膜与器官关系的临床意义

了解腹膜与器官的关系，有重要的临床意义。如肾、输尿管等腹膜外位器官的手术不必打开腹膜腔便可进行，可以避免腹膜腔的感染和术后器官的粘连等。而腹膜内位器官，若要进行手术则必须通过腹膜腔，出现腹膜腔的感染和术后器官粘连的可能性会加大等。

（卢松）

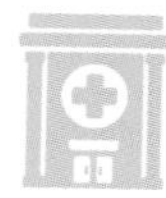

直通护考在线答题

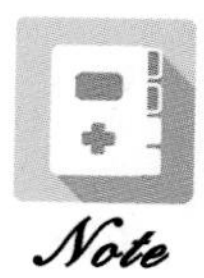

第十一章　内分泌系统

能力目标

1. **掌握**：甲状腺、甲状旁腺、肾上腺和垂体的结构和功能；腺垂体的结构和分泌的激素；神经垂体的功能及其与下丘脑的关系。

2. **熟悉**：内分泌系统的组成；甲状腺、甲状旁腺、肾上腺和垂体的位置。

3. **了解**：垂体门脉系统的构成和意义；松果体的位置。

案例11-1

患者，女性，26 岁，8 个月前无明显诱因出现心悸、消瘦，经甲状腺功能检查：游离 T_3、T_4 升高，促甲状腺激素降低，促甲状腺激素受体抗体增高，确诊为甲状腺功能亢进，给予口服丙硫氧嘧啶进行治疗。近 1 个月来出现双眼突出、畏光、流泪，左眼视物模糊、不能完全闭合、充血。查体：甲状腺Ⅰ度肿大，质软，无压痛，未触及结节，无震颤及血管杂音；心率：70 次/分，节律不齐。

具体任务：

1. 请用所学知识分析突眼发生的原因。

2. 甲状腺功能亢进的护理要点有哪些？

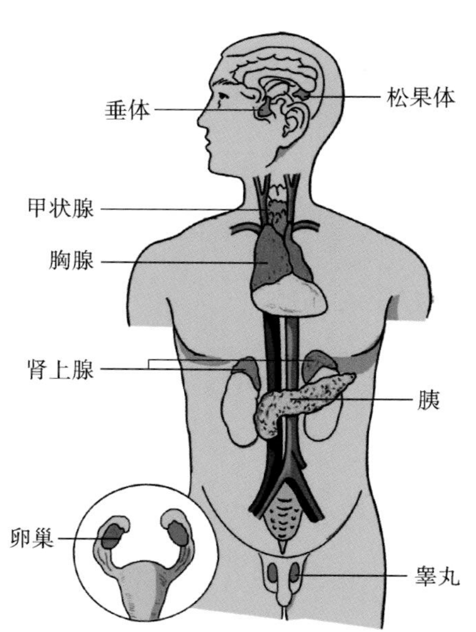

图 11-1　内分泌器官模式图

内分泌系统（endocrine system）是机体的重要调节和信息传递系统，它与神经系统共同调节机体的生长发育和各种代谢，维持内环境的稳定和适应外部环境变化、调控和影响生殖行为。

内分泌系统由**内分泌器官**和**内分泌组织**组成。内分泌器官也称**内分泌腺**，主要有甲状腺、甲状旁腺、肾上腺、垂体、松果体等（图 11-1）。内分泌腺的结构特点是：腺细胞排列成索状、团状或围成泡状，无输送分泌物的导管，有丰富的毛细血管、毛细淋巴管。内分泌组织以细胞团为单位分散存在于人体的器官或组织内，如胰岛、卵泡细胞、黄体、睾丸间质细胞和消化管壁内的内分泌细胞等。

内分泌细胞分泌的生物活性物质称为**激素**（hormone）。激素主要通过血液循环作用于特定的效应器官或细胞。少部分直接作用于邻近的细胞，称为**旁分泌**。激素作用的特定器官或细胞，称为**靶器官**或**靶细胞**。靶细胞具有与相应激素结合的受体，激素与受体结合后产生效应。

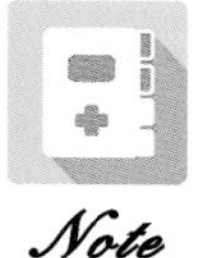

Note

第一节 甲 状 腺

一、甲状腺的形态和位置

甲状腺(thyroid gland)位于颈前部，舌骨下肌群深面，呈棕红色，形似“H”形，分左、右两侧叶和中间的甲状腺峡(图 11-2)。有时自峡向上伸出锥体叶。侧叶紧贴喉和气管的两侧，上至甲状软骨中部，下达第 6 气管环。侧叶肿大时，可压迫喉和气管，引起呼吸困难。甲状腺峡位于第 2～4 气管软骨环的前方，临床上行气管切开时，应尽量避免伤及甲状腺峡。

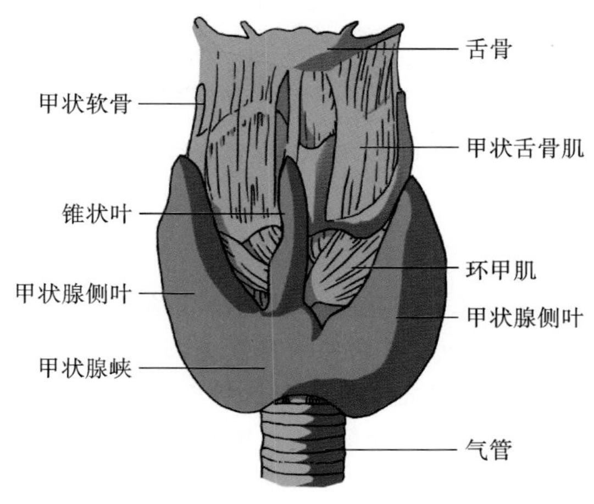

图 11-2 甲状腺

甲状腺被致密的纤维膜包裹，形成甲状腺纤维囊。甲状腺借结缔组织附着于喉软骨上，可随吞咽上下移动，这有助于确定颈部肿块是否属于甲状腺。

二、甲状腺的微细结构

甲状腺表面有薄层结缔组织被膜，被膜伸入腺实质将其分为许多小叶，每个小叶内有20～40 个甲状腺滤泡。

(一) 甲状腺滤泡

甲状腺滤泡(thyroid follicle)大小不等，呈圆形或不规则形(图 11-3)。滤泡由单层立方上皮细胞围成，称**滤泡上皮细胞**，能合成和分泌**甲状腺激素**。滤泡腔内充满均质的嗜酸性胶质，这是滤泡上皮细胞的分泌物，即碘化的甲状腺球蛋白。滤泡上皮细胞在垂体分泌的促甲状腺激素作用下，胞吞滤泡腔内碘化的甲状腺球蛋白，与溶酶体融合并被分解，形成大量**四碘甲状腺原氨酸**(T_4)和少量的**三碘甲状腺原氨酸**(T_3)，即甲状腺激素，并从细胞的基底部释放入血。甲状腺激素的主要功能是促进机体新陈代谢，提高神经系统兴奋性，促进机体生长发育。尤其对胎儿和婴幼儿的骨骼发育和中枢神经系统发育影响显著。甲状腺分泌不足，婴幼儿可发生克汀病即呆小症，表现为智力迟钝，身体矮小，成人则发生黏液性水肿。甲状腺激素分泌过多，会出现甲状腺功能亢进症，表现为易激动、失眠、心动过速、多汗和突眼等。

(二) 滤泡旁细胞

滤泡旁细胞(parafollicular)位于滤泡之间或滤泡上皮细胞与基膜之间，细胞稍大，呈卵圆形，细胞质着色淡。滤泡旁细胞释放**降钙素**，能促进成骨细胞的活动，使骨盐沉着于类骨质，并抑制胃肠道和肾小管吸收钙离子，从而使血钙浓度下降。

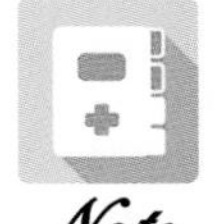

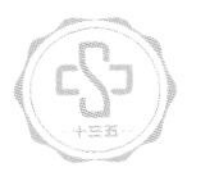

滤泡上皮细胞

滤泡旁细胞

毛细血管

胶质

图 11-3　甲状腺的微细结构

知识拓展

甲状腺术前药物准备

甲状腺术前药物准备是手术切除甲状腺前降低基础代谢率，防止术后甲状腺危象的重要环节。先给予硫氧嘧啶类药物，待甲亢症状基本控制后，改服碘剂 1～2 周，再行手术。碘剂可抑制蛋白水解酶，减少甲状腺球蛋白的分解，抑制甲状腺激素的释放，可减少腺体血流量，使腺体充血减少、变小变硬，有利于手术治疗。因碘剂不能抑制甲状腺激素合成，一旦停服，储存于滤泡内的甲状腺球蛋白即可分解，大量甲状腺激素释放入血，使甲亢症状加重。因此，凡不准备手术者应不给予碘剂。常用的碘剂是复方碘化钾溶液（卢戈氏液），自每日 3 次，每次 3 滴开始，逐日每次增加 1 滴，至每日 3 次，每次 16 滴为止。以此剂量维持至手术时机成熟：患者情绪稳定，睡眠好转，体重增加，脉率稳定在 90 次/分以下，基础代谢率低于 20%，腺体缩小变硬。碘剂可刺激口腔黏膜和胃黏膜，应在饭后给药，可将药液滴在饼干或面包片上吞服，或用冷开水稀释后服用。

第二节　甲 状 旁 腺

甲状旁腺（parathyroid gland）一般有上、下两对，为扁椭圆形小体，形似黄豆（图 11-4）。两对甲状旁腺位于甲状腺纤维囊之外，甲状腺侧叶后方，上一对在上、中 1/3 交界处，下一对在下 1/3 内，紧靠甲状腺下动脉附近。个别的可能埋于甲状腺组织内。因此，甲状腺次全切除时，应仔细检查切除组织中是否有甲状旁腺，避免误切。

甲状旁腺的腺细胞分为**主细胞**和**嗜酸性细胞**两种，以主细胞为主（图 11-5）。主细胞分泌**甲状旁腺素**，调节钙磷代谢，维持血钙平衡。甲状旁腺素分泌减少，可引起血钙降低，使神经和肌肉的应激性增高，导致手足抽搐；反之，引起骨钙过度溶解，导致骨质疏松，极易发生骨折。

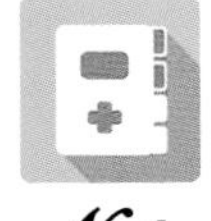

Note

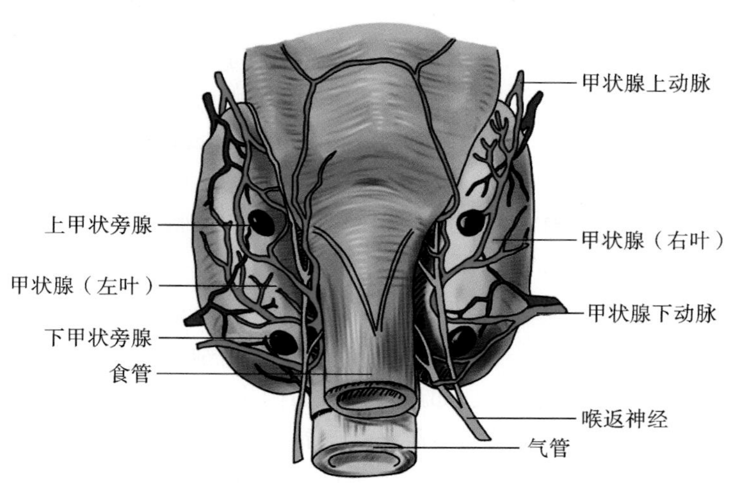

图 11-4　甲状腺和甲状旁腺(后面观)

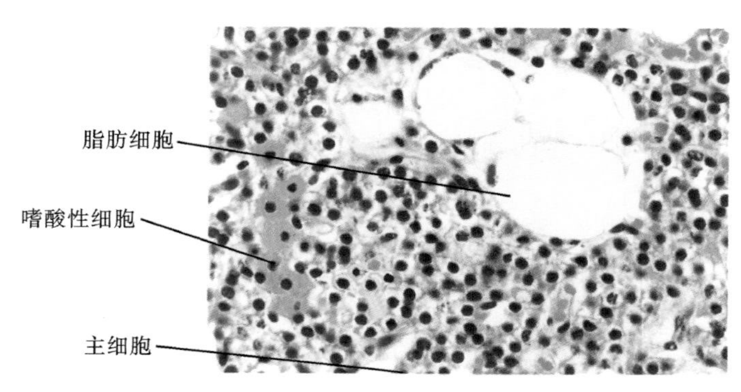

图 11-5　甲状旁腺的微细结构

第三节　肾　上　腺

一、肾上腺的位置和形态

肾上腺(suprarenal gland)位于肾的上端，共同被肾筋膜包裹。左右各一，呈灰黄色，左肾上腺近似半月形，右肾上腺呈三角形。

二、肾上腺的微细结构

肾上腺表面包以结缔组织被膜，少量结缔组织伴随血管和神经伸入腺实质内。肾上腺实质由周边的皮质和中央的髓质两部分构成(图 11-6)。

(一) 皮质

皮质占肾上腺体积的 80%，由外向内可分为三个带，即球状带、束状带和网状带。

1. 球状带(zona glomerulosa)　位于被膜下较薄，占皮质总体积的 15%。细胞排列呈球状团块。细胞团之间为窦状毛细血管和少量结缔组织。球状带细胞分泌**盐皮质激素**，主要是**醛固酮**，能促进肾远曲小管和集合管重吸收 Na^+ 及排出 K^+，调节水盐代谢。

2. 束状带(zona fasciculata)　是皮质中最厚的部分，占皮质总体积的 78%。束状带细胞比皮质其他两带的细胞大，排列成单行或双行细胞索，索间为窦状毛细血管和少量结缔组织。束状带细胞分泌**糖**

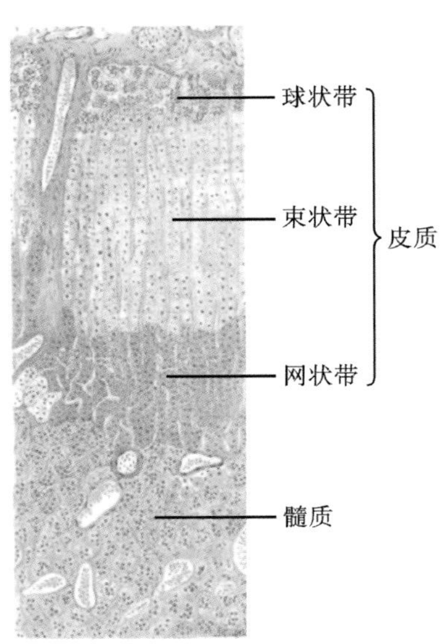

图 11-6　肾上腺的微细结构

皮质激素，主要为**皮质醇**和**皮质酮**，调节蛋白质、糖、脂肪代谢，还有抑制炎症和降低免疫反应等作用。束状带细胞受腺垂体细胞分泌的促肾上腺皮质激素（ACTH）的调控。

3. 网状带（zona reticularis）　位于皮质的最内层，占皮质总体积的 7%。细胞索相互吻合成网，网间为窦状毛细血管和少量结缔组织。网状带细胞主要分泌**雄激素**和少量**雌激素**。

（二）髓质

髓质位于肾上腺的中央，主要由排列成索或团的**髓质细胞**组成。细胞间为窦状毛细血管和少量结缔组织。髓质细胞较大，如用含铬盐的固定液固定标本，胞质内可见黄褐色的嗜铬颗粒，故又称**嗜铬细胞**。电镜下，根据细胞质内所含颗粒的不同，髓质细胞可分为两种：一种为肾上腺素细胞，颗粒内含**肾上腺素**，此种占 80%以上；另一种为去甲肾上腺素细胞，颗粒内含**去甲肾上腺素**。肾上腺素主要使心率加快，心肌和骨骼肌血管扩张。去甲肾上腺素主要使血管平滑肌收缩，血压升高。

髓质内还有少量交感神经节细胞，胞体较大，散在分布于髓质内。突起终止于髓质细胞，调节髓质细胞的功能。

知识拓展

肾上腺肿瘤术后预防肾上腺危象的护理

1. 应及时准确执行医嘱，进行激素补充，预防患者术后糖皮质激素水平骤降、发生肾上腺皮质功能不足。具体补充方法如下：

(1) 分别于术前 12 h、术前 2 h，醋酸可的松臀部肌内注射。

(2) 手术当天，醋酸可的松肌内注射，6 h 一次。然后每天注射，间隔时间延长。

(3) 术后第 3 天，改强的松口服，首先 5 mg，间隔时间延长直至停止。激素具体更改和停止时间，视患者电解质、血糖水平而定。

2. 术后严密观察病情，若发现患者四肢无力、肌肉和关节酸痛、恶心、呕吐、血压骤降、脉速、神志模糊等症状，立即通知医师处理，并积极配合抢救。

3. 给予氧气吸入，增加机体需氧量，提高血氧分压浓度。

4. 建立静脉通道，补液，同时使用升压药，注意防止外渗，严密监测血压、脉搏的变化，及时调整用药量。

第四节　垂　　体

一、垂体的位置和形态

垂体（hypophysis）是机体内最重要的内分泌腺，可分泌多种激素，调控其他多种内分泌腺。垂体位于颅中窝、蝶骨体的垂体窝内，为一椭圆形小体，借助漏斗连于下丘脑（图 11-7、图 11-8）。垂体可分为**腺垂体**和**神经垂体**两个部分。腺垂体又分为**远侧部**、**结节部**和**中间部**，神经垂体分为**神经部**和**漏斗**。远侧部和结节部称为**垂体前叶**，中间部和神经部称为**垂体后叶**。垂体瘤向前压迫视交叉，可导致患者视力障碍。

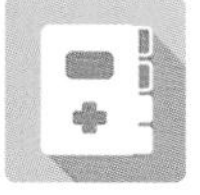
Note

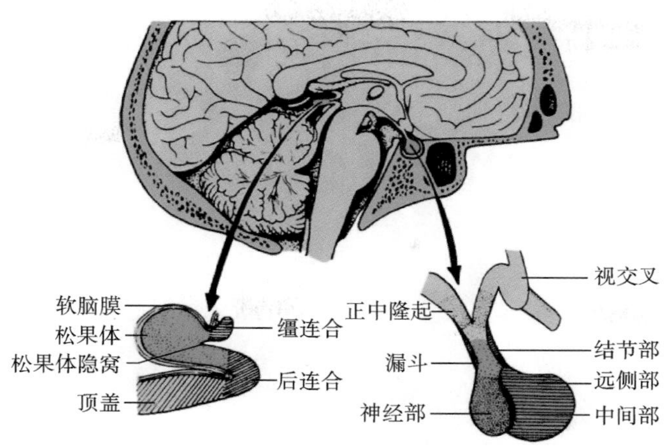

图 11-7　松果体与垂体

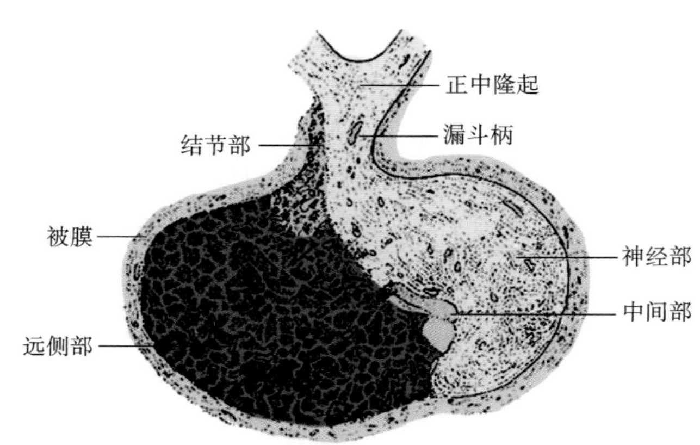

图 11-8　垂体(矢状面)

二、垂体的微细结构

(一) 腺垂体

1. 远侧部　腺细胞排列成团索状,少数围成小滤泡,细胞间具有丰富的窦状毛细血管和少量结缔组织。在 HE 染色标本中,根据腺细胞着色的差异,可将其分为**嗜色细胞**和**嫌色细胞**两大类(图 11-9)。嗜色细胞又分为**嗜酸性细胞**和**嗜碱性细胞**两种。

(1) **嗜酸性细胞**:数量较多,约占远侧部腺细胞总数的 40%。分泌两种激素:**生长激素**和**催乳素**。生长激素(growth hormone,GH)的主要功能是促进体内多种代谢过程,尤其能刺激骺软骨生长,使骨增长。在幼年时期,生长激素分泌不足可致侏儒症,分泌过多则引起巨人症;成年后生长激素分泌过多会引发肢端肥大症。催乳素(prolactin, PRL)能促进乳腺发育和乳汁分泌。

(2) **嗜碱性细胞**:数量较少,约占远侧部腺细胞总数的 10%。分泌三种激素:**促甲状腺激素**、**促性腺激素**和**促肾上腺皮质激素**。促甲状腺激素(TSH)能促进甲状腺滤泡的增生和甲状腺激素的合成和释放。促性腺激素包括**卵泡刺激素**(FSH)和**黄体生成素**(LH)。卵泡刺激素在女性促进卵泡发育,在男性则促进精子的发生。黄体生成素在女性促排卵和黄体形成,在男性则刺激睾丸间质细胞分泌雄激素。肾上腺皮质激素(ACTH)能促进肾上腺皮质束状带细胞分泌糖皮质激素。

(3) **嫌色细胞**:细胞数量多,约占远侧部腺细胞总数的 50%。大多数嫌色细胞具有长的分支突起,突起伸入腺细胞之间起支持作用。

2. 中间部　人的中间部只占垂体的 2%左右,是一个退化的部位,有一些由立方上皮细胞围成的大小不等的滤泡,泡腔内含有胶质。滤泡周围有嫌色细胞和嗜碱性细胞组成,后者能分泌黑素细胞刺激素(MSH),可使皮肤黑素细胞的黑素颗粒向突起内扩散,体色变黑。

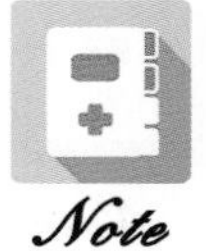

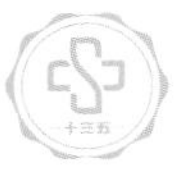

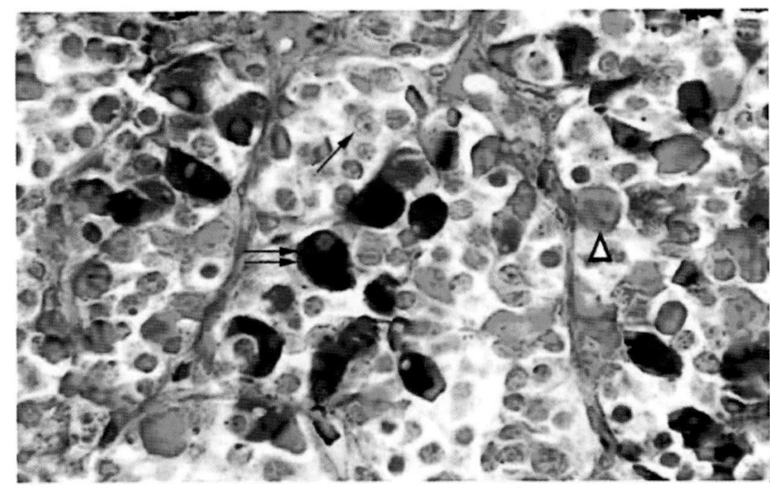

图 11-9 垂体远侧部

3. 结节部 结节部包围着神经垂体的漏斗，在漏斗的前方较厚，后方较薄或缺如。此部含有很丰富的纵行毛细血管，腺细胞呈索状纵向排列于血管之间，细胞较小，主要是嫌色细胞，其间有少数嗜酸性细胞和嗜碱性细胞。此处的嗜碱性细胞分泌促性腺激素 FSH 和 LH。

4. 腺垂体与下丘脑的关系 腺垂体与下丘脑之间通过**垂体门脉系统**间接联系(图 11-10)。

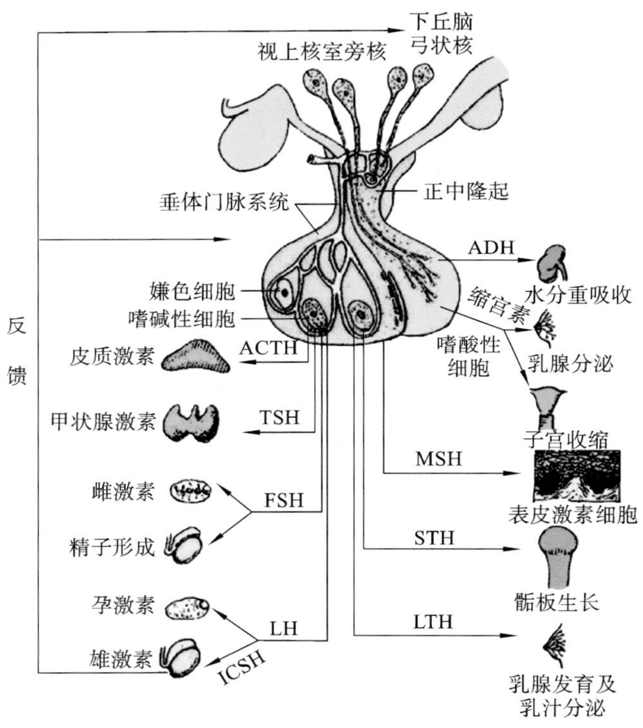

图 11-10 下丘脑—腺垂体—靶器官关系示意图

腺垂体的血液主要由垂体上动脉供应，它起自大脑动脉环。垂体上动脉从结节部上端进入神经垂体的漏斗，在该处形成袢样的窦状毛细血管网，称为**第一级毛细血管网**。这些毛细血管网下行到结节部汇集形成数条垂体门微静脉，它们下行进入远侧部，再度形成窦状毛细血管网，称为**第二级毛细血管网**。垂体门微静脉及其两端的毛细血管网共同构成**垂体门脉系统**。下丘脑的神经内分泌细胞分泌的**释放激素**和**释放抑制激素**通过轴突输送到漏斗处，释放入第一级毛细血管网，再经垂体门脉系统进入腺垂体，调节腺垂体细胞的功能活动。而腺垂体分泌的多种激素，作用于相应的靶细胞和靶器官。这样下丘脑和腺垂体便连成一个功能整体，以完成对机体多种物质代谢和功能活动的调节。

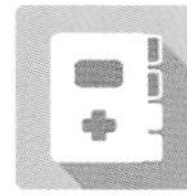
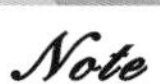

（二）神经垂体

神经垂体主要由无髓神经纤维和神经胶质细胞组成，并含有较丰富的窦状毛细血管。无髓神经纤维来自下丘脑视上核和室旁核神经内分泌细胞的轴突，形成下丘脑垂体束，到达垂体神经部，视上核和室旁核神经内分泌细胞的分泌颗粒沿轴突运输到神经部储存。视上核主要分泌的**抗利尿激素**(ADH)，可促进肾远端小管和集合管重吸收水，使尿量减少；若超过生理剂量，可引起小动脉平滑肌收缩，使血压升高，故又称加压素，如果分泌减少，可出现尿崩症。室旁核主要分泌**催产素**(OXT)，可促进子宫平滑肌收缩，加速分娩进程，还可促进乳腺分泌。

知识拓展

希恩综合征

希恩综合征即产后垂体前叶功能不全，由于产后大量出血引起低血容量性休克，使垂体血管栓塞导致垂体前叶缺血坏死，或使用大量催产素等血管收缩药物，由于血管痉挛造成垂体缺血、坏死，或弥散性血管内凝血患者，垂体动脉形成血栓，垂体组织缺血坏死。垂体功能减退，垂体促性腺激素分泌明显减少，LH 和 FSH 脉冲节律紊乱，促甲状腺激素及促肾上腺激素也常生成不足，于是出现闭经、性欲减退、毛发脱落等症状，第二性征衰退，生殖器官萎缩。此外，还可出现畏寒、嗜睡、低基础代谢及低血压。

激素测定表现为：血 LH、FSH、TSH、T_3、T_4、ACTH 水平下降，17β-雌二醇浓度降低。

第五节　松　果　体

松果体(pineal body)位于背侧丘脑的后内方，以柄附着于第三脑室的后部。为椭圆形小体，色灰红，在幼儿期发达，7 岁后开始退化，结缔组织增生，青春期后钙盐沉积，钙化形成脑砂，可作为 X 线诊断颅内定位的标志。松果体分泌的激素主要抑制促性腺激素释放，防止儿童性早熟。光照可抑制其激素分泌。

（王辉　孔令平）

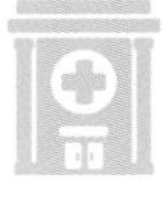
直通护考在线答题

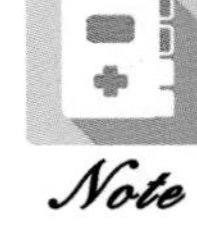
Note

第十二章　心血管系统

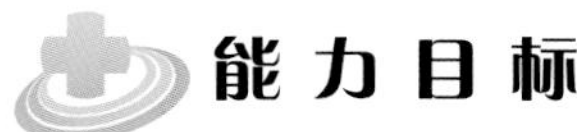

能力目标

1. **掌握**：脉管系统的组成；血液循环；心的位置、心腔的构造；全身动脉的主干及其分支；全身静脉的主干及其主要属支；临床常用的静脉穿刺部位。

2. **熟悉**：心的传导系统、心的血管分布、心的体表投影；全身主要的压迫止血点；肝门静脉的组成、收集范围及与上、下腔静脉的吻合途径。

3. **了解**：心包结构。

案例12-1

患者，男性，71岁，因"阵发性心悸胸闷气喘1年余，加重1天余"入院，患者于18个月前因劳累出现心慌，并伴胸闷，无胸痛、头痛、头晕等症状，未治疗，休息2～3 h方缓解。之后心慌多次发作，多于劳累、情绪激动后发作，每次持续半小时到一小时，休息一段时间可缓解。高血压病史11年，最高190/115 mmHg，平素服用硝苯地平、美托洛尔控制血压在130/70 mmHg，一天前因情绪激动后出现心慌，并伴有胸闷，有心前区心跳杂乱感，无胸痛、头痛、头晕等。查体：BP145/80 mmHg，心室率90次/分。心电图检查：心房纤颤。临床诊断为高血压3级、冠心病（稳定性心绞痛、心律失常）。

具体任务：

1. 根据你所学知识分析患者发生心悸、胸闷、气喘的原因。
2. 心房纤颤对血液循环有什么影响？
3. 冠心病的护理要点有哪些？

第一节　概　　述

脉管系统包括**心血管系统**和**淋巴系统**，分布于人体各部，由一系列封闭而连续的管道构成。**心血管系统**（cardiovascular system）是人体内封闭的管道系统，其内有血液循环流动（图12-1）。淋巴系统包括**淋巴管道**、**淋巴器官**和**淋巴组织**。在淋巴系统内向心流动着淋巴液，淋巴液最后通过静脉流回血液。

一、心血管系统的组成

心血管系统（cardiovascular system）由心、动脉、静脉和毛细血管组成（图12-2），其主要功能是完成营养素、代谢产物、激素等在人体内的运输。

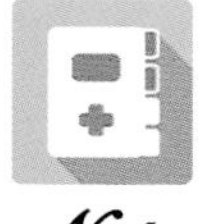

Note

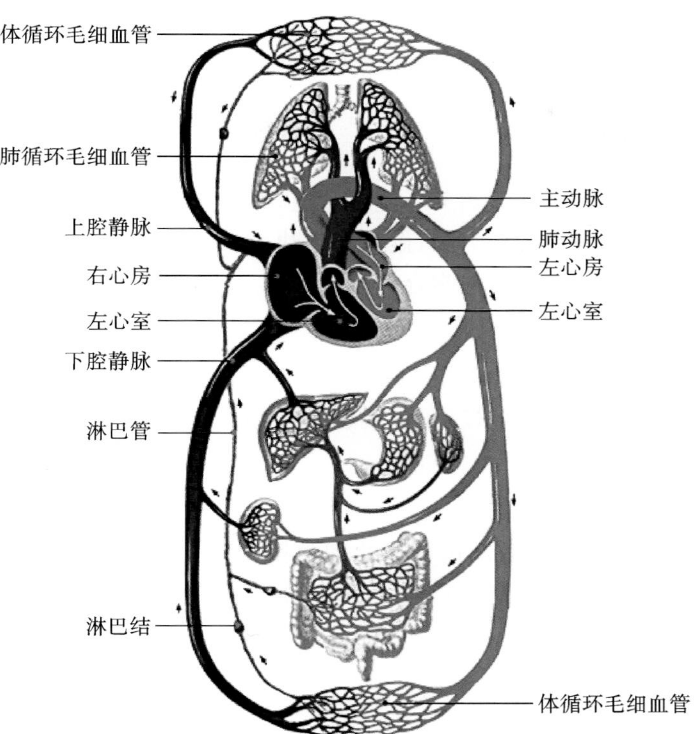

图 12-1　血液和淋巴循环示意图

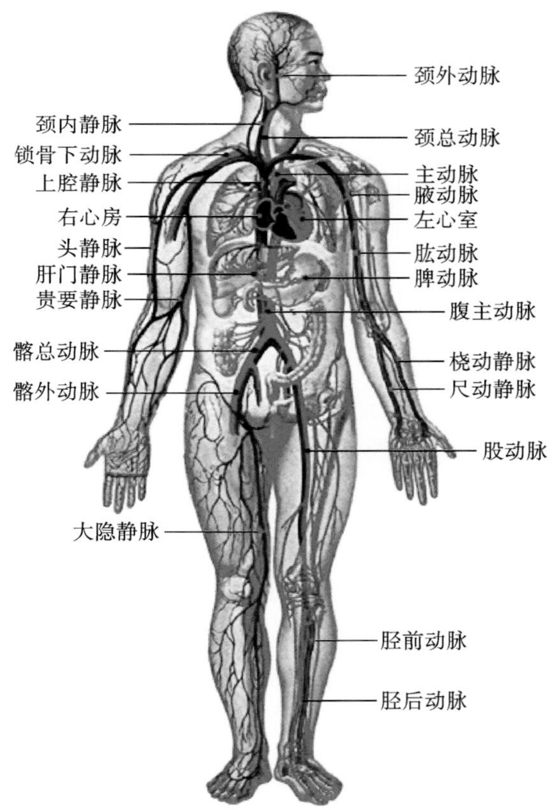

图 12-2　心血管系统

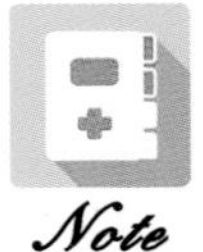

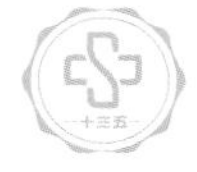

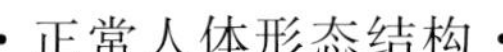

(一) 心

心(heart)是一个中空的肌性器官,有四个腔室,即左、右心房和左、右心室。心能够有节律地收缩和舒张而搏动,是推动血液循环的动力器官。

(二) 动脉

动脉(artery)发自心室,是引导血液离开心室的管道,在其行程中反复分支,越分越细,最后移行为毛细血管。动脉管壁较厚,管腔较小,压力高,血流速度快,具有弹性,随心的舒缩明显搏动。动脉破裂可出现喷射性出血。动脉之间常有丰富的吻合。

(三) 静脉

静脉(vein)是引导血液回流心房的管道。静脉始于毛细血管,在回心途中不断接受属支,越汇合越粗,最终注入心房。静脉管壁较薄,管腔较大,血液容量多,压力低,血流速度慢。静脉之间也有着丰富的吻合。

(四) 毛细血管

毛细血管(capillary)是连于微动脉和微静脉之间的微细血管,互相吻合丰富,常形成毛细血管网。分布广泛,几乎遍布全身。毛细血管管壁薄,通透性大,压力低,血流速度慢,是组织细胞进行物质交换的场所。

二、血液循环

血液由心室射出,流经动脉、毛细血管、静脉,再返回心房,这种周而复始的流动称血液循环。血液循环可分为体循环和肺循环,两个循环互相连续,同时进行(图 12-1)。

(一) 体循环

体循环(systemic circulation)起于左心室→主动脉→主动脉各级分支→全身各器官、组织的毛细血管→各级静脉→上、下腔静脉及冠状窦→右心房。

体循环完成血液与组织、细胞在毛细血管处进行的物质交换,氧气和营养物质等透过毛细血管壁进入组织间隙,供组织和细胞所利用,同时组织和细胞的代谢产物和二氧化碳等进入血液,动脉血换成静脉血。体循环的特点是:途径长,流经范围广,压力高。

(二) 肺循环

肺循环(pulmonary circulation)起于右心室→肺动脉→肺动脉各级分支→肺泡周围的毛细血管网→肺内各级静脉→左、右肺静脉→左心房。

肺泡内的气体与毛细血管内的血液进行气体交换,二氧化碳进入肺泡,氧气进入毛细血管,静脉血换成动脉血。肺循环的特点是:途径短,只经过肺,压力低。

第二节　心

一、心的位置和体表投影

(一) 位置和毗邻

心位于胸腔中纵隔内,约 2/3 位于正中线左侧,1/3 位于右侧。心的前面大部分被胸膜和肺所遮盖,只有前下方小部分与胸骨体和左侧第 4～5 肋软骨相贴,称**心包裸区**。因此,可在胸骨左缘第 4 肋间隙进行心内注射,不伤及肺和胸膜。后方平对第 5～8 胸椎,与食管和胸主动脉相邻,两侧与胸膜和肺相邻,下方与膈相贴,上方与出入心的大血管相连(图 12-3、图 12-4)。

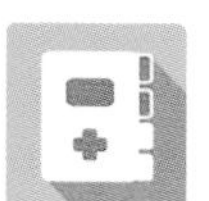
Note

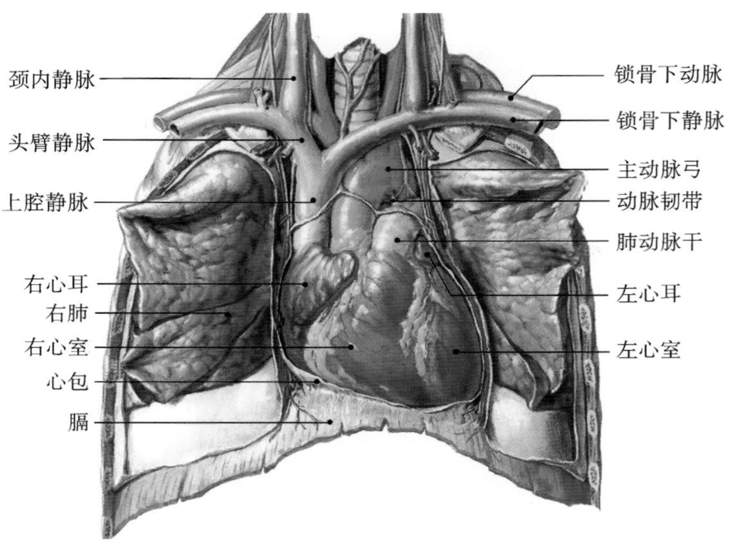

图 12-3 心的位置

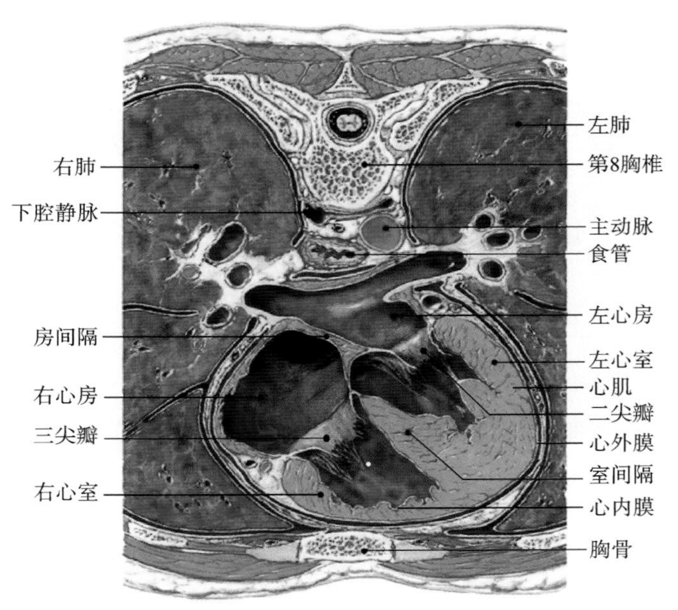

图 12-4 心的横断面

（二）体表投影

了解心的体表投影，对心脏疾病的诊断有重要的临床意义（图 12-5、表 12-1）。

表 12-1 心的体表投影

左上点	左侧第 2 肋软骨下缘、胸骨旁约 1.2 cm
右上点	右侧第 3 肋软骨上缘、胸骨旁约 1.0 cm
左下点	左侧第 5 肋间隙、锁骨中线内侧 1～2 cm
右下点	右侧第 6 胸肋关节处

二、心的外形和心腔

（一）心的外形

心呈前后略扁的倒置圆锥形，大小相当于本人的拳头，可分为一尖、一底、两面、三缘，表面还有三条

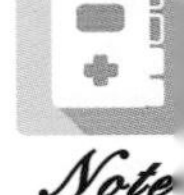
Note

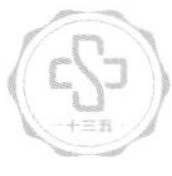

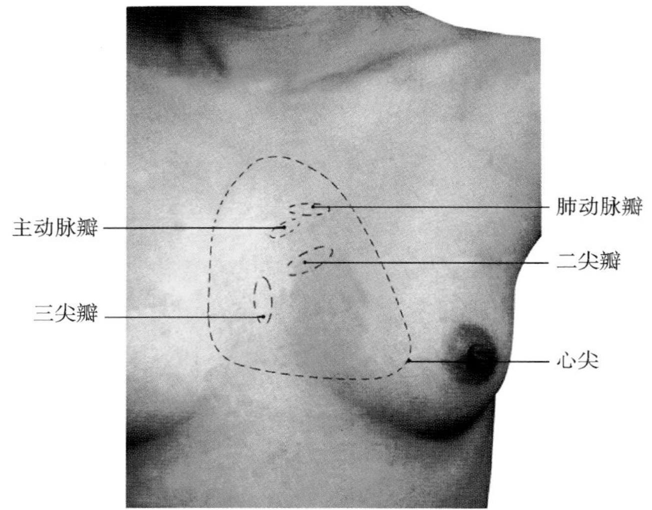

图 12-5　心的体表投影

沟(图 12-6)。

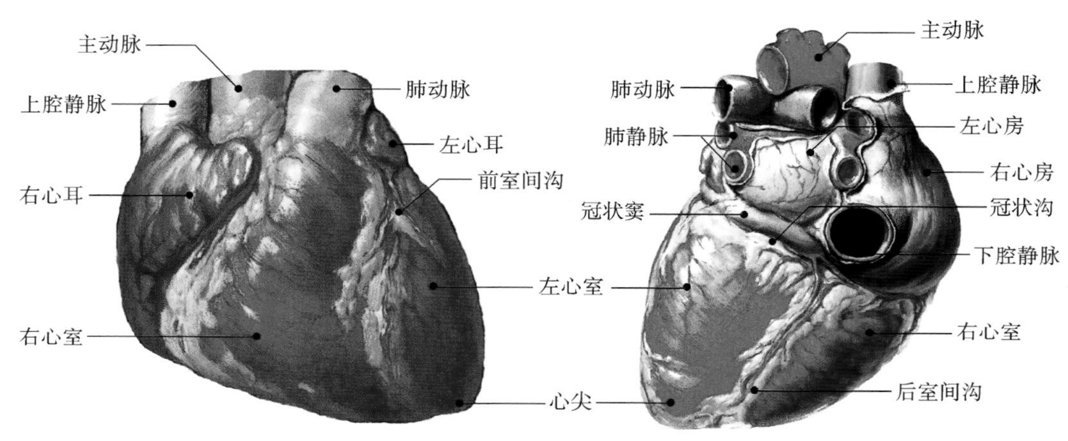

图 12-6　心的外形

心底朝向右后上方，与出入心的大血管相连。**心尖**朝向左前下方，其体表投影在左侧第 5 肋间隙、锁骨中线内侧 1～2 cm 处，此处可以摸到心尖搏动。心的前面与胸骨体和肋软骨相邻，又称**胸肋面**。心的下面较平与膈相对，又称**膈面**。心右缘主要由右心房构成，心左缘由左心室和左心耳构成，心下缘主要由右心室和心尖构成。

在近心底处有一条不完整的环行沟称**冠状沟**，是心房和心室在心表面的分界标志。在胸肋面和膈面各有一条自冠状沟至心尖稍右侧的纵行沟，分别称**前室间沟**和**后室间沟**，是左、右心室在心表面的分界标志。三条沟内均有血管和脂肪填充。

(二) 心腔

1. 右心房(right atrium)　是最靠右侧的心腔。右心房的入口有**上腔静脉口**、**下腔静脉口**和**冠状窦口**，出口即**右房室口**，通右心室。

右心房突向左前方的部分称**右心耳**，内面有平行排列的**梳状肌**。在房间隔右心房侧下部有一卵圆形浅窝称**卵圆窝**(图 12-7)，为胚胎时期卵圆孔闭锁后的遗迹，此处薄弱，是**房间隔缺损**的好发部位。

2. 右心室(right ventricle)　位于右心房左前下方，构成胸肋面的大部分。室腔呈尖端向前下的锥体形，其底部有位于后上方的**右房室口**(入口)和位于左上方的**肺动脉口**(出口)。

右房室口周缘有由致密结缔组织构成的纤维环，纤维环上附有 3 片三角形的瓣膜，称**三尖瓣**(图 12-8)，瓣膜伸入右心室，其游离缘借**腱索**与**乳头肌**相连。三尖瓣、乳头肌、腱索和纤维环，在功能上是一个

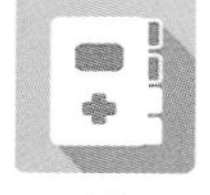

Note

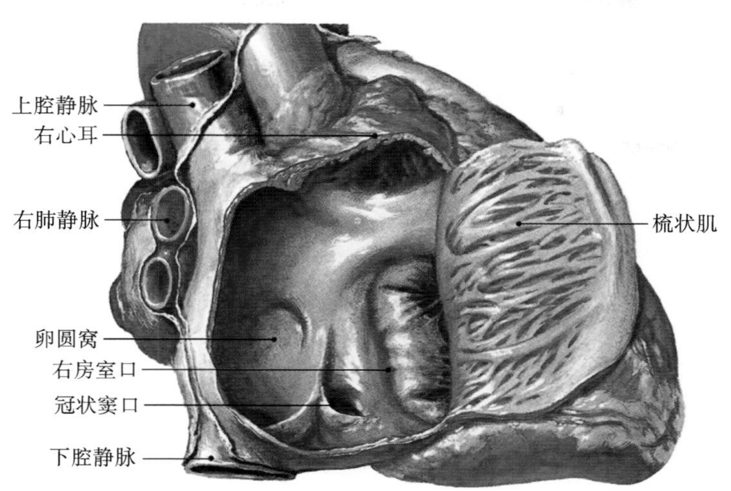

图 12-7 右心房

整体，称**三尖瓣复合体**。当右心室舒张时三尖瓣开放，右心房的血液经房室口流入右心室，当右心室收缩时，三尖瓣关闭，可防止血液反流回右心房，由于有乳头肌收缩牵拉腱索，使瓣膜恰好关闭，不至于翻向心房，保证了血液在心内的单向流动。

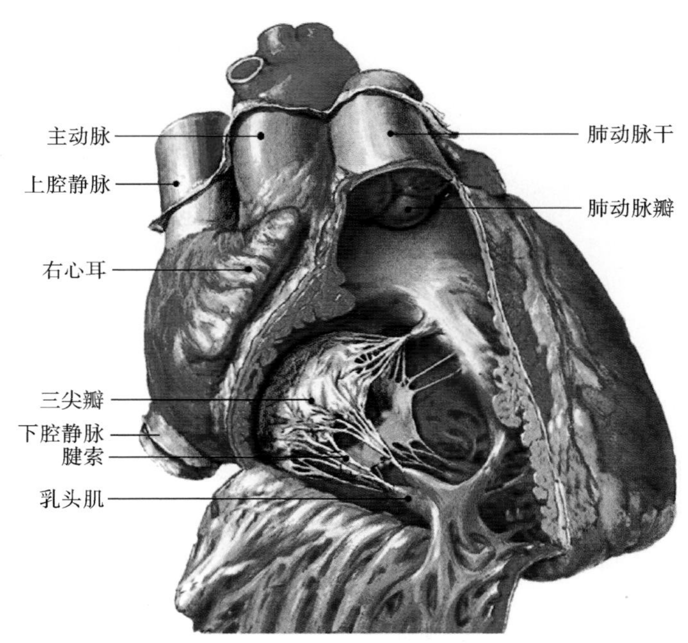

图 12-8 右心室

肺动脉口周缘的纤维环上附有 3 片半月形袋状瓣膜，称**肺动脉瓣**，开口朝向肺动脉干方向。当右心室收缩时肺动脉瓣开放，血液由右心室射入肺动脉干；当右心室舒张时肺动脉瓣关闭，可防止血液反流至右心室。

3. 左心房(left atrium) 构成心底的大部分。左心房向右前方的突出部分称**左心耳**(图 12-9)，内面亦有梳状肌。左心房后部腔较大，其后壁的两侧各有两个**肺静脉口**，即左心房的 4 个入口。出口为**左房室口**，通向左心室。

4. 左心室(left ventricle) 位于右心室的左后方，构成心尖及心的左缘。入口即**左房室口**，口周缘的纤维环上附有 2 片三角形的瓣膜，称**二尖瓣**(图 12-10)，瓣膜的游离缘也借腱索和乳头肌相连，功能与三尖瓣相同。出口为**主动脉口**，口周缘的纤维环上附有 3 片半月形的袋状瓣膜，称**主动脉瓣**，开口朝向主动脉方向，其形态和功能同肺动脉瓣。

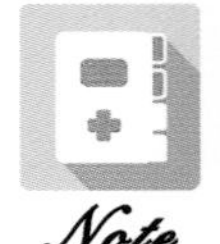

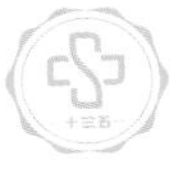

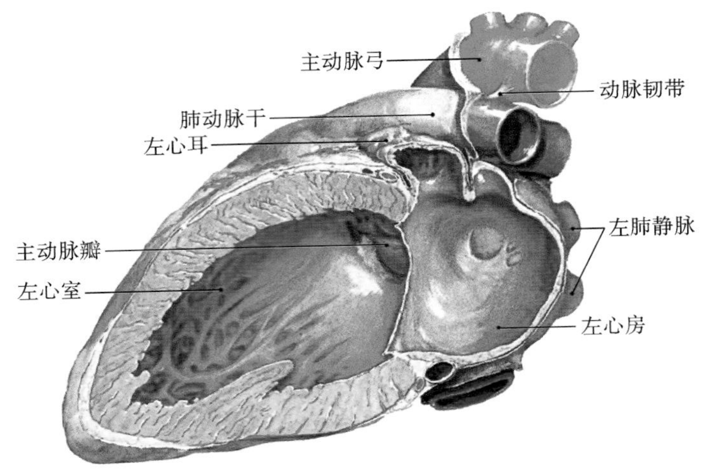

图 12-9　左心房和左心室

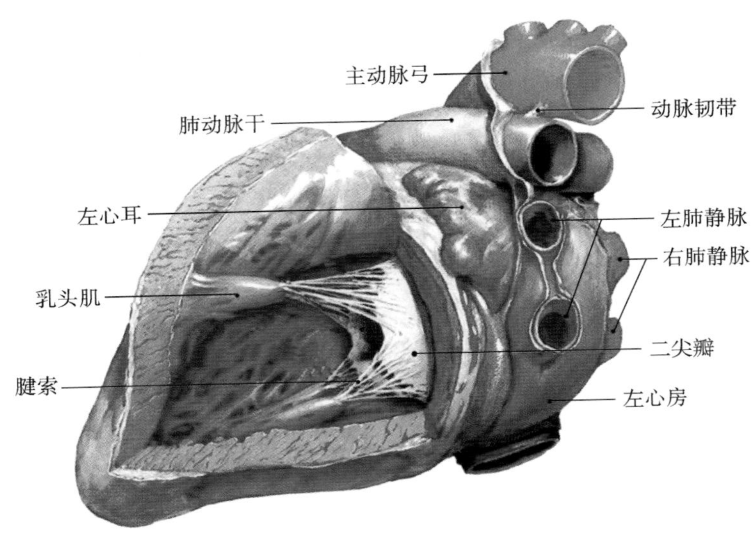

图 12-10　左心室

两侧房室的舒缩是同步的，当心室收缩时，三尖瓣和二尖瓣关闭、肺动脉瓣和主动脉瓣开放，血液射入动脉；当心室舒张时，肺动脉瓣和主动脉瓣闭合、三尖瓣和二尖瓣开放，血液由心房流入心室。

（三）心壁的组织结构和心间隔的构造

1. 心壁的组织结构　心壁从内向外依次由心内膜、心肌层和心外膜构成(图 12-4)。

(1) **心内膜**(endocardium)：是衬于心腔内表面的一层光滑的薄膜，包括**内皮**、**内皮下层**和**心内膜下层**三层结构。心内膜在房室口和动脉口向心腔折叠形成心的瓣膜，心的瓣膜和心内膜都是风湿性疾病的易发部位。

(2) **心肌层**(myocardium)：是构成心壁的主体，由心肌纤维构成。心肌纤维包括心房肌和心室肌。心房肌较薄，心室肌较厚，心肌纤维之间有丰富的毛细血管和结缔组织。左心室肌最厚处约为右心室肌的 3 倍。

(3) **心外膜**(epicardium)：为浆膜性心包的脏层，贴在心肌层的表面，与大血管根部的外膜相续。

2. 心间隔　包括房间隔和室间隔。

(1) **房间隔**(interatrial septum)：位于左、右心房之间，由心内膜、心房肌和结缔组织构成(图 12-4)。

(2) **室间隔**(interventricular septum)：位于左、右心室之间，分为肌部和膜部。**室间隔缺损**多发于膜部(图 12-11)。

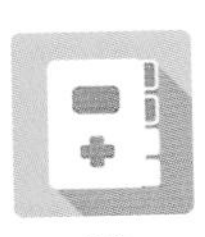

Note

图 12-11　房间隔和室间隔

三、心的传导系统

心的传导系统由特殊分化的心肌纤维构成，包括窦房结、房室结、房室束及其分支(图 12-12)。其主要功能是产生和传导兴奋，维持心的正常节律性搏动。

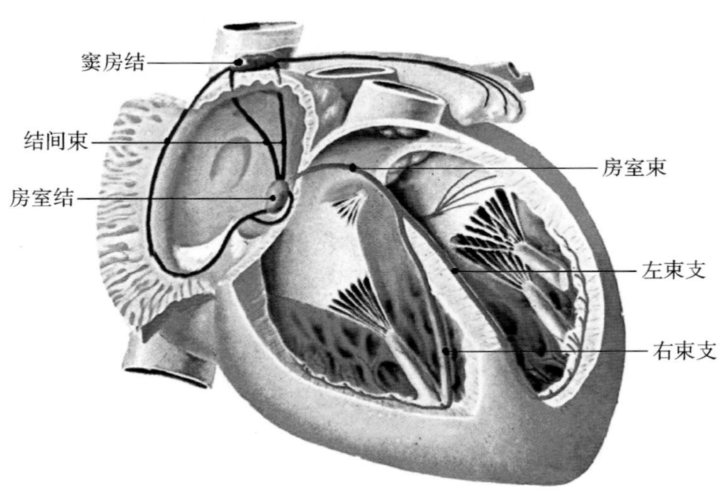

图 12-12　心的传导系统

(一) 窦房结

窦房结(sinuatrial node)呈长椭圆形，位于上腔静脉与右心房交界处心外膜的深面，能自动节律性产生兴奋，是心的正常起搏点。

(二) 房室结

房室结(atrioventricular node)呈扁椭圆形，位于右心房侧冠状窦口前上方的心内膜深面。

(三) 房室束

房室束(atrioventricular bundle)又称 His 束，由房室结前端发出，向下行经室间隔膜部，至室间隔肌部上缘分为左、右束支。

(四) 左、右束支

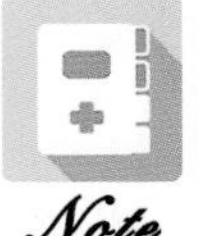

左、右束支分别沿室间隔肌部两侧的心内膜深面下行至乳头肌根部，分散成细小的**浦肯野纤维网**与

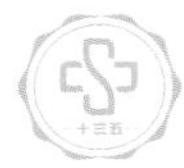

心室肌纤维相连。

窦房结发出的冲动，先传导到心房肌，引起心房肌兴奋和收缩，同时经房室结、房室束、左右束支、浦肯野纤维传到心室肌纤维，引起心室肌兴奋和收缩。

四、心的血管

（一）动脉

营养心的动脉有左、右冠状动脉（图 12-13）。

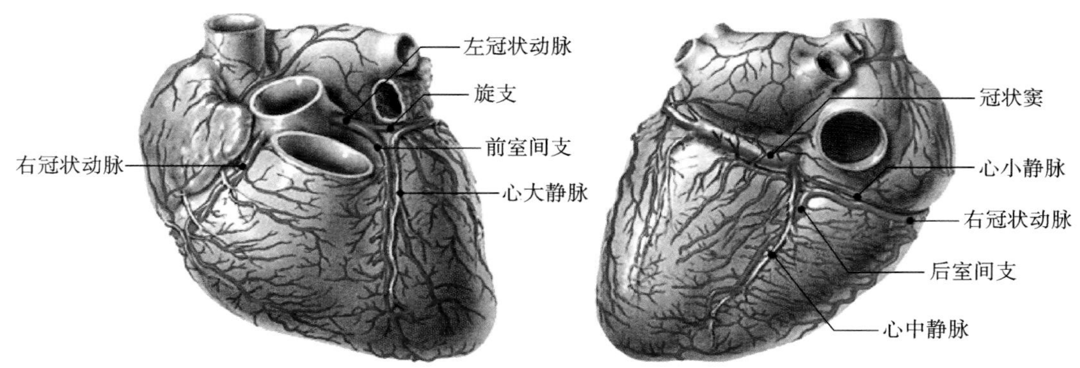

图 12-13　心的血管

1. 右冠状动脉（right coronary artery）　始于主动脉根部右壁，经右心耳与肺动脉干之间进入冠状沟，沿冠状沟绕心右缘至膈面，分为**后室间支**和**左室后支**。右冠状动脉主要分布于右心房、右心室、室间隔后下 1/3 和左室后壁一部分。

2. 左冠状动脉（left coronary artery）　始于主动脉根部左壁，在左心耳与肺动脉干之间进入冠状沟左行，立即分为**旋支**和**前室间支**。左冠状动脉主要分布于左心房、左心室、右心室前壁和室间隔前上 2/3。

（二）静脉

心的静脉大多汇入**冠状窦**（coronary sinus），再注入右心房。冠状窦位于冠状沟后部，借冠状窦口开口于右心房，其主要属支有**心大静脉**、**心中静脉**和**心小静脉**（图 12-13）。

五、心包

心包（pericardium）是包在心及出入心的大血管根部的纤维浆膜囊，分外层的纤维心包和内层的浆膜心包（图 12-14）。

（一）纤维心包

纤维心包（fibrous pericardium）为坚韧的结缔组织囊，向上与出入心的大血管外膜相续，向下与膈的中心腱相愈着。

（二）浆膜心包

浆膜心包（serous pericardium）分壁、脏两层，壁层衬于纤维心包内面，脏层即心外膜，覆于心肌层表面。脏、壁两层在出入心的大血管根部互相移行，围成的潜在性腔隙称**心包腔**。内有少量浆液，可减少心搏动时的摩擦。

（三）心包窦

在心包腔内，浆膜心包脏、壁两层反折处形成的较大间隙，称**心包窦**。主要有：位于升主动脉、肺动脉干后方与上腔静脉、左心房前壁之间的**心包横窦**；位于左心房后壁与后部心包壁层之间的**心包斜窦**，其两侧界为左肺静脉、右肺静脉和下腔静脉（图 12-14）。

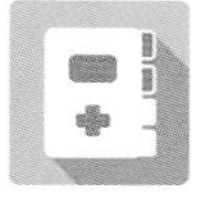

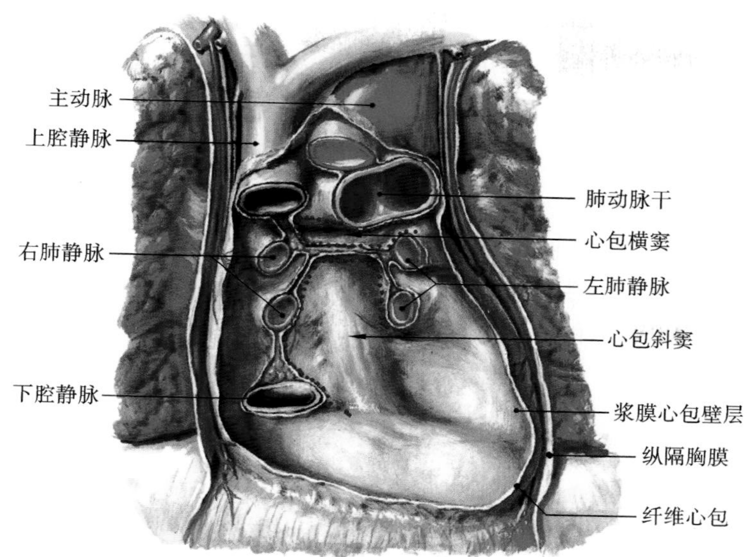

图 12-14 心包

知识拓展

常见的先天性心脏病

常见的先天性心脏病有：①房间隔缺损，最常见的是卵圆孔未闭，卵圆孔一般在出生后 1 岁左右闭合，形成卵圆窝；②室间隔缺损，分室间隔膜部缺损和肌部缺损，其中以膜部缺损常见；③动脉导管未闭，是最常见的血管畸形；④法洛四联症，包括肺动脉狭窄、室间隔缺损、主动脉骑跨和右心室肥大。

第三节 动 脉

动脉分为**大动脉**、**中动脉**、**小动脉**和**微动脉** 4 级，其间没有明显的界限。大动脉是指接近心的动脉，管径最粗，管壁含弹性纤维，具有很好的弹性，故又称**弹性动脉**，如主动脉和肺动脉等；管径在 1 mm 以下的属小动脉；接近毛细血管的小动脉称微动脉；除大动脉外，凡管径在 1 mm 以上的均属中动脉，如肱动脉和尺动脉等。中动脉和小动脉的管壁含平滑肌，又称**肌性动脉**。

一、肺循环的动脉

肺动脉干（pulmonary trunk）起于右心室，向左后上方斜行至主动脉弓的下方，分为**左**、**右肺动脉**，经左、右肺门入肺，在肺实质内逐渐分支，与支气管的分支伴行，最后达肺泡壁，形成毛细血管网。

在肺动脉干分叉处稍左侧与主动脉弓下缘之间有一短的结缔组织索称**动脉韧带**，是胚胎时动脉导管闭锁后的遗迹（图 12-9）。若出生后 6 个月动脉导管仍不闭锁，称动脉导管未闭，是常见的先天性心脏病之一。

二、体循环的动脉

体循环的动脉分布有以下规律：①大多数动脉左、右侧对称分布。②动脉常与静脉、神经伴行，并被结缔组织包裹，形成血管神经束。③动脉总是以最短距离到达所分布的器官。④多数动脉干走行在身体屈侧或隐蔽安全的部位。⑤动脉的管径和数目与所分布器官新陈代谢的旺盛程度相关，而不取决于

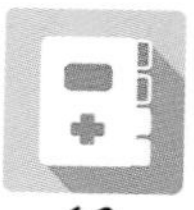
Note

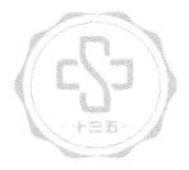

器官的大小。

体循环的动脉包括主动脉及其各级分支，是输送动脉血至全身各组织器官的血管。

（一）主动脉

主动脉(aorta)是体循环的动脉主干，据其行程可分为**升主动脉**、**主动脉弓**和**降主动脉**(图 12-15)。

1. 升主动脉(ascending aorta) 起自左心室，斜向右上至第 2 胸肋关节处移行为主动脉弓。升主动脉根部发出左、右冠状动脉(图 12-8)。

2. 主动脉弓(aorta arch) 呈弓形弯向左后，至第 4 胸椎下缘移行为降主动脉。主动脉弓上缘自右向左依次发出**头臂干**、**左颈总动脉**和**左锁骨下动脉**。头臂干上行至右侧胸锁关节后方分为**右颈总动脉**和**右锁骨下动脉**。

主动脉弓壁内有能感受血压变化的压力感受器。主动脉弓下方有 2～3 个粟粒状小体，称**主动脉小球**，属化学感受器，能感受血液中 CO_2 浓度的变化。

3. 降主动脉(descending aorta) 沿脊柱左前方下行，至第 12 胸椎体前方穿膈的主动脉裂孔进入腹腔，于第 4 腰椎体下缘处分为**左**、**右髂总动脉**。降主动脉以膈为界分为**胸主动脉**和**腹主动脉**。

（二）头颈部的动脉

1. 颈总动脉(common carotid artery) 颈总动脉是头颈部的动脉主干。左颈总动脉直接起自主动脉弓，右颈总动脉起自头臂干，二者均经胸锁关节后方，沿气管、喉和食管的两侧上行，至甲状软骨上缘平面分为**颈内动脉**和**颈外动脉**(图 12-16)。颈总动脉或颈内动脉、颈内静脉后方有迷走神经，三者共同被颈部深筋膜包绕，称**颈动脉鞘**。

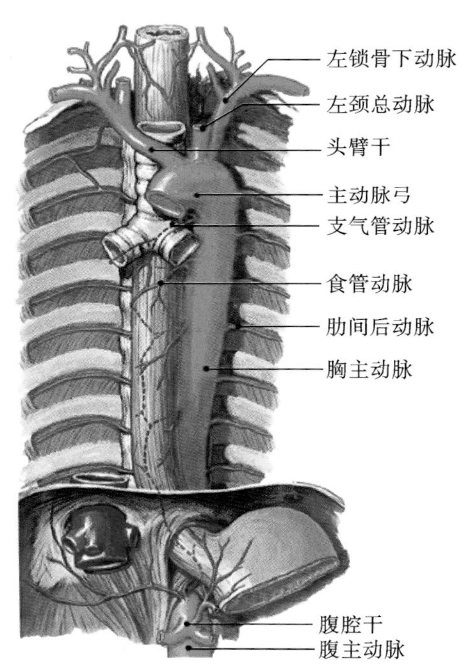

图 12-15 主动脉

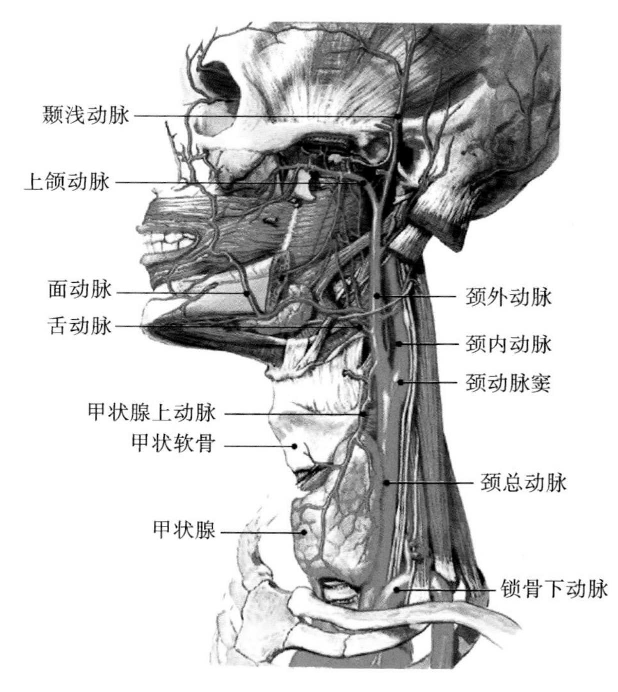

图 12-16 颈总动脉和颈外动脉

在颈总动脉末端和颈内动脉起始处管径稍膨大，称**颈动脉窦**(carotid sinus)，壁内有压力感受器，当血压升高时，可反射性地引起心跳减慢，外周血管扩张，使血压下降。在颈总动脉分叉处后方有一扁椭圆形小体，称**颈动脉小球**(carotid glomus)，属化学感受器，可感受血液中 CO_2 浓度的变化，反射性地调节呼吸运动。

在胸锁乳突肌前缘中部表浅位置可触及颈总动脉的搏动。当头面部大出血时，可在胸锁乳突肌前缘，平环状软骨高度，向后内方将颈总动脉压向第六颈椎，进行急救止血(图 12-17)。

1) **颈外动脉**(external carotid artery) 由颈总动脉发出后，上行穿腮腺实质，至下颌颈内侧分为**颞**

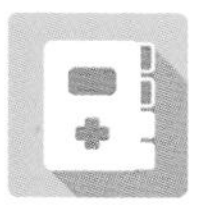

Note

浅动脉和**上颌动脉**两个终支。主要分支有：

（1）**甲状腺上动脉**（superior thyroid artery）：由颈外动脉起始处发出，行向前下，分布于甲状腺上部和喉。

（2）**面动脉**（facial artery）：于下颌角平面发自颈外动脉，经下颌下腺深面，在咬肌前缘越过下颌骨下缘至面部，沿口角和鼻翼外侧上行至眼内眦，改名为**内眦动脉**。面动脉分布于面部、下颌下腺和腭扁桃体。

当面部软组织出血时，可在咬肌前缘与下颌骨下缘交界处，将面动脉压向下颌骨进行止血（图 12-18）。

（3）**颞浅动脉**（superficial temporal artery）：在腮腺内上行，经耳屏前方、颧弓根部至颞区，分布于腮腺和额、顶、颞部软组织。

在外耳门前方 1 cm 处，颞浅动脉位置表浅，可触及其搏动，当颞部和头顶软组织出血时，将颞浅动脉压向颧弓根部进行止血（图 12-19）。

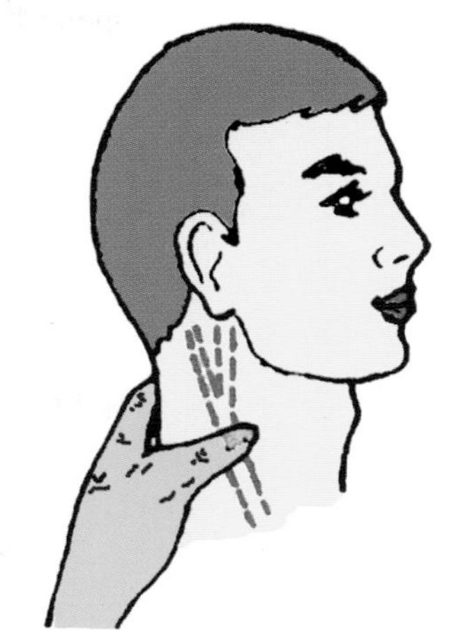

图 12-17　颈总动脉压迫止血点

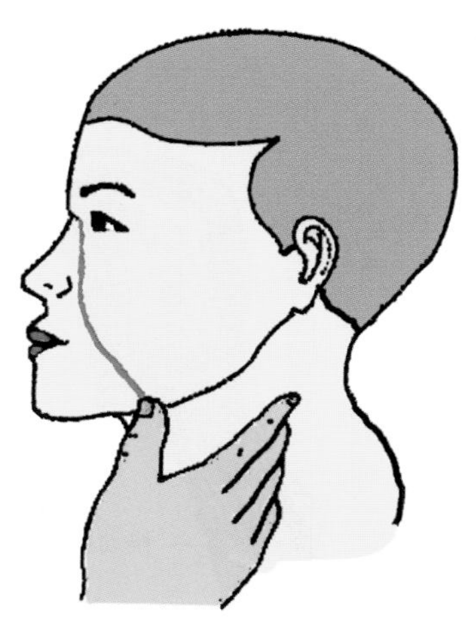

图 12-18　面动脉压迫止血点

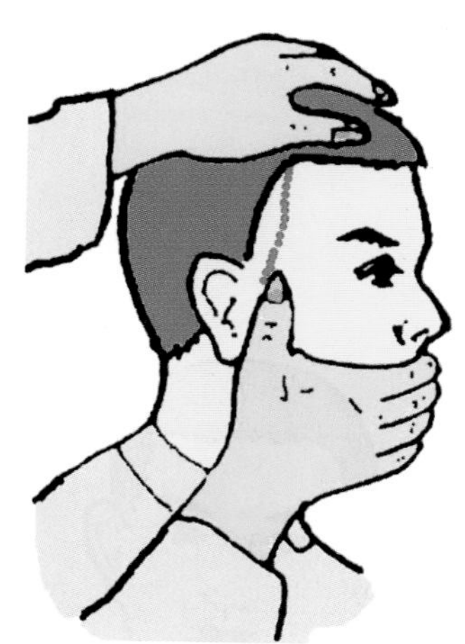

图 12-19　颞浅动脉压迫止血点

（4）**上颌动脉**（maxillary artery）：经下颌颈深面行向前内方，沿途分支分布于口腔、鼻腔、咀嚼肌、硬脑膜等处。其主要分支为**脑膜中动脉**，向上穿棘孔入颅腔，分前、后两支，分布于硬脑膜和颅骨。前支较粗大，行于翼点内面，翼点骨折时易伤及此动脉，形成硬膜外血肿。

2）**颈内动脉**（internal carotid artery）　由颈总动脉分出后垂直上行，穿颅底颈动脉管入颅腔，分布于脑和眼。颈内动脉在颈部无分支。

2. 锁骨下动脉（subclavian artery）　左锁骨下动脉直接起自主动脉弓，右锁骨下动脉起自头臂干，二者经胸锁关节后方呈弓形向外，至第 1 肋外侧缘移行为腋动脉。主要分支有**椎动脉**（vertebral artery）（分布于脑和脊髓）、**胸廓内动脉**（internal thoracic artery）（分布于胸壁和腹壁）和**甲状颈干**（thyrocervical trunk）（分布于背部和颈部）等（图 12-20）。

上肢动脉出血时，可在锁骨中点上方的锁骨上窝处，向后下将锁骨下动脉压向第 1 肋进行止血（图 12-21）。

（三）上肢的动脉

1. 腋动脉（axillary artery）　续于锁骨下动脉，经腋窝行向外下，至背阔肌下缘移行为肱动脉。腋动脉分支分布于肩部、胸前外侧壁和乳房等处（图 12-22）。

2. 肱动脉（brachial artery）　续于腋动脉，沿肱二头肌内侧缘下行至肘窝，分为桡动脉和尺动脉（图 12-22）。肱动脉分支分布于臂部和肘关节。

在肘窝稍上方、肱二头肌肌腱内侧可摸到肱动脉的搏动，是测量血压的听诊部位。当前臂和手部外

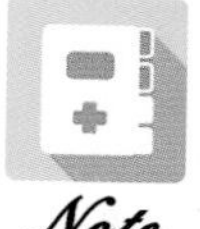

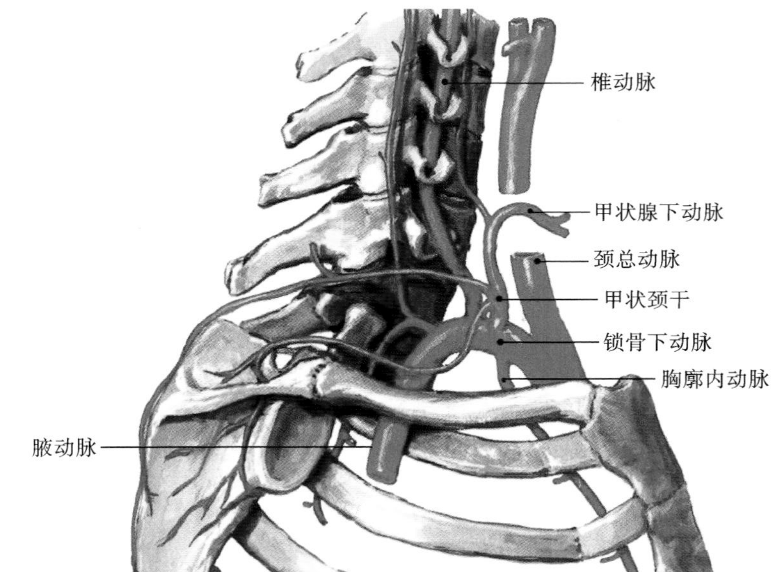

图 12-20　锁骨下动脉

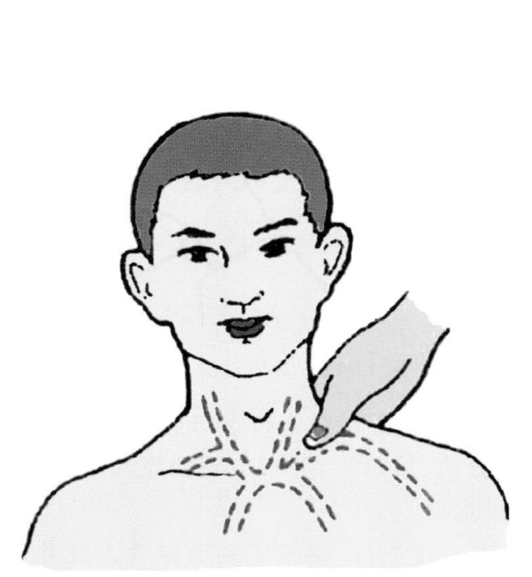

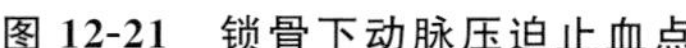

图 12-21　锁骨下动脉压迫止血点

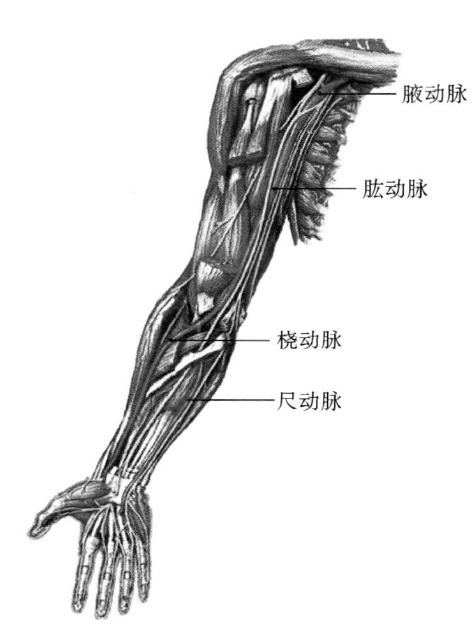

图 12-22　上肢动脉

伤出血时，可在臂中部、肱二头肌内侧将肱动脉压向肱骨进行止血（图 12-23）。

3. 桡动脉（radial artery）　在肘窝处发自肱动脉，沿前臂前面桡侧下行至手掌。桡动脉分支分布于前臂桡侧诸肌、肘关节和腕关节（图 12-22）。

桡动脉在桡骨茎突内侧位置表浅，可触及搏动，是中医“切脉”和计数脉搏的常选部位，为腕式测血压计测血压之处。当手部出血时，可在桡腕关节上方的两侧，同时压迫桡动脉和尺动脉止血。

4. 尺动脉（ulnar artery）　在肘窝处由肱动脉分出，在前臂前面尺侧下行至手掌。尺动脉分支分布于前臂尺侧（图 12-22）。

5. 掌浅弓（superficial palmar arch）和掌深弓（deep palmar arch）　桡动脉和尺动脉的终支在手掌互相吻合，形成掌浅弓和掌深弓（图 12-24）。掌浅弓和掌深弓发出分支营养手掌和手指。营养手指的分支沿手指掌面的两侧行向远端到指尖。

手指出血时，可在手指掌侧根部的两侧同时压迫止血。

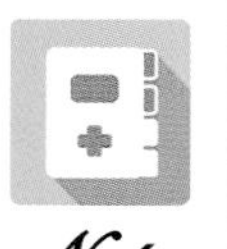

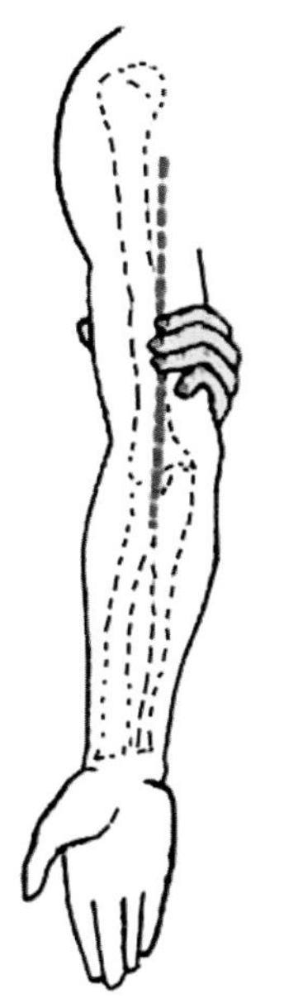
图 12-23 肱动脉压迫止血点

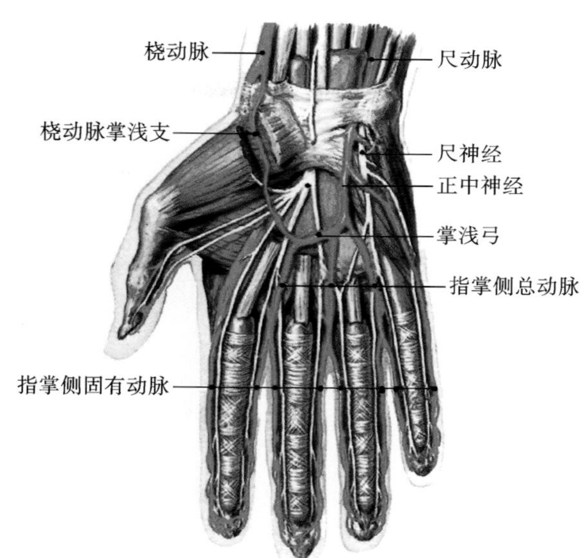

图 12-24 手的动脉

知识拓展

血压测量及脉搏计数

血压、脉搏是临床观察患者病情变化的重要检测指标，常选择肱动脉进行血压测量，原因是肱动脉距心较近，坐位时心、肱动脉、血压计在同一水平面。在肘窝稍上方肱二头肌腱的内侧，肱动脉位置表浅，可触及其搏动，是临床测量血压时的听诊部位。桡动脉在桡腕关节上方行于肱桡肌腱与桡侧腕屈肌腱之间，位置表浅，可触及其搏动，是临床切脉和计数脉搏的常用部位。

（四）胸部的动脉

胸部的动脉主干是**胸主动脉**(thoracic aorta)，其分支有脏支和壁支。

1. 脏支 细小，包括**支气管支**、**食管支**和**心包支**，分布于同名器官。

2. 壁支 较粗大，9 对**肋间后动脉**(图 12-25)，行于第 3～11 肋下缘的肋沟内。1 对**肋下动脉**，行于第 12 肋的下缘。胸腔穿刺时应避免损伤。分布于胸壁、腹壁上部、背部和脊髓等处。

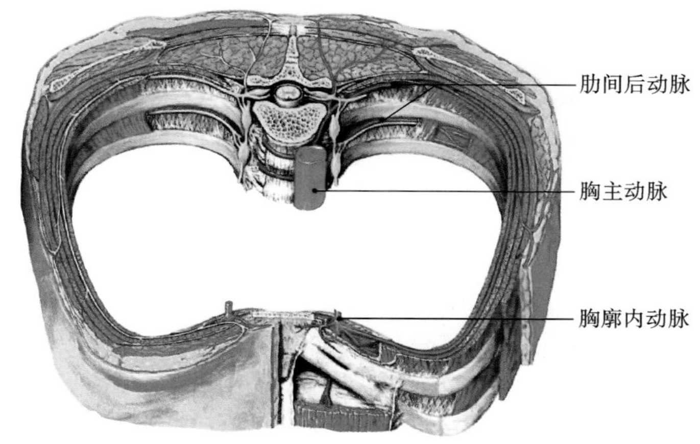

图 12-25 肋间后动脉

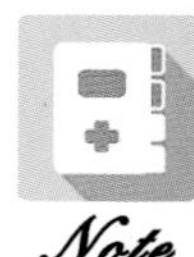

(五)腹部的动脉

腹部的动脉主干是**腹主动脉**(abdominal aorta),其分支有壁支和脏支(图 12-26)。

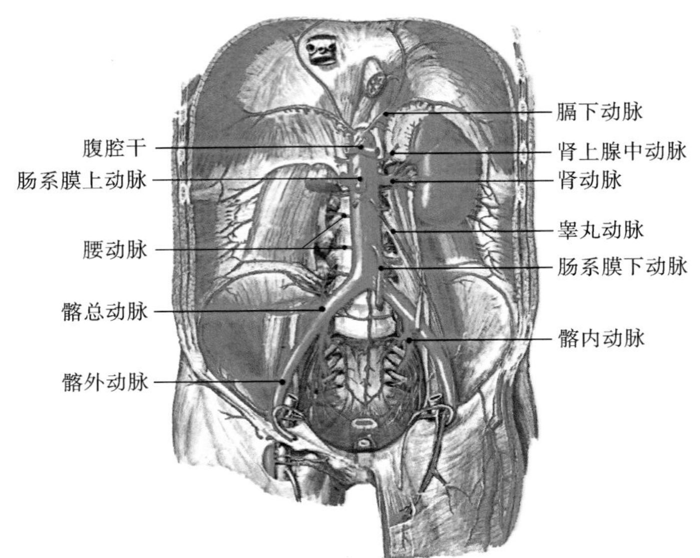

图 12-26　腹主动脉

1. 壁支　细小,主要有 4 对**腰动脉**,起自腹主动脉后壁,分布于腹后壁、背肌和脊髓等处。

2. 脏支　分为不成对的脏支和成对的脏支。

1) **成对脏支**　主要有**肾动脉**(renal artery)、**肾上腺中动脉**(middle suprarenal artery)和**睾丸(卵巢)动脉**,分别营养肾、肾上腺和睾丸(卵巢)。

2) **不成对脏支**　有**腹腔干**、**肠系膜上动脉**和**肠系膜下动脉**,分布于腹腔不成对器官。

(1) **腹腔干**(coeliac trunk):短而粗,在主动脉裂孔稍下方由腹主动脉发出,随即分为**胃左动脉**、**肝总动脉**和**脾动脉**(图 12-27)。

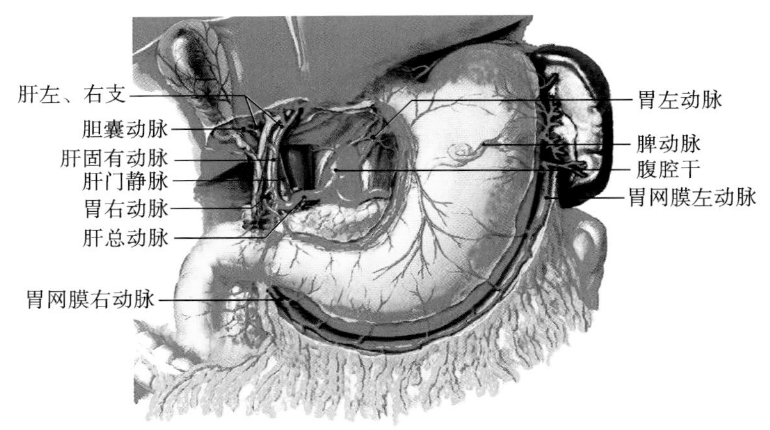

图 12-27　腹腔干

①**胃左动脉**(left gastric artery):沿胃小弯与胃右动脉吻合,分布于食管下段、贲门和胃小弯。

②**肝总动脉**(common hepatic artery):分为**肝固有动脉**和**胃十二指肠动脉**。肝固有动脉至肝门附近分**左**、**右支**入肝;肝固有动脉在其起始段还发出**胃右动脉**,分布于胃小弯。胃十二指肠动脉分为**胃网膜右动脉**和**胰十二指肠上动脉**,分布于胃大弯、大网膜、十二指肠和胰。

③**脾动脉**(splenic artery):发出数条**胰支**与 3～4 条**胃短动脉**和**胃网膜左动脉**,分布于胃底、胃大弯和胰。

(2) **肠系膜上动脉**(superior mesenteric artery):在腹腔干起始处稍下方起自腹主动脉,沿肠系膜根向右下至右髂窝，分布于十二指肠、空肠、回肠、盲肠、升结肠和横结肠。主要分支有：**空肠动脉**、**回肠动脉**、**回结肠动脉**、**右结肠动脉**和**中结肠动脉**等(图 12-28)。

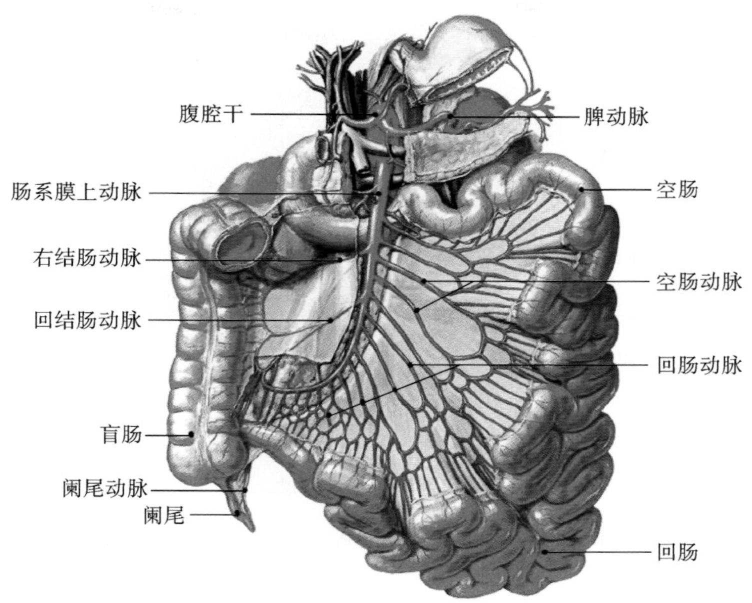

图 12-28 肠系膜上动脉

(3) **肠系膜下动脉**(inferior mesenteric artery)：约在第 3 腰椎高度起自腹主动脉，在腹膜后方行向左下，分布于降结肠、乙状结肠和直肠上部。其主要分支有：**左结肠动脉**、**乙状结肠动脉**和**直肠上动脉**(图 12-29)。

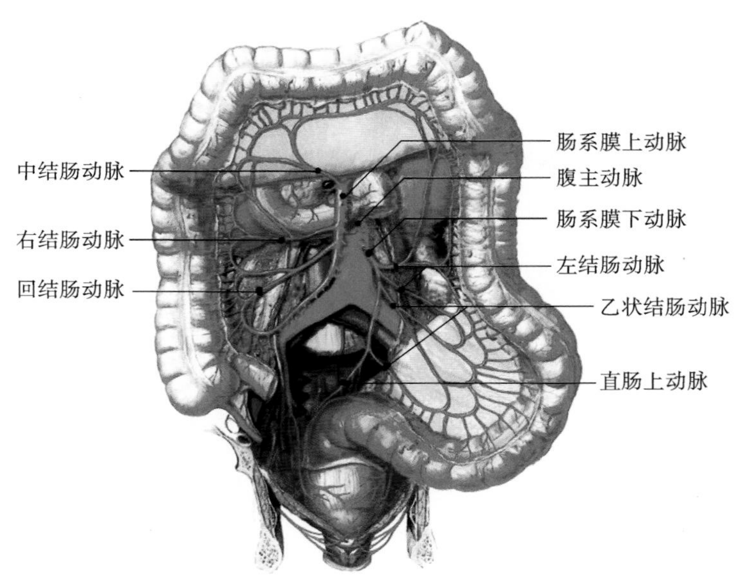

图 12-29 肠系膜下动脉

(六) 盆部和会阴的动脉

髂总动脉(common iliac artery)从腹主动脉发出，左、右各一，沿腰大肌内侧行向外下，至骶髂关节前方分为**髂内动脉**和**髂外动脉**。

1. 髂内动脉(internal iliac artery) 为一短干，沿盆腔侧壁下行，发出的分支有：①**闭孔动脉**，分布于盆壁；②**臀上动脉**和**臀下动脉**，分别从梨状肌上、下孔出盆腔，分布于臀部，臀肌注射应注意避免损伤；③**膀胱上动脉**、**膀胱下动脉**、**直肠下动脉**、**子宫动脉**，分布于膀胱、直肠、子宫等盆腔脏器；④**阴部内动脉**，

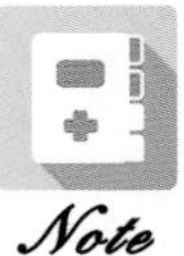
Note

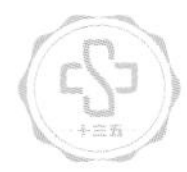

分布于会阴部(图 12-30)。

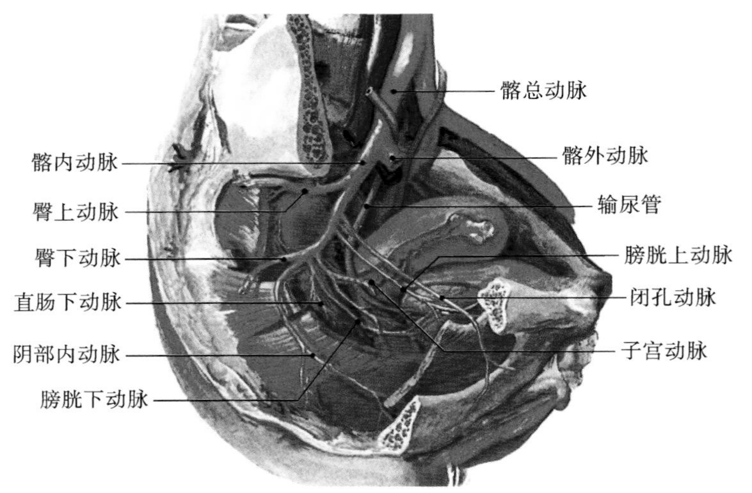

图 12-30　髂内动脉

2. 髂外动脉(external iliac artery)　沿腰大肌内侧缘下行，经腹股沟韧带中点深面入股三角，移行为股动脉。

(七) 下肢的动脉

1. 股动脉(femoral artery)　续于髂外动脉，在股三角内下行至大腿深部，渐转至大腿后面进入腘窝，移行为**腘动脉**(图 12-31)。股动脉分支分布于大腿。

股动脉在腹股沟韧带中点稍内侧的下方位置表浅，可触及其搏动。当下肢出血时，可向后内将股动脉压向耻骨下支进行止血(图 12-32)。此处也是动脉穿刺和插管最便捷的部位。

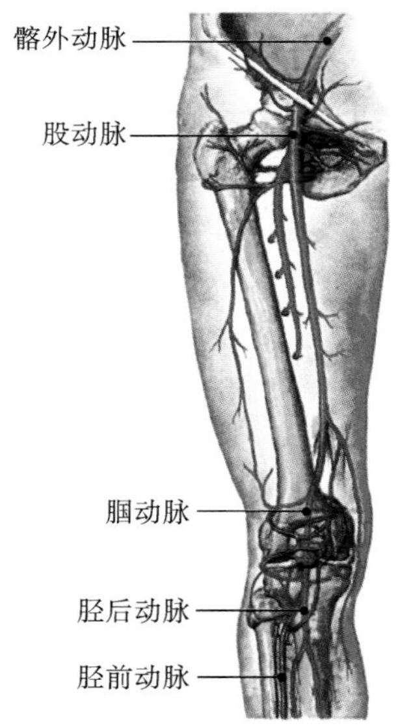

图 12-31　股动脉

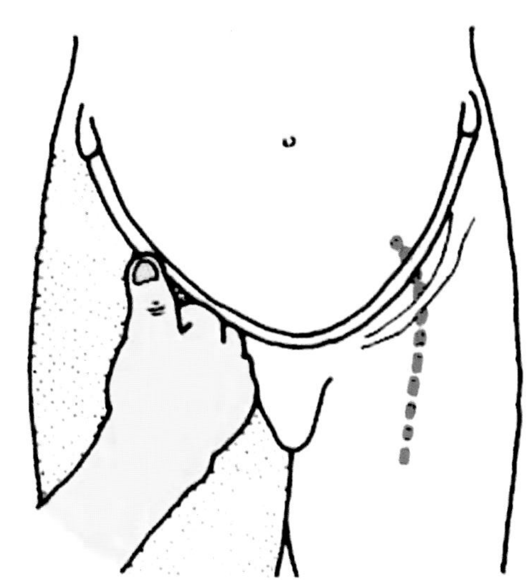

图 12-32　股动脉压迫止血点

2. 腘动脉(popliteal artery)　续于股动脉，经腘窝深部下行，分为**胫前动脉**、**胫后动脉**。腘动脉分支分布于膝关节及其附近的肌肉。

3. 胫前动脉(anterior tibial artery)　沿小腿前群肌之间下行，至踝关节前方移行为**足背动脉**(图 12-33)。胫前动脉分支分布于小腿前群肌、足背和足趾。

在踝关节前方，内、外踝连线的中点处可摸到足背动脉搏动，足部出血时可于此处压迫止血(图 12-34)。

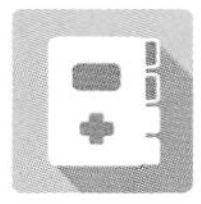
Note

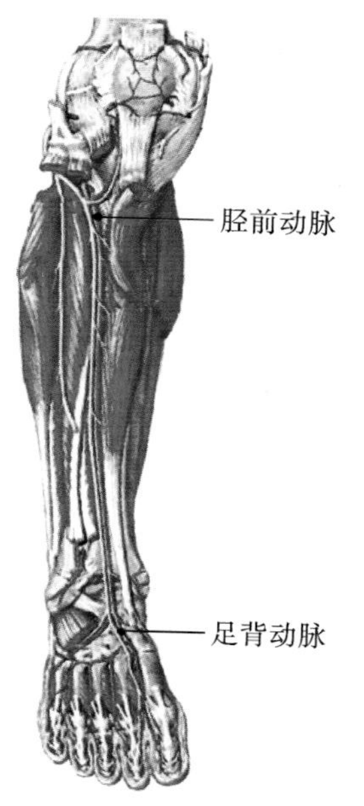

图 12-33 胫前动脉

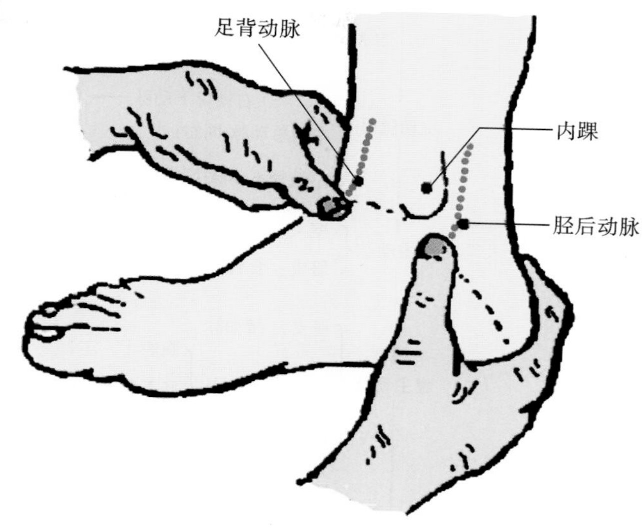

图 12-34 足背动脉压迫止血点

4. 胫后动脉(posterior tibial artery) 在小腿后群肌浅、深两层之间下行，经内踝后方的踝管进入足底，分为**足底内侧动脉**和**足底外侧动脉**(图 12-35、图 12-36)。胫后动脉分支分布于小腿后群肌、外侧群肌及足底。

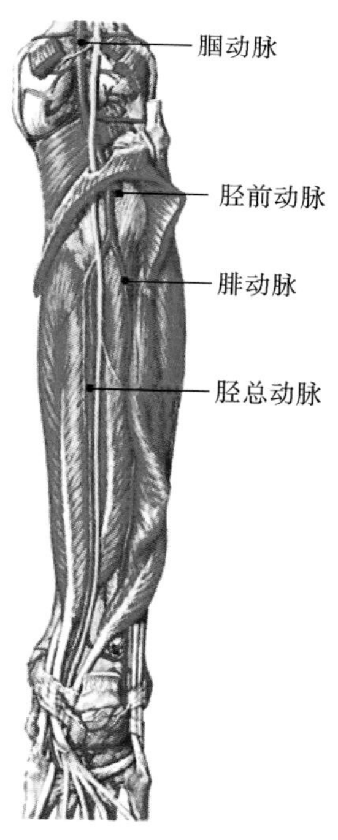

图 12-35 胫后动脉

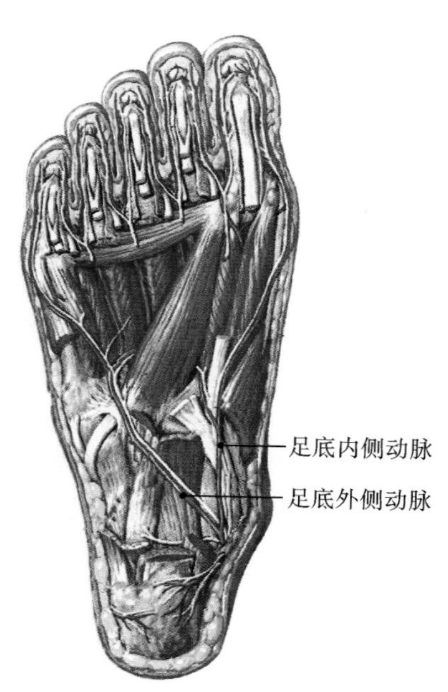

图 12-36 足底动脉

体循环的动脉分支概况见表 12-2。

表 12-2 体循环的动脉分支

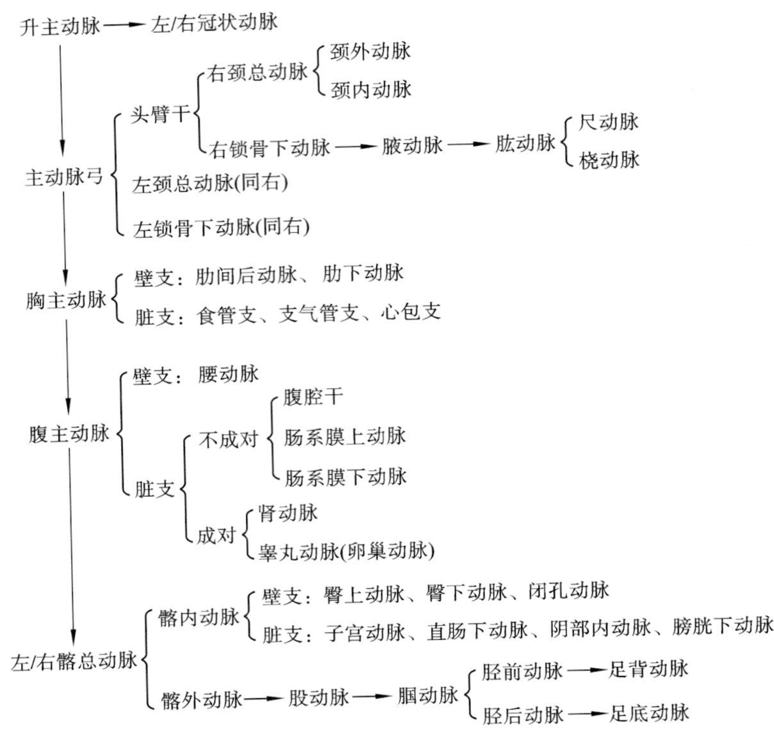

第四节 静 脉

一、静脉的配布特点和组织结构

与伴行的动脉比较，虽然在结构和配布上有许多相同之处，但由于两者功能不同，静脉又具有以下特点：①静脉管径大，管壁薄、数量多，容量超过动脉 1 倍以上。②静脉分浅、深两类。浅静脉位于皮下浅筋膜内，又称**皮下静脉**，不与动脉伴行，透过皮肤多能看到，是静脉注射、输液和采血的常用部位，浅静脉最终注入深静脉。深静脉多与同名动脉伴行，收集同名动脉分布区的静脉血。③静脉管壁的内面有成对的、向心开放的半月形静脉瓣(图 12-37)，是防止血液逆流的结构。四肢静脉瓣较多，大静脉及头部的静脉一般无静脉瓣。④静脉之间的吻合比较丰富，体表的浅静脉多吻合成静脉网，深静脉在某些器官周围或壁内吻合成静脉丛。⑤特殊结构的静脉：**硬脑膜窦**为颅内硬脑膜两层之间形成的腔隙，窦壁无肌层，管壁破裂出血时不易止血。**板障静脉**位于颅顶诸骨板障内，借导静脉与硬脑膜窦和头皮静脉连通(图 12-38)。

二、肺循环的静脉

肺静脉(pulmonary vein)起自肺泡周围的毛细血管网，逐级汇合，形成**左上肺静脉**、**左下肺静脉**、**右上肺静脉**和**右下肺静脉** 4 条肺静脉，出肺门注入左心房。

三、体循环的静脉

体循环的静脉分为**上腔静脉系**、**下腔静脉系**和**心静脉系**(见心的血管)。

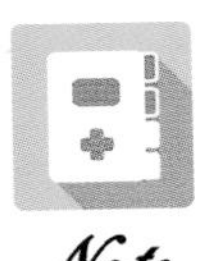
Note

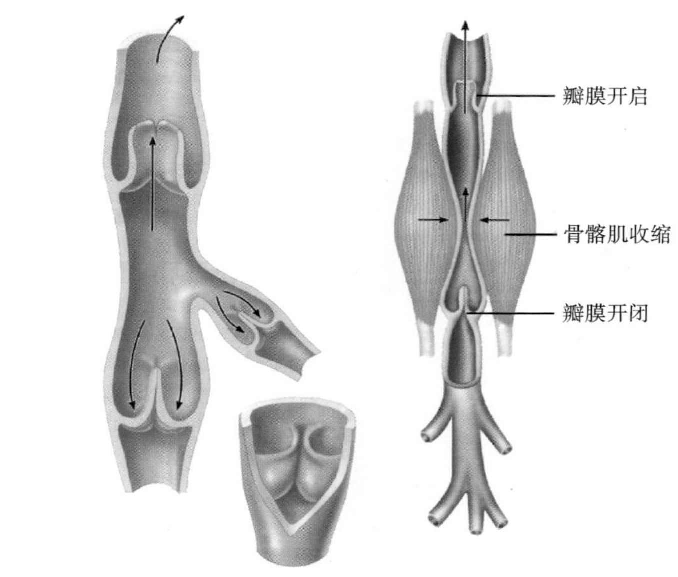

图 12-37 静脉瓣

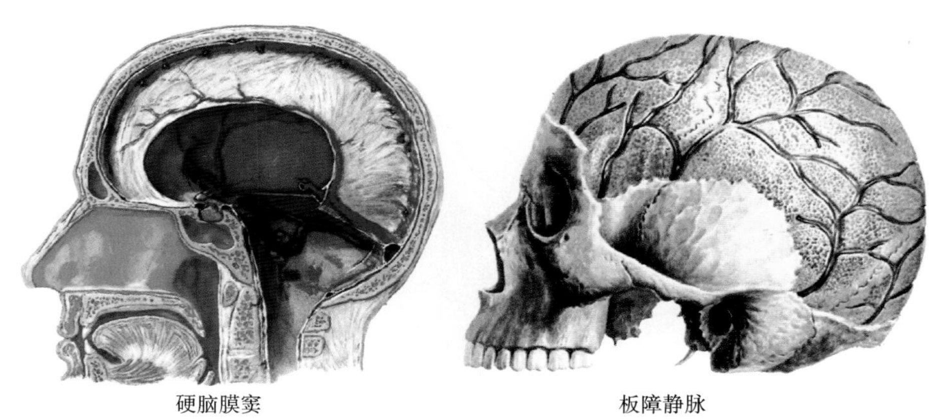

图 12-38 特殊静脉

（一）上腔静脉系

上腔静脉系由上腔静脉及其属支组成，收集头颈、胸部（心除外）和上肢的静脉血。

上腔静脉（superior vena cava）由**左头臂静脉**、**右头臂静脉**在右侧第 1 胸肋结合处后方汇合而成，沿升主动脉右侧垂直下降，注入右心房。上腔静脉入心房前有奇静脉注入（图 12-39）。

头臂静脉（brachiocephalic vein）左、右各一，由同侧的**颈内静脉**和**锁骨下静脉**在颈根部汇合而成，汇合处所形成的夹角称**静脉角**。

1. 头颈部的静脉

（1）**颈内静脉**（internal jugular vein）：于颈静脉孔处续于颅内乙状窦，伴颈内动脉和颈总动脉下行，在颈根部与锁骨下静脉汇合成头臂静脉（图 12-40）。

颈内静脉收集脑、眼、面部、颈部和甲状腺等处的静脉血。颈内静脉的主要属支有面静脉等。

面静脉（facial vein）起于内眦静脉，伴面动脉至下颌角下方，与**下颌后静脉**前支汇合后注入颈内静脉。面静脉收集面部软组织的静脉血（图 12-40）。面静脉通过内眦静脉、眼静脉与颅内**海绵窦**相交通（图 12-41），由于面静脉在口角平面以上一般无静脉瓣，故面部，尤其是鼻根至两侧口角间的三角区内发生感染时，若处理不当，病菌可经上述途径侵入颅内，导致颅内感染，故称此区为“危险三角”。头皮静脉注射可选用额静脉和眶上静脉。

（2）**颈外静脉**（external jugular vein）：是颈部最大的浅静脉，由**下颌后静脉后支**、**枕静脉**和**耳后静脉**汇合而成，沿胸锁乳突肌浅面下行，注入锁骨下静脉（图 12-40）。

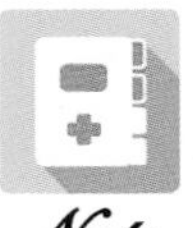

图 12-39　上腔静脉和下腔静脉

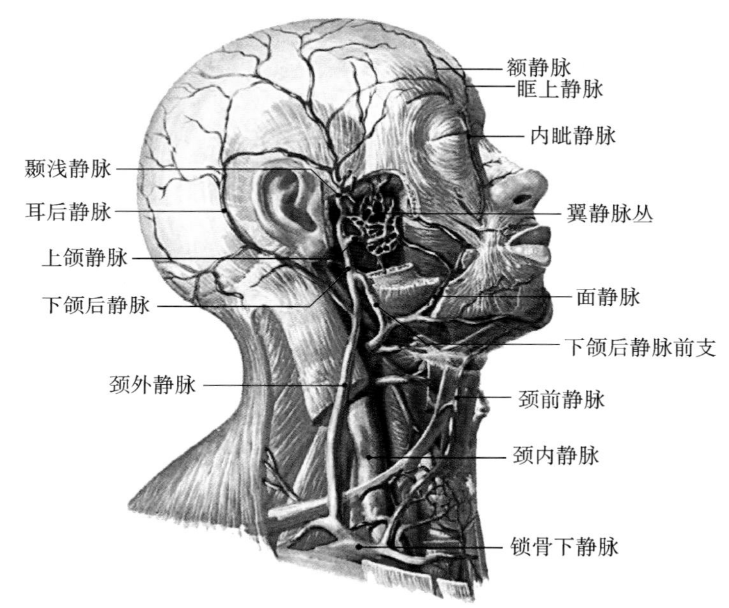

图 12-40　头颈部静脉

颈外静脉位置表浅且恒定，管径大，小儿可在此做静脉穿刺。右心衰竭或输液过快、过多的患者，可呈现静脉充盈轮廓，称**颈外静脉怒张**，这是因为右心房和上腔静脉压力升高所致。颈外静脉的体表投影相当于同侧下颌角与锁骨中点的连线。

（3）**锁骨下静脉**（subclavian vein）：在第 1 肋外侧缘续于腋静脉，弓形向内至胸锁关节后方与颈内静脉合成头臂静脉。

2. 上肢的静脉　上肢的深静脉与同名动脉伴行，最后经腋静脉续于锁骨下静脉。浅静脉主要有**头静脉**、**贵要静脉**和**肘正中静脉**（图 12-42）。

（1）**头静脉**（cephalic vein）：起自**手背静脉网**的桡侧，向上转至前臂前面桡侧，沿肘窝前面、肱二头肌外侧沟上升，经三角胸大肌间沟，穿深筋膜注入腋静脉或锁骨下静脉。

（2）**贵要静脉**（basilic vein）：起自手背静脉网的尺侧，沿前臂尺侧上行，在肘窝处接受肘正中静脉后，沿肱二头肌内侧上升至臂中部，穿深筋膜注入肱静脉或腋静脉。

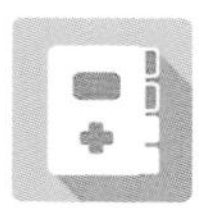
Note

（3）**肘正中静脉**（median cubital vein）：该静脉变异较多，于肘窝皮下连接头静脉和贵要静脉。临床

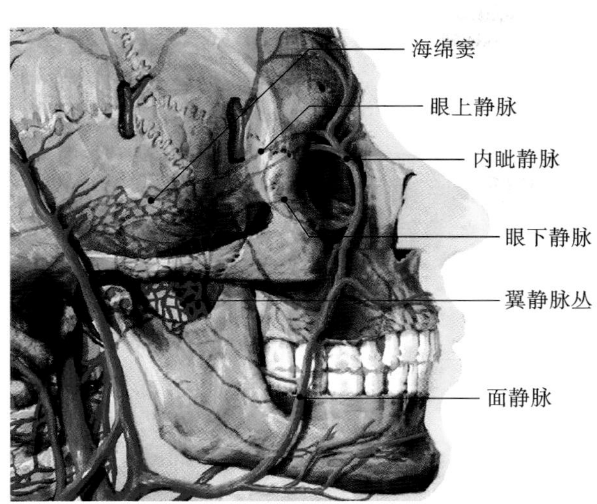

图 12-41 面静脉的交通

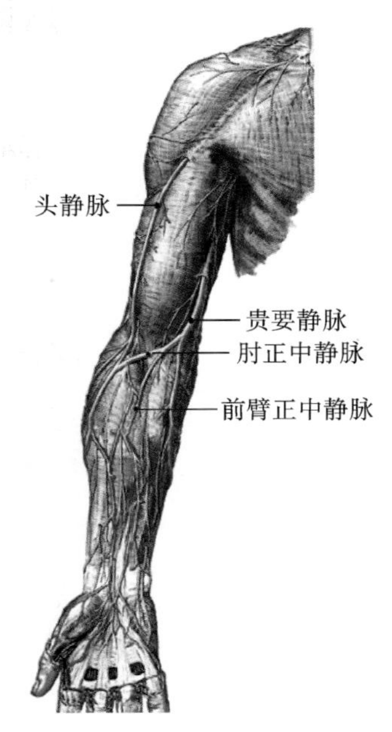

图 12-42 上肢的浅静脉

上常选择肘正中静脉进行静脉注射和采血。

3. 胸部的静脉 主干是**奇静脉**(azygos vein)。奇静脉起自右腰升静脉,穿膈入胸腔,沿脊柱右侧上行,至第 4 胸椎高度向前绕右肺根上方注入上腔静脉。奇静脉主要收集右侧**肋间后静脉**、**支气管静脉**、**食管静脉**和**半奇静脉**的血液。

半奇静脉收集左侧下部肋间后静脉、食管静脉和副半奇静脉的血液,注入奇静脉。

(二) 下腔静脉系

下腔静脉系由下腔静脉及其属支构成,收集下肢和腹、盆部的静脉血。

下腔静脉(inferior vena cava)是全身最大的静脉干(图 12-43)。在第 5 腰椎体右前方,由左、右髂总静脉汇合而成,沿腹主动脉的右侧上行,经肝的后方,穿膈的腔静脉孔入胸腔,注入右心房。

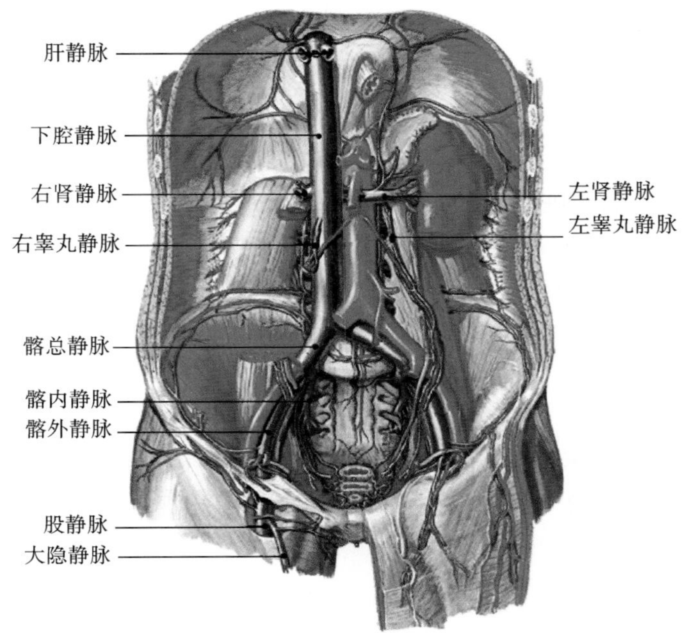

图 12-43 下腔静脉

1. 下肢的静脉 下肢的深静脉与同名动脉伴行,最后经**股静脉**续于**髂外静脉**。浅静脉主要有**大隐**

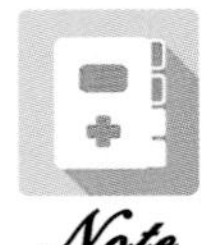

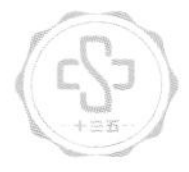

静脉和**小隐静脉**。

（1）**大隐静脉**（great saphenous vein）：是全身最长的浅静脉，起自足背静脉弓内侧，经内踝前方，沿小腿内侧和大腿前内侧上行，在腹股沟韧带下方注入**股静脉**（图 12-44）。在内踝前方，大隐静脉位置表浅且恒定，是临床输液、注射和静脉切开的常用部位。大隐静脉也是下肢静脉曲张的好发部位。

（2）**小隐静脉**（small saphenous vein）：起自足背静脉弓外侧，经外踝后方，沿小腿后面上升，至腘窝处穿深筋膜注入**腘静脉**（图 12-45）。

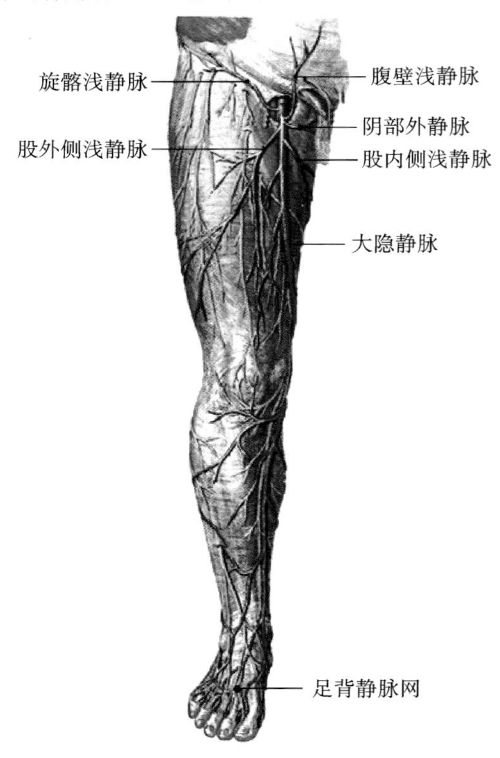

图 12-44　大隐静脉

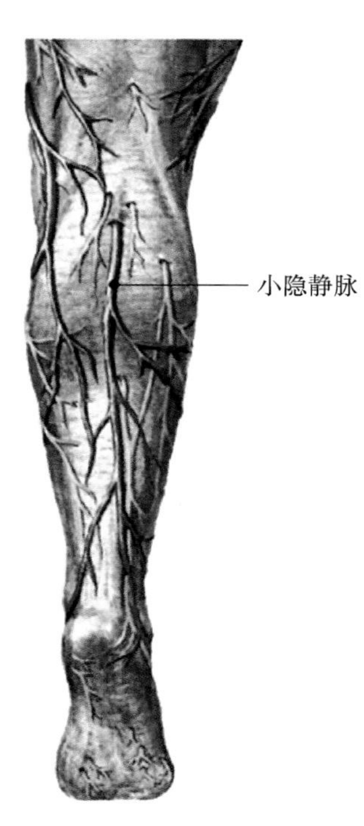

图 12-45　小隐静脉

2. 盆部的静脉

（1）**髂外静脉**（external iliac vein）：是股静脉的直接延续，伴同名动脉上行（图 12-43）。收集下肢和腹前壁下部的静脉血。

（2）**髂内静脉**（internal iliac vein）：与髂内动脉伴行，其属支为同名动脉的伴行静脉，收纳范围与同名动脉分布范围相同。常在盆腔脏器壁内及周围形成丰富的静脉丛，如**直肠静脉丛**、**子宫静脉丛**等。

（3）**髂总静脉**（common iliac vein）：在骶髂关节前方，由同侧髂内、外静脉汇合而成。两侧髂总静脉伴髂总动脉斜向内上至第 5 腰椎右侧，汇合成下腔静脉。

知识拓展

浅静脉穿刺术

浅静脉穿刺的目的主要是临床补液、注射药物、采血及输血等。

穿刺常选的静脉有头皮静脉、颈外静脉、手背静脉、贵要静脉、头静脉、肘正中静脉、足背静脉、大隐静脉、小隐静脉等。浅静脉穿刺选用的静脉部位可不同，但穿经的层次基本相同，即皮肤、皮下组织和静脉壁。

3. 腹部的静脉　腹部静脉直接或间接注入下腔静脉，包括 4 对**腰静脉**、**睾丸（卵巢）静脉**、**肾静脉**、**肝静脉**和**肝门静脉系**（图 12-43、图 12-46）。

（1）**肾静脉**（renal vein）：横行向内侧注入下腔静脉。

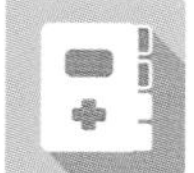
Note

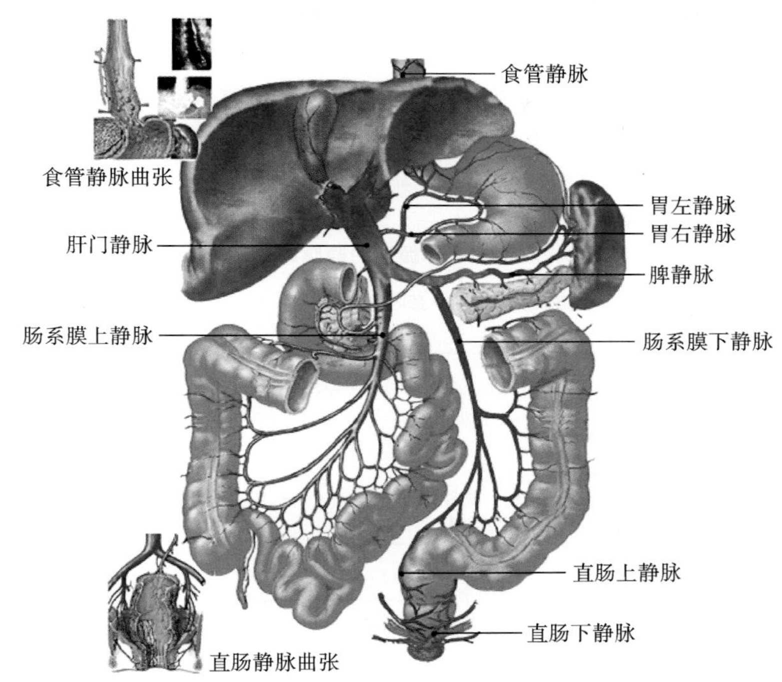

图 12-46 肝门静脉系

(2) **睾丸静脉**(testicular vein):起自睾丸和附睾,右侧直接注入下腔静脉,左侧以直角注入左肾静脉,因此睾丸静脉曲张多发于左侧。此静脉在女性为**卵巢静脉**。

(3) **肝静脉**(hepatic vein):有 2～3 支,收集肝血窦回流的血液,在腔静脉沟处出肝注入下腔静脉。

(4) **肝门静脉系**:由肝门静脉及其属支组成,收集除肝以外腹腔不成对器官的静脉血。

肝门静脉(hepatic portal vein)是一条短而粗的静脉干,由**肠系膜上静脉**(superior mesenteric vein)和**脾静脉**(splenic vein)在胰头后方汇合而成(图 12-46),进入肝内反复分支最后注入**肝血窦**。**肠系膜下静脉**(inferior mesenteric vein)通常注入脾静脉。

肝门静脉的属支主要包括肠系膜上静脉、脾静脉、肠系膜下静脉、**胃左静脉**、**胃右静脉**和**附脐静脉**等,多与同名动脉伴行,收集同名动脉分布区的静脉血液回流。

肝门静脉的属支与上、下腔静脉的属支之间有丰富的吻合(表 12-3):①通过**食管静脉丛**与上腔静脉相交通;②通过**直肠静脉丛**与下腔静脉相交通;③通过**脐周静脉网**分别与上、下腔静脉相交通。

表 12-3 肝门静脉与腔静脉吻合途径

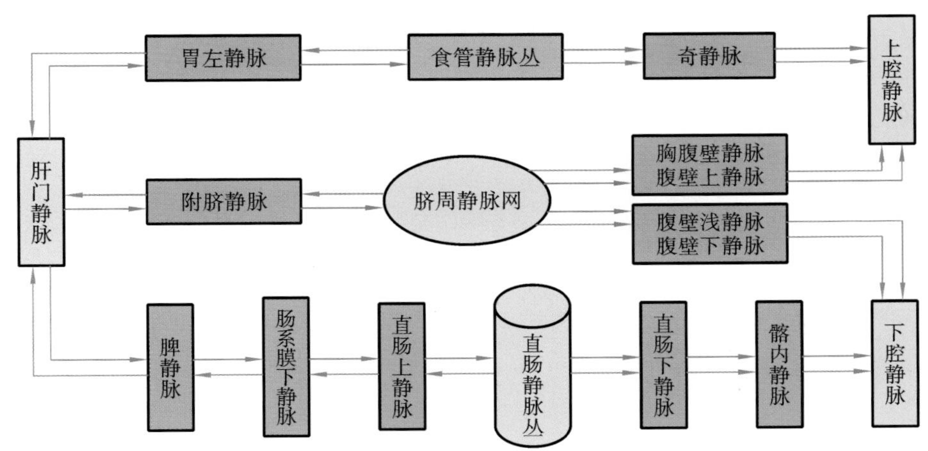

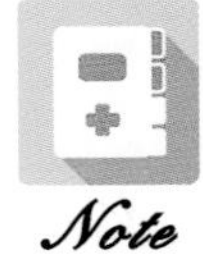

Note

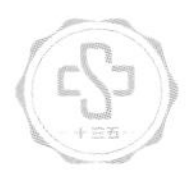

在正常情况下，肝门静脉系与上、下腔静脉系之间的吻合支细小，血流量少，血液按正常方向回流。当某些肝脏疾病或胰头肿瘤压迫或阻塞肝门静脉，致使肝门静脉回流受阻时，肝门静脉的血液就可通过上述吻合流入上、下腔静脉系，使吻合部位小静脉的血流量剧增，造成吻合部位静脉曲张甚至破裂出血，如食管静脉丛曲张破裂引起呕血，直肠静脉丛曲张破裂引起便血，脐周静脉网曲张出现腹壁静脉曲张（表 12-3）。

体循环静脉的属支概况见表 12-4。

表 12-4　体循环的静脉属支

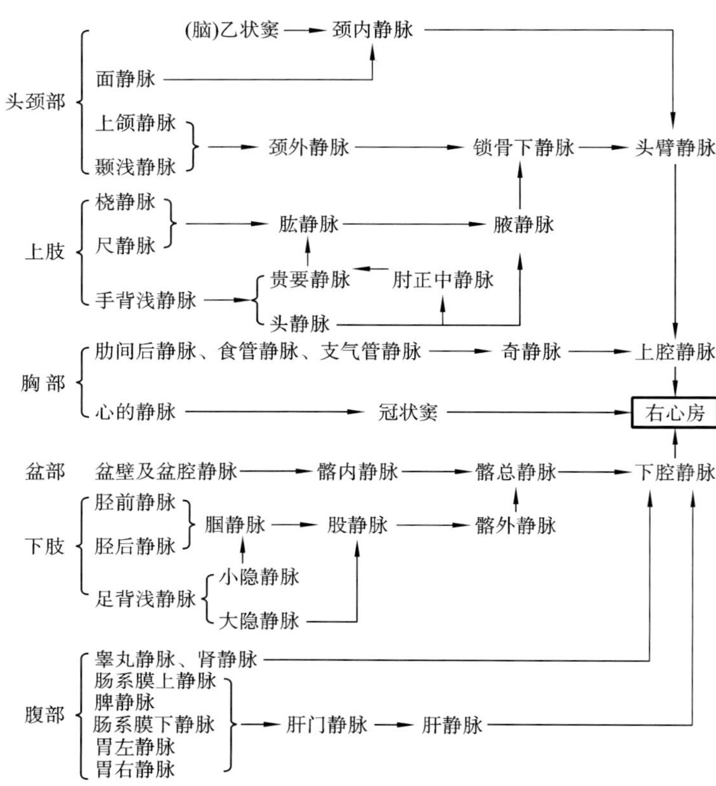

（李泽良　岳丽）

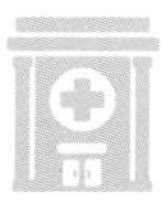

直通护考在线答题

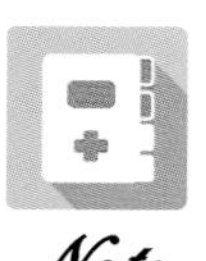

第十三章　淋巴系统

能力目标

1. **掌握**：淋巴系统的组成及其功能；胸导管的起止及行程特点；脾的位置、形态结构特点及其功能；人体主要局部淋巴结。

2. **熟悉**：右淋巴导管的起止特点；淋巴结的形态结构特点及功能；腋淋巴结的位置、组成及其临床意义。

3. **了解**：人体的主要淋巴干及人体各部淋巴结的分布特点。

案例13-1

据不完全统计，20%～30%乳腺癌根治术后的患者会发生上肢淋巴水肿。因为手术切除了腋窝淋巴结，放射治疗进一步破坏了淋巴管，因淋巴回流受阻而引发水肿。淋巴水肿发生的时间多变，有的术后1或2年即发生，有的10年后才出现。临床诊断：淋巴水肿。

具体任务：

请用所学知识解释为什么会出现淋巴水肿？

第一节　概　　述

淋巴系统(lymphatic system)由**淋巴管道**、**淋巴器官**和**淋巴组织**组成。

当血液运行到毛细血管的动脉端时，水及营养物质通过毛细血管壁滤出，进入组织间隙形成组织液。组织液与细胞进行物质交换后，大部分经毛细血管静脉端被吸收入静脉，小部分则进入毛细淋巴管成为淋巴(图13-1)。淋巴为无色透明的液体，淋巴在淋巴管道内向心流动，途经淋巴组织或淋巴器官，

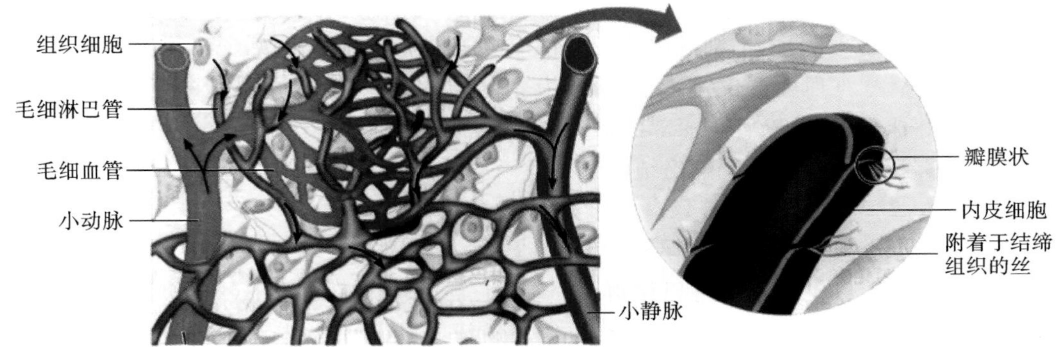

图13-1　毛细淋巴管

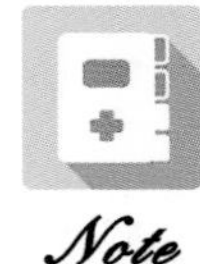

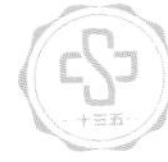

最后汇入静脉。

淋巴管道可分为毛细淋巴管、淋巴管、淋巴干和淋巴导管(图 13-2)。淋巴管道是静脉的辅助管道，有协助静脉引流组织液回流入心的功能。淋巴器官包括淋巴结、脾、胸腺和腭扁桃体等。淋巴组织是含有大量淋巴细胞的网状组织，主要分布于消化管和呼吸道的黏膜下。淋巴器官和淋巴组织具有产生淋巴细胞、过滤异物、参与机体的免疫应答等功能。

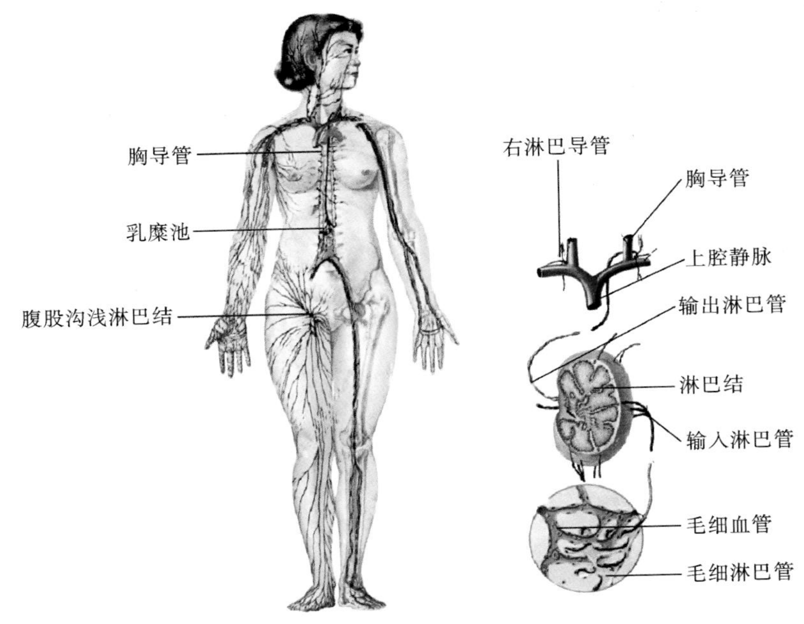

图 13-2　淋巴系统模式图

第二节　淋巴管道

一、毛细淋巴管

毛细淋巴管(lymphatic capillary)是淋巴管道的起始部分，它以膨大的盲端起始于组织间隙。毛细淋巴管管壁很薄，仅由单层内皮细胞构成，内皮细胞之间有较大间隙，基膜很薄或不存在，所以毛细淋巴管的管壁通透性大于毛细血管。一些大分子物质，如蛋白质、细菌、异物、细胞碎片和癌细胞等较易进入毛细淋巴管。除脑、脊髓、上皮、软骨、牙釉质、角膜、晶状体等处外，毛细淋巴管广泛分布于身体各处。

二、淋巴管

淋巴管(lymphatic vessel)由毛细淋巴管汇合而成。其结构与静脉相似，也有丰富的瓣膜，但管径较细，管壁较薄。淋巴管根据所在的位置，以深筋膜为界，可分为浅淋巴管和深淋巴管两种。浅淋巴管行于皮下，多与浅静脉伴行；深淋巴管与深部的血管伴行。浅、深淋巴管之间有小支相交通。淋巴管在向心的行程中，一般都经过一个或多个淋巴结。

三、淋巴干

全身的浅、深淋巴管经过一系列淋巴结群后，逐渐汇合成较大的**淋巴干**(lymphatic trunk)，最后汇集成 9 条较大的淋巴干。左颈干、右颈干，主要收集头颈部左、右半侧的淋巴；左锁骨下干、右锁骨下干，主要收集左、右侧上肢和脐以上胸、腹壁浅层的浅淋巴；左支气管纵隔干、右支气管纵隔干，主要收集胸

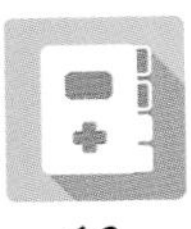
Note

腔器官及脐以上胸、腹壁深层的淋巴；左腰干、右腰干，主要收集下肢、盆部、腹后壁和腹腔内成对器官的淋巴；肠干，主要收集腹腔内不成对脏器的淋巴。

四、淋巴管道

全身九条淋巴干汇集成两条大的淋巴导管(lymphatic duct)，即胸导管和右淋巴导管(图 13-3)。

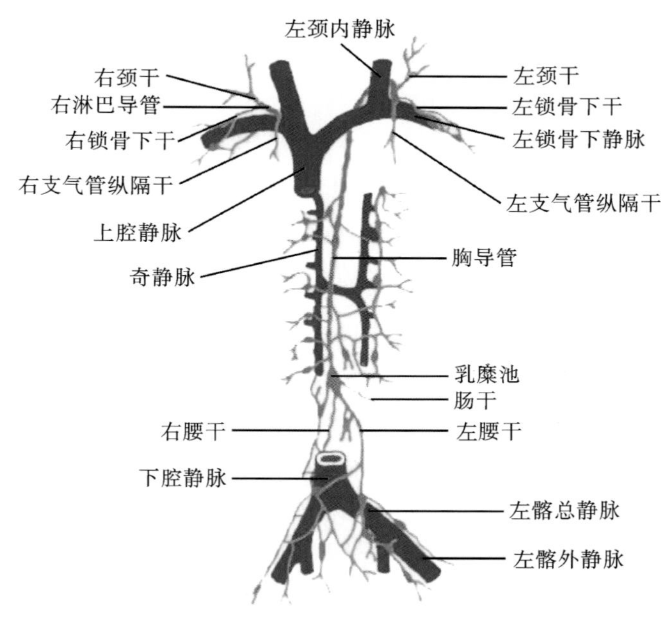

图 13-3　淋巴干和淋巴导管

1. 胸导管(right lymphatic duct)　全身最大的淋巴管道，长 30～40 cm。胸导管下端起于乳糜池。乳糜池位于第 1 腰椎体前面，是胸导管起始部的膨大处，由左、右腰干和一条肠干汇合而成。胸导管自乳糜池起始后，向上行经膈的主动脉裂孔入胸腔，在食管的后方，沿脊柱的右前方上行，至第 5 胸椎高度向左侧斜行，出胸廓上口到左颈根部，呈弓形向前下弯曲注入左静脉角。胸导管在注入左静脉角前，还接受左颈干、左锁骨下干和左支气管纵隔干。胸导管通过上述 6 条淋巴干收集左半头颈部、左上肢、左半胸部、腹部、盆部和两下肢的淋巴(图 13-3)。

2. 右淋巴导管(thoracic duct)　为一短干，长约 1.5 cm，由右颈干、右锁骨下干和右支气管纵隔干汇合而成，注入右静脉角(图 13-3)。右淋巴导管收集右半头颈部、右上肢和右半胸部的淋巴。

第三节　淋 巴 器 官

淋巴器官主要由淋巴组织构成，包括淋巴结、脾、胸腺、扁桃体。

一、淋巴结

1. 淋巴结的形态　淋巴结(lymph node)为灰红色圆形或椭圆形小体，质软。淋巴结的一侧隆凸，另一侧向内稍凹陷为**淋巴结门**。从凸侧有数条输入淋巴管进入，从淋巴结门有 1～2 条输出淋巴管和血管、神经出入。

2. 淋巴结的微细结构　淋巴结的表面有结缔组织构成的被膜。被膜的结缔组织向实质伸入许多小隔称小梁。小梁在淋巴结内分支并互相连接成网，构成淋巴结的支架。支架的网眼内充满淋巴组织。淋巴结的实质分为两部分，位于浅层的称**皮质**，位于深层的称**髓质**，皮质和髓质内有淋巴窦(图 13-4)。

1) **皮质**　位于被膜下方，分为浅层皮质、副皮质区及皮质淋巴窦三部分。

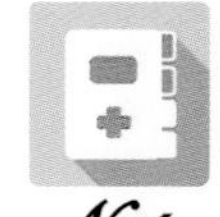

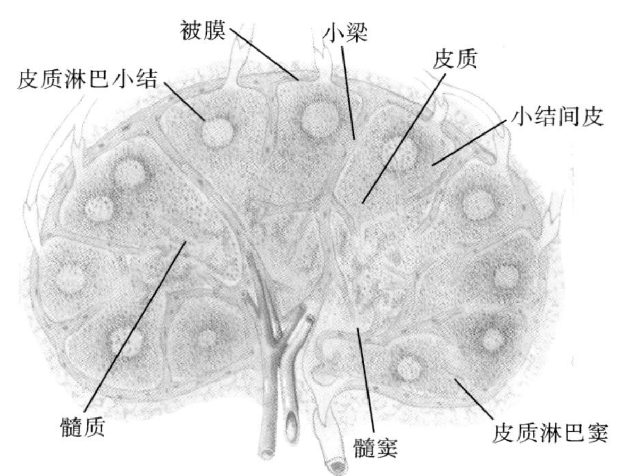

图 13-4 淋巴结的微细结构

（1）**浅层皮质**：位于皮质浅层，淋巴细胞密集成团，形成许多淋巴小结。淋巴小结主要由 B 淋巴细胞构成，为直径 1～2 mm 的球形小体，其间有少量 T 淋巴细胞和巨噬细胞。在细菌、病毒等抗原的刺激下，淋巴小结中央部的 B 淋巴细胞能分裂、分化，形成生发中心，产生新的 B 淋巴细胞。

（2）**副皮质区**：位于皮质深层，是一片弥散的淋巴组织。副皮质区依赖胸腺而存在，故又称胸腺依赖区。副皮质区主要由 T 淋巴细胞构成，经抗原刺激后，也可发生免疫应答。

（3）**皮质淋巴窦**：淋巴窦是淋巴结内淋巴流经的管道，窦壁由内皮细胞构成，窦内有许多巨噬细胞和网状细胞等。淋巴在淋巴窦内流动缓慢，有利于巨噬细胞清除病原微生物、异物等。

2）**髓质**　由髓索及其间的髓质淋巴窦构成。

（1）**髓索**：是淋巴组织构成的条索，彼此互相连接成网。髓索主要由 B 淋巴细胞、浆细胞和巨噬细胞等构成。

（2）**髓质淋巴窦**：也称**髓窦**，互相连接成网，其结构、功能与皮质淋巴窦相似，但较宽大，腔内的巨噬细胞较多，故有较强的滤过功能。

3. 淋巴结的功能

（1）**产生淋巴细胞**：淋巴结内的淋巴细胞，可以分裂繁殖产生新的淋巴细胞。

（2）**过滤淋巴**：当淋巴流经淋巴结时，淋巴窦内的巨噬细胞可以将细菌、异物等及时吞噬清除，起到过滤淋巴的作用。淋巴结对细菌的清除率可达 99.5％，但对病毒和癌细胞的清除率则较低。

（3）**参与免疫**：淋巴结是人体重要的免疫器官。受到抗原刺激后，淋巴小结和髓索内的 B 淋巴细胞能转化为浆细胞，产生抗体。淋巴结内的 T 淋巴细胞可转变为具有杀伤异体细胞能力的细胞。

知识拓展

淋巴结肿大

淋巴结分布于全身，是人体重要的免疫器官，按其位置可分为浅表淋巴结和深部淋巴结。正常淋巴结多在 0.2～0.5 cm，常呈组群分布。每一组群淋巴结收集相应引流区域的淋巴液，如：耳后、乳突区的淋巴结收集头皮范围内的淋巴液；颌下淋巴结群收集口底、颊黏膜、牙龈等处的淋巴液；颈部淋巴结收集鼻、咽、喉、气管、甲状腺等处的淋巴液；锁骨上淋巴结群左侧收集食管、胃等器官的淋巴液，右侧收集气管、胸膜、肺等处的淋巴液；腋窝淋巴结群收集躯干上部、乳腺、胸壁等处的淋巴液；腹股沟淋巴结群收集下肢及会阴部的淋巴液。了解二者之间的关系，对于判断原发病灶的部位及性质有重要临床意义。一个区域淋巴结肿大称局限淋巴结肿大，多见于非特异性淋巴结炎、淋巴结结核及恶性肿瘤转移，应按淋巴引流区域寻找原发病灶。两个区域以上淋巴结肿大，要考虑为全身性淋巴结肿大，多见于急慢性淋巴结炎、传染性单核细胞增多症、白血病、淋巴瘤、钩端螺旋体病、恙虫病、布鲁菌病、血清病、结缔组织病等。

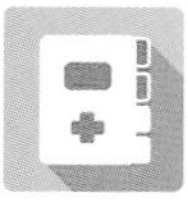
Note

二、脾

1. 脾的位置 脾(spleen)位于左季肋区，胃底和膈之间，第 9～11 肋的深面，脾的长轴与第 10 肋一致。正常情况下在左侧肋弓下不能触及(图 13-5)。

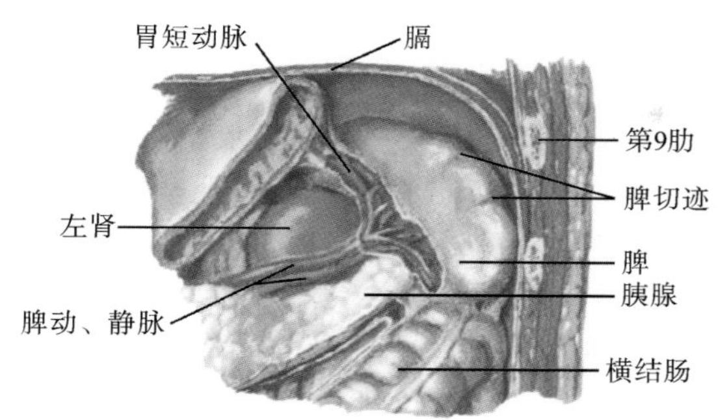

图 13-5 脾的位置和形态

2. 脾的形态 脾为人体最大的淋巴器官，为扁椭圆形实质器官，色暗红，质软而脆，在遭受暴力打击时容易发生破裂出血。脾可分为膈、脏两面，前、后两端，上、下两缘。脾的膈面平滑隆凸，与膈相贴；脏面凹陷，与腹腔内脏器相邻，脏面近中央处为**脾门**(splenic hilum)，是血管、神经出入脾之处。脾的前端较宽阔，朝向前外下方；后端钝圆，朝向后内方；脾的下缘较钝；脾的上缘锐利，有 2～3 个小切迹，称**脾切迹**(splenic notch)。在脾肿大时，是触诊脾的标志。

3. 脾的微细结构 脾的表面有一层间皮，间皮深面为一层较厚的致密结缔组织构成的被膜。被膜的结缔组织和平滑肌纤维深入脾内，形成许多小梁，小梁及其分支相互连接成网，构成脾的支架。脾的实质主要由淋巴组织构成，主要分为白髓和红髓两部分。在脾的切面上观察，脾的实质大部分呈暗红色，呈红髓；在红髓中散在有 1～2 mm 大小的灰白色小点，称为白髓(图 13-6)。

(1) **红髓**：由脾索和脾窦构成。

①**脾索**：呈索状，互相连接成网，脾索内有许多 B 淋巴细胞、网状细胞、巨噬细胞、浆细胞和红细胞等。

②**脾窦**：是位于脾索之间的形状和大小不规则的腔隙，在窦壁附近有较多巨噬细胞。

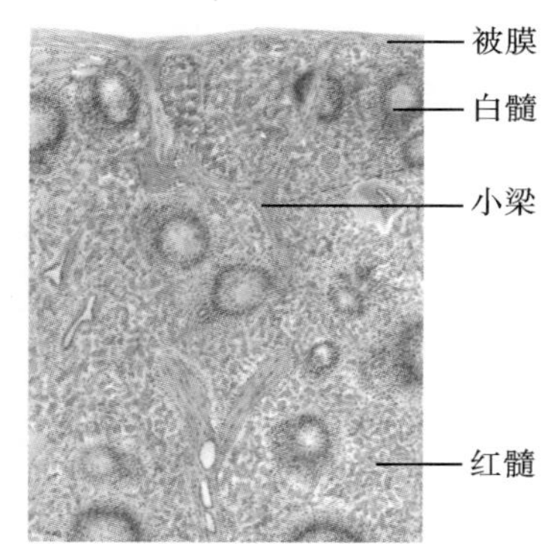

图 13-6 脾的微细结构

(2) **白髓**：淋巴细胞排列密集，分散在红髓内，包括**动脉周围淋巴鞘**和**淋巴小结**两部分。

①动脉周围淋巴鞘：是位于中央动脉周围的弥散淋巴组织，主要是大量 T 淋巴细胞和少量巨噬细胞。脾动脉从脾门入脾后分支进入小梁，称为小梁动脉，小梁动脉分支离开小梁进入周围淋巴鞘内，成为中央动脉。

②淋巴小结：呈球状，位于动脉周围淋巴鞘的一侧，其形态与淋巴结内的相似，主要由 B 淋巴细胞构成。

4. 脾的功能

(1) **过滤血液**：血液流经脾时，脾内的巨噬细胞能吞噬进入血液内的细菌等异物以及体内衰老的红细胞和血小板。当脾功能亢进时，可因其吞噬过度而引起红细胞和血小板的减少，导致贫血。而脾切除后，血液内衰老红细胞将大量增多。

(2) **造血功能**：在胚胎时期，脾有造血功能。当机体严重贫血或某些病理状态下，脾可恢复造血功能。

(3) **储血**：约可储存 40 mL 血，主要储存于脾窦。当机体需要时，可将储存的血释放入血液循环。

(4) **免疫应答**：脾内的淋巴细胞和巨噬细胞都参与机体的免疫反应。当细菌等抗原物质侵入人体时，可引起脾内 T、B 两种淋巴细胞的免疫应答。

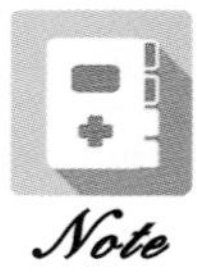

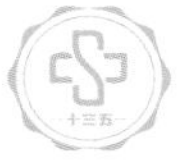

知识拓展

脾　大

脾大是重要的病理体征，并非一种疾病。在正常情况下腹部一般摸不到脾，如仰卧位或侧卧位能摸到脾边缘即认为脾大。脾体积增大是脾疾病的主要表现。脾大的原因可分为两类：一类是感染性脾大；另一类是非感染性脾大。脾大的程度与疾病有关。

(1) 轻度脾大：深吸气时脾下缘在肋缘下 2～3 cm 为轻度脾大。可见于某些病毒感染、细菌感染、立克次体感染、充血性心力衰竭、肝硬化门脉高压症、霍奇金病、系统性红斑狼疮、热带嗜酸性粒细胞增多症、特发性血小板减少性紫癜等。

(2) 中等度脾大：下缘超出肋缘下 3 cm 至平脐为中等度肿大。可见于急性粒细胞性白血病、急性淋巴细胞性白血病、慢性溶血性贫血、传染性单核细胞增多症、脾淀粉样变性、恶性淋巴瘤、尼曼-匹克病等。

(3) 极度脾大：下缘超出脐水平以下为极度脾大或称巨脾。可见于慢性粒细胞白血病、慢性疟疾、晚期血吸虫病、真性红细胞增多症、地中海贫血等。

三、胸腺

1. 胸腺的位置　胸腺(thymus)位于上纵隔前部、胸骨柄的后方，分为大小不对称的左右两叶。

2. 胸腺的形态　胸腺有明显的年龄变化，新生儿和幼儿的胸腺相对较大，至青春期以后，则逐渐萎缩退化，绝大部分被脂肪组织所代替(图 13-7)。

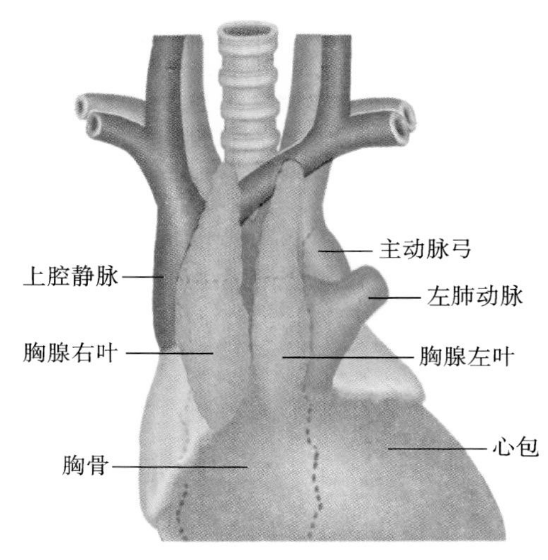

图 13-7　胸腺

3. 胸腺的微细结构　胸腺表面有薄层结缔组织被膜，伸入胸腺实质内，将胸腺分成不完整的小叶。小叶的浅部称皮质，深部称髓质。在胸腺皮质内，胸腺细胞排列密集，而在胸腺髓质内含有大量胸腺上皮细胞，且排列稀疏。胸腺细胞是 T 淋巴细胞的前体，对抗原无反应能力。

4. 胸腺的功能

(1) 产生、培育 T 淋巴细胞，并向周围淋巴器官输送 T 淋巴细胞；

(2) 产生胸腺素、促胸腺生成素等，构成 T 淋巴细胞增殖、分化的微环境。

第四节　全身主要部位的淋巴结

人体的淋巴结一般多沿血管成群分布，引流某一器官或部位淋巴的第一级淋巴结称**局部淋巴结**。当局部有感染时，细菌、毒素、寄生虫等可沿淋巴管侵入相应的局部淋巴结，引起有关淋巴结群的肿大和疼痛；癌细胞也常沿淋巴管转移，并停留在淋巴结内繁殖增生，致使淋巴结逐渐肿大。故熟悉淋巴结群的位置及收纳范围，对诊断和治疗某些疾病有重要意义(表 13-1)。

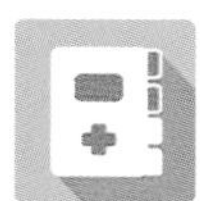
Note

表 13-1 全身淋巴的流注关系

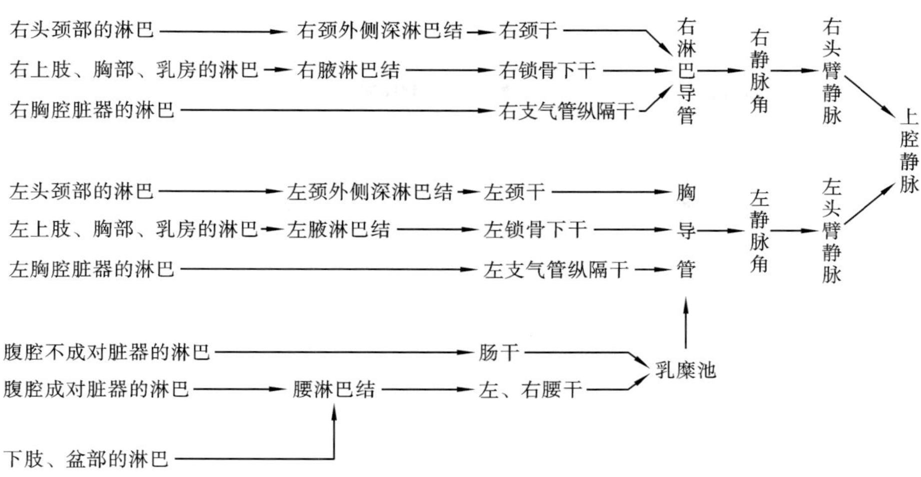

一、头颈部的淋巴结

头颈部的淋巴结较多，主要分布于头颈交界处和颈内、颈外静脉的周围。

（一）下颌下淋巴结

下颌下淋巴结位于下颌下腺附近，收纳面部和口腔的淋巴，其输出管注入颈外侧深淋巴结（图 13-8、图 13-10）。面部和口腔有炎症或肿瘤时，常引起该淋巴结肿大。

（二）颈外侧浅淋巴结

颈外侧浅淋巴结位于胸锁乳突肌的浅面，沿颈外静脉排列（图 13-8），收纳头部和颈部浅层的淋巴，其输出管注入颈外侧深淋巴结。颈外侧浅淋巴结是结核的好发部位。

（三）颈外侧深淋巴结

颈外侧深淋巴结沿颈内静脉排列，数目多达 10～15 个（图 13-9），直接或间接地收集头颈部诸淋巴结的输出管，其输出管汇成颈干，左侧的注入胸导管，右侧的注入右淋巴导管（图 13-3）。

颈外侧深淋巴结上部的淋巴结位于鼻咽部和舌根后方，称咽后淋巴结，患鼻咽癌和舌根癌时，癌细胞首先转移到该淋巴结。颈外侧深淋巴结下部的淋巴结除位于颈内静脉下段周围外，还延伸到锁骨上方，沿锁骨下动脉和臂丛排列，这部分淋巴结又称**锁骨上淋巴结**（图 13-8）。因颈干注入胸导管，常无瓣膜，故胃癌或食管癌患者，癌细胞可经胸导管经左颈干逆流转移到左锁骨上淋巴结，引起该淋巴结肿大。

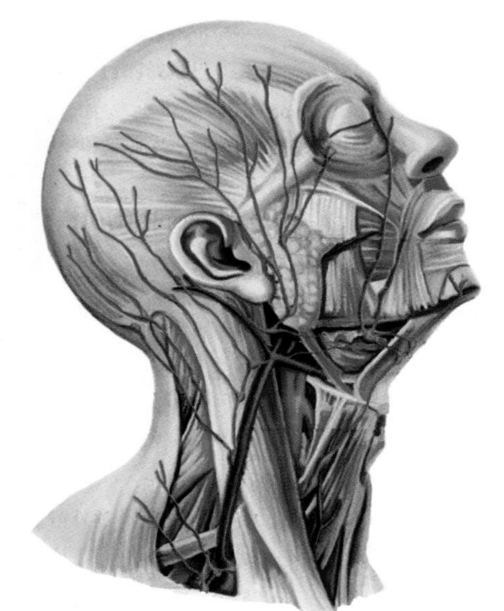

图 13-8 头颈部浅淋巴管和淋巴结

二、上肢的淋巴结

上肢的淋巴结主要有**腋淋巴结**（axillary lymph node）。腋淋巴结位于腋窝内，数目较多，有 15～20 个，围绕在腋血管的周围。它们收纳上肢、胸前外侧壁、乳房和肩部等处的浅、深淋巴，其输出管汇成锁骨下干，左侧的锁骨下干注入胸导管，右侧的注入右淋巴导管。当上肢感染或乳腺癌转移时，常引起腋淋巴结肿大（图 13-10）。

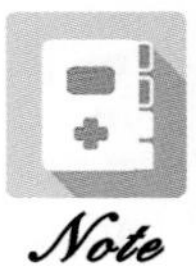

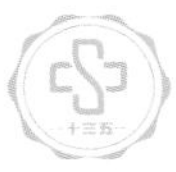

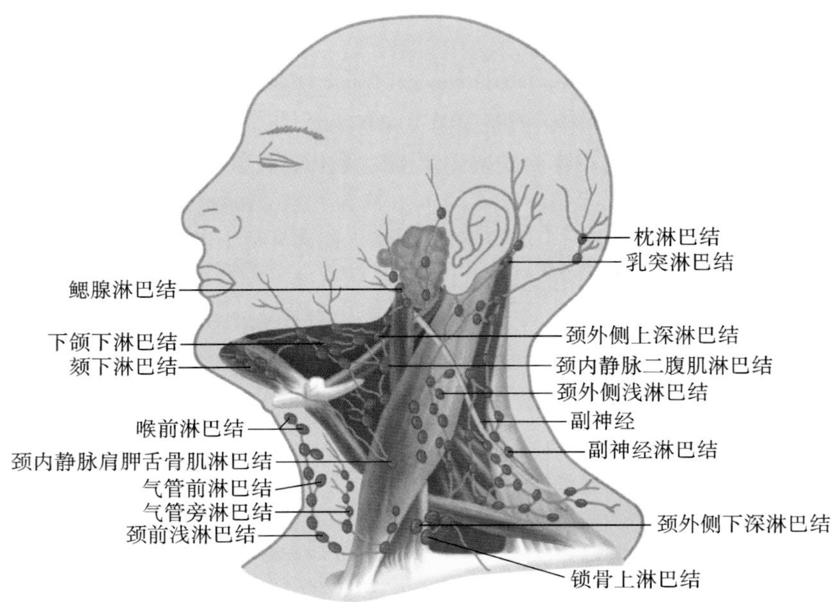

图 13-9　头颈部深层的淋巴管和淋巴结

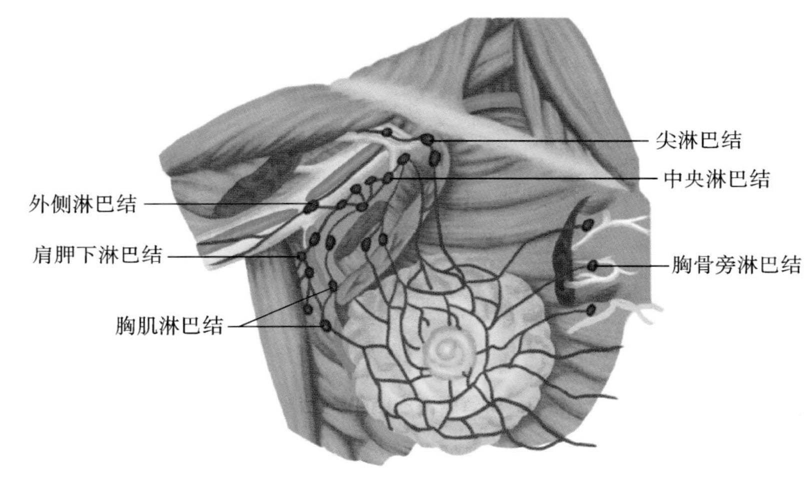

图 13-10　腋淋巴结和乳房的淋巴管

知识拓展

乳腺癌腋窝淋巴结清除手术

乳腺癌是常见的乳房恶性肿瘤，通常表现为乳房出现无痛性肿块，可以发生腋窝及远处脏器的转移。对于乳腺癌的治疗，条件允许时，应该首先考虑手术治疗。手术治疗包括乳腺癌改良根治术、保乳手术、前哨淋巴结活检等多种类型。乳腺癌改良根治术需要进行腋窝淋巴结清扫，范围通常包括Ⅰ、Ⅱ区淋巴结。腋窝淋巴结以胸小肌为标志分三组。如果采用前哨淋巴结活检的方法，可以根据活检结果来决定是否进一步进行淋巴结的清扫，有部分患者可以免去腋窝淋巴结的清扫，从而尽可能保留腋窝功能，减少上肢的水肿发生率。

三、胸部的淋巴结

胸部的淋巴结主要位于胸壁内和胸腔器官周围，重要的有胸骨旁淋巴结和支气管肺门淋巴结。

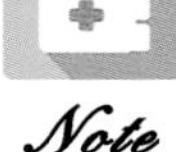

(一)胸骨旁淋巴结

沿胸廓内动脉排列。胸骨旁淋巴结收纳胸前壁、腹前壁上部和乳房内侧部等处的淋巴,其输出管注入支气管纵隔干。

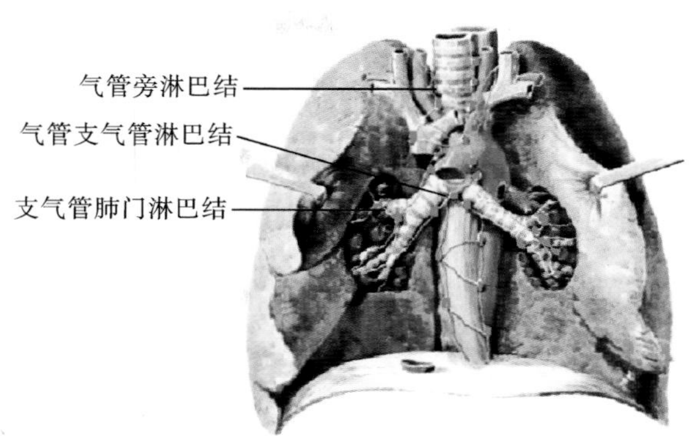

图 13-11 胸腔脏器的淋巴结

(二)支气管肺门淋巴结

位于肺门处,又称**肺门淋巴结**。支气管肺门淋巴结收纳肺的淋巴,其输出管汇入气管杈周围的气管支气管淋巴结,后者的输出管注入气管旁淋巴结(图 13-11)。气管旁淋巴结的输出管与位于纵隔前部淋巴结的输出管组成支气管纵隔干。左侧的支气管纵隔干注入胸导管,右侧的注入右淋巴导管。肺癌、肺结核常转移至肺门淋巴结。

四、腹部的淋巴结

(一)腰淋巴结

位于腹主动脉和下腔静脉的周围。腰淋巴结收纳腹后壁淋巴结的输出管和腹腔成对脏器的淋巴,以及髂总淋巴结的输出管。其输出管汇成左、右腰干,注入**乳糜池**(图 13-12)。

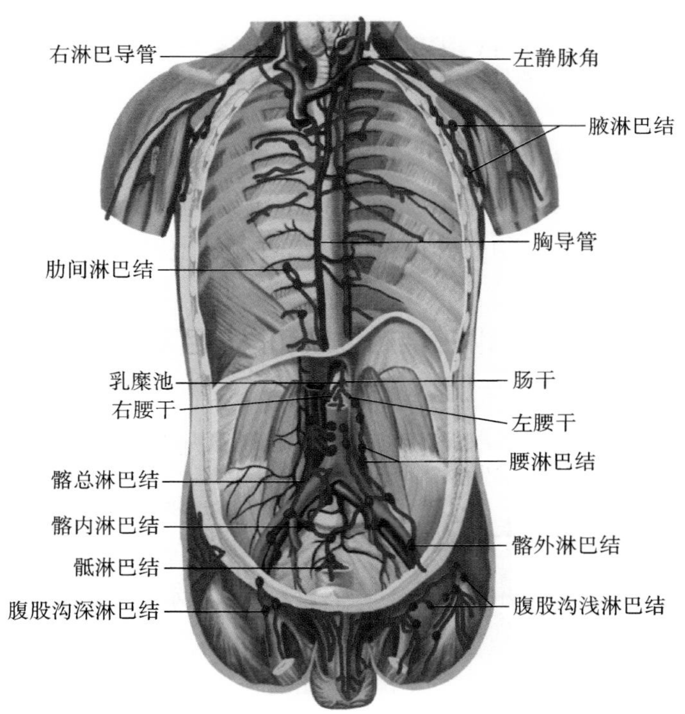

图 13-12 胸导管及腹、盆部的淋巴结

(二)腹腔淋巴结

位于腹腔干周围。腹腔淋巴结收纳腹腔干分布区的淋巴,其输出管参与组成**肠干**(图 13-12)。

(三)肠系膜上淋巴结和肠系膜下淋巴结

均位于同名动脉根部的周围。它们分别收纳同名动脉分布区的淋巴,其输出管参与组成肠干(图 13-12)。

肠系膜淋巴结位于肠系膜内,有 100~150 个。在空回肠结核或恶性肿瘤时,有时可在腹前壁摸到

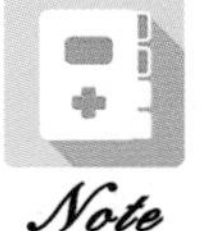
Note

肿大的淋巴结。腹腔淋巴结和肠系膜上、下淋巴结的输出管，互相汇合成肠干，注入乳糜池。

五、盆部的淋巴结

沿髂内、外血管和髂总血管排列，分别称髂内淋巴结、髂外淋巴结和髂总淋巴结（图 13-13）。它们分别收纳同名动脉分布区的淋巴管，最后经髂总淋巴结的输出管注入腰淋巴结。

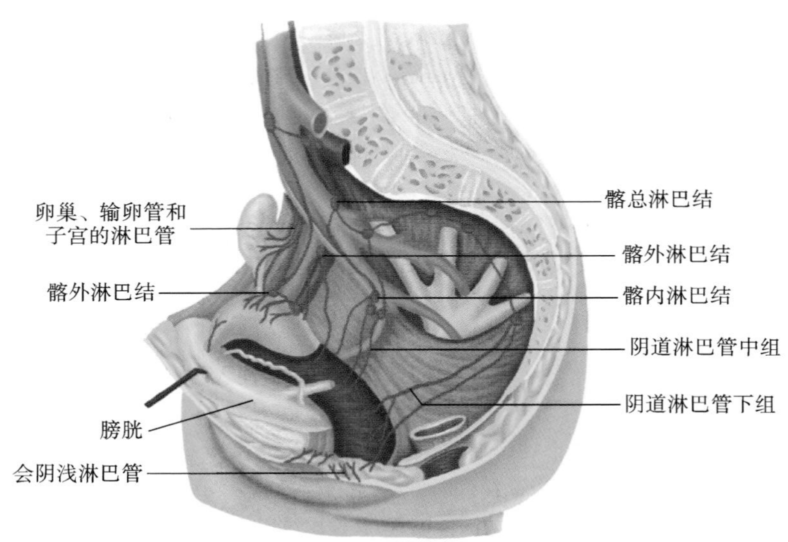

图 13-13　女性生殖器官的淋巴管和淋巴结

（一）髂内淋巴结

沿髂内动脉排列，收纳盆腔器官、会阴和臀部等处的淋巴，其输出管注入髂总淋巴结。

（二）髂外淋巴结

沿髂外动脉排列，主要接受腹股沟深淋巴结的输出管，以及从膀胱、前列腺或子宫颈等处回流的淋巴。

（三）髂总淋巴结

位于髂总动脉的周围，接受髂内、髂外淋巴结的输出管，其输出管注入腰淋巴结。

六、下肢的淋巴结

（一）腹股沟浅淋巴结

腹股沟浅淋巴结在腹股沟皮下，位于腹股沟韧带下方和大隐静脉末端。收纳腹前壁下部、臀部、会阴、外生殖器的淋巴管和下肢除足外侧缘和小腿后外侧部以外的浅淋巴，其输出管注入腹股沟深淋巴结（图 13-12、图 13-14）。

（二）腹股沟深淋巴结

腹股沟深淋巴结位于股静脉根部的内侧。收纳腹股沟浅淋巴结的输出管和下肢的深淋巴管，以及从足外侧缘和小腿后外侧浅层结构回流的淋巴，其输出管注入髂外淋巴结。

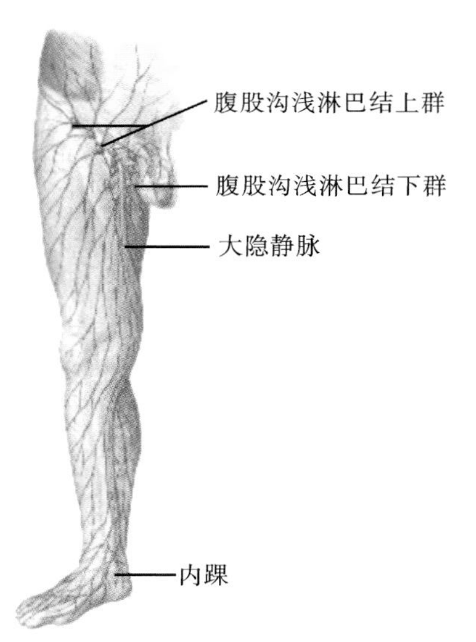

图 13-14　下肢的淋巴管和淋巴结

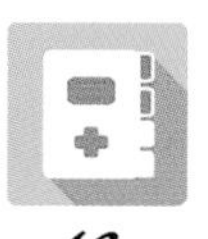

Note

知识拓展

单核-巨噬细胞系统

单核-巨噬细胞系统是人体内除血液里的中性粒细胞外，所有具有吞噬功能的细胞的总称。它包括结缔组织中的巨噬细胞、血液中的单核细胞、肝内的巨噬细胞、肺内的巨噬细胞、神经系统内的小胶质细胞和淋巴结、脾、骨髓中的巨噬细胞等。单核-巨噬细胞系统在形态结构上无直接联系，但它们均起源于血液中的单核细胞，而且它们的功能也相同。单核-巨噬细胞系统具有吞噬和清除侵入人体内的病菌、异物和体内衰老死亡的细胞的功能，并参与免疫反应，对人体具有重要的保护防御作用。

（卢松）

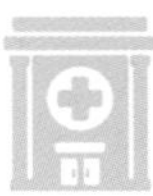
直通护考在线答题

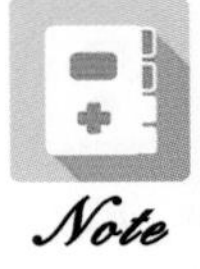
Note

第十四章　皮　　肤

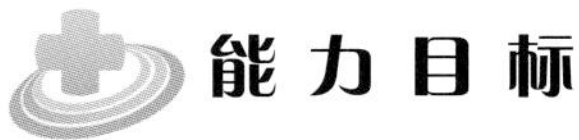

1. **掌握**:皮肤的层次及皮下组织的特点;皮内注射与皮下注射的注射部位。
2. **熟悉**:皮肤的辅助结构。
3. **了解**:表皮的细胞组成;真皮的结构特点。

案例14-1

1. 临床注射用药可通过皮内注射和皮下注射。请问:

(1) 皮内注射和皮下注射分别注入了皮肤的哪一层中?

(2) 皮肤为何属于感觉器官?

2. 痤疮、狐臭、甲沟炎等是临床常见皮肤病,请问这些病分别是什么结构出现了问题?

皮肤(skin)是人体面积最大的器官,它由**表皮**和**真皮**两部分组成。皮肤一方面防止体内水分、电解质和其他物质丢失,另一方面阻止外界有害物质的侵入,维持着人体内环境的稳定,起着重要的保护功能,同时皮肤也参与人体的代谢过程。皮肤借皮下组织与深部组织相连,并含有附属器官(汗腺、皮脂腺、指甲、趾甲及毛发)以及血管、淋巴管、神经和肌肉等。

第一节　皮肤的结构

一、表皮

表皮(epidermis)位于皮肤浅层,由角化的复层扁平上皮组成。表皮细胞分为两大类:一类是角质形成细胞,构成表皮的主体,分层排列;另一类是非角质形成细胞,散在于角质形成细胞之间,包括黑素细胞、朗格汉斯细胞和梅克尔细胞。

(一) 表皮的分层

表皮由深至浅,可清晰地分辨出基底层、棘层、颗粒层、透明层和角质层五层结构(图 14-1)。

1. 基底层(stratum basale)　附着于基膜,由一层矮柱状或立方形的**基底细胞**(basal cell)组成。核圆形或椭圆形。细胞质强嗜碱性,内含分散或成束的角蛋白丝、丰富的游离核糖体。细胞间以桥粒相连,基底面借半桥粒与基膜相连。基底细胞属幼稚细胞,有活跃的增殖和分化能力,属表皮干细胞,新生细胞向浅层推移,依次分化为其余各层细胞。

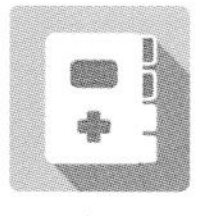

2. 棘层(stratum spinosum)　位于基底层浅面,由 4～10 层棘细胞组成,细胞呈多边形、体积较大、

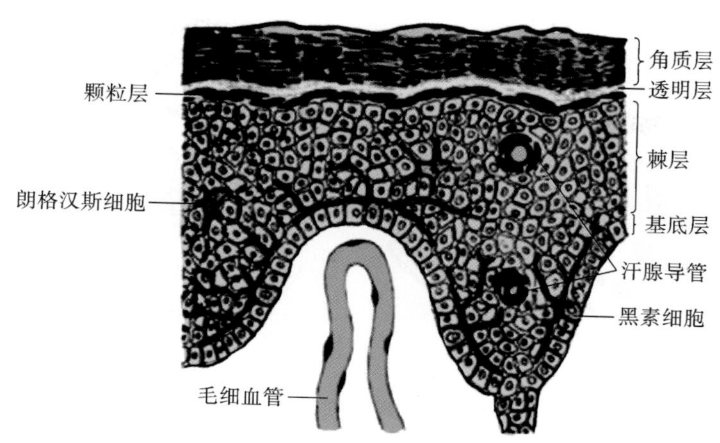

图 14-1 皮肤表皮模式图

表面有许多棘状突起。胞质内还含有**板层颗粒**，颗粒内容糖脂和胆固醇。相邻细胞以桥粒相连。

3. 颗粒层(stratum granulosum) 位于棘层浅面，由 3～5 层扁梭形细胞组成，细胞核和细胞器已趋退化，细胞质内出现许多**透明角质颗粒**。另外，板层颗粒增多，其内容物释放到细胞间隙，形成多层膜状结构，成为表皮渗透的重要屏障，也增强了细胞间黏合强度。

4. 透明层(stratum lucidum) 位于颗粒层浅面，由 2～3 层扁平细胞组成。细胞核和细胞器已消失。HE 染色细胞透明并显浅红色，折光性强。

5. 角质层(stratum corneum) 为表皮的最浅层，由多层扁平的**角质细胞**组成，为死亡细胞，无核和细胞器，细胞质中充满角蛋白，光镜下呈嗜酸性均质状。细胞膜因内面附有一层不溶性蛋白而坚固。细胞间隙中充满板层颗粒释放的脂类物质。浅层角质细胞间桥粒解体，细胞连接松散，脱落后形成皮屑。

（二）非角质形成细胞

1. 黑素细胞(melanocyte) 多位于表皮基底细胞之间，其突起伸入基底细胞和棘细胞之间。黑素细胞的主要特征是细胞质内含有许多界膜包被的椭圆形小体，称为**黑素体**(图 14-2)。黑素体由高尔基复合体生成，其内含酪氨酸酶，能将酪氨酸转化为黑色素。当黑素体充满黑色素后，改称为黑素颗粒。黑色素能吸收和散射紫外线，可保护深层组织免受辐射损伤。

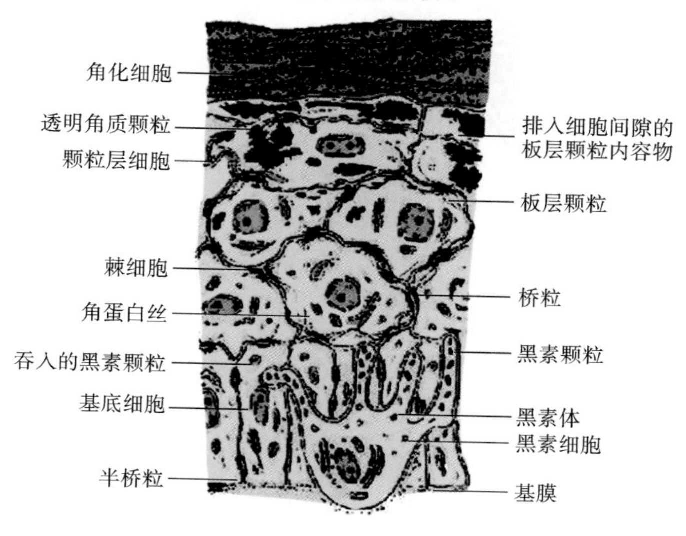

图 14-2 黑素细胞

2. 朗格汉斯细胞(langerhans cell) 分散于棘层浅部，为具有树枝状突起的细胞，是皮肤的抗原提呈细胞(图 14-3)。

3. 梅克尔细胞(merkel cell) 是一种具有短指状突起的细胞，常分布于表皮基底层。这种细胞可能是一种神经内分泌细胞(图 14-3)。

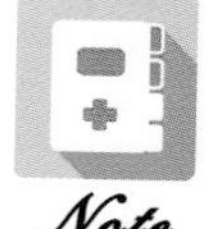
Note

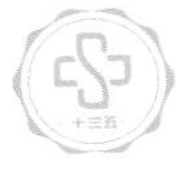

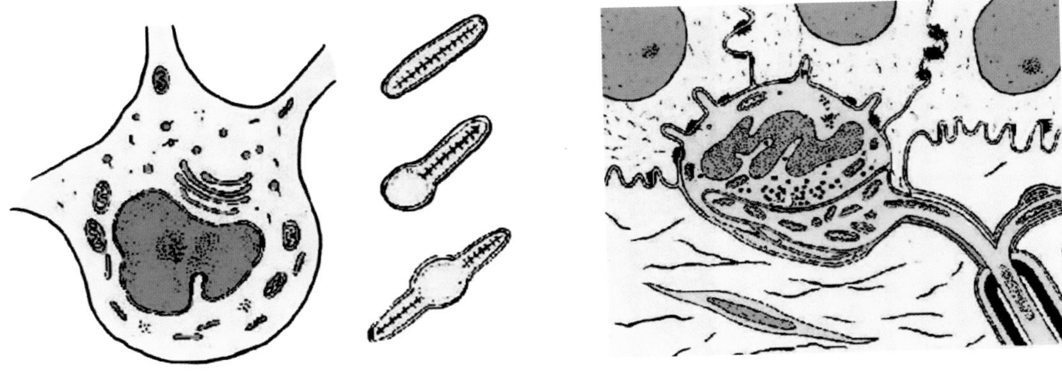

图 14-3　朗格汉斯细胞(左)和梅克尔细胞(右)

二、真皮

真皮(dermis)位于表皮下,由致密结缔组织组成,可分为乳头层和网织层两层,两者无明显界限(图 14-4)。

1. 乳头层(papillary layer)　位于真皮浅层,疏松结缔组织向表皮基底部突出,形成许多乳头状突起,称为**真皮乳头**。具有丰富毛细血管的乳头,称为血管乳头;含游离神经末梢和触觉小体(图 14-5)的乳头,称为神经乳头。

2. 网织层(reticular layer)　位于乳头层深面,由致密结缔组织组成,粗大的胶原纤维束交织成网,并有许多弹性纤维,使皮肤具有较大的韧性和弹性。网织层内有汗腺、皮脂腺、毛囊、血管、淋巴管和神经等,常见环层小体(图 14-6)。

在真皮下方为**皮下组织**(hypodermis),即通常所称的浅筋膜,由疏松结缔组织和脂肪组织构成,将皮肤与深部组织相连,并使皮肤具有一定的活动性。皮下组织还具有缓冲、保温、储能等作用。

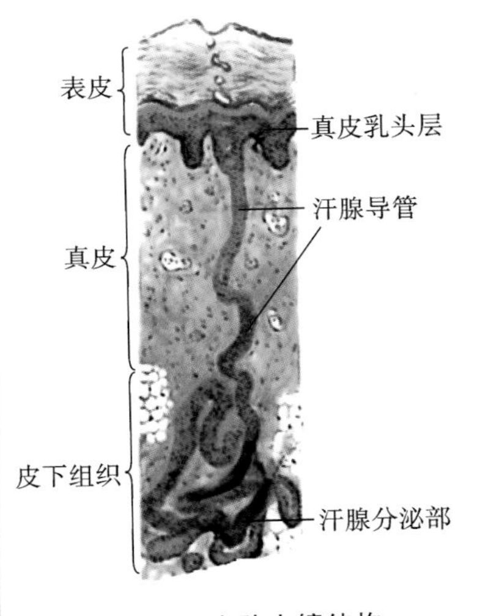

图 14-4　皮肤光镜结构

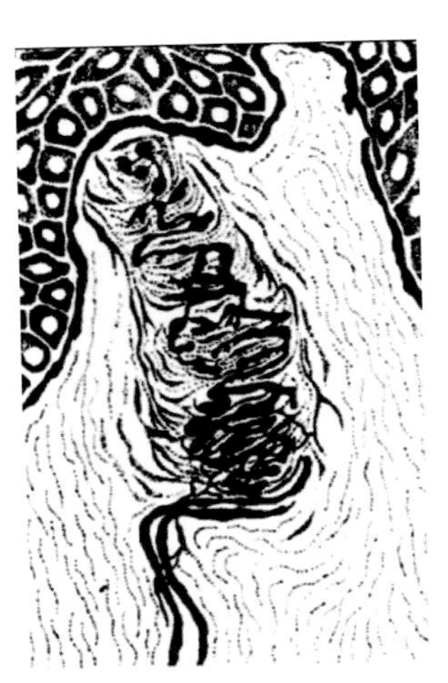

图 14-5　触觉小体

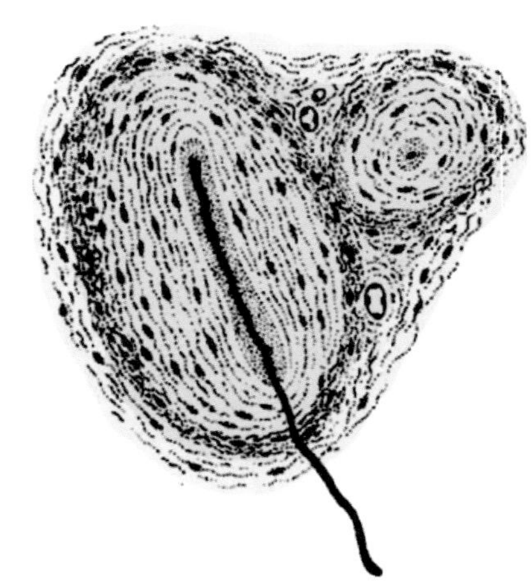

图 14-6　环层小体

知识拓展

皮内注射与皮下注射

皮内注射是将少量药液注入表皮和真皮之间,针尖与皮肤成 5°～10°角刺入。注射后局部可见半球形隆起的皮丘,皮肤变白,可用于药物过敏试验、预防接种和局部麻醉,操作时疼痛剧烈。

皮下注射是将少量药液注入皮下组织,针尖与皮肤成 30°～40°角刺入,可用于预防接种、局部麻醉、局部封闭等,操作时疼痛较轻。

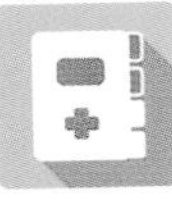

Note

第二节　皮肤的附属器

一、毛

毛(hair)分为毛干、毛根和毛球三部分(图 14-7)。露在皮肤外的部分为**毛干**,埋在皮肤内的部分为**毛根**。毛干和毛根由排列规则的角化上皮细胞组成。包在毛根外面的上皮和结缔组织形成的鞘为**毛囊**。毛囊分为两层,内层为上皮根鞘,外层为结缔组织鞘。毛根和毛囊下端合为一体,膨大为**毛球**。毛球是毛和毛囊的生长点。毛球的上皮细胞为幼稚细胞,称为**毛母质细胞**,它们不断增殖分化,形成毛根和上皮根鞘的细胞。毛球底面有结缔组织突入其中形成的毛乳头,对毛的生长起诱导和维持作用。毛和毛囊斜长在皮肤内,在它们与皮肤表面呈钝角的一侧有一束平滑肌,连接毛囊和真皮,称为**立毛肌**。

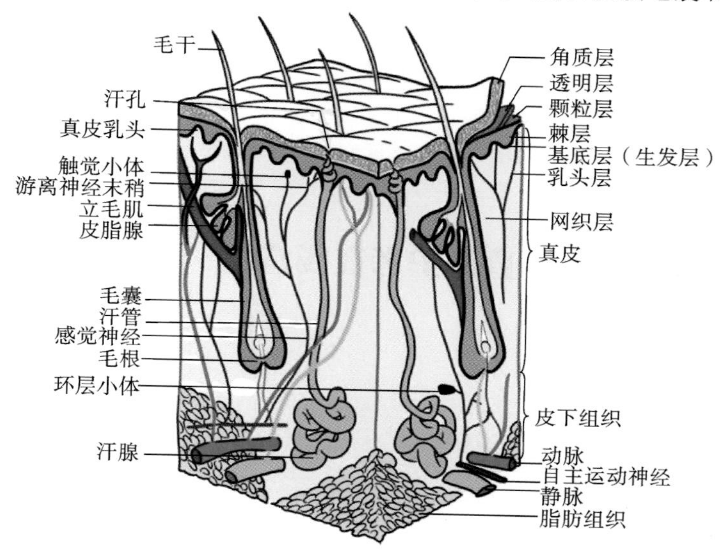

图 14-7　皮肤的附属器

二、皮脂腺

皮脂腺(sebaceous gland)多位于毛囊与立毛肌之间,为泡状腺,导管较短,为复层扁平上皮,大多开口于毛囊上段。腺泡周边为一层较小的幼稚细胞,称为基细胞,胞质嗜碱性。基细胞不断分裂增殖,新生腺细胞体积逐渐变大,并向腺泡中心移动。腺细胞成熟时,胞体呈多边形,细胞质内充满脂滴,细胞核固缩,细胞器消失。最后腺细胞解体,连同脂滴一起排出,即为**皮脂**。皮脂有润滑皮肤,保护毛发的作用。性激素可促进皮脂的分泌,故皮脂腺在青春期分泌旺盛。

知识拓展

痤　疮

痤疮是毛囊皮脂腺的慢性炎症,青春期常见,好发于面、背、胸等富含皮脂腺的部位。因毛囊上皮角化异常,不能正常脱落,致使毛囊口变小,皮脂淤积在毛囊口而形成炎性丘疹、脓疱、结节、囊肿及瘢痕等。病程可持续数年。

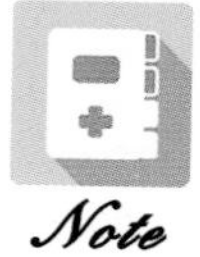

Note

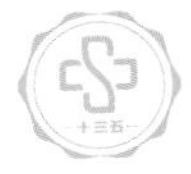

三、汗腺

汗腺为单曲管状腺，可分外泌汗腺和顶泌汗腺两种。

1. 外泌汗腺(exocrine sweat gland) 又称小汗腺，其遍布全身大部分皮肤。分泌部较粗，管腔较小，由单层锥体形、立方形或矮柱状细胞组成，HE染色标本上能见到明、暗两种细胞。汗腺的导管较细，胞质嗜碱性、着色较深。汗液除含大量水分外，还含钠、钾、氯、乳酸盐及尿素。

2. 顶泌汗腺(apocrine sweat gland) 又称大汗腺，主要分布在腋窝、乳晕、肛门及会阴等处。其分泌部管径粗，管腔大，导管细而直。分泌物为较黏稠的乳状液，含蛋白质、碳水化合物和脂类。如分泌过盛且分泌物被细胞分解，则产生腋臭。大汗腺分泌受性激素影响，青春期分泌较旺盛。

四、指(趾)甲

指(趾)甲(nail)位于手指、足趾远端的背侧面，是表皮角质层细胞增厚而形成的板状结构。露在外面的部分称甲体，甲体深面部分称甲床，藏在皮肤深面的部分称甲根。甲根的深部为甲母质，甲母质是甲的生长点，需拔甲时不可破坏甲母质。甲根浅面和甲体两侧的皮肤，称为甲襞。甲襞与甲床之间的沟，称为甲沟。甲沟损伤感染，局部肿痛，称为甲沟炎。

(王辉)

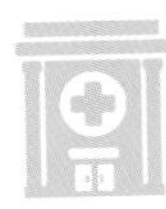
直通护考在线答题

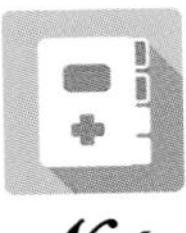
Note

第十五章　视　　器

能力目标

1. **掌握**：眼球壁的层次、各层的分部及形态结构特点；眼球内容物的名称和作用；房水的循环途径。
2. **熟悉**：泪器的组成和鼻泪管的开口部位；眼外肌的名称和作用。
3. **了解**：视器的组成。

案例15-1

患者，女性，52岁。主诉"右眼无痛性视力下降2个月余"就诊，患者于外院诊断为"右眼视网膜脱离"，来我院准备手术治疗。既往体格健康，无头痛、咳嗽、胸痛及体重下降。查体：视力，右眼数指110 cm，左眼1.0，双眼前节(—)，右眼玻璃体内无明显混浊，视网膜3:00～11:00脱离，隆起较高，视盘大部被脱离的视网膜遮挡，视盘颞上约1PD处可见约2PD大小火焰状出血，未查及裂孔。临床诊断：视网膜剥离症。

具体任务：

请用所学知识解释为什么患者右眼看不见。

能感受一定刺激产生神经冲动的结构称**感受器**。感受器根据其发育和分化程度，通常分为**一般感受器**和**特殊感受器**两种。一般感受器结构简单，主要配布于皮肤、脏器、血管、肌腱、关节等处。**感觉器官**由感受器及其附属结构组成，包括眼、耳等。感受器是机体感受内、外环境各种刺激的结构。感受器感受到刺激后，能把刺激转化为神经冲动，神经冲动沿感觉神经传至中枢，产生相应的感觉。因此，感受器是认识世界的物质基础。

视器(visual organ)又称**眼**，包括**眼球**(eyeball)和**眼副器**两部分(图15-1)。眼球能感受光的刺激，并将刺激转换为神经冲动，经视觉传导通路传至大脑视觉中枢产生视觉。

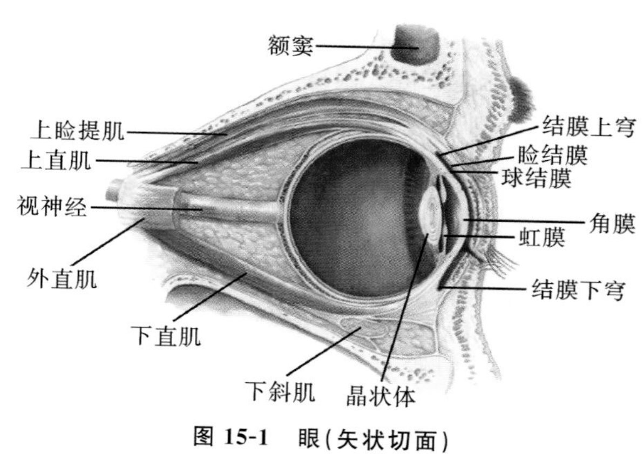

图15-1　眼(矢状切面)

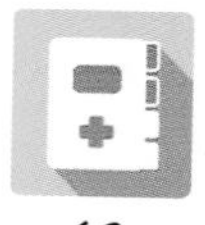

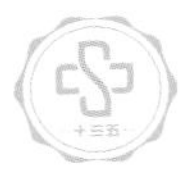

第一节 眼 球

眼球位于眶内，近似球形，后方借视神经连于视交叉。眼球由眼球壁及其内容物组成(图 15-2)。

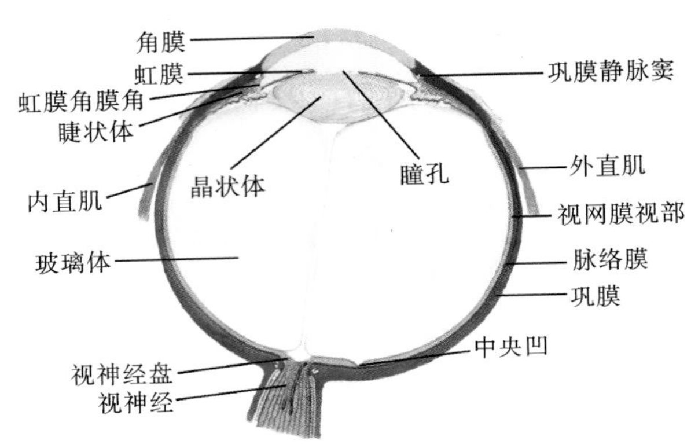

图 15-2 眼球(水平切面)

一、眼球壁

眼球壁由外、中、内三层膜构成。

(一) 外膜

外膜又称**眼球纤维膜**，由致密结缔组织组成，具有维持眼球外形和保护眼球内容物的作用，可分为**角膜**和**巩膜**两部分。

1. 角膜(cornea) 占纤维膜的前 1/6，无色透明，曲度较大，有屈光作用。角膜无血管，但有丰富的神经末梢，感觉灵敏，微小刺激即可引起疼痛。角膜再生能力强，角膜外伤可引起白斑，影响视力。

2. 巩膜(sclera) 占纤维膜的后 5/6，呈乳白色，不透明。角膜与巩膜相交处的深面有一环形的小管，称**巩膜静脉窦**(sinus venosus sclerae)。

(二) 中膜

中膜因含丰富的血管及色素细胞又称**眼球血管膜**，呈棕黑色，有营养眼球壁和遮光作用。中膜由前向后分为**虹膜**、**睫状体**和**脉络膜**三部分。

1. 虹膜(iris) 位于中膜的最前部，呈冠状位的椭圆形，中央有一圆孔称**瞳孔**(pupil)(图 15-3)。虹膜的颜色因人种而有差异，黄种人的虹膜多呈棕色。虹膜内含有排列不同方向的两种平滑肌：在瞳孔周围呈环形排列的称**瞳孔括约肌**，收缩时使瞳孔缩小；由瞳孔周边向外呈放射状排列的叫**瞳孔开大肌**，收缩时使瞳孔开大。瞳孔的开大与缩小可调节进入眼球内光线的多少。

2. 睫状体(ciliary body) 位于角膜与巩膜移行部的深面。前接虹膜，后续脉络膜。睫状体内的平滑肌称睫状肌。此肌收缩或舒张，调节晶状体的曲度。

3. 脉络膜(choroid) 占据中膜的后 2/3，外面与巩膜相连。其内色素可吸收光线。

(三) 内膜

内膜又称**视网膜**(retina)，贴附于中膜的内面。分为两部分：贴附于虹膜和睫状体内面的无感光作用的称为**视网膜盲部**；贴附于脉络膜内面有感光作用的称为**视网膜视部**。视网膜视部平滑，前份薄，愈向后愈厚，含有感光细胞。视网膜后部的中央稍偏鼻侧处，有一白色的圆盘状隆起，称**视神经盘**(optic disc)，又称**视神经乳头**。此处由神经纤维集中而成，无感光作用，所以称**生理性盲点**。在视神经盘颞侧约 3.5 mm 处，有一黄色小区，称**黄斑**(macula lutea)。黄斑的中央略凹陷，称**中央凹**(fovea centralis)，

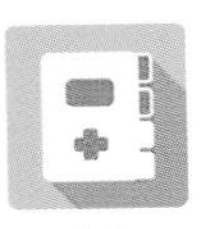

Note

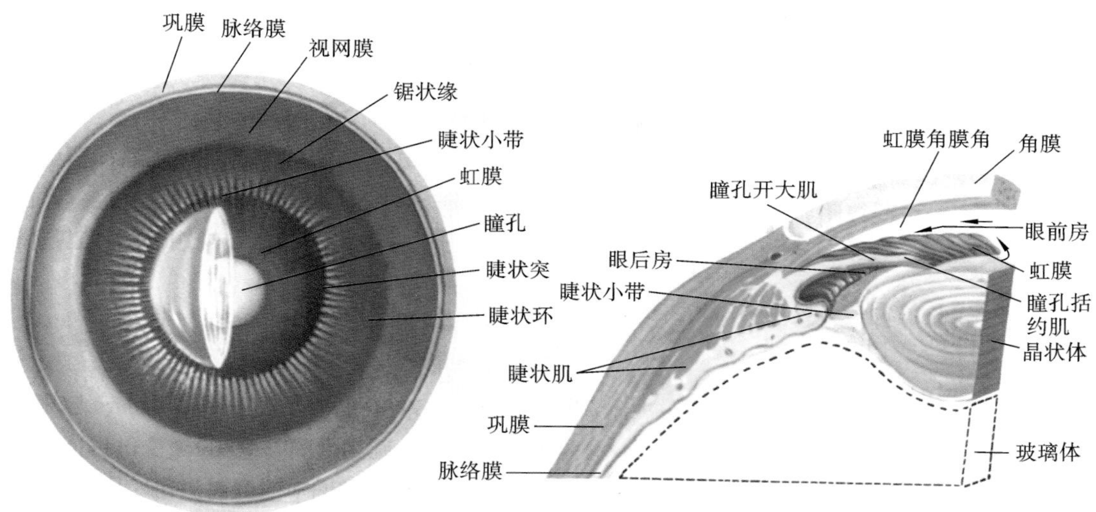

图 15-3 眼球切面局部放大

是视觉最敏锐的部位，辨色能力也最强(图 15-4)。

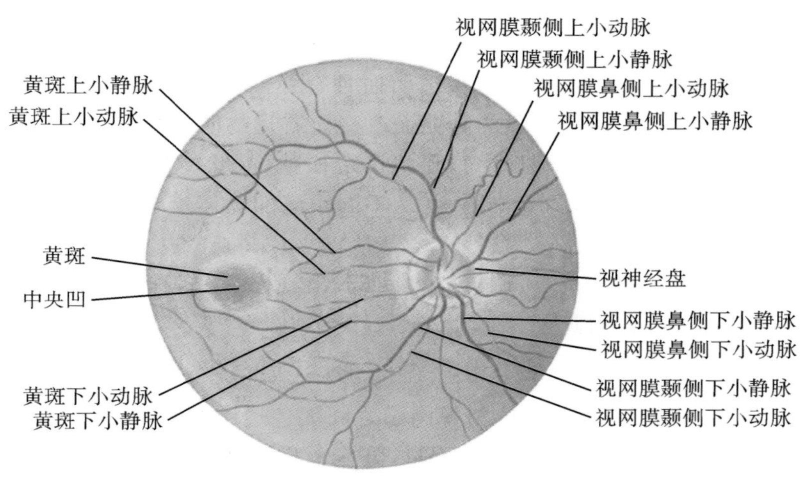

图 15-4 右眼眼底

视网膜视部分为内、外两层(图 15-5)。外层为**色素上皮层**，内层为**神经细胞层**。色素上皮层为单层上皮，细胞内含有黑色素，能吸收光线，使感光细胞免受强光刺激。神经细胞层由三层细胞构成，由外向内分为**视细胞层**、**双极细胞层**和**节细胞层**。视细胞包括**视锥细胞**和**视杆细胞**两种，视锥细胞有感受强光和辨别颜色的能力，视杆细胞能感受弱光，无辨色能力。双极细胞层的神经元有联系视细胞和节细胞的作用。节细胞属多极神经元，其轴突向视神经盘处汇集，形成视神经。

二、眼球的内容物

眼球的内容物由前向后包括**房水**、**晶状体**和**玻璃体**。

(一) 房水

房水(aqueous humor)是充满眼房内无色透明的液体。眼房为角膜后方及晶状体前方的不规则腔隙，以虹膜为界，分**眼球前房**和**眼球后房**两部分，二者借瞳孔相通。眼球前房的边缘，虹膜与角膜相交处形成的夹角称**虹膜角膜角**(图 15-2)，也称**前房角**。房水由睫状体产生，由眼球后房经瞳孔流入眼球前房，再经虹膜角膜角渗入**巩膜静脉窦**，最后汇入眼静脉。**房水有营养晶状体和角膜、折光和维持正常眼压的功能**。如果房水回流受阻引起眼压增高，造成视力减退甚至失明，临床上称为**青光眼**。

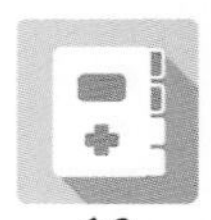

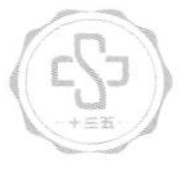

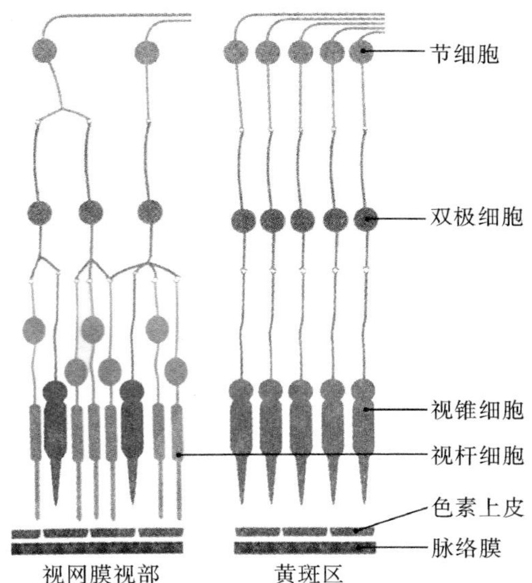

图 15-5　视网膜神经细胞示意图

（二）晶状体

晶状体(lens)位于虹膜的后方，不含神经和血管，无色透明且有弹性，呈双凸透镜状，前面曲度小(图 15-2)。晶状体由晶状体纤维构成，外面包被透明而且有弹性的薄膜，称**晶状体囊**，周缘借睫状小带与睫状突相连。晶状体的曲度，可由睫状肌的舒缩而改变。看远物时，睫状肌舒张，睫状小带被拉紧，晶状体变扁，折光力减弱。看近物时，睫状肌收缩，睫状小带松弛，晶状体由于本身的弹性回缩而变凸，折光力增强。通过以上晶状体对光线的调节作用，使从不同距离的物体反射出来的光线聚集于视网膜上，形成清晰的物像。

随着年龄的增大，晶状体的弹性减小，调节能力减退，出现老视(俗称老花眼)。如果晶状体因外伤或其他病因变混浊时，临床上称**白内障**。

（三）玻璃体

玻璃体(vitreous body)是充满于晶状体与视网膜之间无色透明的胶状物质，约占眼球内容积的 4/5(图 15-2)。如果玻璃体因炎症或外伤出现不透明时，临床上称为**玻璃体混浊**。

角膜、房水、晶状体和玻璃体均无血管，无色透明，具有折光作用，称为眼的屈光系统。使所视物体在视网膜上清晰成像。

第二节　眼　副　器

眼副器(accessory organs of eye)包括**眼睑**、**结膜**、**泪器**和**眼球外肌**等，有保护、支持和运动眼球的功能。

一、眼睑

眼睑(eyelids)分**上睑**和**下睑**两部分(图 15-1)，是保护眼球的屏障。眼睑的前缘称**睑缘**。生有睫毛，睫毛的根部有睫毛腺，上、下睑缘之间的裂隙称**睑裂**，睑裂的外侧端较锐称**外眦**，内侧端钝圆称**内眦**。近内眦的上、下睑缘各有一小孔，称**泪点**，是泪小管的入口。

眼睑的构造由浅至深分为 5 层：皮肤、皮下组织、肌层、睑板和睑结膜(图 15-6)。

睑的皮肤薄而柔软，皮下组织疏松无脂肪，低蛋白血症或局部炎症时易出现水肿。肌层主要是眼轮匝肌，在上睑还有上睑提肌，使睑裂缩小或开大。

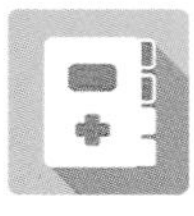
Note

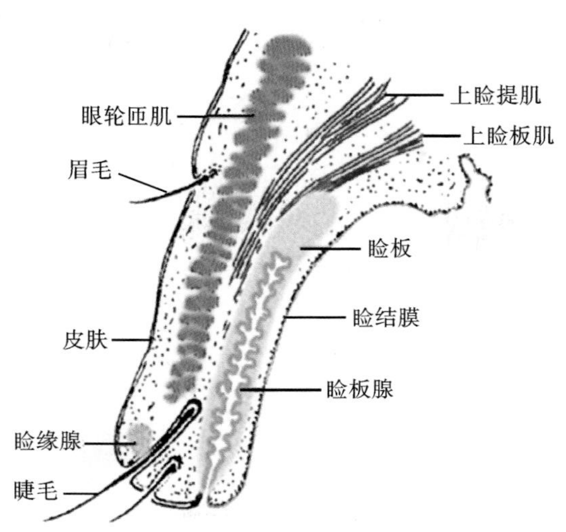

图 15-6　眼睑的结构

知识拓展

眼睑的临床意义

随着年龄增长睫毛反向生长称倒睫，睑缘的炎症称睑缘炎，睫毛腺的炎症称麦粒肿。睑板内的睑板腺分泌脂性液体，有润滑睑缘和阻止泪液外溢的作用。睑板腺的慢性炎症易形成睑板腺囊肿，临床上称霰粒肿。

二、结膜

结膜(conjunctiva)是一层薄而透明、富含血管的黏膜(图 15-7)，覆盖于巩膜前面，止于角膜缘的结膜部分为**球结膜**，球结膜透明，故巩膜出血、胆汁黄染时易被发现。位于上、下眼睑内面的结膜部分称**睑结膜**。上、下睑结膜与球结膜的转折移行部，分别形成**结膜上穹**和**结膜下穹**。上、下睑闭合时全部结膜围成一囊状腔隙称**结膜囊**。

三、泪器

泪器由**泪腺**和**泪道**组成(图 15-8)。

(一) 泪腺

位于眶上壁的泪腺窝内，以 10～20 条排泄小管开口于结膜上穹。泪腺分泌泪液，泪液有湿润、清洁角膜和结膜囊，保护眼球的作用。

(二) 泪道

包括泪点、泪小管、泪囊和鼻泪管。

1. 泪点　位于上、下睑缘内侧端，是泪小管的开口。

2. 泪小管　起于泪点，上、下各一，先分别向上、下垂直走行，以后向内侧汇合，开口于泪囊。

3. 泪囊　位于泪囊窝，上为盲端，向下接鼻泪管。

4. 鼻泪管　位于骨性鼻泪管内，开口于下鼻道。

泪腺分泌泪液于瞬目时分布于眼球表面，其余泪液经泪点、泪小管、泪囊及鼻泪管流入下鼻道。泪道堵塞可引起溢泪症。

四、眼球外肌

眼球外肌(extraocular muscles)分布于眼球周围，共 7 块，包括运动眼球的 6 块肌和**上睑提肌**

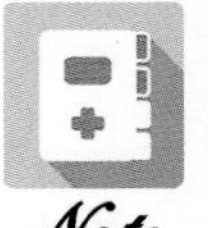

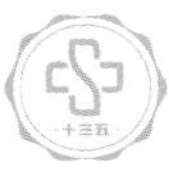

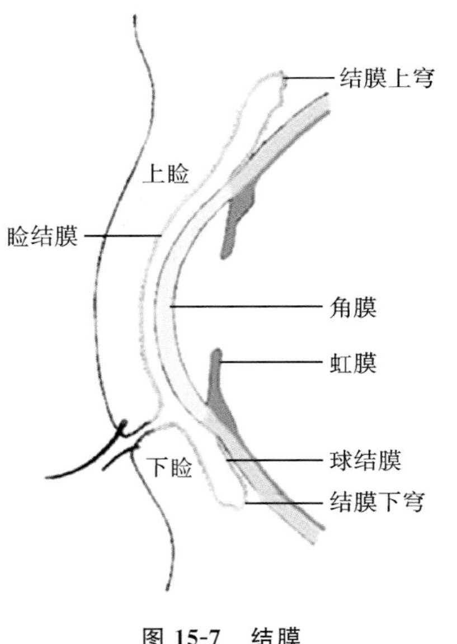

图 15-7　结膜

图 15-8　泪器

(levator palpebrae superioris)(图 15-9)。运动眼球的肌分别为：**内直肌**，使瞳孔转向内侧；**外直肌**，使瞳孔转向外侧；**上直肌**，使眼球转向内上；**下直肌**，使眼球转向内下；**上斜肌**，使瞳孔转向下外方；**下斜肌**，使瞳孔转向外上方。上睑提肌收缩时上提上睑，重症肌无力患者可出现上睑下垂。

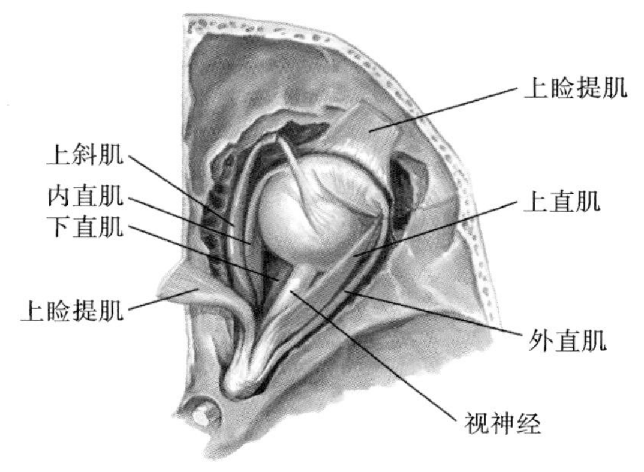

图 15-9　眼球外肌的作用示意图

知识拓展

眼外肌的临床意义

正常情况下，眼球外肌运动时互相配合，协调一致，如某一肌麻痹或力量减弱，可引起斜视，患者有复视现象。

第三节　眼的血管和神经

一、眼的血管

(一) 眼的动脉

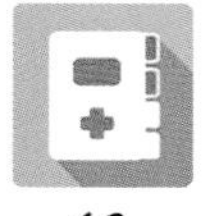

眼的血液供应来自眼动脉(ophthalmic artery)。眼动脉为颈内动脉的分支，眼动脉分支供应眼球、

眼睑、泪腺及眼球外肌等。眼动脉最主要的分支是视网膜中央动脉(图 15-10)，此动脉在视神经盘处分为四支，分别是视网膜鼻侧上、下小动脉及视网膜颞侧上、下小动脉，以营养视网膜。

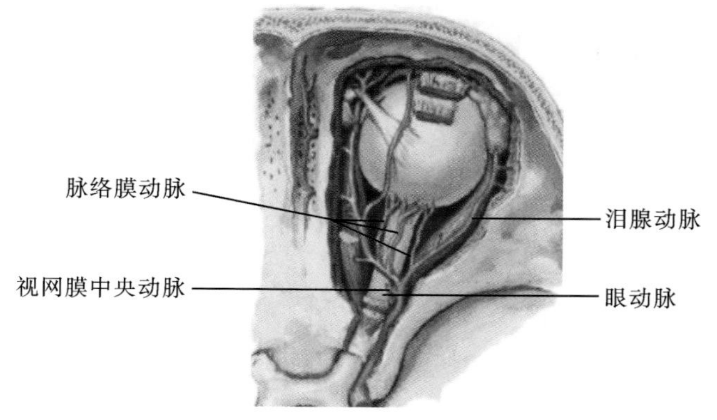

图 15-10　眼的动脉

(二) 眼的静脉

视网膜中央静脉及其属支与同名动脉伴行，注入眼静脉，再汇入海绵窦，眼静脉向前与内眦静脉相交通，故面部感染可经眼静脉侵入颅内，引起海绵窦炎症。

二、眼的神经

眼的神经来源较多。视网膜内的节细胞轴突在视网膜后部集中形成视神经盘，然后穿出巩膜构成**视神经**。

(李晓波　李泽良)

直通护考在线答题

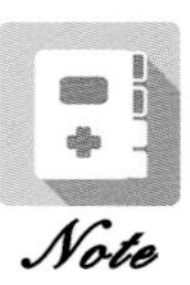

Note

第十六章　前　庭　蜗

能力目标

1. **掌握**：咽鼓管的形态、功能及小儿咽鼓管的特点和临床意义。
2. **熟悉**：鼓膜的位置、形态和分部；中耳的组成及鼓室各壁的名称。
3. **了解**：前庭蜗器的组成。

案例16-1

某男孩，3岁。游泳后感冒8天，近3天右侧耳区出现不适、耳鸣，听力下降，耳朵疼痛向四周放射伴外耳道流脓1天。入院诊断：右耳中耳炎、右耳鼓膜穿孔。

具体任务：

请利用所学解剖学知识解释为什么婴幼儿容易患中耳炎。

前庭蜗器(vestibulocochlear organ)又称**耳**，按部位分为**外耳**、**中耳**和**内耳**三部分。外耳和中耳有收集和传导声波的作用，内耳有听觉感受器和位觉感受器(图16-1)。

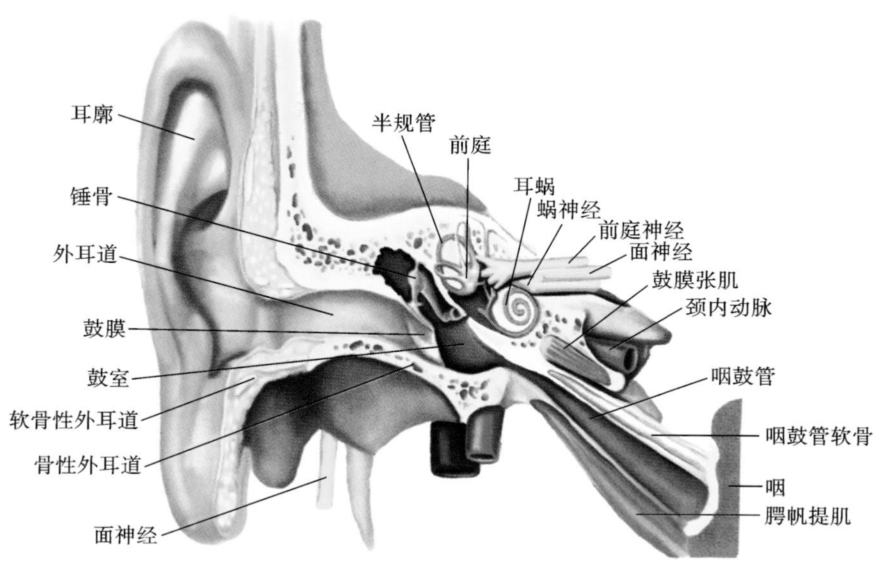

图16-1　耳全貌模式图

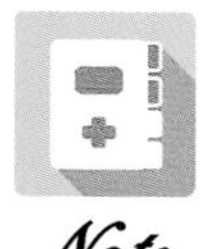

第一节 外 耳

外耳(external ear)包括**耳廓**、**外耳道**和**鼓膜**三部分。

一、耳廓

耳廓(auricle)位于头部两侧,大部分以弹性软骨为支架,表面被覆皮肤。耳廓下部称**耳垂**,仅由皮肤、结缔组织和脂肪构成。耳廓外面深凹的底部有**外耳门**。外耳门前方的突起称**耳屏**(图 16-2)。

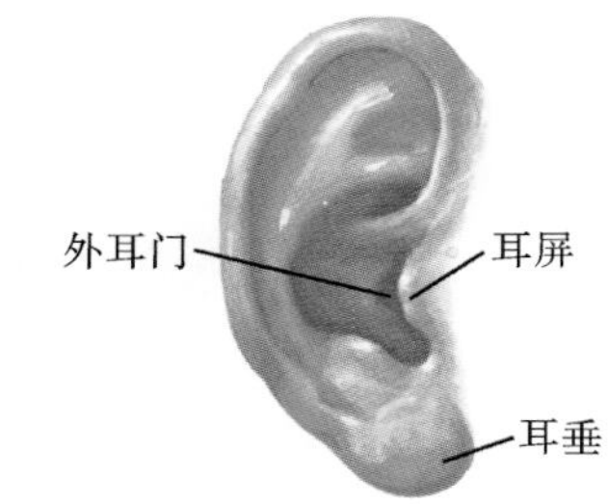

图 16-2 耳廓

二、外耳道

外耳道(external acoustic meatus)是外耳门至鼓膜的弯曲管道,长约 2.5 cm,外侧 1/3 为软骨部,内侧 2/3 为骨部,两部分结合的部位狭窄,是异物易停留的部位。由于不同年龄阶段外耳道的弯曲程度不相同,观察成人的鼓膜时,须将耳廓向后上方牵拉,而观察儿童时须拉向后下方。

知识拓展

外耳道的临床意义

外耳道皮肤薄,皮下组织少且与软骨膜及骨膜紧密结合,故外耳道发生疖肿时疼痛剧烈。外耳道的皮肤内有皮脂腺和耵聍腺,耵聍腺分泌黏稠液体,干后为耵聍,有保护外耳道的作用,若积存过多形成耵聍栓塞可影响听力。

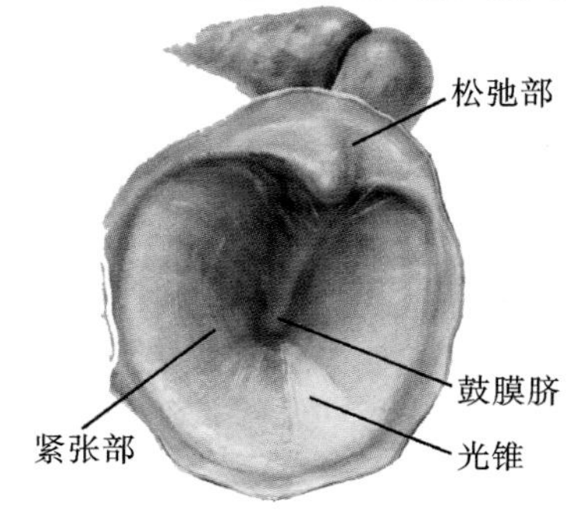

图 16-3 鼓膜

三、鼓膜

鼓膜(tympanic membrane)是位于外耳道与鼓室之间的椭圆形半透明薄膜,外侧面向前下倾斜(图 16-3)。鼓膜呈椭圆形,中心略向内凹陷,称**鼓膜脐**。鼓膜的前上 1/4 部分称**松弛部**,其余 3/4 为**紧张部**。活体检查鼓膜时,可观察到紧张部呈灰白色,松弛部呈浅红色,鼓膜脐前下部的三角形反光区,称**光锥**,鼓膜内陷时光锥可减小或消失。

第二节 中 耳

中耳(middle ear)包括**鼓室**、**咽鼓管**、**乳突小房**和**乳突窦**。

一、鼓室

鼓室(tympanic cavity)为颞骨岩部内的不规则含气小腔,位于鼓膜和内耳之间。内有听小骨、血管、神经等。鼓室内覆盖的黏膜与咽鼓管和乳突窦的黏膜相延续。

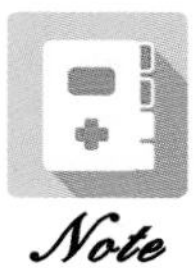
Note

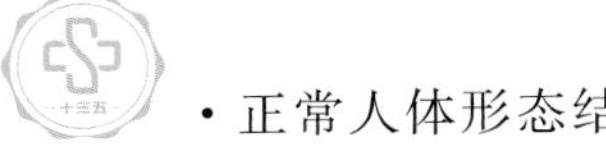

1. 鼓室的壁 有6个壁(图16-4):①前壁为颈动脉壁,即颈动脉管的后壁,壁的上部有咽鼓管的开口;②后壁为乳突壁,上部有乳突窦的开口,乳突窦为鼓室后上方的小腔隙,经乳突窦入口可通入乳突小房;③上壁称盖壁,即鼓室盖,为一分隔鼓室及颅中窝的薄骨板;④下壁称颈静脉壁,是将鼓室与颈内静脉起始部隔开的薄骨板;⑤外侧壁即鼓膜壁,由鼓膜构成;⑥内侧壁称迷路壁,即内耳的外侧壁,此壁后上部的卵圆形的孔称**前庭窗**,窗下方圆形的孔称蜗窗,被第二鼓膜封闭。

2. 听小骨 每侧有3块,由外向内依次为**锤骨**、**砧骨**和**镫骨**(图16-5)。三块骨依次以关节相连形成一**听骨链**。当声波振动鼓膜时,引起听骨链运动,使镫骨底在前庭窗上摆动,将声波传入内耳。

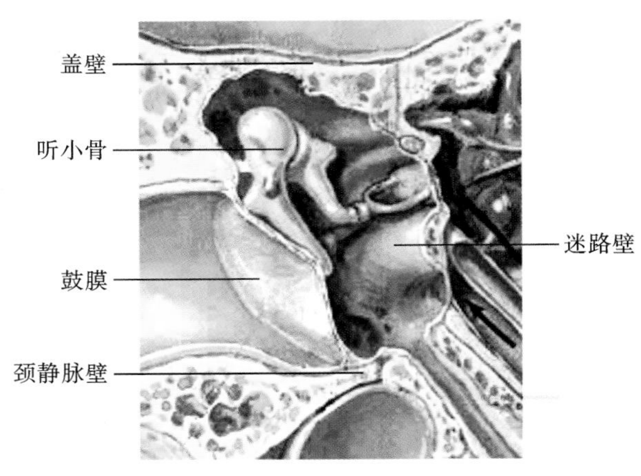

图16-4 颞骨经鼓室的切面

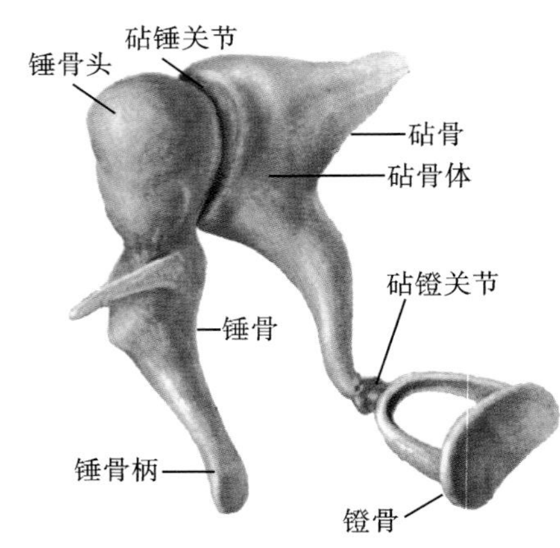

图16-5 听小骨

二、咽鼓管

咽鼓管(pharyngotympanic tube)是连通咽和鼓室的管道,近鼓室的1/3为骨部,近鼻咽部的2/3为软骨部。小儿的咽鼓管短而平直,管腔较大,故咽部的感染易沿此管侵入鼓室引起中耳炎。咽鼓管的作用是使鼓室与外界的大气压保持平衡。

三、乳突小房和乳突窦

乳突小房为颞骨乳突内许多相互连通的含气小腔,前部借**乳突窦**通鼓室。乳突小房内面所衬黏膜与鼓室黏膜相续,故中耳炎如不及时治疗,可引起乳突炎。

知识拓展

中耳的临床意义

中耳炎可引起鼓膜穿孔,亦可扩散至乳突引起乳突炎,甚至因骨质坏死等引起颅中窝感染或其他颅内、外并发症。

第三节 内 耳

内耳(inner ear)由构造复杂的管道组成,故又称迷路,位于颞骨岩部内鼓室与内耳道底之间,分**骨迷路**和**膜迷路**两部分。骨迷路为骨密质构成的管道;膜迷路位于骨迷路内,是封闭的小管,内含内淋巴。骨迷路与膜迷路间的腔隙内充有外淋巴。内、外淋巴互不相通。

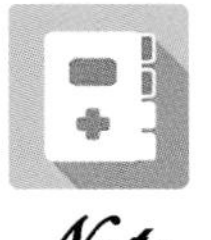

Note

一、骨迷路

骨迷路(bony labyrinth)由后外向前内依次是**骨半规管**、**前庭**和**耳蜗**三部分(图 16-6)。

1. 骨半规管 骨半规管由 3 个相互垂直的半环形小管组成,根据它们的位置,分别称**前骨半规管**、**后骨半规管**和**外骨半规管**,每管都有两个骨脚,分别称壶腹骨脚和单骨脚,但前、后半规管的单骨脚合成总骨脚。

2. 前庭 位于骨半规管与耳蜗之间的球状膨大部,前部有一大孔通向耳蜗,其外侧壁上有**前庭窗**和**蜗窗**。

3. 耳蜗 形似蜗牛壳,底朝向内耳道,称**蜗底**,尖朝向前外下,称**蜗顶**。耳蜗由蜗螺旋管环绕蜗轴而成。蜗轴发出骨螺旋板伸入蜗螺旋管腔内,其游离端连膜迷路的蜗管,将螺旋管分隔为上方的**前庭阶**、下方的**鼓阶**和外侧的**蜗管**(图 16-7)。前庭阶和鼓阶在蜗顶处借骨螺旋板形成的蜗孔相通。鼓阶起始部的外侧壁有蜗窗,由第二鼓膜封闭。

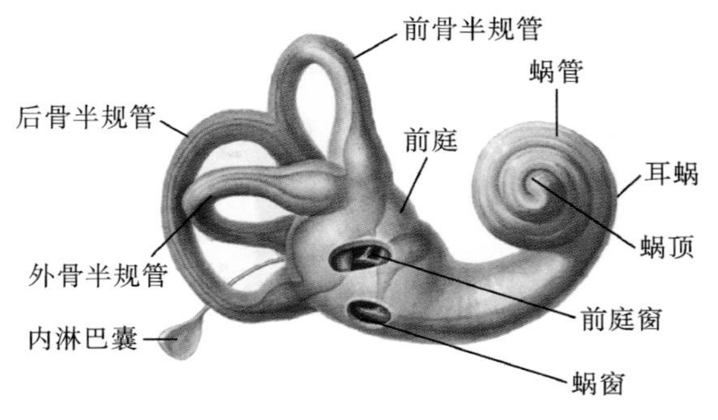

图 16-6 骨迷路

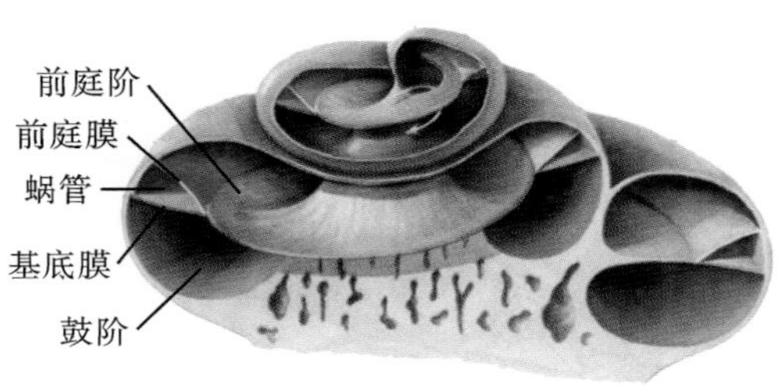

图 16-7 耳蜗(纵切面)

二、膜迷路

膜迷路(membranous labyrinth)是骨迷路内的膜性小管和小囊,由后外向前内分为**膜半规管**、**球囊**、**椭圆囊**和**蜗管**(图 16-8)。

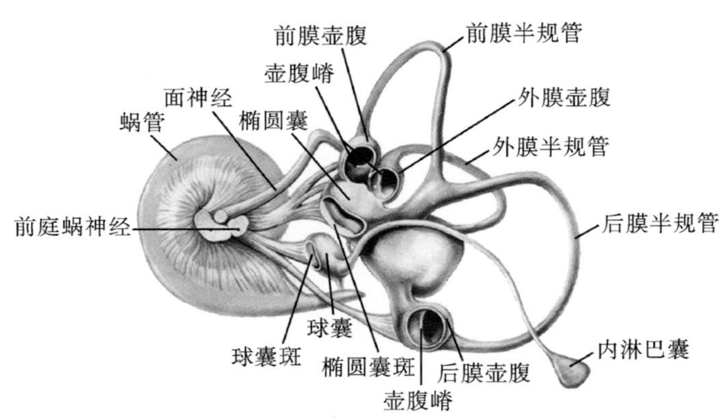

图 16-8 膜迷路示意图

1. 膜半规管(semicircular ducts) 是骨半规管内的膜性管。每个膜半规管的膨大称**膜壶腹**,内有**壶腹嵴**,是位觉感受器,能感受头部旋转变速运动的刺激,迷路水肿时表现为眩晕综合征。

2. 椭圆囊(utricle)和球囊(saccule) 是位于前庭内相互连通的两个膜性小囊。球囊在前下方下端连于蜗管,椭圆囊位于后上方。球囊和椭圆囊上有斑状隆起,分别为**球囊斑**和**椭圆囊斑**,二者均为位觉感受器,感受直线变速运动及静止时头部位置的刺激。

3. 蜗管(cochlear duct) 位于耳蜗内,横切面呈三角形。蜗管上壁为前庭膜,与前庭阶分开;下壁为基底膜,与鼓阶分开。基底膜上有听觉感受器,称**螺旋器**(spiral organ),又称 Corti 器,能感受声波的

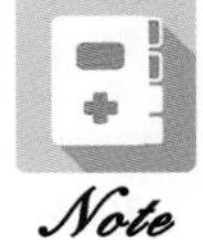

刺激。

声波的传导途径如下。

1. 空气传导 声波经外耳门、外耳道振动鼓膜，引起听骨链运动，镫骨的摆动使前庭阶内的外淋巴及蜗管内的内淋巴波动，从而使基底膜上的螺旋器兴奋，产生神经冲动，经蜗神经传至大脑皮质的听觉中枢，产生听觉(图 16-9)。

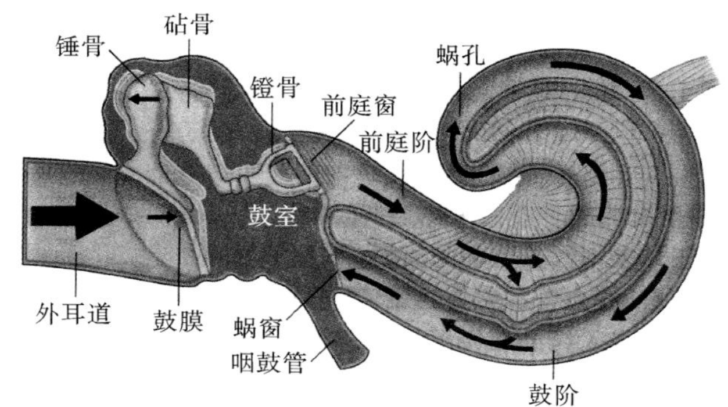

图 16-9 声波传导途径示意图

2. 骨传导 声波经颅骨、骨迷路、内耳传导。

(李晓波)

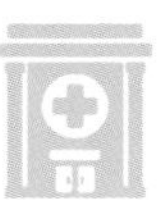

直通护考在线答题

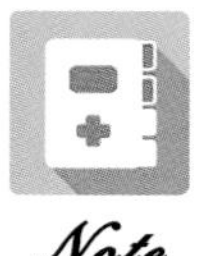

Note

第十七章　神经系统总论

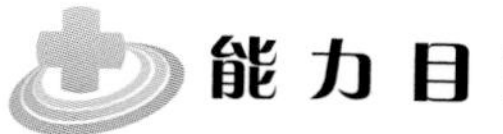

能力目标

1. **掌握**:神经系统的组成;神经系统的常用术语。
2. **熟悉**:反射的概念。
3. **了解**:神经系统在机体内的作用和地位。

神经系统(nervous system)是机体内起主导作用的调节机构,由脑、脊髓及遍布全身的周围神经所组成。神经系统借助于感受器接收体内和体外的刺激,并引起各种反应,借以调节和控制全身各器官、系统的活动,使人体成为一个完整的对立统一体。在神经系统的调控下,各器官系统相互制约、相互协调,以适应机体活动的协调统一。人类的脑,在劳动和语言的推动下,大脑皮质得到了空前发展。因此,人类不只是被动地适应外界环境的变化,而且可以能动地认识客观世界,并进而改造客观世界。这是人类神经系统最主要的特点。

一、神经系统的组成

按形态位置和生理功能的不同,通常将神经系统分为**中枢神经系统**(central nervous system)和**周围神经系统**(peripheral nervous system)两部分。中枢神经系统包括脑和脊髓,分别位于颅腔和椎管内;周围神经系统包括脑神经和脊神经(图 17-1)。**脑神经**(cranial nerves)与脑相连,共 12 对;**脊神经**(spinal nerves)与脊髓相连,共 31 对。根据周围神经在各器官、系统中分布对象的不同,又可把周围神经分为躯体神经和内脏神经。**躯体神经**(somatic nerves)分布于体表、骨、关节和骨骼肌,**内脏神经**(visceral nerves)分布于内脏、心血管和腺体。躯体神经和内脏神经均含有传入纤维和传出纤维。传入纤维又称感觉纤维,它将神经冲动自感受器传向神经中枢,传出纤维又称运动纤维,它将神经冲动从神经中枢传向效应器。内脏神经中的传出部分(又称内脏运动神经)支配不受人的主观意志所控制的心肌、平滑肌和腺体的活动,故又称为**自主神经系统**(autonomic nervous system)或**植物神经系统**(vegetative nervous system),内脏运动神经又按其功能不同,分为**交感神经**(sympathetic nerve)和**副交感神经**(parasympathetic nerve)两部分。

二、神经系统的活动方式

神经系统以反射方式调节机体的生理活动。神经系统对内、外界刺激作出的反应,称为**反射**(reflex)。反射活动的形态基础是**反射弧**(reflex arc),反射弧由五个部分组成:感受器、感觉神经(传入神经)、反射中枢、运动神经(传出神经)、效应器(图 17-2)。

反射弧中任何一个环节发生障碍,反射即减弱以至消失。如叩击髌韧带引起伸膝运动,称**膝反射**,其感受器位于髌韧带内,传入神经是股神经的感觉纤维,反射中枢在脊髓腰段,传出神经沿股神经到达股四头肌。这是最简单的反射,只有两级神经元参加。一般的反射弧,在传入神经元和传出神经元之间有一个或多个中间神经元参加,中间神经元越多,引起的反射活动就越复杂。人类大脑皮质的思维活

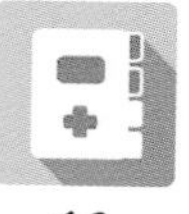

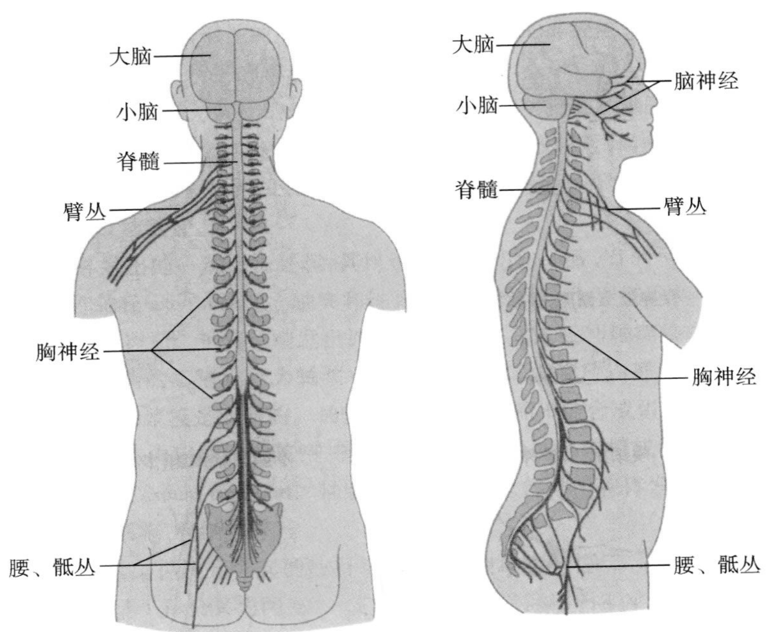

图 17-1 神经系统的区分

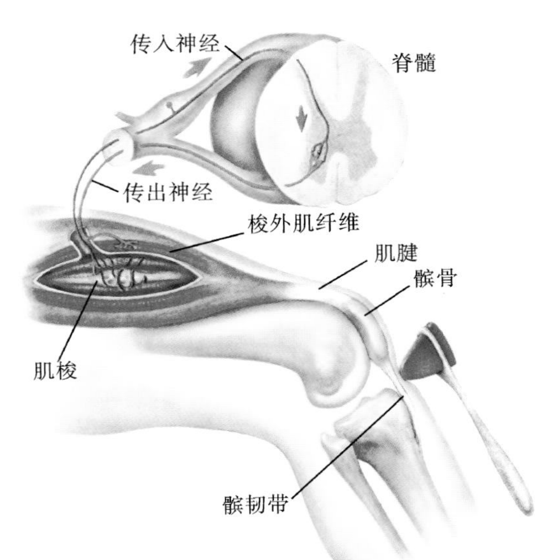

图 17-2 反射弧示意图

动，就是通过大量中间神经元极为复杂的反射活动来完成的。例如人们在学习时可将视、听器所感受的刺激，用脑进行分析或综合，然后作为信息加以储存，即只用反射弧的感受器、传入神经和中枢三个部分。另外，人们可以按照预订的计划采取行动，即运用反射弧的中枢、传出神经和效应器这三个部分。如果反射弧任何一部分损伤，反射即出现障碍。因此，临床上常用检查反射的方法来诊断神经系统的疾病。

三、神经系统的常用术语

神经元的胞体和突起在不同的部位有不同的集聚方式，因而采用不同的术语名称命名。

（一）灰质和白质

在中枢神经内，神经元胞体连同其树突集中的地方，在新鲜标本上色泽灰暗，称为**灰质**（gray

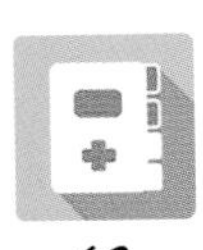

Note

matter)。神经纤维集中的地方,在新鲜标本上颜色苍白,称为**白质**(white matter)。位于大、小脑表层的灰质,称为**皮质**(cortex),位于大、小脑深部的白质,称为**髓质**(medulla)。

(二)神经核和神经节

除中枢神经皮质以外的灰质块,内含形态、功能相似的神经元胞体的集团,称为**神经核**(nucleus)。在周围神经系统,胞体聚集的地方,形状略显膨大,称为**神经节**(ganglion),如脑、脊神经节。

(三)纤维束和神经

在中枢白质内,功能相同的神经纤维聚集在一个区域内走行,称为**纤维束**(fasciculus)。在周围神经系统,神经纤维聚集成大、小不等的集束,由不同数目的集束再集合成一条**神经**(nerve)。在每条纤维周围、集束以及整个神经的周围,均包有结缔组织被膜。

(四)网状结构

在中枢神经内,神经纤维交织成网状,网眼内含有分散的神经元或较小的核团,这些区域称为**网状结构**(reticular formation)。

(张义伟)

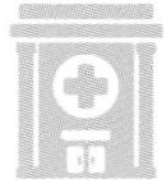

直通护考在线答题

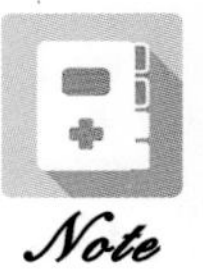

第十八章　中枢神经系统

能力目标

1. **掌握**:脊髓的形态、组成;脑干的分部;小脑内的核团;端脑的形态、分部;脊髓、脑被膜的分层和主要结构;感觉传导通路、运动传导通路;脑脊液的产生和循环途径。

2. **熟悉**:中枢神经系统的组成;小脑的位置及结构;脑的主要动脉来源。

3. **了解**:间脑的位置及分部。

案例18-1

患者,女性,30岁,因发热、呕吐、剧烈头痛入院。查体:T 39.7 ℃,意识轻度障碍,颈项强直。初步诊断为急性脑膜炎,为确诊而行脑脊液检查。

具体任务:

1. 穿刺抽取脑脊液的部位在哪?为什么?
2. 穿刺时依次经过哪些结构?

中枢神经系统包括位于颅腔内的脑和位于椎管内的脊髓,两者通过枕骨大孔相连接。

第一节　脊　　髓

一、脊髓的位置和形态

脊髓(spinal cord)位于椎管内,上端于枕骨大孔处与延髓相连,成年人脊髓下端平对第1腰椎下缘,新生儿可达第3腰椎下缘。

脊髓呈细长而前后略扁的圆柱状,长40～45 cm。脊髓全长有两处膨大,上部的称**颈膨大**,连有分布到上肢的神经,下部的称**腰骶膨大**,连有分布到下肢的神经。脊髓的近末端部分变细,呈圆锥状,称**脊髓圆锥**(conus medullaris)。脊髓圆锥的下端续以无神经组织的**终丝**(filum terminale),其末端附于尾骨的背面(图18-1)。

脊髓的表面有6条彼此大致平行的沟、裂纵贯脊髓全长,位于脊髓前面正中的称**前正中裂**,较深。位于脊髓后面正中的称**后正中沟**,较浅。借上述两条沟裂,可将脊髓分为左、右对称的两部分。前正中裂和后正中沟的两侧,前后各有一条浅沟,分别称**前外侧沟**和**后外侧沟**。前、后外侧沟内分别连有脊神经的**前根**和**后根**。前根由运动纤维组成,后根由感觉纤维组成。每条脊神经后根上有一个膨大,称**脊神经节**(ganglion spinale),内含假单极神经元细胞体。前、后根在椎间孔处合成脊神经,脊神经共31对。

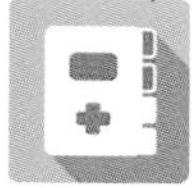
Note

二、脊髓节段及其与椎骨的对应关系

人体有 31 对脊神经，与每对脊神经相连的一段脊髓，称为一个**脊髓节段**（segments of spinal cord），因此脊髓分为 31 节段，即颈髓（C）8 节、胸髓（T）12 节、腰髓（L）5 节、骶髓（S）5 节和尾髓 1 节（Co）（图 18-2）。

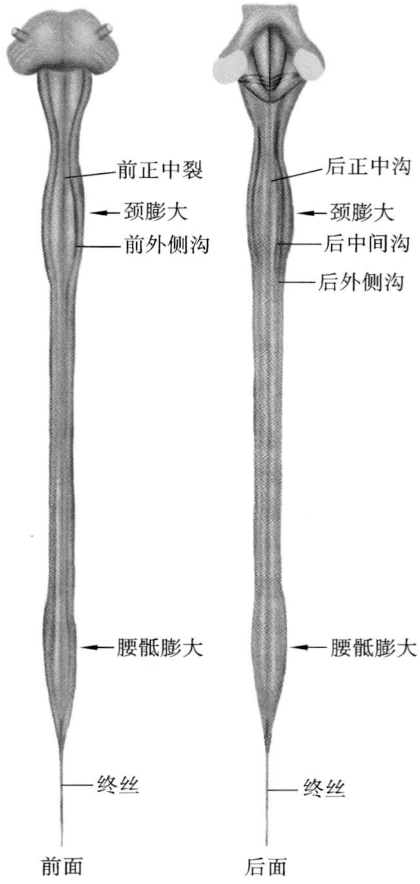

图 18-1　脊髓的外形

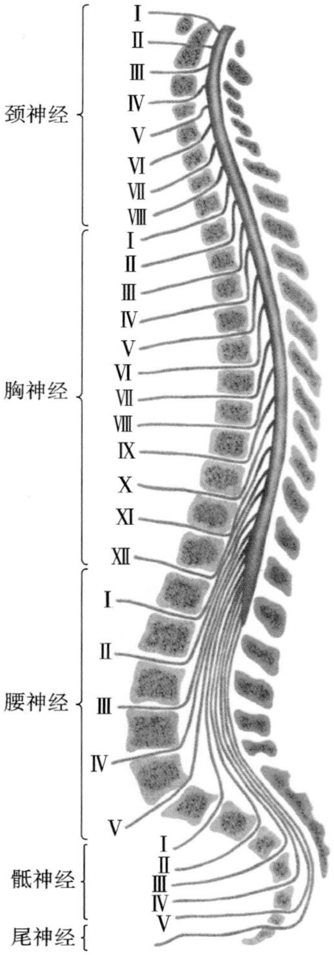

图 18-2　脊髓节段与椎骨的对应关系

在胚胎早期，脊髓和脊柱长度基本相等，脊髓各节段与相应的椎骨大致平齐，所有的脊神经均大致呈水平方向行向相应的椎间孔。自胚胎 3 个月后，脊髓增长比脊柱迟缓，由于脊髓的上端与脑相连，位置固定，因而脊髓各节段与椎骨的关系发生变化，即脊髓各节段逐渐高于相应的椎骨。出生时脊髓下端与第 3 腰椎平齐，至成年脊髓下端仅达第 1 腰椎下缘，由于脊髓相对升高，致使腰、骶和尾神经根行至相应的椎间孔之前，在椎管和骶管内斜行向下一段距离，并在脊髓圆锥以下，围绕终丝形成**马尾**。

临床腰椎穿刺常选择第 3、4 或第 4、5 腰椎棘突间隙进行，不致损伤脊髓。

了解脊髓节段与椎骨的对应关系（表 18-1），有其重要的临床意义。

表 18-1　脊髓节段与椎骨的对应关系

脊髓节段	对应椎骨	推算举例
上颈髓 C_1～C_4	与同序数椎骨同高	如第 3 颈节对第 3 颈椎
下颈髓 C_5～C_8	较同序数椎骨高 1 个椎骨	如第 5 颈节对第 4 颈椎
上胸髓 T_1～T_4	较同序数椎骨高 1 个椎骨	如第 3 胸节对第 2 胸椎
中胸髓 T_5～T_8	较同序数椎骨高 2 个椎骨	如第 6 胸节对第 4 胸椎

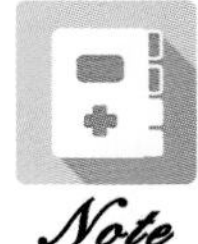

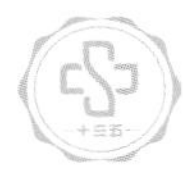

续表

脊髓节段	对应椎骨	推算举例
下胸髓 $T_9 \sim T_{12}$	较同序数椎骨高 3 个椎骨	如第 11 胸节对第 8 胸椎
腰髓 $L_1 \sim L_5$	平对第 10、11 胸椎	—
骶、尾髓 $S_1 \sim S_5$、Co_1	平对第 12 胸椎和第 1 腰椎	—

三、脊髓的内部结构

脊髓各节段中的内部结构大致相似，在横切面上可见中央有**中央管**(central canal)，它贯穿脊髓全长，围绕中央管可见“H”形灰质。每侧灰质分别向前方和后方伸出**前角**和**后角**，在胸髓和上 3 腰髓的前后角之间还有向外侧突出的**侧角**。连接两侧的灰质部分称**灰质连合**。脊髓的白质以前外侧沟和后外侧沟为界，分为三个索。前正中裂和前外侧沟之间的白质为**前索**，前、后外侧沟之间的为**外侧索**，后外侧沟与后正中沟之间的为**后索**。在灰质后角基部外侧与外侧索白质之间，灰、白质混合交织，此处称为**网状结构**(图 18-3)。

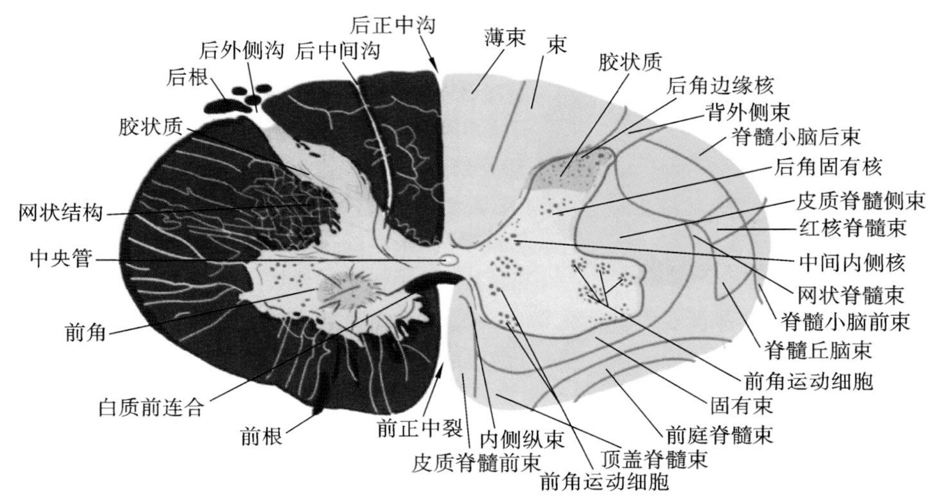

图 18-3　脊髓横切面

(一) 灰质

1. 前角(anterior horn)　也称**前柱**，主要由运动神经元组成。一般将前角运动神经元按位置分为内、外侧两群，内侧群的神经元支配躯干肌，外侧群的神经元支配四肢肌。临床上的脊髓前角灰质炎，是指前角运动细胞受病毒侵犯，致使相应肌瘫痪，常见于小儿，故称小儿麻痹症。另外，根据形态和功能，把前角运动神经元分为大、小两型：大型细胞为 α 运动神经元，支配骨骼肌的随意运动，约占前根中躯体传出纤维的三分之二；小型细胞为 γ 运动神经元，其作用对维持肌张力有重要作用，约占前根中躯体传出纤维的三分之一。

2. 后角(posterior horn)　也称**后柱**，内含中间神经元。它们接收后根感觉纤维传来的神经冲动，其轴突有的进入对侧白质形成长距离的上行纤维束，将后根传入的神经冲动传导到脑；有的在脊髓内起节段内或节段间的联络作用。后角的神经核从尖端到基部依次是：胶状质、后角固有核和胸核(也称背核)。这些神经核都与进一步传递后根传入神经的冲动有关。

3. 侧角(lateral horn)　又称**侧柱**，内含中、小型多极神经元，仅见于 $T_1 \sim L_3$ 脊髓节段，是交感神经低级中枢。在脊髓 $S_2 \sim S_4$ 节段相当于侧角的位置，有副交感神经元核团，称为**骶副交感核**，是副交感神经的低级中枢。

(二) 白质

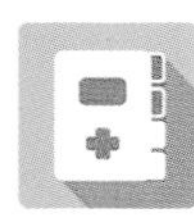

白质位于脊髓灰质周围，由纵行排列的纤维组成。在白质中向上传递神经冲动的传导束称为上行

(感觉)纤维束,向下传递神经冲动的传导束称为下行(运动)纤维束(图 18-4)。另外,还有联系脊髓各节段的上、下行纤维,并完成各节间的反射活动,它们紧靠灰质边缘的一层短距离纤维,称脊髓固有束,由脊髓内中间神经元的上、下行轴突组成,只限于脊髓内,起自灰质止于灰质,起节段内或节段间的联络作用。

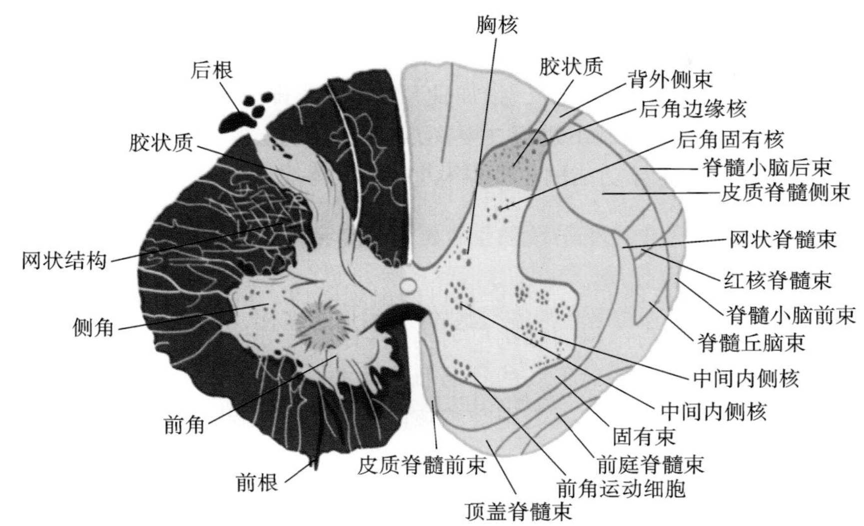

图 18-4 脊髓横切面上、下行纤维束模式图

1. 上行(感觉)纤维束

(1) **薄束**(fasciculus gracilis)和**楔束**(fasciculus cuneatus):位于后索,薄束在内侧,楔束在外侧,它们都是后根入脊髓后转而上行的纤维。薄束来自第 5 胸节以下,楔束来自第 4 胸节以上。两束向上分别止于延髓内的薄束核和楔束核。此两束的功能是向大脑传导来自躯干和四肢的本体感觉(临床称深感觉,即位置觉、运动觉和振动觉)和精细触觉(辨别两点距离和物体纹理粗细的感觉)。由于薄束、楔束中的纤维是按照骶、腰、胸、颈的顺序自内向外排列进入脊髓的,因此,来自各部的纤维有明确的定位关系。

(2) **脊髓丘脑束**(spinothalamic tract):包括脊髓丘脑前束和脊髓丘脑侧束,分别位于脊髓前索和外侧索前部,均由对侧后角细胞的轴突组成,上行至背侧丘脑。脊髓丘脑前束传导皮肤的粗触觉和压觉,脊髓丘脑侧束传导皮肤的痛觉和温度觉。

(3) **脊髓小脑后束**(posterior spinocerebellar tract):位于外侧索周边的后部。此束纤维起自同侧的脊髓胸核,上行经延髓和小脑下脚入小脑,止于小脑皮质。其功能是向小脑传导主要来自躯干下部和下肢的本体感觉冲动。

(4) **脊髓小脑前束**(anterior spinocerebellar tract):位于外侧索前部的表浅层。此束纤维主要起自对侧后角,大部分纤维交叉到对侧,上行经脑干和小脑上脚,终止于小脑皮质,其功能与脊髓小脑后束相同。

2. 下行(运动)纤维束

(1) **皮质脊髓束**(corticospinal tract):包括皮质脊髓侧束和皮质脊髓前束,它们的功能是传导随意运动的冲动。**皮质脊髓侧束**位于外侧索的后部,由对侧大脑皮质运动神经元的轴突组成,下行经内囊和脑干,在延髓的锥体交叉处,大部分纤维交叉到对侧后继续下行于脊髓外侧索后部,途中陆续分支到脊髓各节段灰质,间接或直接终止于同侧前角细胞,支配上、下肢骨骼肌的随意运动。**皮质脊髓前束**位于前正中裂的两侧,此束一般只下行到颈髓和上胸髓,其纤维大部分逐节经白质前连合交叉后止于对侧的脊髓前角运动神经元,也有一些纤维不交叉止于同侧的前角运动神经元,所以皮质脊髓前束支配双侧躯干肌的随意运动。

(2) **红核脊髓束**(rubrospinal tract):位于皮质脊髓侧束的腹侧。此束的纤维起自中脑红核,纤维自核发出后立即交叉到对侧,下行于脊髓外侧索内,其纤维经脊髓后角神经元中继后止于前角运动神经

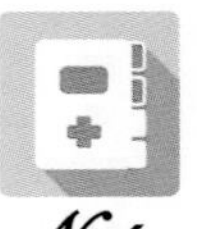

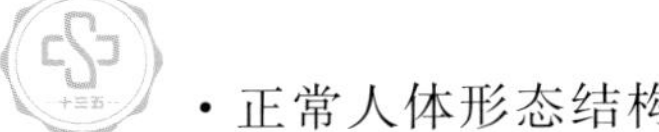

元。其主要功能是调节肌肉(主要是屈肌)的紧张度,并使运动协调。

(3) **前庭脊髓束**(vestibulospinal tract):位于前索内。其纤维起自前庭神经核后在同侧下行,逐节止于前角运动神经元。其功能与调节伸肌的紧张度、维持身体的平衡有关。

四、脊髓的功能

1. 反射功能 脊髓是神经系统的低级中枢,有许多反射中枢位于脊髓灰质内。通过固有束和脊神经的前、后根等完成一些反射活动,如牵张反射、屈曲反射、膀胱排尿反射、直肠排便反射等。在正常情况下,脊髓的反射活动始终在脑的控制下进行。

2. 传导功能 脊髓白质是传导功能的主要结构,它使身体周围部分与脑的各部分联系起来。如通过上行纤维束将感觉信息传至脑,同时又通过下行纤维束接受高级中枢的调控。因此,脊髓成为脑与脊髓低级中枢和周围神经联系的重要通道。

在脊髓受损时,脊髓的反射机能和传导机能都可能出现障碍。例如损伤腰髓第2~4节段的患者可出现:脊髓反射障碍,以此部腰髓为中枢的膝跳反射消失;脊髓传导障碍,由于途经伤区的上、下行传导束被阻断,所以下肢的各种感觉丧失;而下肢的骨骼肌因为失去神经控制而不能随意运动,整个下肢处于瘫痪状态;除此而外,由于脑通过腰髓到骶副交感核的下行传导被阻断,患者还可能出现大、小便功能障碍。

知识拓展

脊髓损伤的表现

1. 脊髓全横断 脊髓突然完全横断后,横断平面以下全部感觉和运动能力丧失,反射消失,处于无反射状态,称为脊髓休克。数周至数月后,各种反射可逐渐恢复,但离断平面以下的感觉和随意运动能力不能恢复。

2. 脊髓半横断 伤侧平面以下位置觉、振动觉和精细触觉丧失,同侧肢体硬瘫,损伤平面以下的对侧身体痛、温觉丧失。

3. 脊髓前角受损 主要伤及前角运动神经元,表现为这些神经元所支配的骨骼肌呈弛缓性瘫痪,肌张力低下,腱反射消失,肌萎缩,无病理反射,但感觉无异常。如脊髓灰质炎患者还可出现全身小动脉扩张,引起血压急剧下降,导致休克,这些病症统称为过敏反应。

(岳丽)

第二节 脑

脑(brain)位于颅腔内,成人脑的平均重量约为1400 g,分为延髓、脑桥、中脑、小脑、间脑和端脑六部分。通常将延髓、脑桥和中脑合称为**脑干**(图18-5、图18-6)。脑由胚胎时期神经管的前部分化发育而成,是中枢神经系统的最高级部位。

一、脑干

脑干(brain stem)位于颅底内面的斜坡上,自下而上由延髓、脑桥和中脑组成。中脑上接间脑,延髓在枕骨大孔处下接脊髓。延髓和脑桥的背侧有小脑,三者之间的空腔为第四脑室,它向下与脊髓中央管相通,向上通中脑水管。

(一) 脑干的外形结构

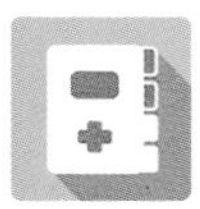

1. 脑干腹侧面 **延髓**(medulla oblongata)位于脑干的最下部,形似倒置的圆锥体,下端在枕骨大孔

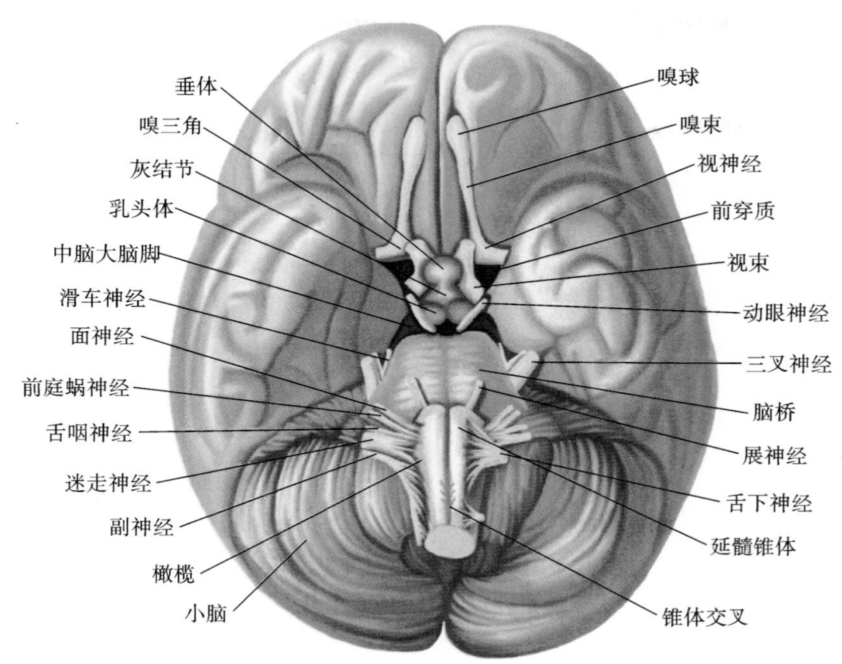

图 18-5 脑的底面

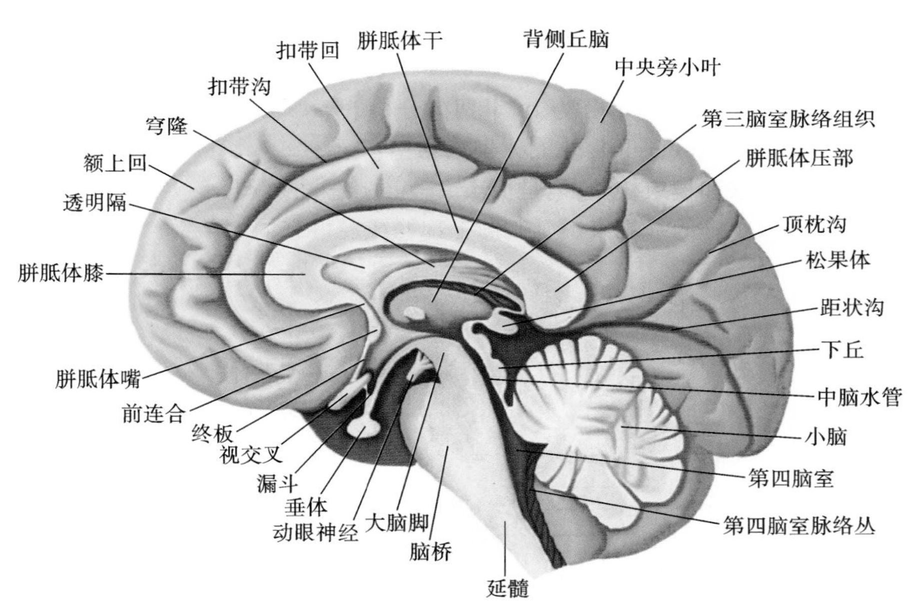

图 18-6 脑的正中矢状切面

处与脊髓相续，上端借横行的**延髓脑桥沟**（bulbopontine sulcus）与脑桥为界，沟内从中线向外侧依次有展神经（Ⅵ）、面神经（Ⅶ）和前庭蜗神经（Ⅷ）连脑（图 18-7）。脊髓表面的各条纵行沟、裂向上延续到延髓。在延髓的腹侧面，前正中裂的两侧有纵行隆起，称为**锥体**（pyramis），内有皮质脊髓束通过。在延髓与脊髓交界处，锥体束中大部分纤维左右交叉，称为**锥体交叉**（decussation of pyramid）。锥体外侧有呈椭圆形突出的**橄榄**（olive）。在锥体外侧的前外侧沟中，有舌下神经（Ⅻ）出脑。在橄榄背外侧的沟中，自下而上有副神经（Ⅺ）、迷走神经（Ⅹ）和舌咽神经（Ⅸ）进出脑。

脑桥（pons）腹侧面有横行的纤维构成的隆起，称**脑桥基底部**。脑桥腹侧面的中线上，有一浅沟，称为**基底沟**（basilar sulcus），容纳**基底动脉**。脑桥向两侧逐渐变细，称为**小脑中脚**（脑桥臂）（middle cerebellar peduncle），伸入小脑。在脑桥腹侧面与小脑中脚交界处，有粗大的三叉神经（Ⅴ）根出入。延髓、脑桥与小脑交界处，临床上称为**脑桥小脑三角**，前庭神经根和面神经根位居此处，当前庭蜗神经患肿

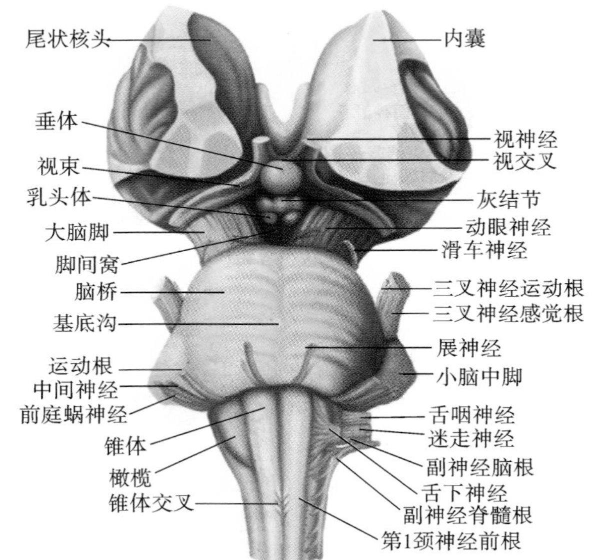

图 18-7 脑干腹面观

瘤时，可压迫附近的神经根，产生相应的临床症状。

中脑(midbrain)的腹侧面有一对纵行的粗大纤维束，称为**大脑脚**(cerebral peduncle)，由来自大脑皮质的下行纤维束组成。两脚中间的窝称**脚间窝**(interpeduncular fossa)。由脚间窝伸出一对动眼神经(Ⅲ)。

2. 脑干背侧面 在延髓背侧面，可分为上、下两部分。下部形似脊髓，在后正中沟的两侧各有两个膨大，内侧为**薄束结节**(gracile tubercle)，外上为**楔束结节**(cuneate tubercle)，两者与脊髓的薄束、楔束相延续，其深面分别有**薄束核**和**楔束核**，它们是薄束、楔束的终止核(图 18-8)。楔束结节的外上方是小脑下脚(绳状体)，内含进入小脑的纤维束。延髓的上部构成菱形窝的下半部。

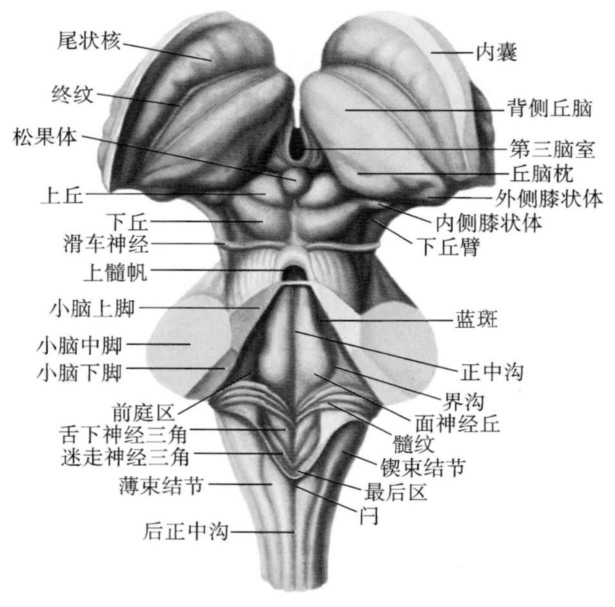

图 18-8 脑干背面观

菱形窝是延髓上部因中央管敞开而参与构成第四脑室的底部，呈菱形，由脑桥和延髓上半部背侧面构成，中部有横行的**髓纹**，是延髓与脑桥在背侧的分界标志，窝的正中有纵行的**正中沟**，将窝分成左右对称的两半。正中沟的外侧各有一纵行的**内侧隆起**。隆起的外侧有纵行的**界沟**(sulcus terminalis)，界沟

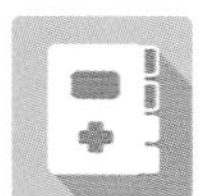
Note

的外侧部为三角形的**前庭区**(vestibular area),内含前庭神经核。前庭区的外侧角有一小隆起,称**听结节**,内含有蜗神经核。靠近髓纹上方,内侧隆起上有一圆形隆凸,称**面神经丘**,其深面有展神经核。在髓纹以下内侧隆起上有两个三角区,外下方为**迷走神经三角**(vagal triangle),内含迷走神经背核;迷走神经三角的内侧是**舌下神经三角**(hypoglossal triangle),内含舌下神经核。

中脑背侧面有两对圆形隆起,总称四叠体或顶盖。上方一对隆起,称**上丘**(superior colliculus),是视觉的皮质下中枢。下方的一对,称**下丘**(inferior colliculus),是听觉的皮质下中枢。下丘的下方有滑车神经根(Ⅳ)出脑。

3. 第四脑室 第四脑室(fourth ventricle)是位于延髓、脑桥和小脑之间的室腔。第四脑室形似帐篷。前部由小脑上脚及上(前)髓帆组成,后部由下(后)髓帆和第四脑室脉络组织组成,下髓帆也是一薄片白质,它与上髓帆都伸入小脑,以锐角相汇合。附于下髓帆和菱形窝下角之间的部分,朝向室腔的是一层上皮性室管膜,其表层有软膜和血管被膜,它们共同形成第四脑室脉络组织。脉络组织上的一部分血管反复分支缠绕成丛,夹带着软膜和室管膜上皮突入室腔,成为**第四脑室脉络丛**,产生脑脊液。第四脑室的两侧和正中分别有两个第四脑室外侧孔和一个第四脑室正中孔。第四脑室向上经中脑水管通第三脑室,向下通脊髓中央管,并借第四脑室正中孔和第四脑室外侧孔与蛛网膜下隙相通(图 18-9)。

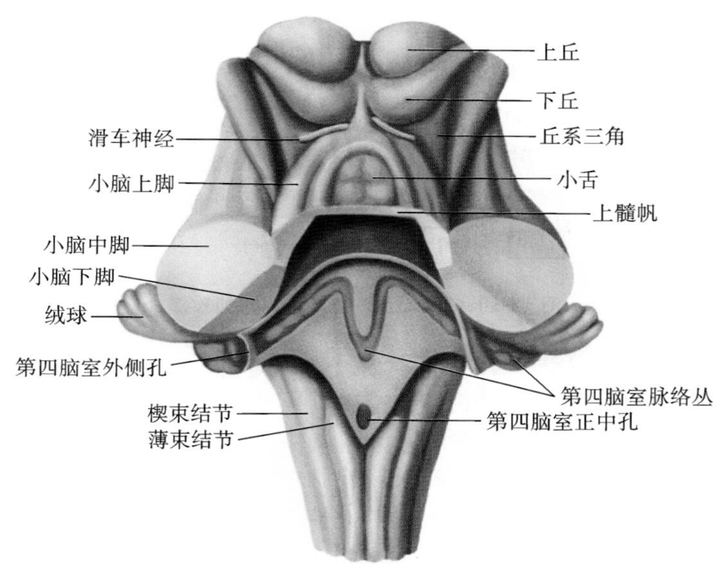

图 18-9 第四脑室脉络丛组织

(二)脑干的内部构造

脑干与脊髓一样,也是由灰质和白质构成,此外,在脑干内还有网状结构,其结构远比脊髓复杂。由于中央管敞开成为第四脑室,使脑干灰质由背、腹侧关系转变成为外侧与内侧关系。又由于神经纤维上下行走、左右交叉,将脑干的灰质分割成不连续的灰质团块,称为**神经核**(图 18-10)。脑干的神经核分为三种:一种直接与第 3～12 对脑神经相连,称**脑神经核**;第二种是不与脑神经相连,但参与组成各种神经传导通路,称**非脑神经核**(传导中继核);第三种是位于网状结构内或在脑干中缝附近的,称**网状核和中缝核**。

脑干的白质由上、下行的神经纤维束组成,其中有的传导束在脑干的神经核终止或起始,而有的传导束则在脑干的中继核中继,然后再向上或向下传导,但是也有长的传导束,在脑干并不停止,仅仅穿行脑干而过。这些上、下行传导束有不少在脑干的一定部位越过中线,交叉到对侧。脑干的网状结构特别发达,网格中的某些神经元甚至发展成为与生命活动有重要关系的中枢。

1. 脑干的灰质

1)**脑神经核** 脑干连有 4 种性质的 10 对脑神经,与之对应的脑神经核位于脑干内。功能相同的脑神经核排列成断续的纵行细胞柱。

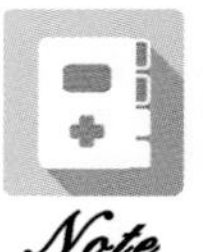
Note

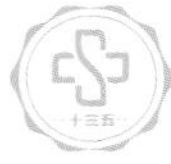

图 18-10　脑神经核在脑干背面的投影

(1) **躯体运动核**:其轴突组成脑神经中的躯体运动(传出)纤维,支配头颈部的骨骼肌,管理随意运动,共八对。**动眼神经核**(nucleus of oculomotor nerve)位于中脑上丘平面,此核发出的纤维组成动眼神经,支配上睑提肌、上直肌、内直肌、下直肌和下斜肌的运动。**滑车神经核**(nucleus of trochlear nerve)位于中脑下丘平面,发出纤维组成滑车神经,支配眼球外肌中的上斜肌。**三叉神经运动核**(motor nucleus of trigeminal nerve)位于脑桥中部展神经核外上方,此核发出的纤维组成三叉神经运动根,出脑后加入下颌神经,支配咀嚼肌。**展神经核**(nucleus of abducent nerve)位于脑桥中下部,相当于面神经丘的深方,此核发出纤维组成展神经,支配外直肌的运动。**面神经核**(nucleus of facial nerve)位于脑桥中下部,此核发出的纤维参与组成面神经,主要支配表情肌。**疑核**(nucleus ambiguus)位于延髓的网状结构,此核上部发出的纤维加入舌咽神经,中部发出的纤维加入迷走神经,下部发出的纤维组成副神经的颅根,支配咽、喉、软腭各肌的运动。**副神经核**(accessory nucleus)有延髓部和脊髓部,延髓部发出的纤维并入迷走神经,支配咽喉肌运动,由脊髓部发出的纤维组成副神经脊髓根,支配胸锁乳突肌和斜方肌运动。**舌下神经核**(nucleus of hypoglossal nerve)位于延髓上部,相当于舌下神经三角的深面,此核发出纤维组成舌下神经,支配舌肌运动。

(2) **内脏运动核**:属于副交感核,其轴突组成脑神经中内脏运动副交感纤维,支配平滑肌、心肌和腺体的活动,共有四对。**动眼神经副核**(accessory nucleus of oculomotor nerve)又称动眼神经旁核,位于中脑,此核发出纤维行于动眼神经内,经副交感神经节换神经元后,节后纤维司瞳孔括约肌和睫状肌的活动。**上泌涎核**(superior salivatory nucleus)位于髓纹上方的网状结构内,此核发出纤维进入面神经,经副交感神经节换神经元后,司舌下腺、下颌下腺和泪腺的分泌。**下泌涎核**(inferior salivatory nucleus)位于髓纹下方的网状结构内,此核发出纤维进入舌咽神经,经副交感神经节换神经元后,司腮腺的分泌。**迷走神经背核**(dorsal nucleus of vagus nerve)位于界沟内侧,迷走神经三角的深处,此核发出纤维加入迷走神经,支配胸腹腔器官的运动和腺体的分泌。

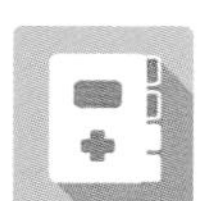

Note

(3) **内脏感觉核**:位于躯体感觉核的内侧,界沟外侧,此核单一,称**孤束核**(nucleus of solitary

tract)，从延髓向上延伸，到达脑桥下段。它是味觉及一般内脏感觉纤维的终止核，其中味觉纤维止于核的上端，其他内脏感觉纤维止于孤束核的中、尾段。面神经、舌咽神经和迷走神经中的内脏感觉纤维进入延髓后下行，组成**孤束**(solitary tract)，止于孤束核。

(4) **躯体感觉核**：在脑干有接收三叉神经传入冲动的三对神经核。**三叉神经脊束核**(spinal nucleus of trigeminal nerve)从脑桥向下延伸至延髓及颈髓上段，接收头面部的痛觉和温觉。**三叉神经脑桥核**(pontine nucleus of trigeminal nerve)位于脑桥中部，三叉神经进出脑处的深方，接收头面部触觉。**三叉神经中脑核**(mesencephalic nucleus of trigeminal nerve)从脑桥中部向上延伸到中脑，接收头面部骨骼肌的本体感觉。在菱形窝的外侧角，听结节深处有前庭蜗神经中蜗神经根的终止核，称**蜗神经核**(cochlear nucleus)。前庭区的深方是前庭神经根的终止核，称**前庭神经核**(vestibular nucleus)。

2) **非脑神经核(传导中继核)**　**薄束核**(gracile nucleus)和**楔束核**(cuneate nucleus)是薄束和楔束的中继核(图 18-11)。**下橄榄核**(inferior olivary nucleus)与调节小脑对运动的控制，特别是对运动的学习和记忆起重要作用。**脑桥核**(pontine nucleus)是传递大脑皮质运动信息到小脑的最主要的中继核(图 18-12)。**红核**(red nucleus)参与对躯体运动的调节。**黑质**(substantia nigra)细胞内含黑色素，同时还含有多巴胺，多巴胺是一种神经递质，经其传出纤维释放到大脑的新纹状体，临床上因黑质病变，多巴胺减少，可引起震颤麻痹。**上丘**(superior colliculus)和**下丘**(inferior colliculus)分别与视觉和听觉的传导有关(图 18-13)。

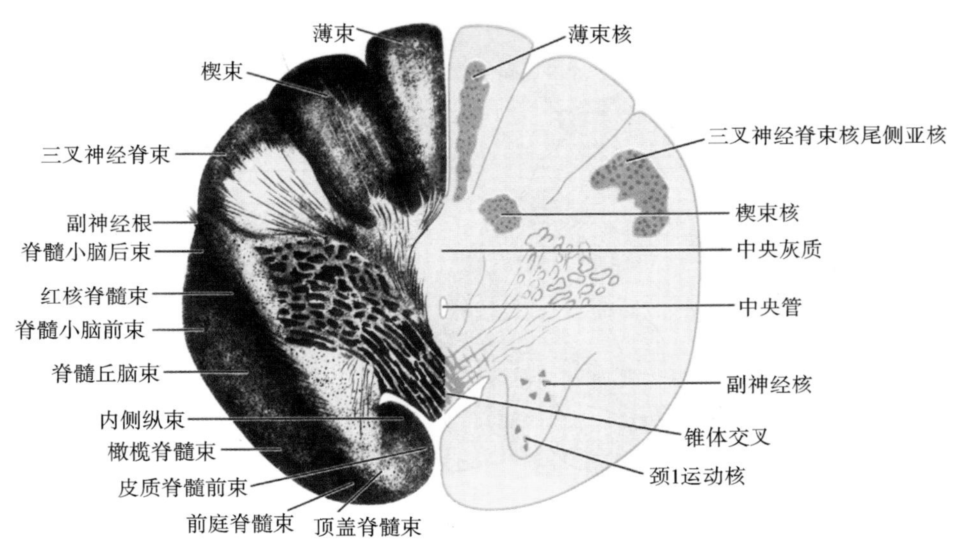

图 18-11　延髓横切面(经锥体交叉)

2. 脑干的白质

1) **上行(感觉)传导束**

(1) **内侧丘系**(medial lemniscus)：由薄束核和楔束核发出的纤维在中央管腹侧左右交叉，称为**内侧丘系交叉**。交叉后的纤维上行，组成内侧丘系(图 18-12)，贯穿脑干终于背侧丘脑的腹后外侧核。传导对侧躯干和四肢的本体感觉和精细触觉。

(2) **脊髓丘脑束**：由脊髓丘脑侧束和脊髓丘脑前束向上，至延髓两束合并在一起形成脊髓丘系，经过脑干上行终于背侧丘脑的腹后外侧核。传导对侧躯干和四肢的痛觉、温觉、粗触觉和压觉(图 18-11)。

(3) **三叉丘脑束**(trigeminothalamic tract)：发自对侧的三叉神经脑桥核、三叉神经脊束核和三叉神经中脑核，纤维越过中线组成三叉丘系，在脊髓丘系内侧并行达背侧丘脑的腹后内侧核。传导头面部的痛觉、温觉、触觉。

2) **下行(运动)传导束**　**锥体束**(pyramidal tract)是自大脑皮质发出支配骨骼肌随意运动的下行传导束，包括皮质脊髓束和皮质核束。**皮质脊髓束**(corticospinal tract)在脑干下行至脊髓，止于脊髓灰质前角运动神经元。**皮质核束**(corticonuclear tract)自大脑皮质发出到脑干，止于脑神经运动核。

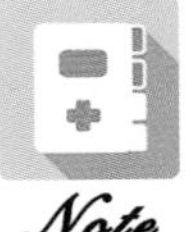

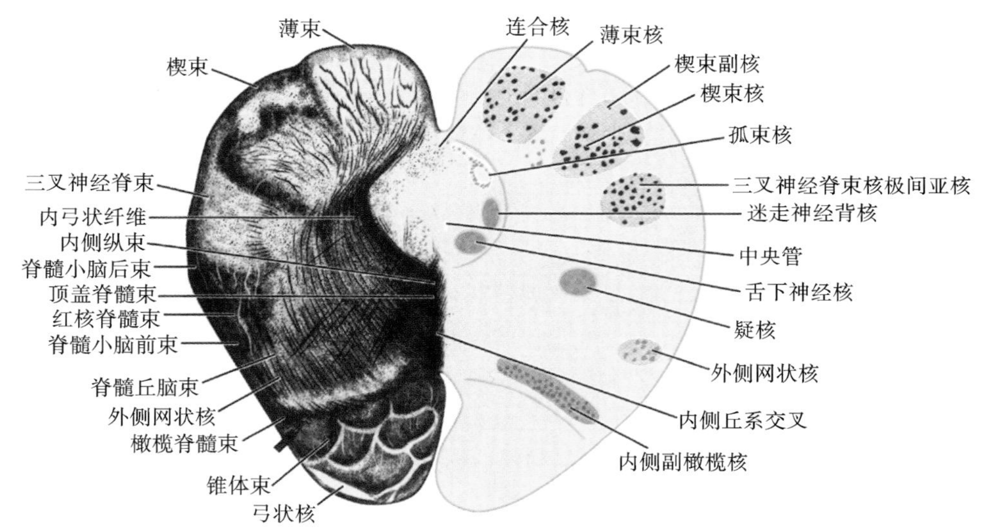

图 18-12　脑桥中部横切面

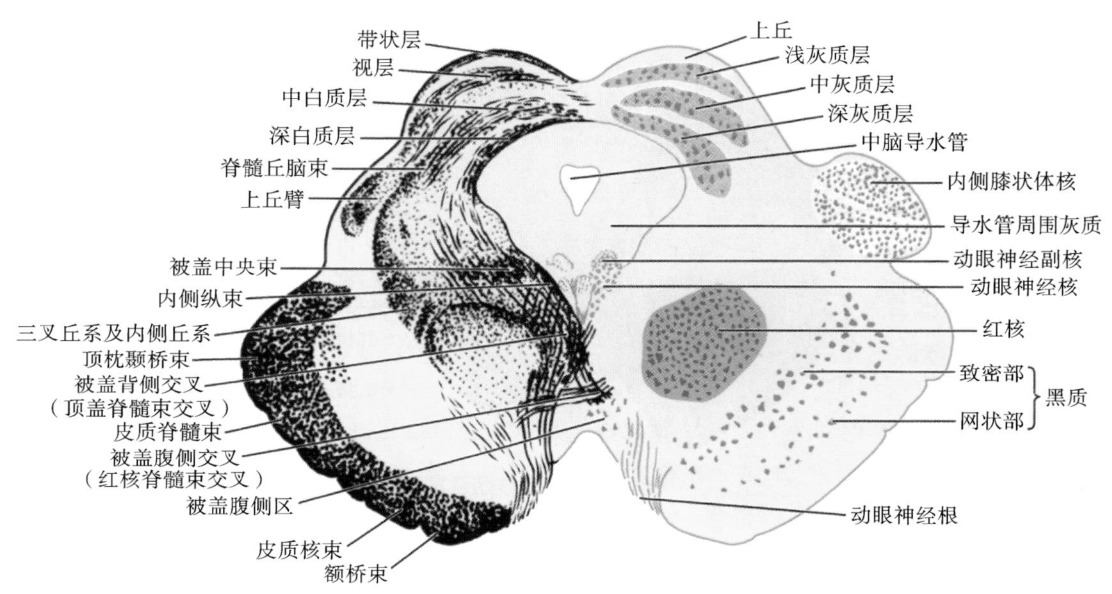

图 18-13　中脑横切面（经上丘）

3. 脑干的网状结构　脑干内部除上述各种神经核和纤维束外，在脑干中央区域，还有较分散的神经纤维纵横穿行交织成网，网内散在有神经元，这个区域称为**网状结构**。脑干的网状结构向上延伸到背侧丘脑，向下延伸到脊髓上部的外侧索中。网状结构中的神经元也有比较集中而构成神经核的，它们发出的纤维有一部分组成网状脊髓束。

脑干网状结构的纤维联系十分广泛。在脑干内部它和脑神经核有联系，向下与脊髓，向上与小脑、间脑、大脑都有联系，而且这些联系多是有来往的。所以说，网状结构是中枢神经内沟通各部的重要结构。

（三）脑干的功能

1. 反射功能　以脑干为中枢的反射很多，可以是躯体或内脏传入引起躯体或内脏的效应。脑干特别是延髓还有一些重要反射中枢，如吞咽中枢、呕吐中枢、呼吸中枢、心血管运动中枢等。这些中枢都与人体的生命活动有密切关系，因此，常把延髓的这些中枢统称为**生命中枢**。

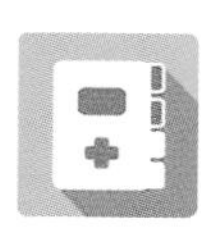

2. 传导功能　脑干能承上启下地传导各种上、下行神经冲动。这种传导可以是穿行脑干而过，也可以是先在脑干内中继然后再向上或向下传导。

知识拓展

脑干损伤

1. 由一侧供应延髓的椎动脉分支阻塞时，可引起延髓内侧综合征，又称为舌下神经交叉性瘫痪。可引起椎体、内侧丘系和舌下神经根的损伤。临床表现为：对侧上下肢硬瘫，对侧躯干和四肢的位置觉、运动觉和精细触觉消失，伸舌时舌尖偏向患侧。

2. 支配延髓外侧区的椎动脉分支小脑下后动脉阻塞而引起的损害，称延髓外侧综合征。主要损伤的结构有三叉神经脊束及脊束核、脊髓丘脑束及疑核。临床表现为：损伤同侧头面部及对侧躯干，肢体痛觉、温度觉减退或消失，同侧软腭、咽喉肌麻痹致吞咽困难、声音嘶哑。若伤及下丘脑投射到胸髓外侧核的交感神经下行通路，则可引起 Horner 综合征。表现为：伤侧瞳孔缩小，上睑下垂，面部皮肤潮红，汗腺分泌障碍。

3. 如损伤一侧脑桥中下部基底，可伤及皮质脊髓束、展神经根，引起脑桥基底部综合征。临床表现为：对侧上、下肢硬瘫，同侧眼球不能外展。

4. 如损伤大脑脚底部而伤及皮质脊髓束、动眼神经根，称 Weber 综合征。临床表现为：对侧上、下肢硬瘫，同侧眼外肌除外直肌和上斜肌外均瘫痪，瞳孔散大。

二、小脑

（一）小脑的位置和外形

小脑（cerebellum）位于颅后窝，在脑桥和延髓的背侧（图 18-14）。

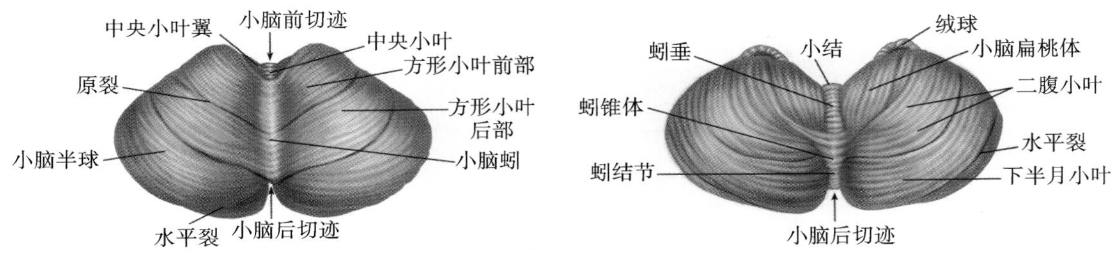

图 18-14　小脑外形（上面和下面）

小脑上面平坦，中间缩窄的部分称**小脑蚓**；两侧膨隆的部分称**小脑半球**。小脑半球上面前 1/3 与后 2/3 交界处，有一横行的深沟，称**原裂**。小脑半球下面近枕骨大孔处的膨出部分，称**小脑扁桃体**。当颅内压增高时，小脑扁桃体可嵌入枕骨大孔，从而压迫延髓，危及生命，称**枕骨大孔疝**或**小脑扁桃体疝**。

知识拓展

小脑扁桃体疝

枕骨大孔位于颅后窝的最低处，其后上方临近小脑半球下面内侧部的是小脑扁桃体。当颅内病变导致颅内压增高时，小脑扁桃体及其邻近的结构因受挤压而嵌入枕骨大孔时，则形成小脑扁桃体疝，压迫延髓内的呼吸中枢和心血管运动中枢时，将危及患者的生命。

（二）小脑的分叶

根据小脑的发生、功能和纤维联系，一般把小脑分为 3 叶（图 18-15）。

1. 绒球小结叶　位于小脑下面的最前部，包括小脑半球下面的绒球和小脑蚓前端的小结，中间有绒球脚相连。此叶在进化上出现最早，故称**原小脑**，其与小脑的平衡功能有关。

2. 前叶　位于小脑上面原裂以前的部分，加上小脑下面的蚓垂和蚓锥体。在种系发生上晚于绒球

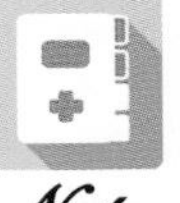
Note

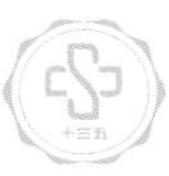

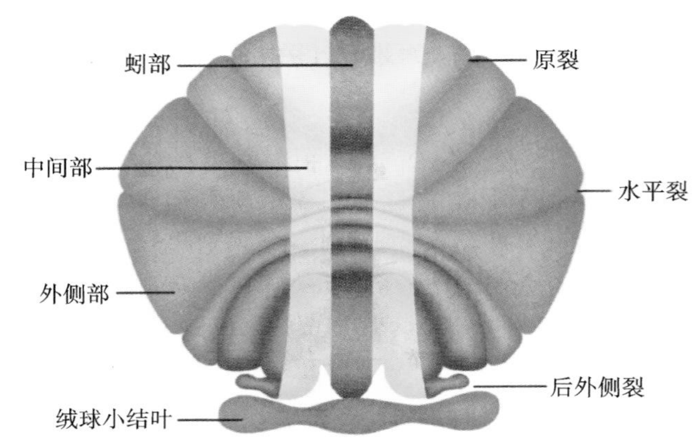

图 18-15　小脑分叶示意图

小结叶，称为**旧小脑**。主要接收脊髓小脑前后束的纤维，即接收脊髓的本体感觉冲动。旧小脑与调节肌张力有关。

3. 后叶　原裂以后的部分（除蚓垂和蚓垂体外），占小脑的大部分。在进化过程中随大脑皮质的发展而发展起来的新区，故称**新小脑**，与肢体精细运动的起始、计划和协调有关。

（三）小脑的内部结构

小脑灰质位于表面，称**小脑皮质**（图 18-16），白质在深面称**小脑髓质**。髓质中的灰质团称**小脑核**。

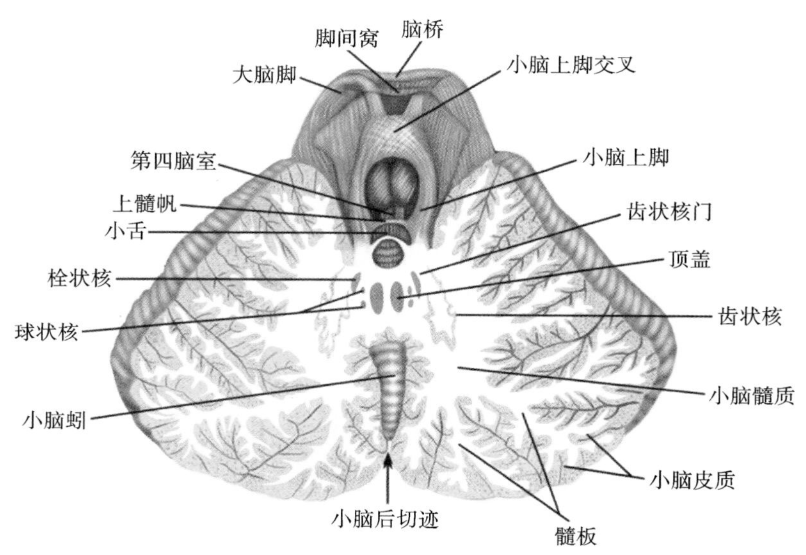

图 18-16　小脑的内部结构

小脑核有 4 对：顶核、球状核、栓状核和**齿状核**。其中齿状核最大，位于小脑半球的白质内，接收来自新小脑皮质的纤维，发出的纤维组成小脑上脚，纤维在中脑交叉后止于红核以及背侧丘脑的腹中间核和腹前核。

（四）小脑的功能

小脑是一个重要的运动调节中枢，其主要功能是维持身体平衡、调节肌肉张力和协调肌肉运动。

原小脑通过与前庭核的联系，维持身体姿势平衡。该部损伤，患者平衡失调，站立不稳，步态蹒跚。旧小脑主要与调节肌张力有关。旧小脑的病变，主要表现为肌张力降低。新小脑主要协调骨骼肌的运动。新小脑病变表现为小脑共济失调，即随意运动中肌肉收缩的力量、方向、限度和各肌群间的协调运动出现混乱。如跨越步态，持物时手指过度伸开，指鼻试验阳性等，同时有运动性震颤。如一侧小脑病变，则同侧肢体出现上述运动障碍。

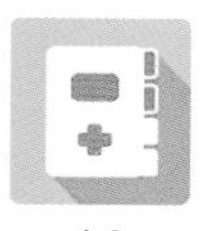
Note

三、间脑

间脑(diencephalon)位于中脑和端脑之间，大部分被大脑半球所掩盖，仅腹侧部的视交叉、视束、灰结节、漏斗、垂体和乳头体外露于脑底(图 18-17)。间脑可分为背侧丘脑、上丘脑、下丘脑、后丘脑和底丘脑五部分。间脑的中间位于正中矢状面的窄隙，称**第三脑室**(图 18-18)。

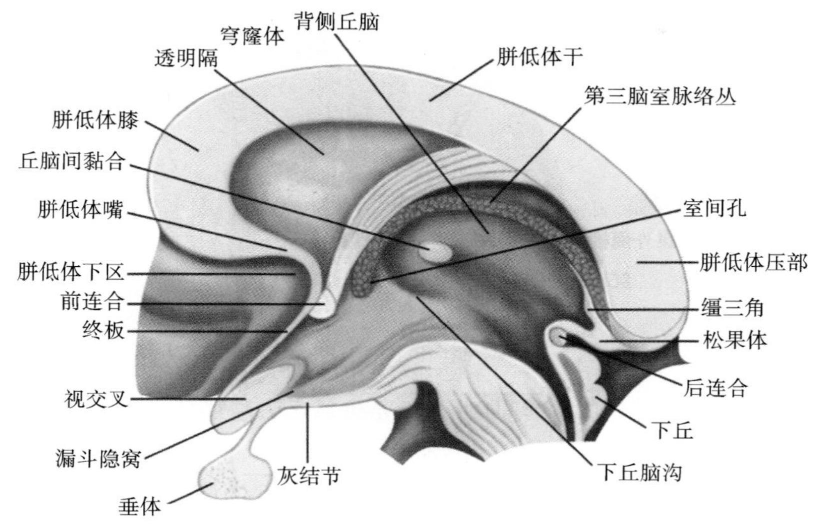

图 18-17 间脑正中矢状切面

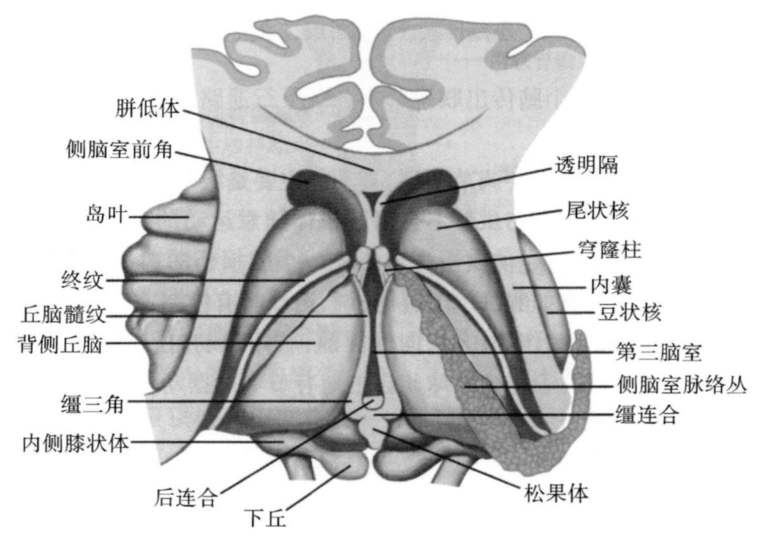

图 18-18 间脑的背侧面

(一) 背侧丘脑

背侧丘脑(dorsal thalamus)又称**丘脑**(图 18-19)，是两个卵圆形的灰质团块借丘脑间黏合(中间块)连接而成，其外侧面连接内囊，背面和内侧面游离，内侧面参与组成第三脑室的侧壁。背侧丘脑的前端隆凸部为丘脑前结节，后端膨大称丘脑枕。

背侧丘脑灰质的内部被"Y"形的内髓板，将背侧丘脑内部的灰质分隔成 3 个核群，即前核群、内侧核群和外侧核群。外侧核群的**腹后外侧核**接收内侧丘系和脊髓丘脑束，发出的纤维参与组成丘脑中央辐射(丘脑皮质束)，终止于大脑皮质躯体感觉区。**腹后内侧核**接收三叉丘脑束及味觉纤维，发出纤维参与组成丘脑中央辐射，终止于大脑皮质。

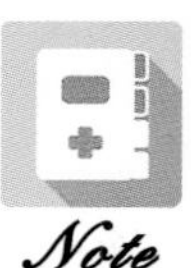

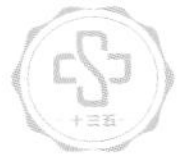

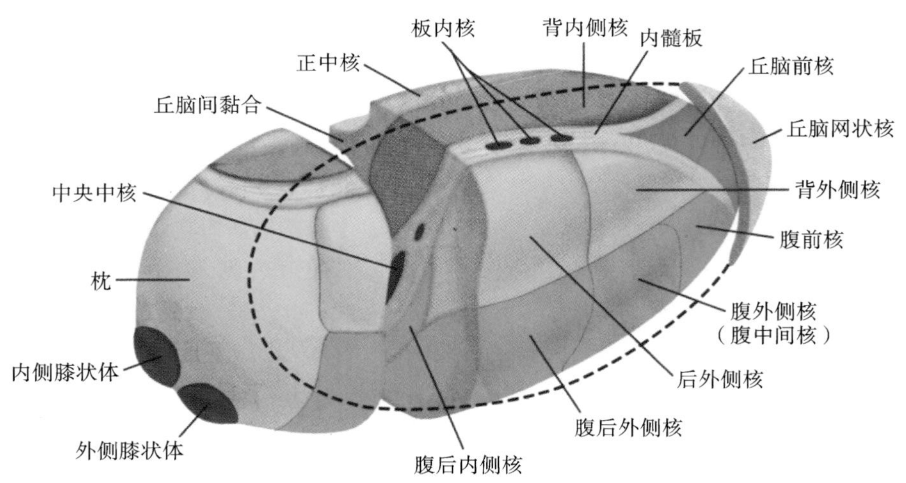

图 18-19　背侧丘脑核团模式图

（二）上丘脑

上丘脑（epithalamus）位于第三脑室顶部周围，主要包括丘脑髓纹、缰三角和松果体。

（三）后丘脑

后丘脑（metathalamus）位于丘脑枕的下外方，包括一对内侧膝状体和一对外侧膝状体。**内侧膝状体**（medial geniculate body）为听觉传导通路中的最后一个中继站，发出的纤维组成听辐射，投射到大脑皮质的听觉中枢。**外侧膝状体**（lateral geniculate body）为视觉导通路中的最后一个中继站，接收视束的传入纤维，中继后发出的纤维组成视辐射，投射到大脑皮质的视觉中枢。

（四）底丘脑

底丘脑（subthalamus）位于间脑和中脑被盖的过渡区。**底丘脑核**（nucleus subthalamicus）位于中脑上端过渡于丘脑的部位，是扁椭圆形的核团，它与大脑基底核的苍白球、红核、黑质都有纤维联系，是锥体外系控制骨骼肌运动的重要中继核。

（五）下丘脑

下丘脑（hypothalamus）位于背侧丘脑的下方，构成第三脑室的底壁和侧壁的下部。从脑底面看，下丘脑从前向后包括**视交叉**、**灰结节**和**乳头体**。灰结节向前下方形成中空的圆锥状部分称为**漏斗**，漏斗下端与垂体相连。

1. 下丘脑的主要核团　**视上核**在视交叉外端的背外侧。**室旁核**在第三脑室侧壁的上部。视上核、视旁核分泌加压素和催产素，沿垂体束运输到垂体后叶储存。

2. 下丘脑的功能　下丘脑与大脑边缘系统共同调节内脏活动，是内脏活动的较高级中枢。另外，通过与垂体的联系，成为调节内分泌活动的重要中枢。下丘脑将神经调节和体液调节融为一体，对体温、摄食、生殖、水盐平衡、糖与脂肪代谢等起着重要的调节作用，同时也参与睡眠和情绪反应的活动。

（六）第三脑室

第三脑室（third ventricle）是位于两侧背侧丘脑和下丘脑之间的狭窄间隙。前方借左、右室间孔与两侧大脑半球内的侧脑室相通；后方借中脑水管与第四脑室相通；脑室顶部由第三脑室脉络组织封闭，有纵行的第三脑室脉络丛沿中线两侧突入室腔，此丛的前端在室间孔处连续于侧脑室脉络丛；室底由乳头体、灰结节和视交叉组成。

四、端脑

端脑（telencephalon）由左、右两侧**大脑半球**（cerebral hemispheres）组成。人类的大脑半球高度发达，遮盖了间脑、中脑和小脑的上面。两侧大脑半球之间的深裂，称**大脑纵裂**，裂底为连接两侧大脑半球的白质板，称**胼胝体**。两侧大脑半球后部与小脑之间的深裂，称**大脑横裂**。

（一）大脑半球的外形和分叶

大脑半球的表面凹凸不平，凹进去的称**大脑沟**，沟之间的隆起称**大脑回**。每侧大脑半球都可分为上外侧面、内侧面和下面三面，并借三条叶间沟分为五个叶（图 18-20、图 18-21、图 18-22）。

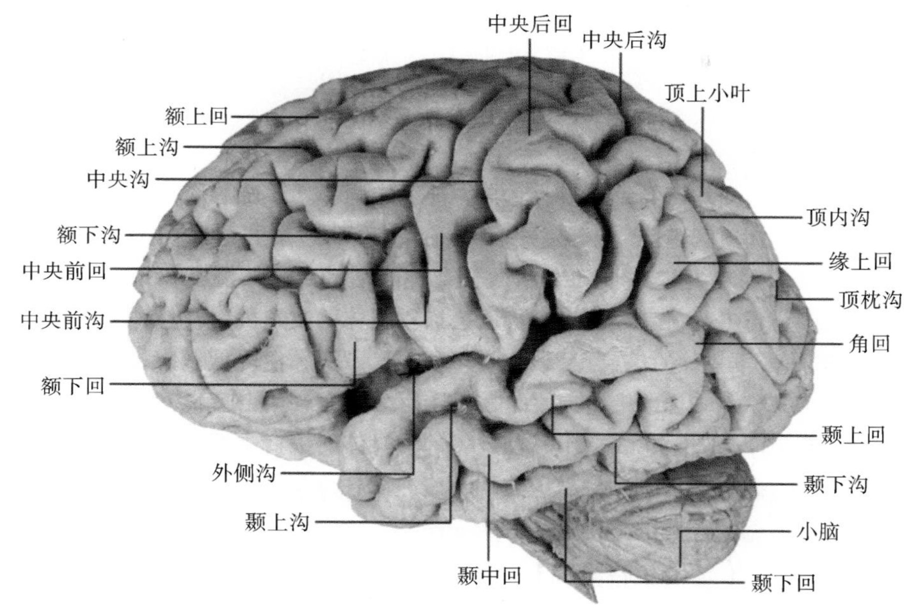

图 18-20　大脑半球背外侧面

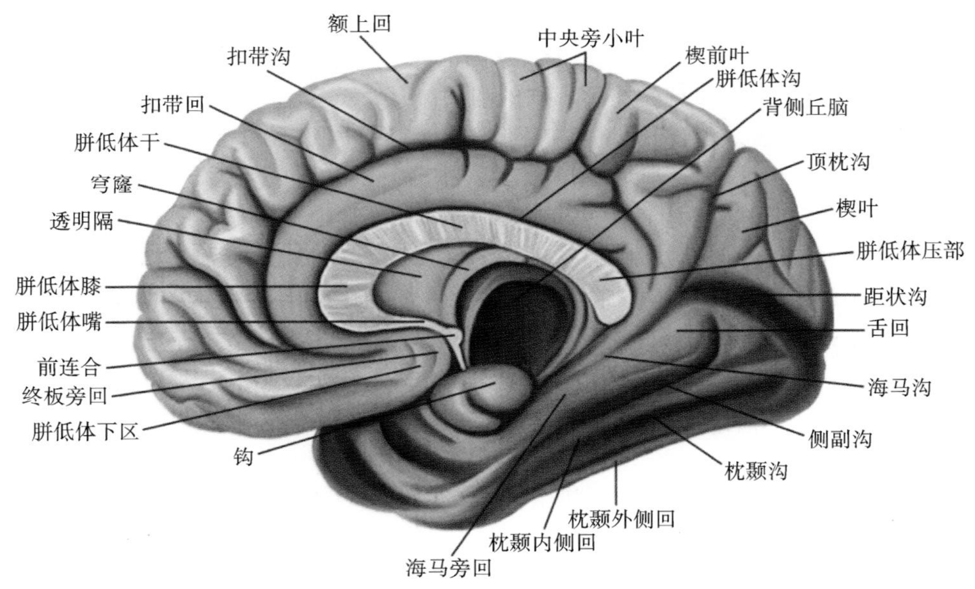

图 18-21　大脑半球内侧面

大脑半球三条叶间沟：①**外侧沟**（lateral sulcus），大部分在大脑半球的上外侧面，是一条自前下向后上行的深沟；②**中央沟**（central sulcus），在大脑半球的上外侧面，自半球上缘中点的稍后方向前下斜行，几乎到达外侧沟；③**顶枕沟**（parieto occipital sulcus），位于半球内面的后部，自胼胝体后端的稍后方斜向后上，并略延至半球的上外侧面。

每侧大脑半球分为五个叶：①**枕叶**（parietal lobe），位于顶枕沟的后方；②**颞叶**（temporal lobe），位于枕叶的前方，外侧沟的下方；③**顶叶**（parietal lobe），位于外侧沟的上方，顶枕沟和中央沟之间；④**额叶**（frontal lobe），位于外侧沟之上，中央沟的前方；⑤**岛叶**（insula），隐于外侧沟的深面，略呈三角形。

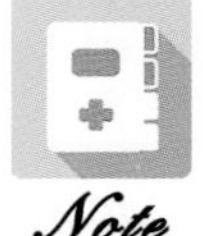
Note

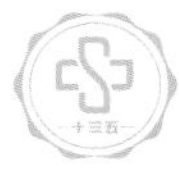

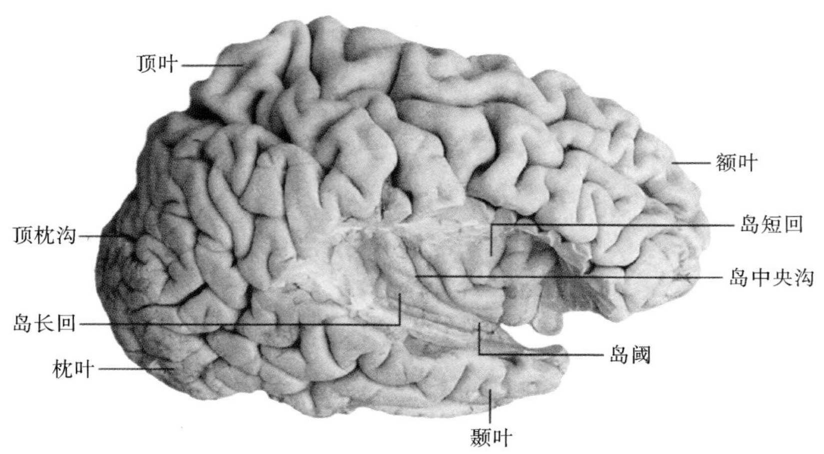

图 18-22　岛叶

（二）大脑半球的重要沟回

1. 背外侧面

（1）**额叶**：在额叶的后份，有与中央沟相平行的**中央前沟**。从中央前沟的上份和下份，各向前伸出一沟，分别称为**额上沟**和**额下沟**。中央沟与中央前沟之间为**中央前回**（precentral gyrus）；额上沟以上为**额上回**；额上、下沟之间为**额中回**；额下沟以下为**额下回**。

（2）**顶叶**：顶叶前份，与中央沟平行的沟，为**中央后沟**，此沟中份有伸向后的沟，为**顶内沟**。中央沟与中央后沟之间为**中央后回**（postcentral gyrus），顶内沟以上为顶上小叶，以下为顶下小叶。顶下小叶又分为围绕外侧沟末端的**缘上回**和围绕颞上沟末端的**角回**。

（3）**颞叶**：颞叶有两条与外侧沟相平行的沟，即**颞上沟**和**颞下沟**。自外侧沟至颞下沟下方，由上而下依次为**颞上回**、**颞中回**、**颞下回**。自颞上回转入外侧沟的部分有两条横行的大脑回，称为**颞横回**。

（4）**枕叶**：枕叶最小，在外侧面有一些不规则的沟回。

（5）**岛叶**：呈锥体状，位于外侧沟深部，被额叶、顶叶、颞叶覆盖，并借外侧沟与额叶、顶叶、颞叶分隔。

2. 内侧面　在半球的内侧面，自中央前、后回背外侧面延伸到内侧面的部分为**中央旁小叶**（paracentral lobule）。中部有前、后方向，略呈弓形的**胼胝体**。在胼胝体后下方，有呈弓形的**距状沟**向后至枕叶后端，此沟中部与顶枕沟相连。距状沟与顶枕沟之间称**楔叶**，距状沟下方为**舌回**。在胼胝体背面有胼胝体沟，此沟绕过胼胝体后方，向前移行于海马沟。在胼胝体沟上方，有与之平行的扣带沟，此沟末端转向背方，称缘支。扣带沟与胼胝体沟之间为**扣带回**。

3. 下面　在大脑半球下面，额叶内有纵行的**嗅束**，其前端膨大为**嗅球**，与嗅神经相连。嗅束向后扩大为**嗅三角**。

（三）端脑的内部结构

大脑半球表层的灰质称**大脑皮质**（cerebral cortex），皮质的深面为**大脑髓质**（白质），位于髓质内的灰质核团称为**基底核**（basal nuclei）。大脑半球内的腔隙，称为**侧脑室**（lateral ventricle）。

1. 大脑皮质的功能定位　大脑皮质是中枢神经系统发育最复杂和最完善的部位，是运动、感觉的最高中枢和语言、意识思维的物质基础。人类大脑皮质的总面积约 2200 cm^2，约有 26 亿个神经元，它们依照一定的规律分层排列并组成一个整体。

随着大脑皮质的发育和分化，不同的皮质区具有不同的功能，这些具有一定功能的脑区称为**中枢**。不同的功能相对集中在某些特定的皮质区，进行机能的分析综合，称为**大脑皮质的功能定位**。

（1）**躯体运动区**（somatic motor area）：位于中央前回和中央旁小叶前部。管理全身骨骼肌运动。身体各部在此区的投影特点为：①上下颠倒，但头部是正的。中央前回最上部和中央旁小叶前部与下肢运动有关，中部与躯干和上肢的运动有关，下部与头面部的运动有关。②左右交叉，即一侧运动区支配

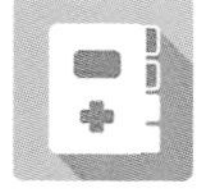
Note

对侧肢体的运动，但一些与联合运动有关的肌则受两侧运动区的支配，如面上部肌、眼球外肌、咽喉肌、咀嚼肌、呼吸肌和躯干、会阴肌，故在一侧运动区受损后这些肌不出现瘫痪。③身体各部投影区的大小与运动的灵巧、精细程度有关。如手的投影区比足的大(图 18-23)。

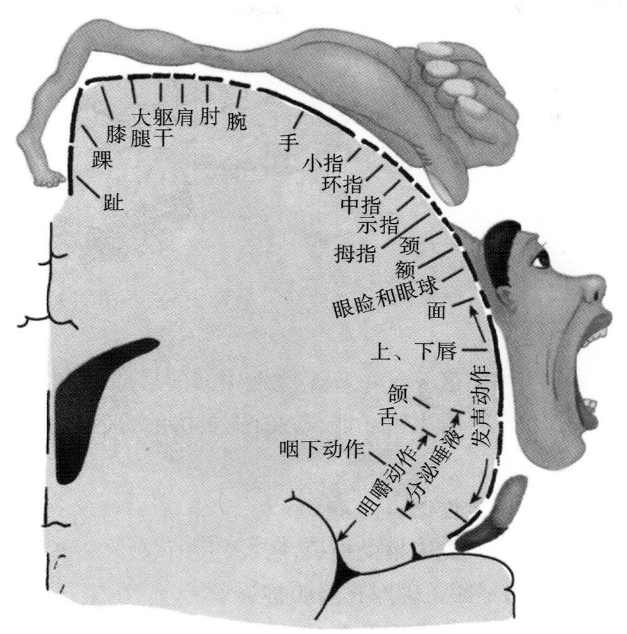

图 18-23 人体各部在第Ⅰ躯体运动区的定位

(2) **躯体感觉区**(somatic sensory area)：位于中央后回和中央旁小叶后部，接收背侧丘脑腹后核传来的对侧半身深感觉和浅感觉纤维。身体各部在此区的投射特点是：①上下颠倒，但头部也是正的。中央旁小叶的后部与小腿和会阴部的感觉有关，中央后回的最下方与咽、舌的感觉有关。②左右交叉，一侧躯体感觉区接收对侧半身的感觉。③身体各部投射区的大小也与感觉敏感程度有关。如手指和唇在感觉区最大(图 18-24)。

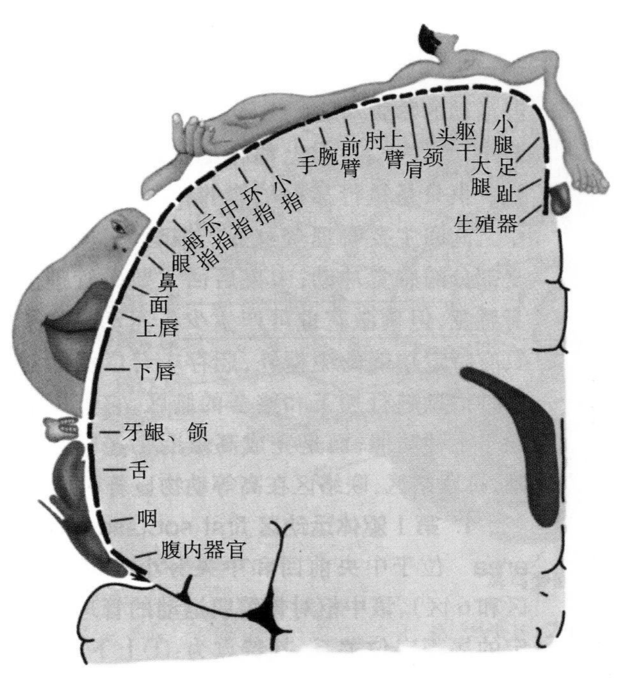

图 18-24 人体各部在第Ⅰ躯体感觉区的定位

(3) **视区**(visual area)：位于枕叶内侧面距状沟两侧的皮质。一侧视区接收同侧视网膜颞侧半和对

Note

侧视网膜鼻侧半的纤维。因此,一侧视区损伤,可引起双眼视野同向性偏盲。

(4) **听区**(auditory area):位于颞横回。每侧听区接收两耳听觉冲动。因此,一侧听区受损,不致引起全聋。

(5) **语言中枢**:语言区域是人类大脑皮质所特有的(图 18-25)。语言区域多在左侧。临床实践证明,右利手者(惯用右手的人),其语言区在左侧半球,大部分左利手者,其语言中枢也在左侧,只少数位于右侧半球。语言区所在的半球称为优势半球。

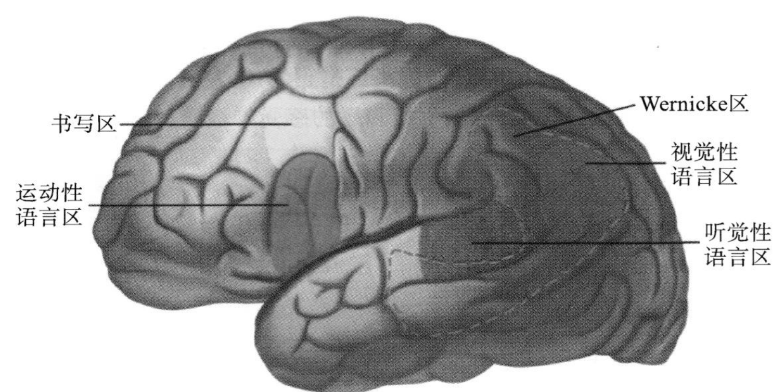

图 18-25　左侧大脑半球的语言中枢

运动性语言中枢(motor speech area)在额下回后部。当其损伤后。患者将失去说话能力,但与发音说话有关的肌及结构并不瘫痪和异常,临床上称此为运动性失语症。**书写中枢**(writing area)在额中回的后部,若受损,患者其他的运动功能仍然存在,但写字、绘画等精细运动发生障碍,称为失写症。**听觉性语言中枢**(auditory speech area)位于缘上回,若此中枢受到损伤,患者能听到别人谈话,但不能理解谈话的意思,故称感觉性失语症。**视觉性语言中枢**(visual speech area)位于角回。若此中枢受损伤,患者视觉虽然完好但不能阅读书报,临床上称为失读症。

2. 侧脑室　位于大脑半球内,左、右各一,形状不规则,可分为中央部、前角、后角和下角四部(图 18-26)。**中央部**位于顶叶内。中央部向前伸入额叶的部分为**前角**。中央部向后伸入枕叶的为**后角**。中央部向下伸入颞叶的部分为**下角**。

3. 基底核　位于白质内,靠近大脑半球基底部(图 18-27),包括尾状核、豆状核、杏仁体和屏状核,尾状核和豆状核又合称**纹状体**(corpus striatum)。

尾状核(caudate nucleus)呈"C"形弯曲的蝌蚪状,分头、体、尾三部,围绕豆状核和背侧丘脑。**豆状核**(lentiform nucleus)位于岛叶深部,在水平切面和额状切面上均呈尖向内侧的楔形,并被两个白质薄板分为三部。外侧部最大,称**壳**(putamen);内侧的两部合称**苍白球**(globus pallidus)。尾状核头部与豆状核之间借灰质条索相连,外观呈条纹状,故两者合称**纹状体**。苍白球在鱼类已有,出现较早,称**旧纹状体**。壳和尾状核称**新纹状体**。纹状体的功能是维持骨骼肌的紧张度,使骨骼肌的运动协调。**杏仁体**(amygdaloid body)位于海马旁回深面,连于尾状核的尾部。**屏状核**(claustrum)为岛叶与豆状核之间的一薄层灰质。

知识拓展

基底核的疾病

基底核的功能紊乱有两种:一是运动过多综合征,指有过多的异常运动和肌张力低下,如舞蹈病、手足徐动症等;二是运动功能减退综合征,指运动能力的丧失、减慢和肌张力亢进,如帕金森病,常与黑质内神经元的退行性变有关,当疾病进一步发展时也会影响到苍白球、壳核和尾状核中的神经元。

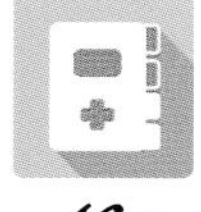

Note

4. 大脑髓质　大脑髓(白)质由大量的神经纤维组成,主要包括联络纤维、连合纤维和投射纤维

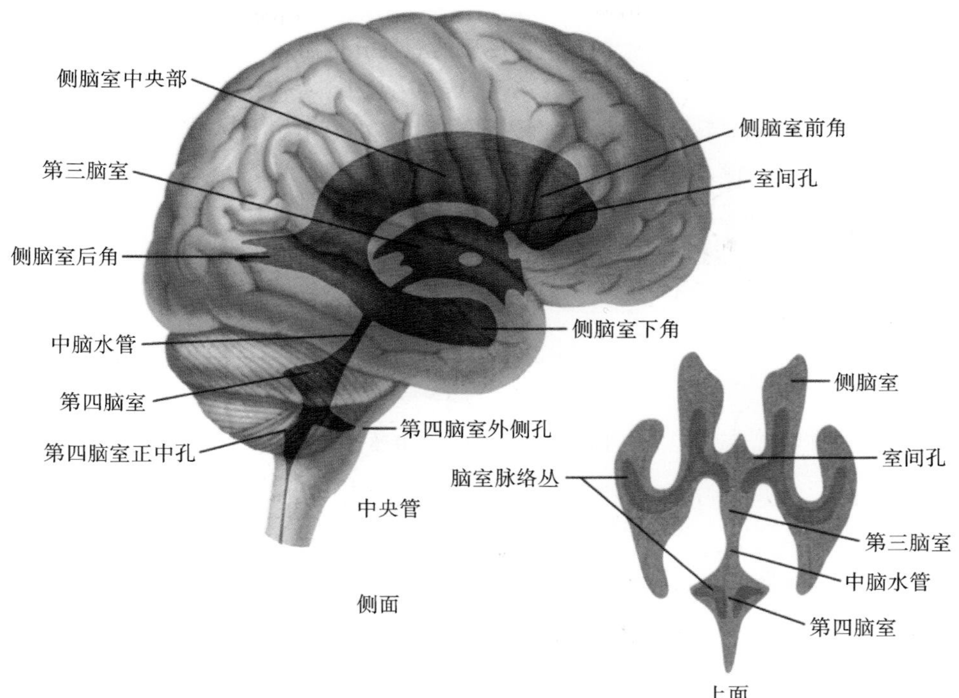

图 18-26 脑室投影图

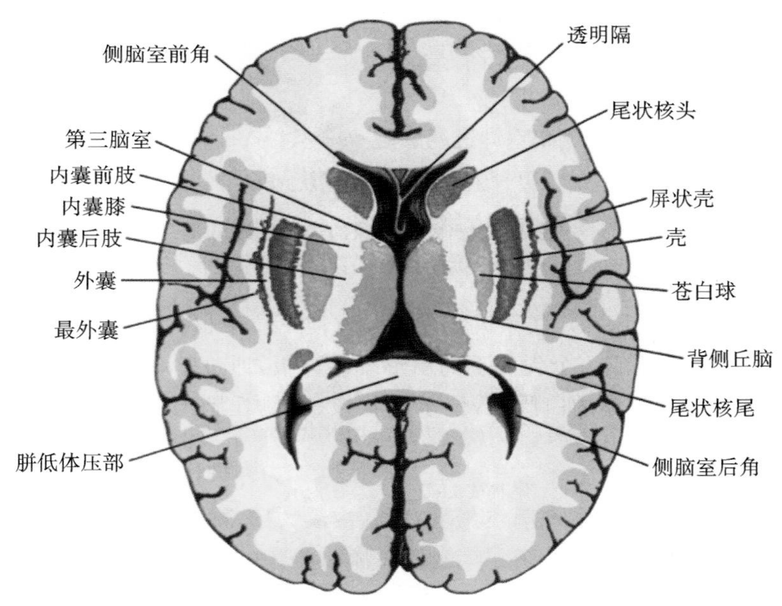

图 18-27 基底核、背侧丘脑和内囊

三种。

(1) **联络纤维**(association fibers):联系同侧半球内各部皮质的纤维,其中短纤维联系相邻脑回,称弓状纤维。长纤维联系本侧半球各叶,其中主要有连接额、颞两叶前部的钩束,连接额、顶、枕、额四个叶的上纵束,连接枕叶和颞叶的下纵束,连接边缘叶各部的扣带束(图 18-28)。

(2) **连合纤维**(commissural fibers):连接左、右大脑半球皮质的纤维,包括胼胝体、前连合和穹窿连合(图 18-29)。

胼胝体位于大脑纵裂底,连接两侧半球广大区域的相应部位,纤维向前、后和两侧放射,联系两半球的额叶、枕叶、顶叶、颞叶。**前连合**位于穹窿的前方,呈"X"形,连接左、右嗅球和两侧颞叶。**穹窿**是由海马至下丘脑乳头体的弓形纤维束,两侧穹窿经胼胝体的下方前行并互相靠近,其中一部分纤维越至对

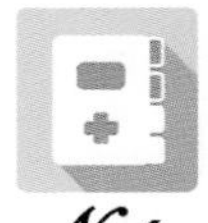

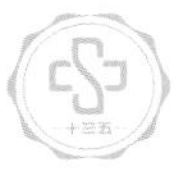

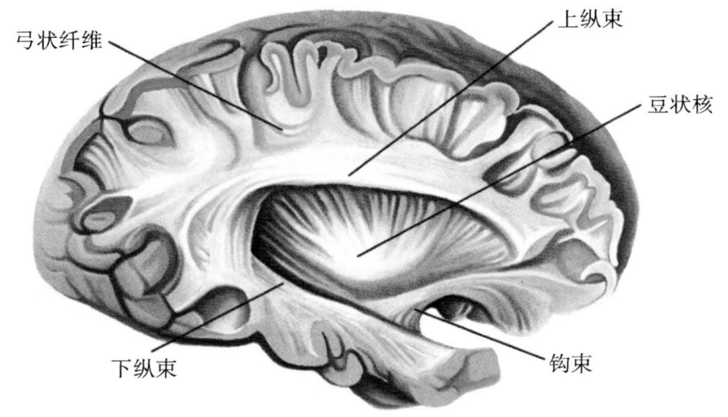

图 18-28　大脑半球的联络纤维

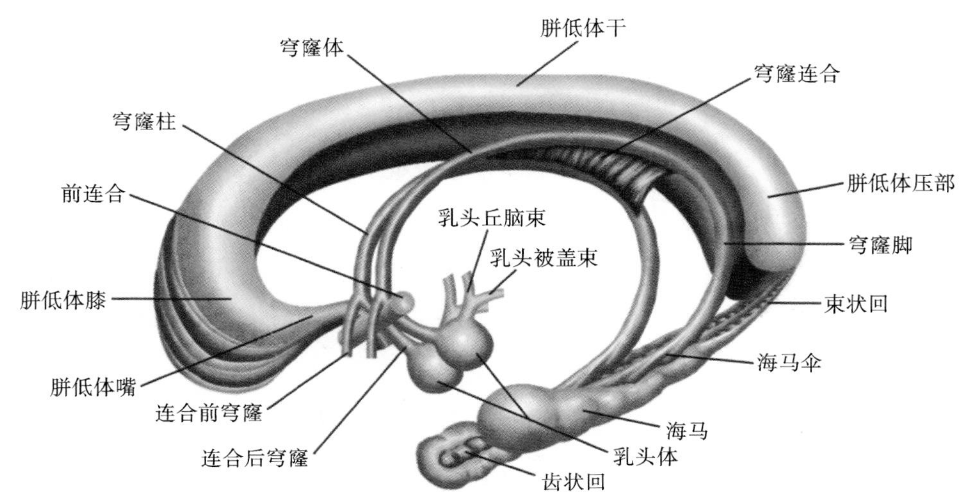

图 18-29　大脑半球的连合纤维

边，连接对侧的海马，称**穹窿连合**。

（3）**投射纤维**(projection fibers)：联系大脑皮质与皮质下位中枢的纤维，包括下行的运动纤维和上行的感觉纤维，这些纤维共同组成一个尖朝下的扇形纤维束板，通过基底核与背侧丘脑之间，构成内囊。

内囊(internal capsule)为一厚的白质板，位于尾状核、背侧丘脑与豆状核之间(图 18-30)。在半球

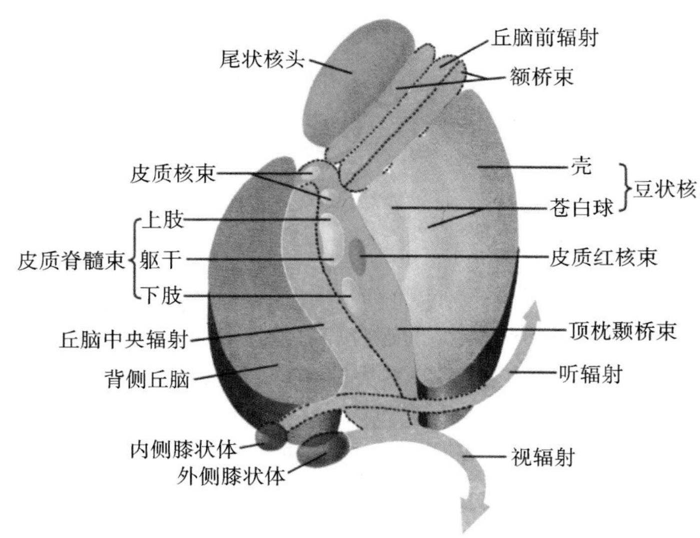

图 18-30　内囊结构模式图

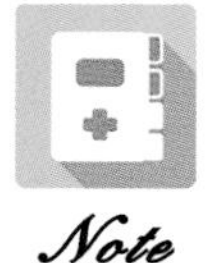

水平切面上，内囊呈开口向外侧的“<”形折线。内囊分为三部：**内囊前肢**较短，位于豆状核与尾状核之间，主要有额桥束、丘脑前辐射通过；**内囊后肢**较长，位于豆状核与背侧丘脑之间，主要有皮质脊髓束、皮质红核束、丘脑中央辐射和听辐射通过；**内囊膝**位于前后肢相交处，主要皮质核束通过。

当脑血管病变损伤一侧内囊时，患者会出现对侧半身深浅感觉丧失（丘脑中央辐射受损），对侧半身痉挛性瘫痪（皮质脊髓束、皮质核束损伤）和双眼对侧半视野同向性偏盲（视辐射受损），即所谓的“**三偏综合征**”。

第三节　神经系统的传导通路

神经传导通路（nervous conductive pathway）是从感受器到大脑皮质，或从大脑皮质至效应器之间传导神经冲动的途径。其中，从感受器到大脑皮质的途径，称**感觉（上行）传导通路**（sensory pathway）；从大脑皮质到效应器的途径，称**运动（下行）传导通路**（motor pathway）。

一、感觉传导通路

（一）躯干与四肢本体感觉和精细触觉传导通路

本体感觉是指肌、腱、关节等处的位置觉、运动觉和振动觉，又称深部感觉。此传导通路中还传导皮肤的精细触觉（即辨别两点间距离和感受物体的纹理粗细等）。该传导通路由三级神经元组成（图 18-31）。

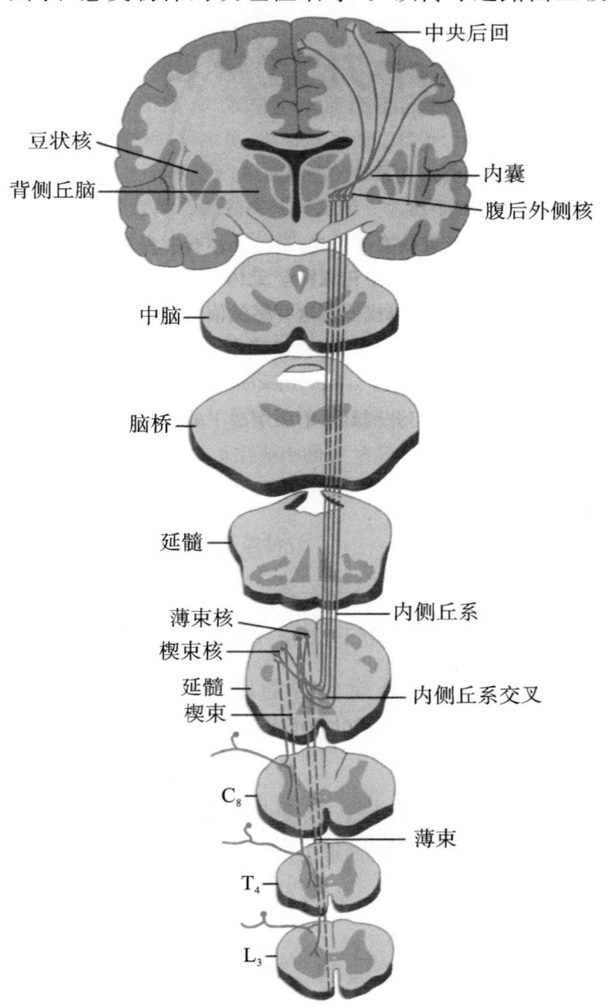

图 18-31　躯干、四肢意识性本体感觉和精细触觉传导通路

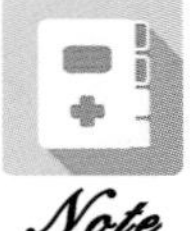

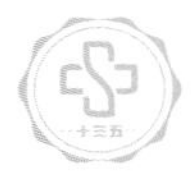

第一级神经元胞体位于脊神经节内。其周围突随脊神经分布于四肢、躯干的肌、腱、关节和骨膜等处的感受器(肌梭、腱梭等),中枢突经后根进入脊髓后索上行。其中,来自第5胸节以下的纤维,形成薄束,来自第4胸节以上的纤维形成楔束。薄束和楔束的纤维至延髓后分别终止于薄束核与楔束核。

第二级神经元胞体位于薄束核与楔束核内,此二核发出的纤维向前绕过延髓中央灰质腹侧,并左右交叉,称内侧丘系交叉。交叉后的纤维形成内侧丘系,在延髓中线两侧上行,经脑桥、中脑,最后止于丘脑腹后外侧核。

第三级神经元胞体位于丘脑腹后外侧核,其轴突构成丘脑中央辐射,经内囊后肢,投射到大脑皮质中央后回上中、上部和中央旁小叶后部。

(二)痛觉、温度觉、粗触觉和压觉传导通路

该通路又称浅感觉传导通路,该传导通路由三级神经元组成(图18-32)。

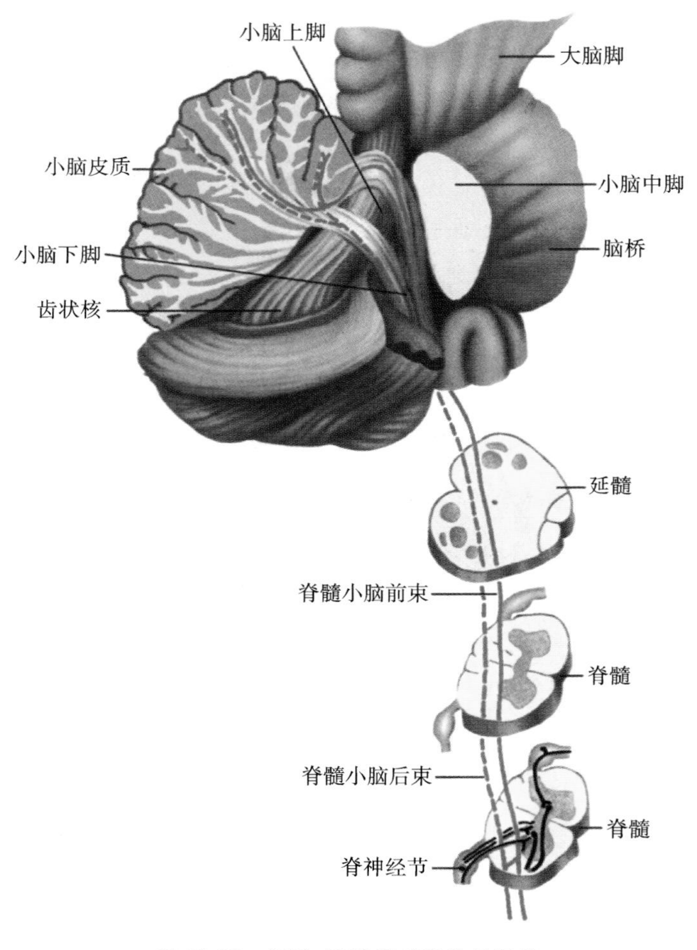

图18-32 躯干、四肢浅感觉传导通路

1. 躯干和四肢痛觉、温度觉、粗触觉和压觉传导通路 第一级神经元胞体位于脊神经节内。其周围突分布于躯干和四肢皮肤的感受器。中枢突随脊神经后根进入脊髓后外侧束,上升1～2个脊髓节,然后进入灰质。

第二级神经元胞体位于脊髓后角的固有核。其发出的轴突经白质前连合交叉至对侧脊髓侧索和前索,再转行向上,形成脊髓丘脑束,最后终于丘脑腹后外侧核。

第三级神经元胞体位于丘脑腹后外侧核。该核发出的纤维组成丘脑中央辐射,经内囊后肢,投射到大脑皮质中央后回上中、上部和中央旁小叶后部。

2. 头面部痛觉、温觉、粗触觉和压觉传导通路 第一级神经元胞体位于三叉神经节内。其周围突随三叉神经的感觉根分布于头、面部的皮肤和黏膜的感受器。中枢突进入脑桥,传导触觉与压觉的纤维

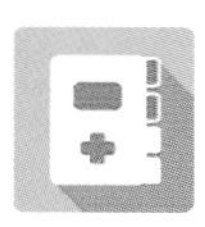
Note

止于三叉神经脑桥核，传导痛觉、温觉的纤维止于三叉神经脊束核。

第二级神经元胞体位于三叉神经脑桥核和脊束核内。其纤维交叉至对侧组成**三叉丘系**(trigeminal lemniscus)，在内侧丘系背侧上升至丘脑，终止于丘脑腹后内侧核。

第三级神经元胞体位于丘脑腹后内侧核，由该核发出的第三级纤维经内囊后肢，投射到大脑皮质中央后回下部。

(三) 视觉传导通路和瞳孔对光反射通路

1. 视觉传导通路 由三级神经元组成(图 18-33)。第一级神经元为视网膜的双极细胞，其周围突与视网膜内的视锥细胞和视杆细胞形成突触，中枢突与节细胞形成突触。

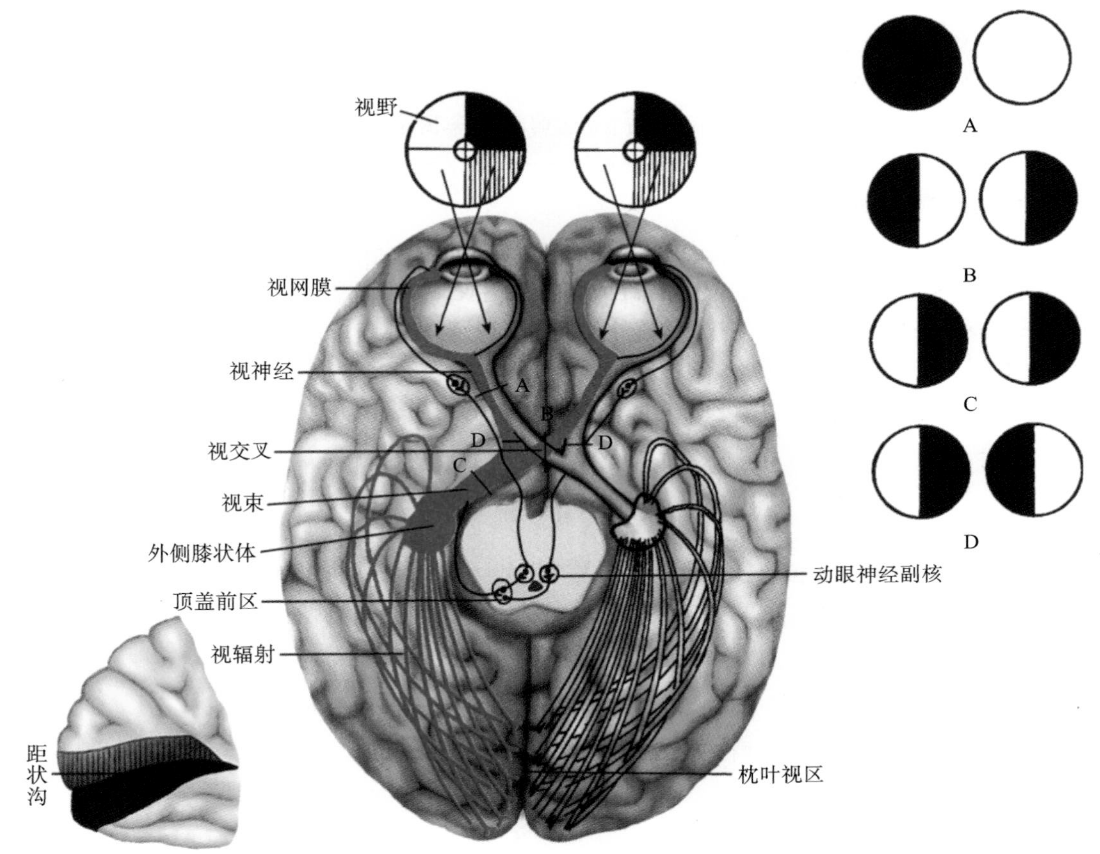

图 18-33 视觉传导通路和瞳孔对光反射通路

第二级神经元为节细胞，其轴突在视神经盘(乳头)处集合成视神经。视神经由视神经管入颅腔，形成视交叉后，延为视束。在视交叉中，来自双眼视网膜鼻侧半的纤维交叉，交叉后加入对侧视束；来自视网膜颞侧半的纤维不交叉，行于同侧视束内。因此，每侧视束内含有同侧眼视网膜颞侧半纤维和对侧眼视网膜鼻侧半纤维。视束向后绕大脑脚终于外侧膝状体。

第三级神经元的胞体位于外侧膝状体内，由外侧膝状体发出的纤维组成视辐射，经内囊后肢投射到枕叶距状沟上下的大脑皮质。

当眼球固定向前平视时能看到的空间范围称为**视野**(visual field)。由于眼球屈光装置对光线的折射作用，鼻侧半视野的物像投射到颞侧半视网膜，颞侧半视野的物像投射到鼻侧半视网膜，上半视野的物像投射到下半视网膜，下半视野的物像投射到上半视网膜。

2. 瞳孔对光反射通路 光照一侧瞳孔，引起两眼瞳孔缩小的反射，称**瞳孔对光反射**。瞳孔对光反射由视网膜起始，经视神经、视交叉到视束，视束的一部分纤维经上丘臂至顶盖前区，与顶盖前区的细胞形成突触。顶盖前区为对光反射中枢，发出的纤维与两侧动眼神经副核联系。动眼神经副核发出的副交感节前纤维经双侧动眼神经至睫状神经节，自该节发出的副交感节后纤维分布于瞳孔括约肌，调节瞳

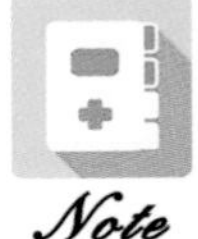

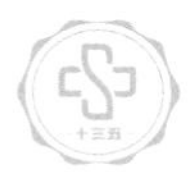

孔和晶状体。因此，当光照一侧眼球时两侧瞳孔同时缩小。

一侧视神经损伤时，传入信息中断，光照患侧眼时，两侧瞳孔均不缩小，但光照健侧瞳孔时，两侧眼的瞳孔都缩小，即两侧对光反射均存在（此时患侧直接对光反射消失，间接对光反射存在）。一侧动眼神经损伤时，由于反射途径的传出部分中断，无论光照哪一侧眼球，患侧眼的瞳孔都无反应，直接及间接对光反射均消失。

知识拓展

视觉传导通路上的损伤

当视觉传导通路在不同部位受损时，可引起不同的视野缺损：①一侧视神经损伤，可引起该侧视野全盲；②视交叉中央部损伤（如垂体瘤压迫），可引起双眼视野颞侧偏盲；③一侧视交叉外侧部的未交叉纤维损伤，可出现患侧视野鼻侧偏盲；④一侧视束以后部位（视辐射、视觉中枢）损伤，可引起双眼对侧视野同向性偏盲（患侧视野鼻侧偏盲和健侧视野颞侧偏盲）。

（四）听觉传导通路

第一级神经元在蜗神经节内，其周围突分布于内耳的螺旋器，中枢突组成蜗神经，与前庭神经一起组成前庭蜗神经入脑，止于蜗神经核（图 18-34）。

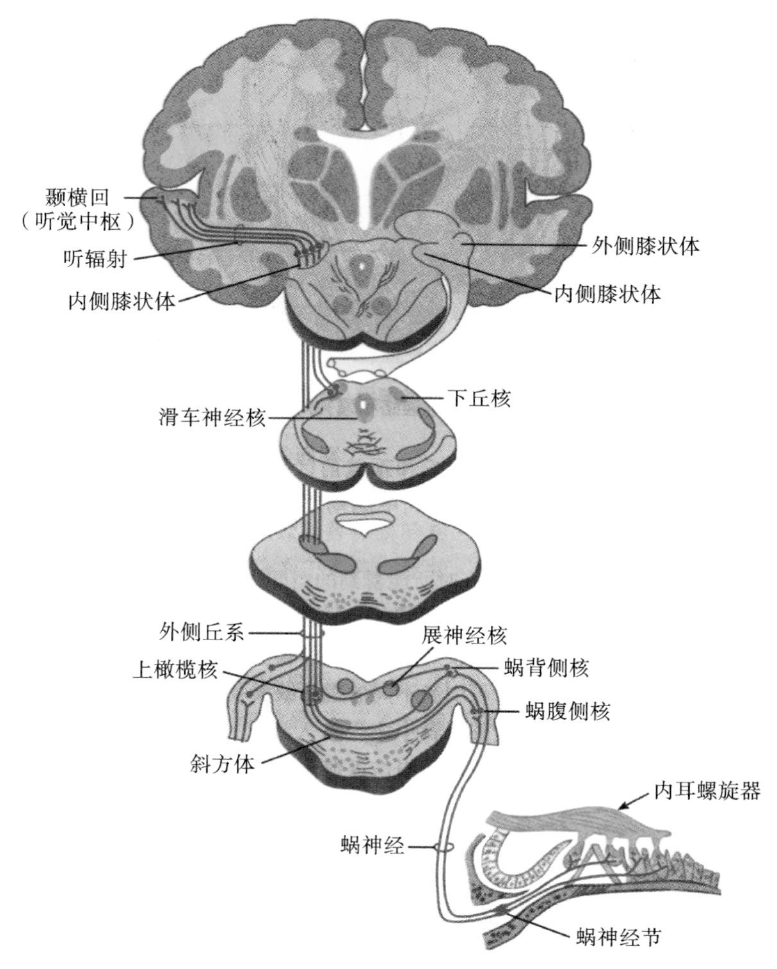

图 18-34　听觉传导通路

第二级神经元在蜗神经核内，由该核发出纤维，在脑桥内经交叉形成斜方体，然后折返上行形成外侧丘系；另一部分不交叉的纤维加入同侧外侧丘系上行，大部分纤维止于下丘。

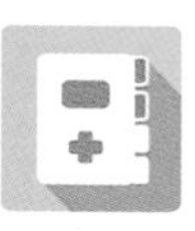

第三级神经元胞体在下丘，其纤维经下丘臂终于内侧膝状体。

第四级神经元的胞体在内侧膝状体，发出的纤维组成**听辐射**，经内囊后肢，止于大脑皮质颞横回的听区。

由于听觉传导通路第二级神经元发出的纤维将左、右两耳的听觉冲动传向双侧听觉中枢，所以一侧外侧丘系、听辐射或听区损伤时，不致产生明显的听觉障碍。

二、运动传导通路

运动传导通路包括锥体系和锥体外系两部分，其机能是管理骨骼肌的随意运动。

（一）锥体系

锥体系(pyramidal system)主要是管理骨骼肌的随意运动，由上、下两级运动神经元组成。**上运动神经元**位于大脑皮质的锥体细胞，胞体位于中央前回和中央旁小叶前部的皮质中。其轴突组成下行纤维束，称锥体束。其中，终于脑干脑神经运动核的纤维束，称**皮质核束**；终于脊髓灰质前角运动神经元的纤维束，称**皮质脊髓束**。**下运动神经元**是位于脑干脑神经运动核和脊髓灰质前角的运动神经元，其轴突分别组成相应的脑神经和脊神经的运动纤维。

1. 皮质脊髓束 上运动神经元位于大脑皮质中央前回中、上部和中央旁小叶前部，其轴突组成**皮质脊髓束**(corticospinal tract)，经内囊后肢下行，经脑桥基底部至延髓锥体，在锥体下端，绝大部分纤维(75%～90%)左右相互交叉，形成锥体交叉(图 18-35)。交叉后的纤维继续于对侧脊髓侧索内下行，形成皮质脊髓侧束。此束纤维在下行过程中，逐节止于同侧前角运动细胞，支配四肢肌。在延髓锥体小部分未交叉的纤维在同侧脊髓前索内下行，形成皮质脊髓前束。该束仅达上胸节，并经白质前连合逐节交叉至对侧，止于前角运动细胞，支配躯干和四肢骨骼肌的运动。皮质脊髓前束中有一部分纤维始终不交叉而止于同侧前角运动细胞，支配躯干肌。所以，躯干肌是受两侧大脑皮质支配的。一侧皮质脊髓束在锥体交叉前受损，主要引起对侧四肢骨骼肌瘫痪，而躯干肌的运动没有受到明显影响。

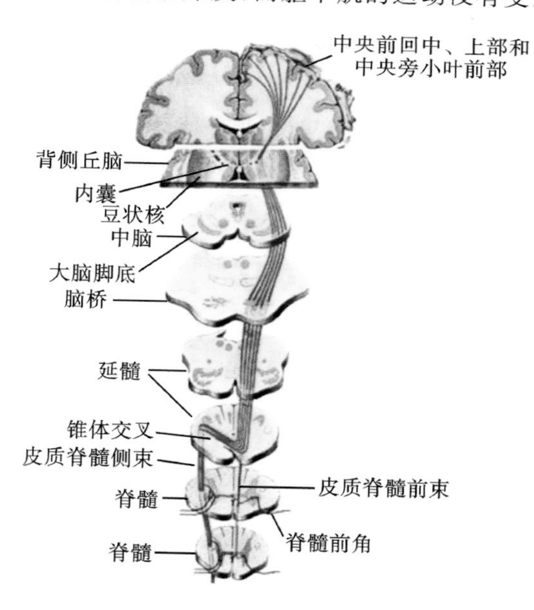

图 18-35 皮质脊髓束

2. 皮质核束(corticonuclear tract) 由大脑皮质中央前回下部的锥体细胞轴突组成皮质核束，经内囊膝部下行至脑干，大多数纤维止于两侧的脑神经运动核，支配眼球外肌、咀嚼肌、睑裂以上面肌、胸锁乳突肌、斜方肌和咽喉肌，小部分纤维止于对侧面神经核的下半和舌下神经核，支配对侧睑裂以下的面肌和舌肌(图 18-36)。

临床上将上运动神经元损伤引起的瘫痪，称**核上瘫**，下运动神经元损伤引起的瘫痪称**核下瘫**(图 18-37)。面神经核上瘫，会使对侧睑裂以下的表情肌瘫痪，表现为病灶对侧鼻唇沟消失、口角下垂、

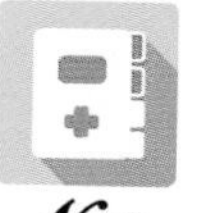

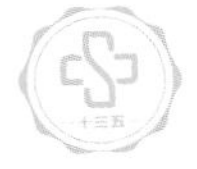

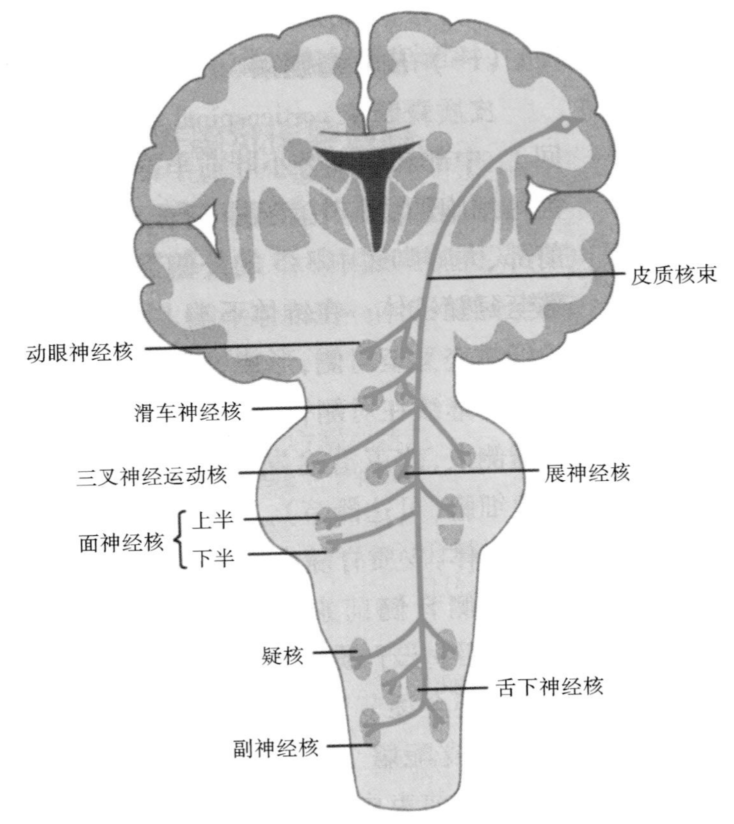

图 18-36　皮质核束

不能鼓腮、流涎等；面神经核下瘫，会使同侧的表情肌全部瘫痪，表现为病灶同侧额纹消失、不能皱眉、眼不能闭、鼻唇沟消失、口角下垂、不能鼓腮、流涎等。

舌下神经核上瘫时，对侧舌肌瘫痪，伸舌时舌尖偏向病灶的对侧（健侧），但舌肌不萎缩。舌下神经核下瘫时，患侧舌肌瘫痪，伸舌时舌尖偏向同侧（患侧）（图 18-38）。

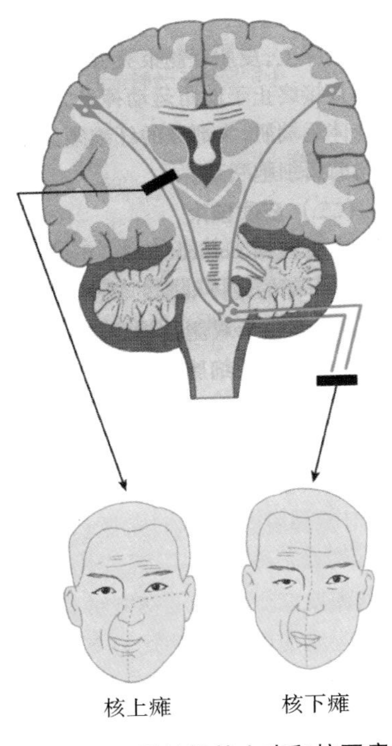

图 18-37　面神经核上瘫和核下瘫

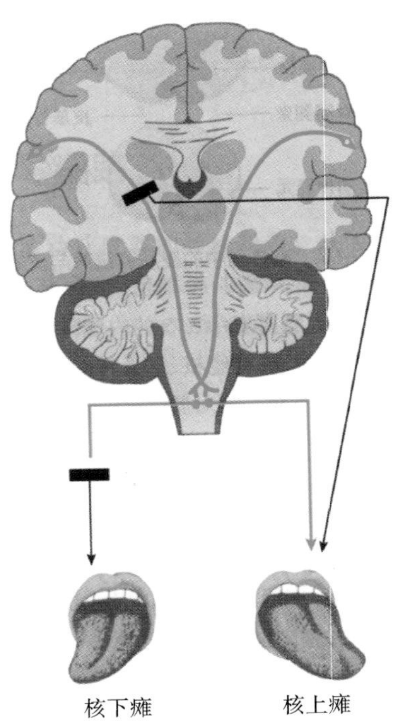

图 18-38　舌下神经核上瘫和核下瘫

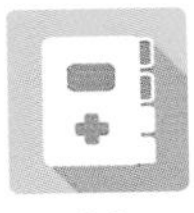

锥体系的任何部位损伤都可引起随意运动的障碍，出现肢体瘫痪。了解上、下运动神经元损伤后的表现，对鉴别诊断核上瘫和核下瘫具有重要意义(表 18-2)。

表 18-2 上、下运动神经元损害后的临床表现比较

症状与体征	上运动神经元损害	下运动神经元损害
瘫痪范围	常较广泛	常较局限
瘫痪特点	痉挛性瘫(硬瘫、中枢性瘫)	弛缓性瘫(软瘫、周围性瘫)
肌张力	增高	降低
深反射	亢进	消失
浅反射	减弱或消失	消失
腱反射	亢进	减弱或消失
病理反射	有(+)	无(-)
肌萎缩	早期无，晚期为废用性萎缩	早期即有萎缩

(二) 锥体外系

锥体外系(extrapyramidal system)是锥体系以外的下行传导通路的统称。在结构上，锥体外系并不是一个简单独立的结构系统，而是一个复杂的涉及脑内许多结构的功能系统。包括大脑皮质、背侧丘脑、苍白球、壳、尾状核、黑质、红核、脑桥核、前庭神经核、小脑、脑干的某些网状核以及它们的联络纤维等，这些结构共同组成复杂的多级神经元链。

主要有**皮质-纹状体系**和**皮质-脑桥-小脑系**(图 18-39)。锥体外系的主要功能是调节肌紧张、协调肌的活动、维持和调整体态姿势、进行习惯性和节律性动作等。锥体外系的活动是在锥体系的主导下进行的，而锥体外系的活动又给锥体系的活动以最适宜的条件。两者相互协调、相互依赖，从而共同完成人体各项复杂的随意运动。

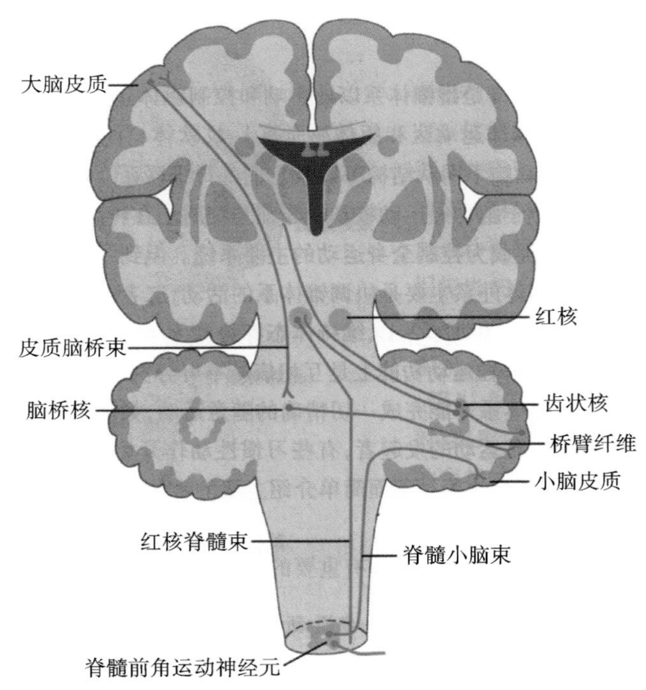

图 18-39 锥体外系的皮质-脑桥-小脑-皮质环路

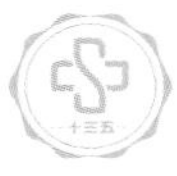

第四节　脑与脊髓的被膜、血管和脑脊液循环

一、脑和脊髓的被膜

脑和脊髓的表面包有三层被膜，三层被膜相互连续，由外向内依次为硬膜、蛛网膜和软膜（图18-40），有支持、保护脑和脊髓的作用。

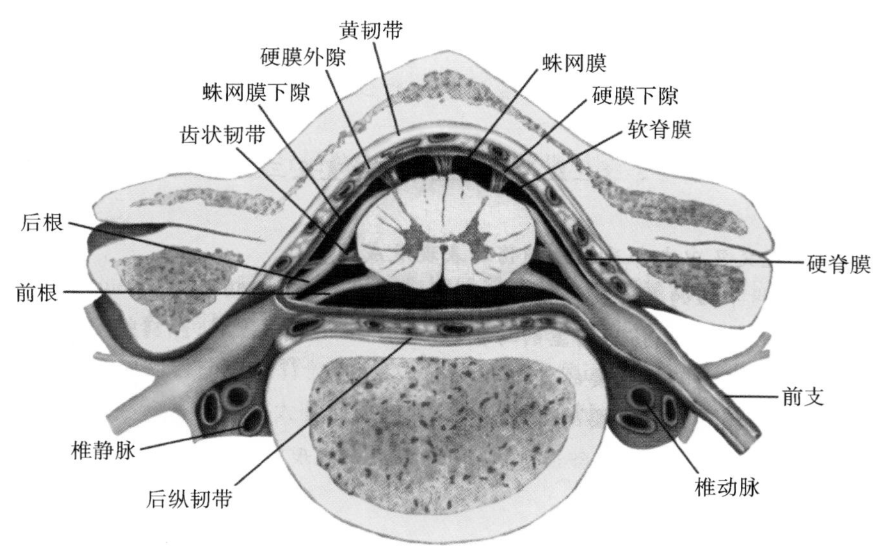

图 18-40　脊髓的被膜

（一）脊髓的被膜

1. 硬脊膜（spinal dura mater）　由致密结缔组织构成，厚而坚韧。上端附于枕骨大孔边缘，与硬脑膜相延续；下部在第2骶椎水平逐渐变细，包裹终丝；末端附于尾骨，全长包绕脊髓和马尾。硬脊膜在椎间孔处与脊神经的外膜相延续。硬脊膜与椎管内面的骨膜之间的狭窄间隙称**硬膜外隙**，内含疏松结缔组织、脂肪、淋巴管和静脉丛，此隙略呈负压，有脊神经根通过。硬膜外隙不与颅内相通。临床上进行硬膜外麻醉，就是将药物注入硬膜外隙，以阻滞脊神经根内的神经传导。

2. 脊髓蛛网膜（spinal arachnoid）　为半透明薄膜，位于硬脊膜和软脊膜之间，紧贴硬脊膜内，向上与脑蛛网膜相延续。脊髓蛛网膜与软脊膜之间有较宽阔的间隙称**蛛网膜下隙**，两层膜之间有许多结缔组织小梁相连，隙内充满脑脊液。蛛网膜下隙在第2骶椎水平扩大形成**终池**，内有马尾、终丝。脊髓蛛网膜下隙向上与脑蛛网膜下隙相通。

知识拓展

腰椎穿刺术

某些神经系统疾病需行腰椎穿刺术，抽取脑脊液进行检查或注入药物治疗。穿刺部位通常在第3、4腰椎或第4、5腰椎棘突间隙进行，两侧髂嵴最高点的连线可作为定位的标志。穿刺针依次通过皮肤、浅筋膜、棘上韧带、棘间韧带、黄韧带进入硬膜外隙，穿刺针穿过黄韧带时有明显的穿透感，再向前进针穿过硬脊膜和脊髓蛛网膜，即进入了蛛网膜下隙。此时拔出针芯，可见脑脊液流出。

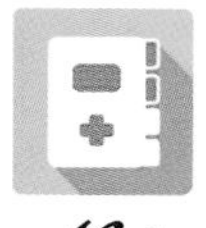

Note

3. 软脊膜（spinal pia mater）　薄而富含血管，紧贴脊髓表面，并延伸至脊髓沟裂内，于脊髓下端移

行为终丝。软脊膜在脊髓两侧，脊神经前、后根之间形成**齿状韧带**。该韧带呈齿状，其尖端附于硬脊膜，有固定脊髓的作用。

（二）脑的被膜

1. 硬脑膜(cerebral dura mater) 坚韧而有光泽，由两层合成(图 18-41)，外层兼具颅骨内骨膜的作用，内层较外层坚厚，两层之间有丰富的血管和神经。硬脑膜与颅盖骨连接疏松，易于分离，当硬脑膜血管损伤时，可在硬脑膜与颅骨之间形成硬膜外血肿；硬脑膜在颅底处则与颅骨结合紧密，故颅底骨折时，易将硬脑膜与脑蛛网膜同时撕裂，使脑脊液外漏。如颅前窝骨折时，脑脊液可流入鼻腔，形成鼻漏。硬脑膜在脑神经出颅处移行为神经外膜，在枕骨大孔的周围与硬脊膜相延续。硬脑膜不仅包被在脑的表面，而且其内层折叠形成若干板状突起，深入脑各部之间，以更好地保护脑。这些由硬脑膜形成的特殊结构如下。

(1) **大脑镰**(cerebral falx)：呈镰刀形，伸入两侧大脑半球之间，后端连于小脑幕的上面，下缘游离于胼胝体上方。

(2) **小脑幕**(tentorium of cerebellum)：形似幕帐，伸入大脑和小脑之间。后外侧缘附于枕骨横沟和颞骨岩部上缘，前内缘游离形成幕切迹。切迹与鞍背形成一环形孔，内有中脑通过。小脑幕将颅腔不完全地分隔成上、下两部。当上部颅脑病变引起颅内压增高时，位于小脑幕切迹上方的海马旁回和钩可能被挤入小脑幕切迹，形成**小脑幕切迹疝**，而压迫大脑脚和动眼神经。

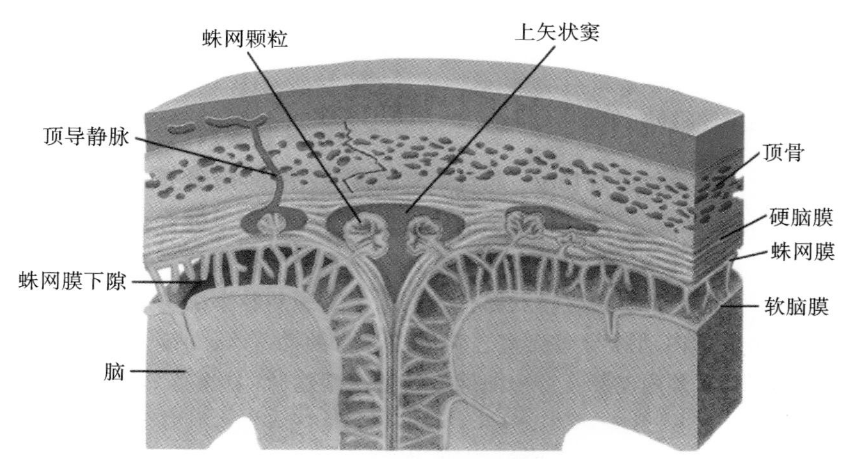

图 18-41 脑的被膜、蛛网膜粒和硬脑膜窦

(3) **硬脑膜窦**(sinuses of dural mater)：硬脑膜在某些部位两层分开，内面衬以内皮细胞，构成硬脑膜窦(图 18-41)。窦内含静脉血，窦壁无平滑肌，不能收缩，故损伤时出血难止，容易形成颅内血肿。主要的硬脑膜窦如下。**上矢状窦**位于大脑镰的上缘，前方起自盲孔，向后流入窦汇。**下矢状窦**位于大脑镰下缘，其走向与上矢状窦一致，向后汇入直窦。**直窦**位于大脑镰与小脑幕连接处，由大脑大静脉和下矢状窦汇合而成，向后通窦汇。**窦汇**由左右横窦、上矢状窦及直窦在枕内隆凸处共同汇合而成。**横窦**成对，位于小脑幕后外侧缘附着处的枕骨横沟内，连于窦汇与乙状窦之间。**乙状窦**成对，位于乙状沟内，是横窦的延续，向前内于颈静脉孔处出颅续为颈内静脉。**海绵窦**位于蝶鞍两侧，为硬脑膜两层间的不规则腔隙，形似海绵，两侧海绵窦借横支相连。窦内有颈内动脉和展神经通过，在窦的外侧壁内，自上而下有动眼神经、滑车神经、眼神经和上颌神经通过。海绵窦与周围的静脉有广泛联系和交通。它前方接收眼静脉，两侧接收大脑中静脉，向后外经岩上窦、岩下窦连通横窦、乙状窦或颈内静脉。海绵窦向前借眼静脉与面静脉交通，向下经卵圆孔的小静脉与翼静脉丛相通，故面部感染可蔓延至海绵窦，引起海绵窦炎和血栓形成，因而累及经过海绵窦的神经，出现相应的症状。

硬脑膜窦内血液流注关系如下：

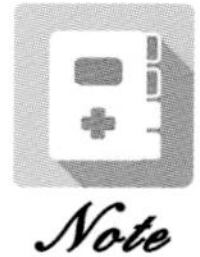

上矢状窦 →（窦汇）

下矢状窦 → 直窦 → 窦汇 → 横窦 → 乙状窦 → 颈内静脉

海绵窦 → 岩上窦 →（乙状窦）

海绵窦 → 岩下窦 →（颈内静脉）

2. 脑蛛网膜(cerebral arachnoid mater) 为半透明的薄膜,位于硬膜与软膜之间,脑蛛网膜与脊髓蛛网膜相延续。蛛网膜与软膜之间有较宽阔的间隙称**蛛网膜下隙**,两层间有许多结缔组织小梁相连,隙内充满脑脊液。蛛网膜下隙在某些部位扩大,称**蛛网膜下池**。在颅腔内,较重要的蛛网膜下池为**小脑延髓池**,位于小脑与延髓背面之间,临床上可在此进行穿刺,抽取脑脊液进行检查。蛛网膜靠近硬脑膜,特别是在上矢状窦处形成许多绒毛状突起,突入上矢状窦内,称**蛛网膜粒**。脑脊液经这些蛛网膜粒渗入硬脑膜窦内,回流入静脉。

3. 软脑膜(cerebral pia mater) 薄而富有血管,紧贴脑表面,并延伸至脑的沟裂中。在脑室的一定部位,软脑膜及其血管与该部位的室管膜上皮共同构成脉络组织,在某些部位,脉络组织的血管反复分支成丛,连同其表面的软脑膜和室管膜上皮一起突入脑室,形成**脉络丛**,它是产生脑脊液的主要结构。

二、脑和脊髓的血管

(一)脑的血管

1. 脑的动脉 来源于颈内动脉和椎动脉(图 18-42、图 18-43、图 18-44)。以顶枕沟为界,大脑半球的前 2/3 和部分间脑由颈内动脉分支供应,大脑半球后 1/3 及间脑后部、脑干和小脑由椎动脉供应。

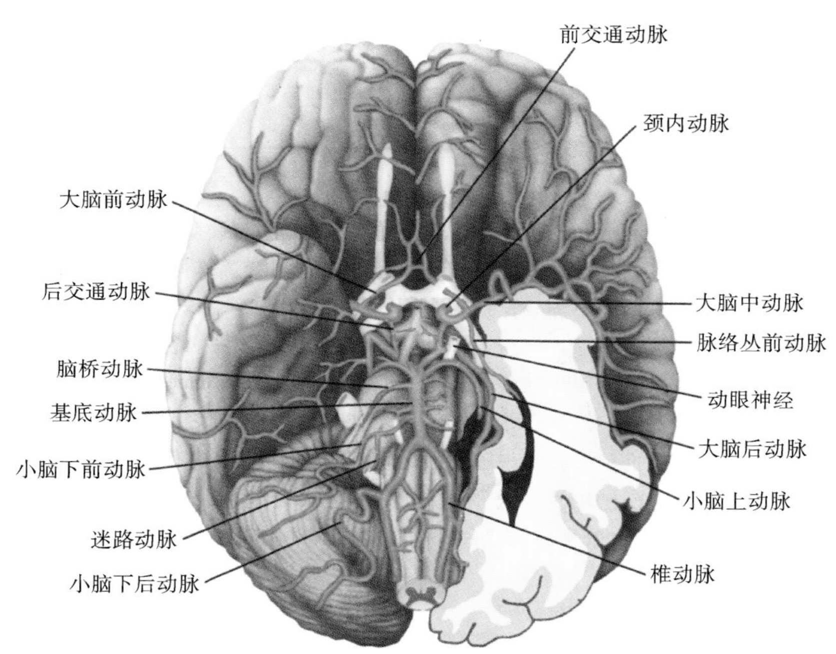

图 18-42 脑底面的动脉

(1) **颈内动脉**(internal carotid artery):起自颈总动脉,自颈部向上至颅底,经颞骨岩部的颈动脉管进入颅内,紧贴海绵窦的内侧壁,穿出海绵窦行至蝶骨的前床突内侧而分支。颈内动脉在穿出海绵窦处发出眼动脉,然后在视交叉的外侧分为大脑前动脉和大脑中动脉等分支。

大脑前动脉(anterior cerebral artery)在视神经上方向前内行,进入大脑纵裂,与对侧的同名动脉借**前交通动脉**相连,然后沿胼胝体沟向后行。皮质支分布于顶枕沟以前的大脑半球内侧面、额叶底面的一部分和额、顶两叶上外侧面的上部;中央支自大脑前动脉的近侧段发出,经前穿质入脑实质,供应尾状核、豆状核前部和内囊前肢。**大脑中动脉**(middle cerebral artery)可视为颈内动脉的直接延续,向外行

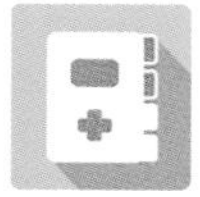

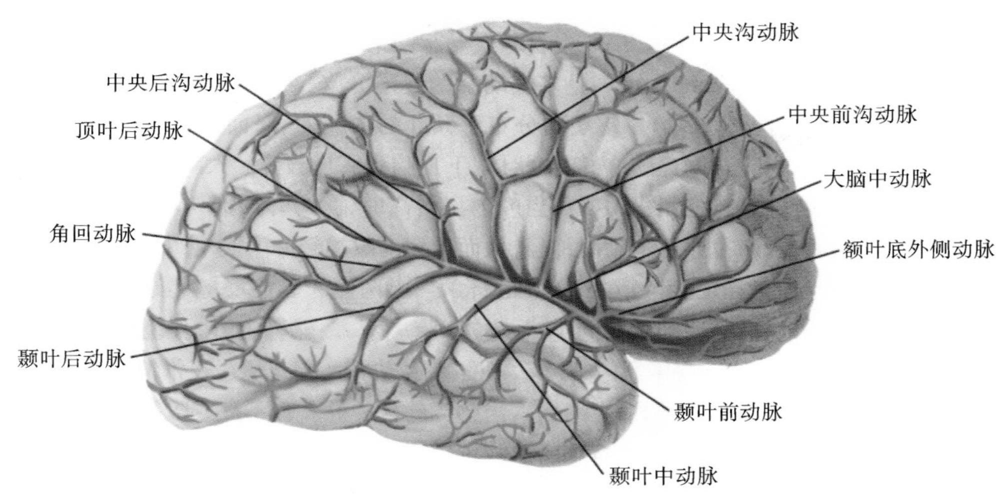

图 18-43 大脑半球外侧面的动脉分布

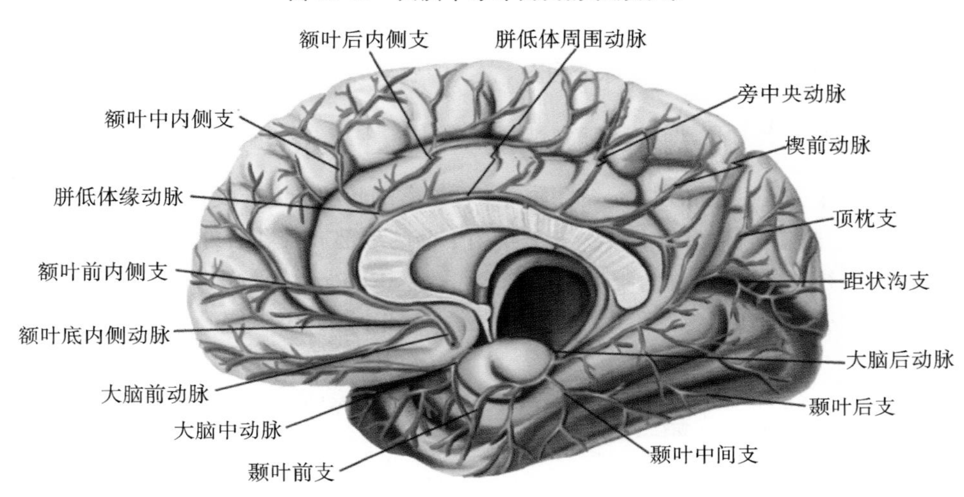

图 18-44 大脑半球内侧面的动脉分布

进入外侧沟内，皮质支营养大脑半球上外侧面的大部分和岛叶；中央支，又称豆纹动脉，垂直向上进入脑实质，营养尾状核、豆状核、内囊膝和后肢的前部（图 18-45）。豆纹动脉在高血压动脉硬化时容易破裂（故又名出血动脉）而导致脑出血，出现严重的功能障碍。**脉络丛前动脉**沿视束下面向后外行，经大脑脚与海马回钩之间进入侧脑室下脚，终止于脉络丛。沿途发出分支供应外侧膝状体、内囊后肢的后下部、大脑脚底的中 1/3 及苍白球等结构。此动脉细小且行程长，易被血栓阻塞。**后交通动脉**在视束下面行向后，与大脑后动脉吻合，是颈内动脉系与椎-基底动脉系的吻合支。

（2）**椎动脉**（vertebral artery）：起自锁骨下动脉，穿第 6 至第 1 颈椎横突孔，经枕骨大孔进入颅腔，入颅后，左、右椎动脉逐渐靠拢，在脑桥与延髓交界处合成一条**基底动脉**（basilar artery），沿脑桥腹侧的基底沟上行，至脑桥上缘分为左、右大脑后动脉两大终支（图 18-42）。椎动脉、基底动脉的主要分支有**脊髓前、后动脉**（见脊髓的血管）。**大脑后动脉**（posterior cerebral artery）是基底动脉的终末分支，绕大脑脚向后，沿海马旁回钩转至颞叶和枕叶内侧面。皮质支分布于颞叶的内侧面和底面及枕叶，大脑后动脉起始部发出中央支，供应背侧丘脑、内侧膝状体、外侧膝状体、下丘脑和底丘脑等。

大脑动脉环（cerebral arterial circle）又称 **Willis 环**，由大脑前动脉、颈内动脉、大脑后动脉及前、后交通动脉吻合而成（图 18-42），位于脑底下方，蝶鞍上方，环绕视交叉、灰结节及乳头体周围。此环使两侧颈内动脉系与椎-基底动脉系相交通，使左右两侧大脑半球的动脉相联合。当此环的某一处发育不良或被阻断时，可在一定程度上通过大脑动脉环使血液重新分配和代偿，以维持脑的血液供应。

2. 脑的静脉 脑的静脉无瓣膜，不与动脉伴行，可分为浅、深静脉，都注入硬脑膜窦。浅静脉主要有大脑上静脉、大脑中静脉和大脑下静脉，三者相互吻合成网，分别注入上矢状窦、海绵窦和横窦等。深

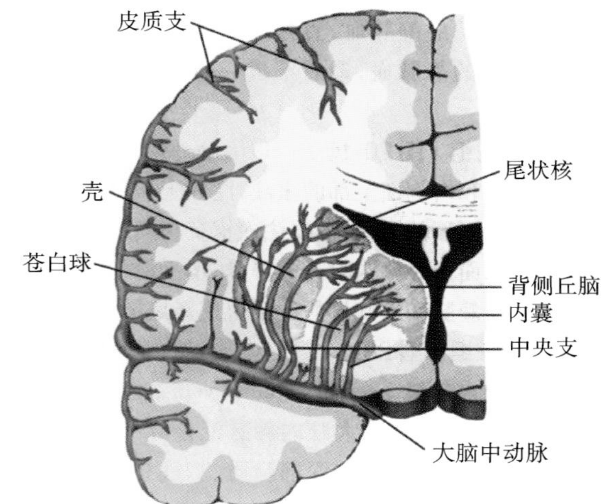

图 18-45　大脑中动脉的中央支和皮质支

静脉收集大脑髓质、基底核、间脑和脑室脉络丛的静脉血，注入大脑大静脉，再注入直窦。

（二）脊髓的血管

1. 脊髓的动脉　有两个来源，即椎动脉和节段性动脉（图 18-46、图 18-47）。椎动脉发出**脊髓前动**

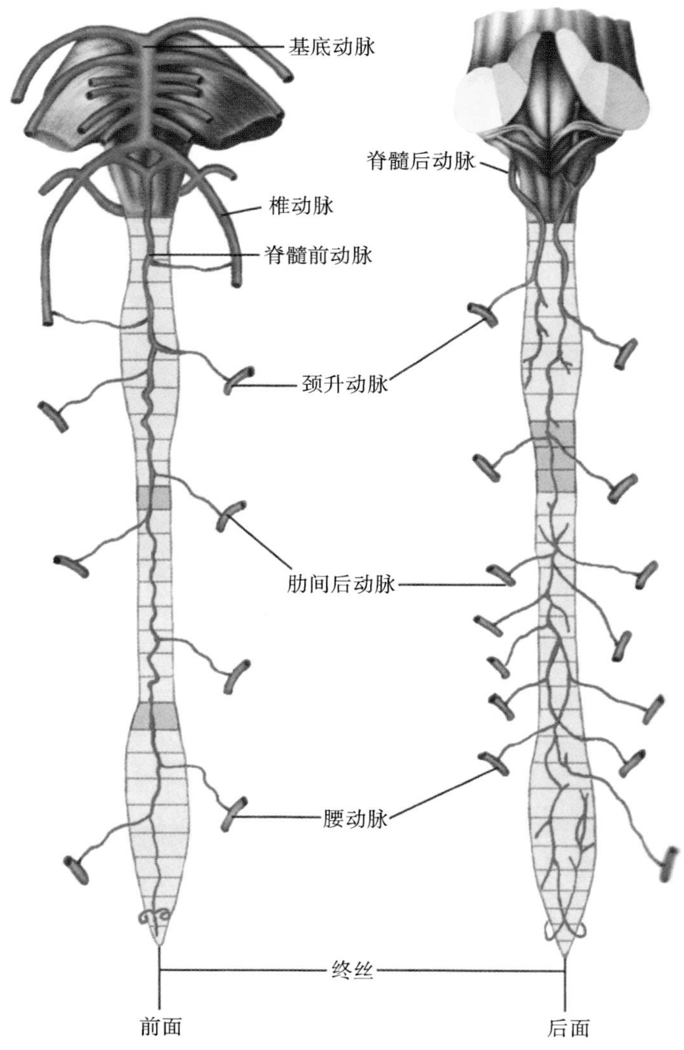

图 18-46　脊髓的动脉

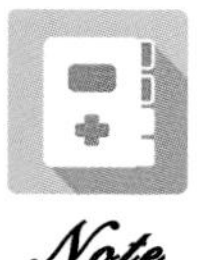

脉和**脊髓后动脉**。在下行过程中，不断得到节段性动脉分支的增补，即由颈升动脉、肋间后动脉和腰动脉发出的脊髓支，伴脊神经进入椎管与脊髓前、后动脉吻合，以保障脊髓足够的血液供应。

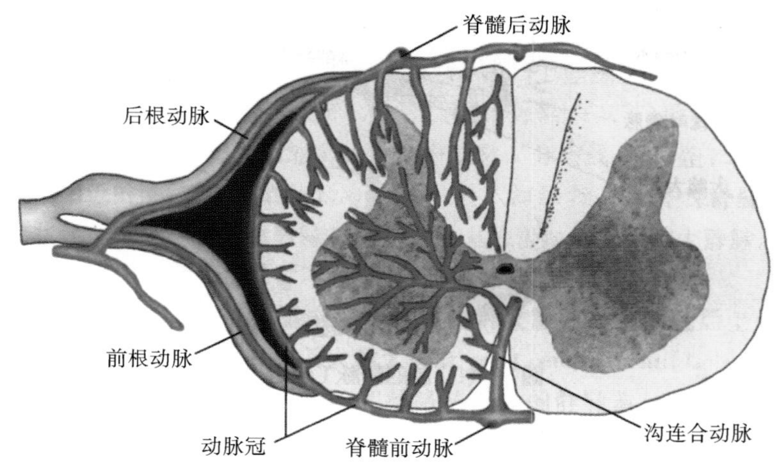

图 18-47 脊髓内部的动脉分布

2. 脊髓的静脉 较动脉多而粗，收集脊髓内的小静脉，最后汇集成脊髓前、后静脉，通过前、后根静脉注入硬膜外隙的椎内静脉丛。

三、脑脊液及其循环

脑脊液(cerebral spinal fluid，CSF)主要由脑室脉络丛产生，是无色透明液体。成人脑脊液平均约150 mL，对中枢神经系统起缓冲、保护、运输代谢产物和调节颅内压等作用，处于不断产生、循环和回流的平衡状态中(图 18-48)。

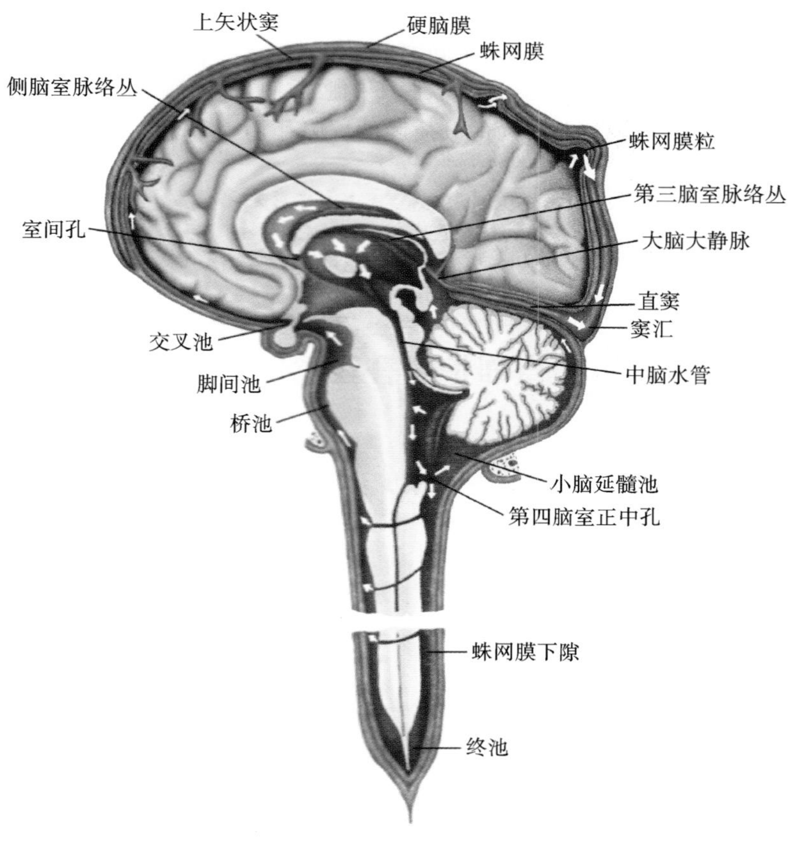

图 18-48 脑脊液循环模式图

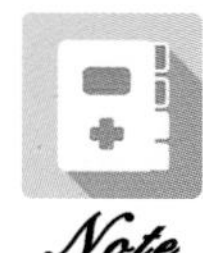

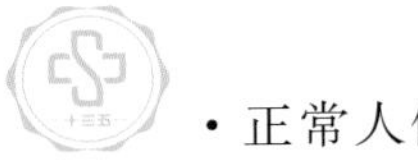

由侧脑室脉络丛产生的脑脊液经室间孔流至第三脑室，与第三脑室脉络丛产生的脑脊液一起，经中脑水管流入第四脑室，再汇合第四脑室脉络丛产生的脑脊液一起经第四脑室正中孔和两个外侧孔流入蛛网膜下隙，然后脑脊液沿蛛网膜下隙流向大脑背面，经蛛网膜粒渗透到上矢状窦内，回流入静脉中。若在脑脊液循环途径中发生阻塞，可导致脑积水和颅内压升高，使脑组织受压移位，甚至形成脑疝而危及生命。此外，有少量脑脊液可经室管膜上皮、蛛网膜下隙的毛细血管、脑膜的淋巴管和脑、脊神经周围的淋巴管回流。

四、脑屏障

中枢神经系统的功能复杂，其神经元的正常功能活动，需要其周围的微环境保持一定的稳定性。为保证中枢神经系统中神经元周围的微环境的稳定，血液和脑脊液中的物质在进入脑组织时有一定的选择性和限制，这种选择性允许某些物质进入脑组织的结构，称为脑屏障。脑屏障包括血-脑屏障、血-脑脊液屏障和脑脊液-脑屏障三个部分。

（一）血-脑屏障

血-脑屏障(blood-brain barrier)是位于血液与脑和脊髓的神经元之间的屏障结构，它的结构基础包括：①脑和脊髓内毛细血管无窗孔的内皮细胞，内皮细胞与细胞之间的紧密连接。这使有些大分子物质难以通过，而水和某些离子等仍然可以通过。②毛细血管的基膜。③毛细血管基膜外由星形胶质细胞终足形成的胶质膜。

（二）血-脑脊液屏障

血-脑脊液屏障(blood-CSF barrier)是位于脑室脉络丛与脑脊液之间的屏障结构，其结构基础主要是脉络丛上皮细胞之间有闭锁小带相连，但脉络丛的毛细血管内皮细胞上有窗孔，故仍具有一定的通透性。

（三）脑脊液-脑屏障

脑脊液-脑屏障(CSF-brain barrier)是位于脑室和蛛网膜下隙的脑脊液与脑、脊髓的神经元之间的屏障结构，其结构基础为室管膜上皮、软脑膜和软膜下的胶质膜，但室管膜上皮之间主要为缝隙连接，不能有效地限制大分子通过，软脑膜及其下面的胶质膜的屏障作用也很弱。因此，脑脊液的化学成分与脑组织细胞外液的成分大致相同。

（张文伟）

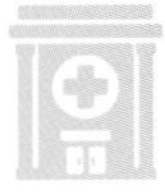
直通护考在线答题

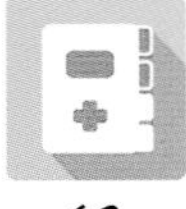
Note

第十九章　周围神经系统

能力目标

1. **掌握**：颈丛、臂丛、腰丛、骶丛的组成和位置；膈神经的组成和分布；腋神经、肌皮神经、正中神经、尺神经、桡神经的主要分支及分布；胸神经前支的分布概况；股神经、闭孔神经、坐骨神经、胫神经、腓总神经的分支及分布；动眼神经、三叉神经、面神经、舌咽神经、迷走神经的纤维成分和分布范围；交感神经和副交感神经的主要区别。

2. **熟悉**：脊神经的组成和纤维成分；胸神经分布的节段性及体表标志；脑神经的数目、名称、顺序、连接的脑部及进出颅的部位；嗅神经、视神经、滑车神经、展神经、副神经及舌下神经的分布；内脏运动神经与躯体运动神经的主要区别。

3. **了解**：颈丛皮质的分布；各对脑神经损伤后的表现；交感神经和副交感神经的分布；内脏感觉神经的特点；牵涉性痛。

案例19-1

患者，男性，58 岁，于 2 周前提重物后出现左侧腰腿部疼痛，由腰部沿左臀部、左侧大腿外侧、小腿外侧至足部呈放射性疼痛。翻身及咳嗽时加重。查体：意识清楚，生命体征平稳，大小便正常。入院后做 CT 检查显示腰椎间盘突出。初步诊断为腰椎间盘突出，坐骨神经痛。

具体任务：

1. 脊神经形成哪些神经丛？各丛的分布范围是什么？
2. 坐骨神经的组成、行程、分支、分布范围及临床意义是什么？
3. 椎间盘突出的护理要点是什么？

周围神经系统是指脑和脊髓以外的神经成分，由神经、神经节和神经丛等构成。根据周围神经连接的部位和分布区域的不同，通常将其分为脊神经、脑神经和内脏神经三部分。

第一节　脊　神　经

脊神经(spinal nerves)与脊髓相连，共 31 对，即颈神经 8 对、胸神经 12 对、腰神经 5 对、骶神经 5 对和尾神经 1 对。每一条脊神经是由前根与后根在椎间孔处会合而成，在后根上有膨大的脊神经节。前根由运动纤维组成，后根由感觉纤维组成。第 1 对颈神经从寰椎与枕骨之间穿出椎管，第 2～7 颈神经在同序数颈椎上方的椎间孔穿出，第 8 颈神经自第 7 颈椎下方的椎间孔穿出，胸、腰神经自同序数椎骨下方的椎间孔穿出，第 1～4 骶神经从相应的骶前、后孔穿出，第 5 骶神经和尾神经自骶管裂孔穿出。脊神经为混合性神经，含有四种纤维成分(图 19-1)：①躯体感觉纤维，来自于脊神经节细胞，分布于皮肤、

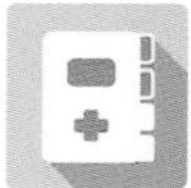

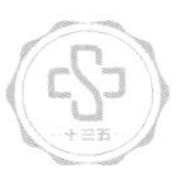

骨骼肌、肌腱和关节，将这些部位的浅、深感觉冲动传入中枢。②内脏感觉纤维，来源于脊神经节细胞，分布于心血管、内脏和腺体，将其产生的感觉冲动传入中枢。③躯体运动纤维，来源于脊髓前角运动神经元，分布于骨骼肌，支配其运动。④内脏运动纤维，来源于脊髓侧角细胞和骶副交感核，分布于内脏平滑肌、心肌和腺体，支配内脏、心血管的运动和腺体的分泌。

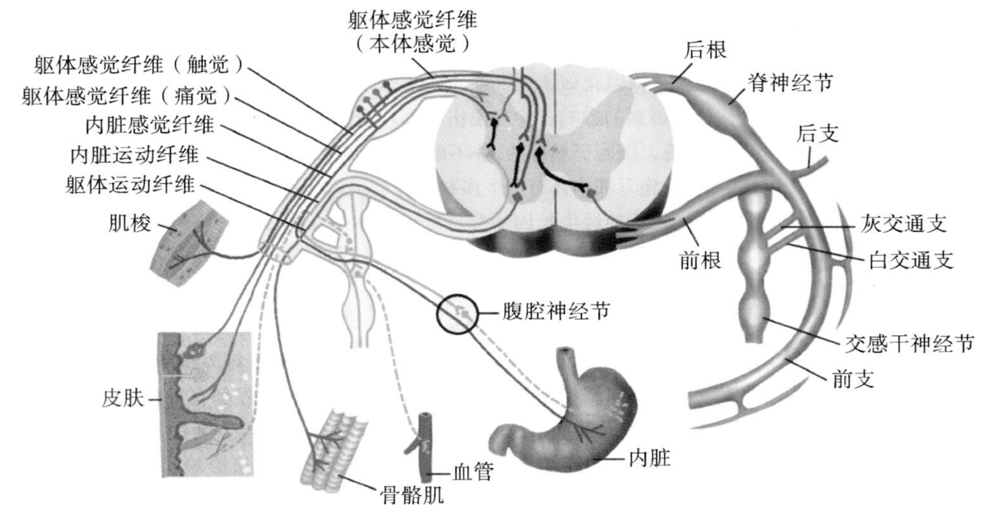

图 19-1　脊神经的组成和分布模式图

脊神经出椎间孔后，立即分为 4 支，即脊膜支、交通支、后支和前支。脊膜支细小，经椎间孔返回椎管，分布于脊髓被膜；交通支是连接脊神经与交感干之间的细支；后支短细，为混合性，分布于项、背、腰、骶部的深层肌肉和皮肤；前支粗大，为混合性，分布于躯干前、外侧部和四肢的肌肉和皮肤。除胸神经前支保持明显的节段性外，其余各脊神经前支先交织成丛，再由丛发出分支，到相应的分布区。脊神经前支形成的神经丛有颈丛、臂丛、腰丛和骶丛。

一、颈丛

1. 组成和位置　**颈丛**（cervical plexus）由第 1～4 颈神经前支组成，位于胸锁乳突肌上部的深面，中斜角肌的前方。

2. 主要分支　颈丛的分支包括皮支和肌支，其中主要的分支如下（图 19-2）。

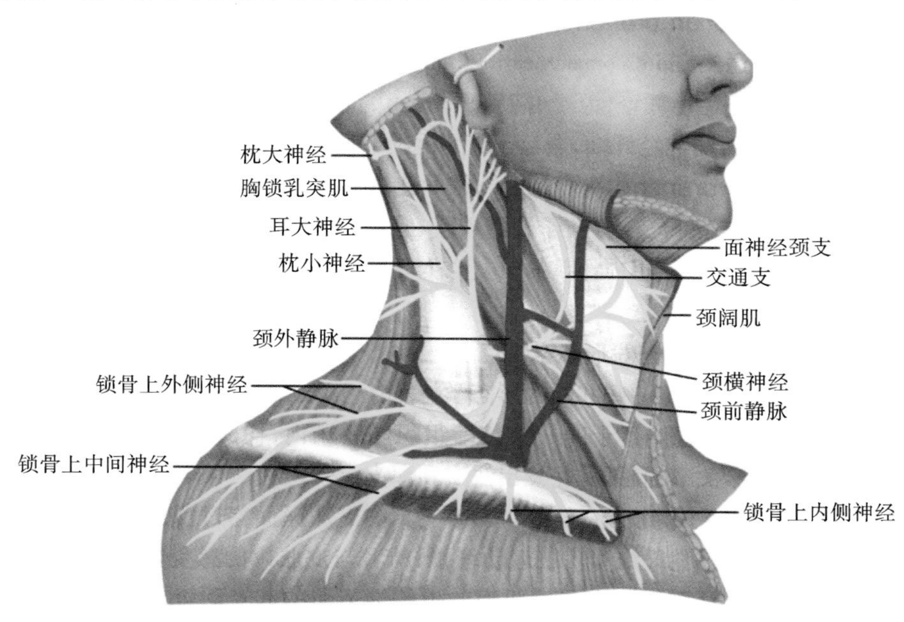

图 19-2　颈丛皮支

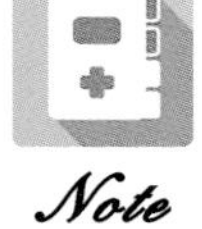

Note

(1) **枕小神经**(lesser occipital nerve)(C_2):沿胸锁乳突肌后缘上行,分布于枕部和耳廓背面上部的皮肤。

(2) **耳大神经**(great auricular nerve)(C_2、C_3):沿胸锁乳突表面上行,分布于耳廓及其附近的皮肤。

(3) **颈横神经**(transverse nerve of neck)(C_2、C_3):向前横行跨过胸锁乳突肌表面,分布于颈前部的皮肤。

(4) **锁骨上神经**(supraclavicular nerves)(C_3、C_4):有2～4条分支,行向下、外侧,分布于颈外侧部、肩部和胸壁上部的皮肤。

以上分支均为皮支,临床行颈部手术时,可在胸锁乳突肌后缘中点处行颈丛神经阻滞麻醉。

颈丛的肌支支配颈深肌群、舌骨下肌群和膈。

(5) **膈神经**(phrenic nerve)(C_3～C_5):是颈丛中最大的分支,为混合性神经。经斜角肌前面下降,穿锁骨下动、静脉之间经胸廓上口入胸腔,再经肺根前方,沿心包两侧下行至膈。其运动纤维支配膈,感觉纤维分布于部分胸膜和膈下面的腹膜。右侧膈神经还分布于肝和胆囊表面的腹膜(图19-3)。

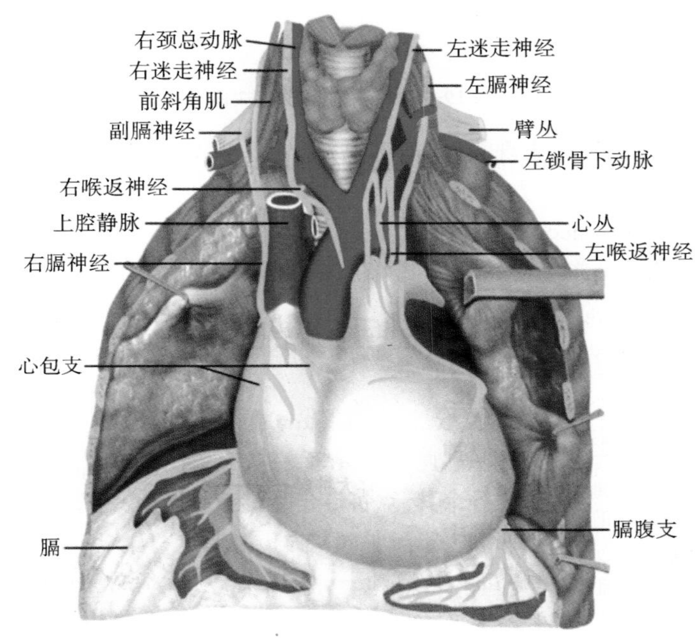

图19-3　膈神经

二、臂丛

1. 组成和位置　**臂丛**(brachial plexus)由第5～8颈神经前支和第1胸神经前支的大部分纤维组成。自斜角肌间隙穿出,行于锁骨下动脉后上方,再经锁骨后方进入腋窝(图19-4)。在腋窝内臂丛形成内侧束、外侧束和后束,分别位于腋动脉的内侧、外侧和后方,由三个束再分支分布于上肢的肌肉和皮肤。臂丛在锁骨上窝和腋窝处位置表浅,临床上行上肢手术时,可在锁骨上窝和腋窝处进行臂丛神经阻滞麻醉。

2. 主要分支　臂丛的分支主要分布于上肢的肌肉和皮肤以及胸上肢肌。其中主要的分支如下。

(1) **胸长神经**(long thoracic nerve)(C_5～C_7):自颈根部发出,经臂丛后方进入腋窝,沿前锯肌表面下降,支配前锯肌和乳房外侧份(图19-5)。此神经损伤可引起前锯肌瘫痪,肩胛骨内侧缘翘起,而呈现"翼状肩"体征。

(2) **胸背神经**(thoracodorsal nerve)(C_6～C_8):起自臂丛后束,沿肩胛骨外侧缘伴肩胛下血管下行,分支分布于背阔肌。在乳腺癌根治术中,应注意勿损伤此神经。

(3) **腋神经**(axillary nerve)(C_5、C_6):发自后束,伴旋肱后动脉绕肱骨外科颈后方至三角肌深面。肌支支配三角肌和小圆肌;皮支分布于肩部和臂外侧上部的皮肤。肱骨外科颈骨折、肩关节脱位或腋杖

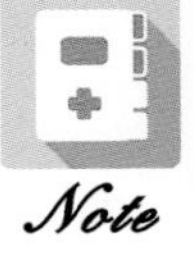

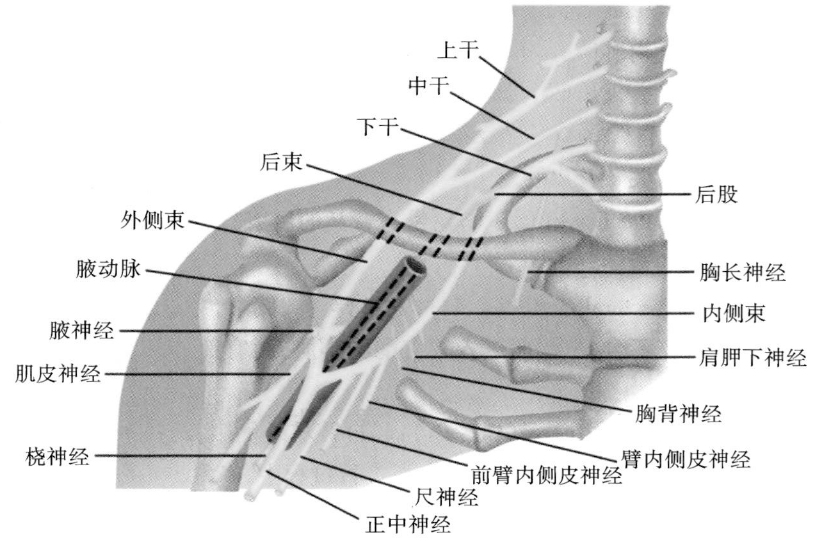

图 19-4 臂丛的组成模式图

的压迫，均可造成腋神经损伤，临床表现为：①肩部、臂上外侧部皮肤感觉障碍；②臂不能外展，因三角肌萎缩，肩部失去圆隆的外形，呈现为“方肩畸形”。

(4) **肌皮神经**(musculocutaneous nerve)(C_5 ～ C_7)：自外侧束发出，向外下斜穿喙肱肌，经肱二头肌于肱肌之间下行，发出肌支分布于上述 3 块肌(图 19-5)。皮支在肘关节稍上方、肱二头肌下端外侧浅出，称前臂外侧皮神经，分布于前臂外侧面的皮肤。

(5) **正中神经**(median nerve)(C_6 ～ T_1)(图 19-5 至图 19-10)：由发自内侧束和外侧束的两根合成，

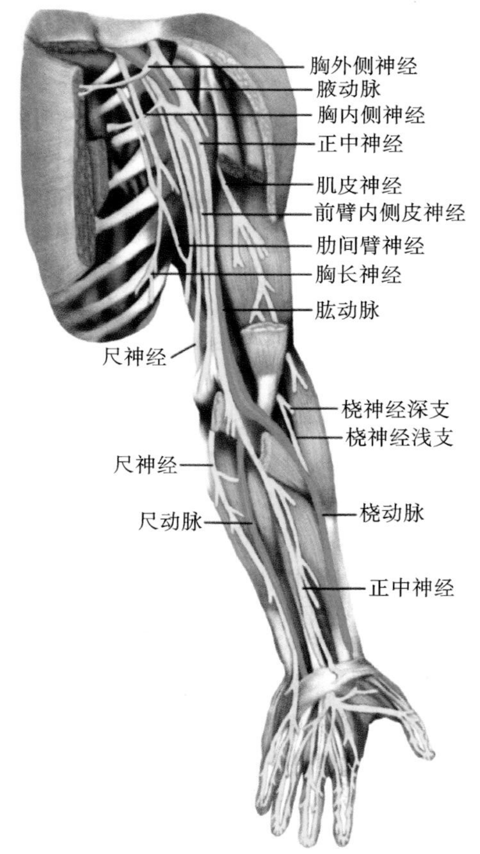

图 19-5 上肢的神经(前面)

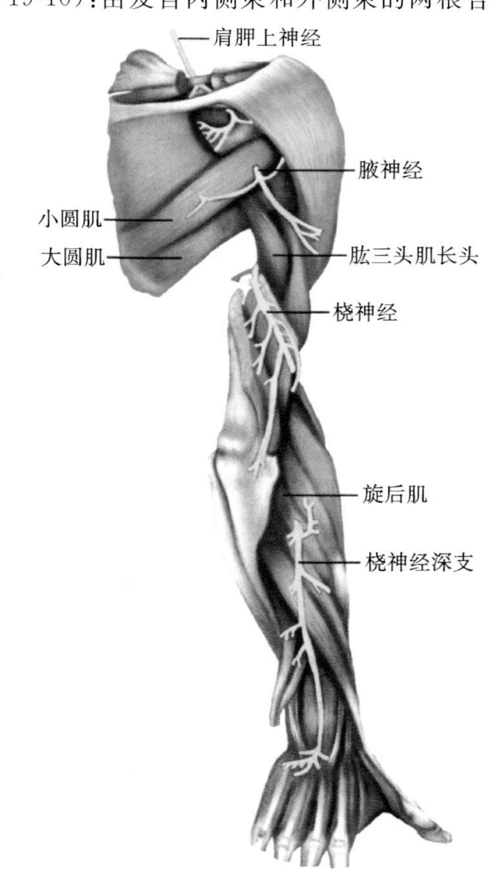

图 19-6 上肢的神经(后面)

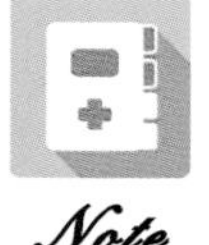

沿肱二头肌内侧沟与肱动脉伴行至肘窝后，穿过旋前圆肌，沿前臂正中经指浅、深屈肌之间下行，经腕管至手掌。正中神经在臂部无分支。在前臂支配除肱桡肌、尺侧腕屈肌和指深屈肌尺侧半以外的前臂屈肌和旋前肌。在手掌，正中神经发出一粗短的掌支(返支)，支配除拇收肌以外的鱼际肌群，另有肌支支配第1、2蚓状肌。正中神经皮支分布于手掌桡侧2/3、桡侧三个半指的掌面及其中、远节背面的皮肤。正中神经损伤后，表现为所分布区域的皮肤感觉障碍和所支配的肌肉运动障碍。

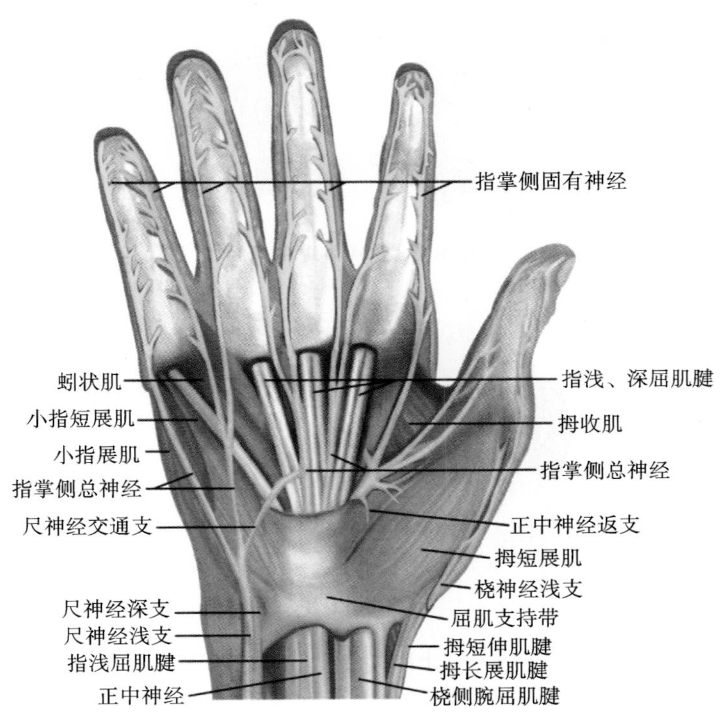

图 19-7　手掌面的神经

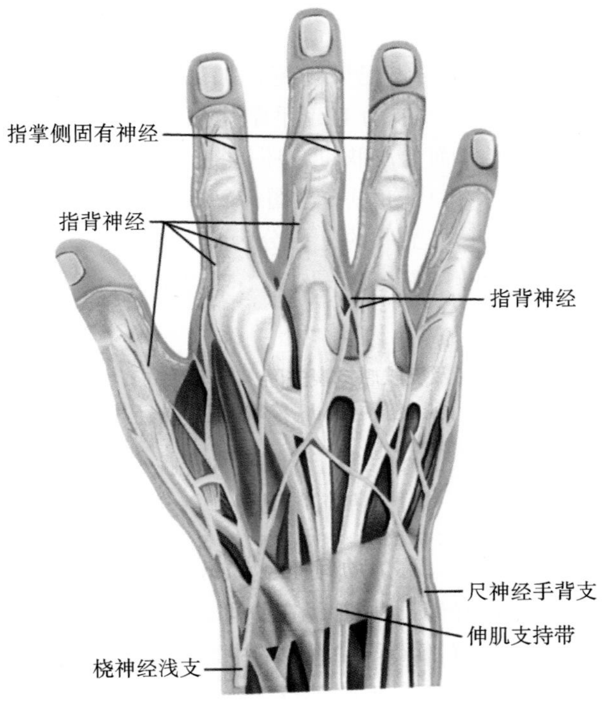

图 19-8　手背面的神经

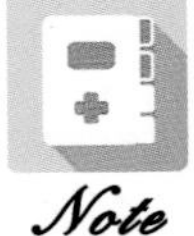

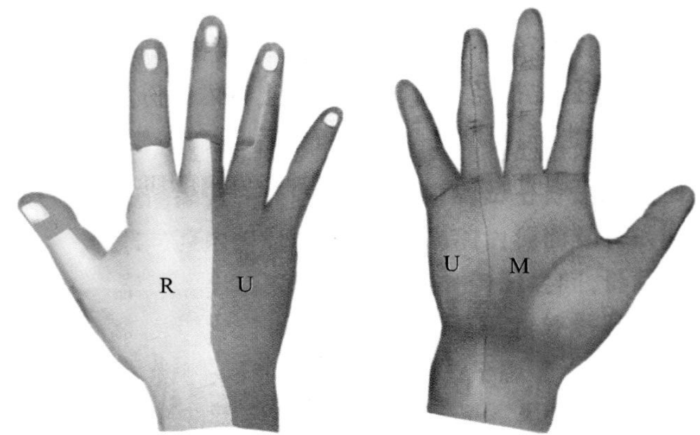

图 19-9　手部皮肤的神经分布示意图（M 为正中神经，U 为尺神经，R 为桡神经）

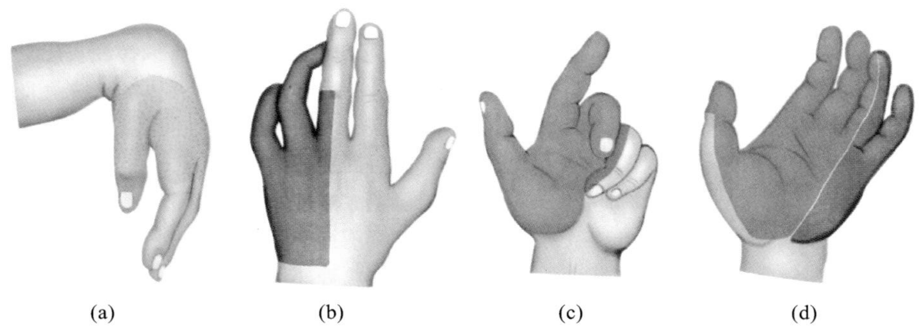

图 19-10　上肢神经损伤时的手形图

(a)垂腕（桡神经损伤）；(b)爪形手（尺神经损伤）；(c)正中神经损伤手形；(d)猿手（正中神经和尺神经损伤）

(6) **尺神经**(ulnar nerve)(C_8、T_1)(图 19-5 至图 19-10)：起自内侧束，沿肱二头肌内侧下行，至臂中部穿内侧肌间隔向后行于尺神经沟内（此处位置表浅，易受损伤），再转向前下至前臂掌侧面，与尺动脉伴行，经豌豆骨外侧入手掌。尺神经在腕关节上方，发出手背支至手的背面。

尺神经在臂部无分支，在前臂其肌支支配尺侧腕屈肌和指深屈肌尺侧半；在手部肌支支配小鱼际肌、拇收肌、骨间肌群和第 3、4 蚓状肌。皮支分布于手掌尺侧 1/3 和尺侧一个半指掌面皮肤；手背支分布于手背尺侧半、小指和环指尺侧半背面的皮肤以及环指桡侧半和中指尺侧半近节背面的皮肤。

(7) **桡神经**(radial nerve)(C_5 ～ T_1)(图 19-6 至图 19-10)：为后束发出的最大分支。发出后沿肱骨体背面的桡神经沟向外下走行，至肱骨外上髁的上方分为浅、深两终支。浅支属于皮支，在桡动脉的外侧与其伴行，在前臂中、下 1/3 交界处转向背侧至手背；深支为肌支，穿旋后肌至前臂背侧，支配前臂的伸肌。

桡神经肌支支配肱三头肌、肱桡肌和前臂全部伸肌；皮支分布于臂背面、前臂背面、手背桡侧半和桡侧两个半手指近节背面的皮肤。

桡神经损伤表现为垂腕，尺神经损伤表现为爪形手，正中神经和尺神经损伤表现为猿手（图 19-10）。

知识拓展

神经损伤的表现

1. 正中神经损伤易发生在前臂或手腕。在前臂穿旋前圆肌处，正中神经易受到压迫，主要表现为所支配的肌收缩无力，手掌感觉障碍，临床称旋前圆肌综合征。在腕管内可因其周围结构的炎症或关节变化，而使正中神经受压，主要表现为所分布区域的皮肤感觉障碍，以拇指、食指和中指远节最为明显，鱼际萎缩，手掌平坦，称“猿手”。

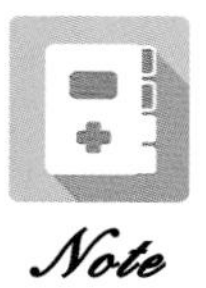
Note

2. 尺神经损伤易发生在肱骨下段(如肱骨下段骨折)。临床表现为:①所分布区域皮肤感觉障碍,以手掌内侧缘和小指最明显;②屈腕力减弱,小鱼际萎缩使拇指不能内收,骨间肌萎缩使其他各指不能互相靠拢,环指和小指掌指关节过伸,指间关节屈曲,出现“爪形手”。

3. 肱骨中段骨折最易损伤桡神经。损伤后主要表现为:①前臂背面及手背桡侧半感觉障碍,以第1、2掌骨间隙背面的“虎口”区最明显;②肘关节屈曲,前臂呈旋前位,因前臂伸肌瘫痪而不能伸腕关节和指关节,抬前臂时呈现“垂腕”状态。

三、胸神经前支

胸神经前支共12对,其中第1对胸神经前支大部分加入臂丛,第12对胸神经前支的部分纤维参加腰丛的组成,一部分行于第12肋下方,称肋下神经。其余的胸神经前支均不形成丛,各自在肋间内、外肌之间,沿肋沟行于相应的肋间隙内,称肋间神经。胸神经前支的肌支支配肋间肌和腹前外侧壁诸肌;皮支分布于胸、腹壁的皮肤和胸膜及腹膜的壁层。

胸神经前支在胸、腹壁皮肤的分布有明显的节段性,自上而下按神经的顺序依次排列(图19-11)。常用的几个神经的节段水平如下:T_2分布区相当于胸骨角平面;T_4分布区相当于男性乳头平面;T_6分布区相当于剑突平面;T_8分布区相当于肋弓平面;T_{10}分布区相当于脐平面;T_{12}分布于脐与耻骨联合连线中点平面。临床上常依此来测定麻醉平面的高低和检查感觉障碍的节段。

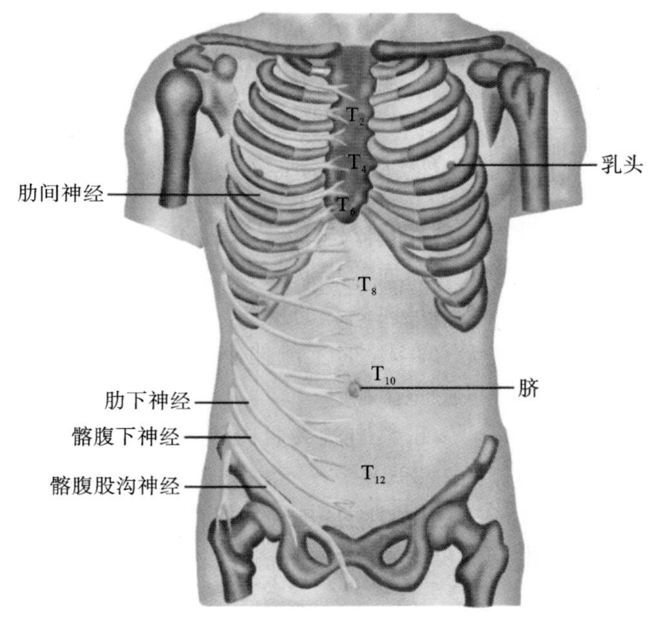

图19-11 胸神经前支的分布

四、腰丛

1. 组成和位置 **腰丛**(lumber plexus)由第12胸神经前支的一部分、第1~3腰神经前支和第4腰神经前支的一部分组成(图19-12),位于腰大肌深面、腰椎横突前面。

2. 主要分支 腰丛除发出肌支支配髂腰肌和腰方肌外,还发出许多分支分布于腹股沟区、大腿前部和内侧部。

(1) **髂腹下神经**(iliohypogastric nerve)(T_{12}、L_1):出腰大肌外侧缘,在肾与腰方肌之间向外下行,经髂嵴上方进入腹横肌与腹内斜肌之间,继而行于腹内斜肌与腹外斜肌之间,其终支在腹股沟管浅环上方浅出于皮下。皮支分布于腹股沟区及下腹部皮肤,肌支支配下腹壁诸肌。

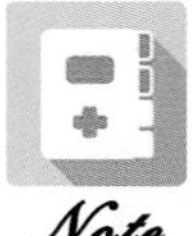
Note

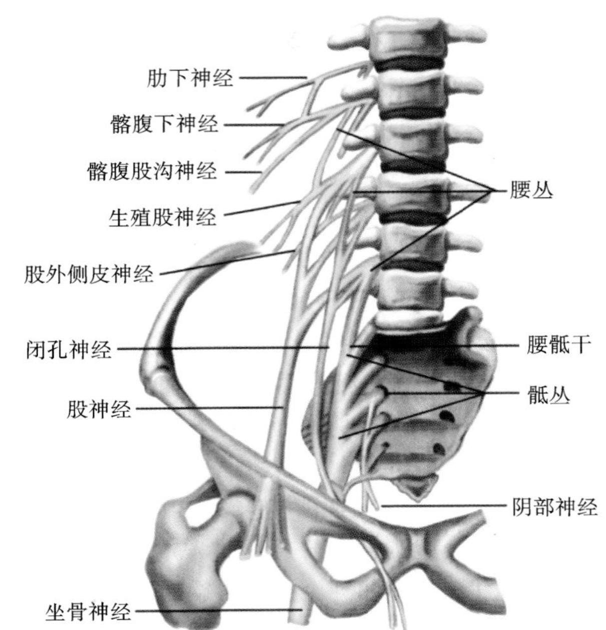

图 19-12　腰丛、骶丛的组成

（2）**髂腹股沟神经**（ilioinguinal nerve）(L_1)：在髂腹下神经的下方出腰大肌外缘，与其大致平行，在髂嵴前端附近穿过腹横肌，继而穿经腹股沟管自浅环穿出，其肌支支配腹壁肌，皮支分布于腹股沟部、阴囊或大阴唇的皮肤。在腹股沟疝修补术中，应避免损伤上述两神经。

（3）**股外侧皮神经**（lateral femoral cutaneous nerve）(L_2、L_3)：自腰大肌外侧缘穿出后，行向前外侧，经腹股沟韧带深面至大腿外侧部的皮肤。

（4）**股神经**（femoral nerve）($L_2 \sim L_4$)（图 19-13）：是腰丛的最大分支。自腰大肌外侧缘穿出，沿腰大肌与髂肌之间下行，经腹股沟韧带深面，股动脉外侧进入腹股沟三角内，其肌支支配髂肌、耻骨肌、股四头肌和缝匠肌，皮支分布于膝关节和大腿前面的皮肤，其中最长的皮支为隐神经，在小腿内侧与大隐静脉伴行至足内侧缘，分布于小腿内侧面和足内侧缘的皮肤。

股神经损伤的主要表现为：①屈髋无力，坐位时不能伸小腿，行走时抬腿困难，髌骨突出；②膝跳反射消失；③大腿前面和小腿内侧面的皮肤感觉障碍。

（5）**闭孔神经**（obturator nerve）($L_2 \sim L_4$)：自腰大肌内侧缘穿出，贴骨盆侧壁下行，穿闭膜管至大腿内侧，分布于大腿内侧肌群和股内侧的皮肤。

（6）**生殖股神经**（genitofemoral nerve）(L_1、L_2)：自腰大肌前面穿出，沿其表面下降。肌支支配提睾肌，皮支分布于阴囊（大阴唇）及其附近的皮肤。

五、骶丛

1. 组成和位置　**骶丛**（sacral plexus）由腰骶干（由第 4 腰神经前支的部分与第 5 腰神经前支合成）和全部骶、尾神经的前支组成，位于骶骨两侧、梨状肌前面。

2. 主要分支(图 19-14)

（1）**臀上神经**（superior gluteal nerve）(L_4、L_5、S_1)：经梨状肌上孔出盆腔，支配臀中、小肌和阔筋膜张肌。

（2）**臀下神经**（inferior gluteal nerve）(L_5、S_1、S_2)：经梨状肌下孔出盆腔，支配臀大肌。

（3）**股后皮神经**（posterior femoral cutaneous nerve）($S_1 \sim S_3$)：经梨状肌下孔出盆腔，分布于大腿后面的皮肤。

（4）**阴部神经**（pudendal nerve）($S_2 \sim S_4$)：经梨状肌下孔出盆腔，绕坐骨棘经坐骨小孔进入坐骨肛门窝，分支分布于会阴部、外生殖器、肛门的肌肉和皮肤。

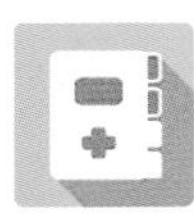
Note

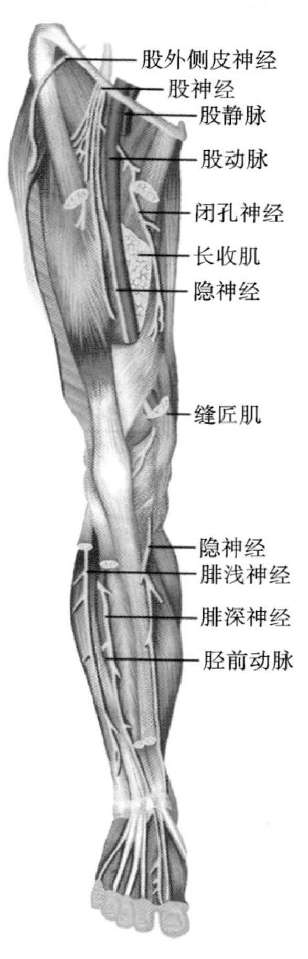

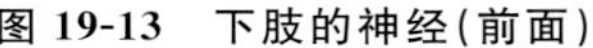

图 19-13 下肢的神经(前面)

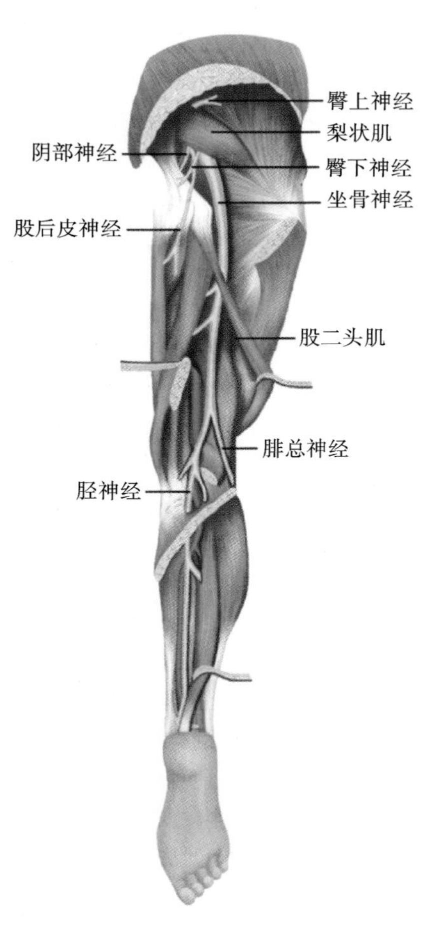

图 19-14 下肢的神经(后面)

(5) **坐骨神经**(sciatic nerve)(L_4、L_5、S_1 ～ S_3):坐骨神经是全身最粗大、最长的神经(图 19-14)。经梨状肌下孔出盆腔,于臀大肌深面,经坐骨结节与股骨大转子之间下降至大腿后面,在股二头肌与半腱肌、半膜肌之间下行至腘窝,在腘窝上方分为胫神经和腓总神经。坐骨神经干在股后发出肌支支配股二头肌、半腱肌和半膜肌,皮支分布于髋关节。

①**胫神经**(tibial nerve)(L_4、L_5、S_1 ～ S_3):为坐骨神经干的直接延续,向下在小腿三头肌深面与胫后动脉伴行,经内踝后方至足底,分为足底内侧神经和足底外侧神经。其肌支支配小腿肌后群和足底肌,皮支分布于小腿后面和足底的皮肤。

②**腓总神经**(common peroneal nerve)(L_4、L_5、S_1、S_2):自坐骨神经分出后,沿股二头肌内侧缘向外下走行,绕过腓骨颈向前穿过腓骨长肌后分为腓浅神经和腓深神经。

腓浅神经:行于腓骨长、短肌与趾长伸肌之间,在小腿中、下 1/3 交界处穿至皮下。腓浅神经的肌支支配腓骨长、短肌,皮支分布于小腿前外侧面、足背和第 2～5 趾背的皮肤。

腓深神经:伴胫前动、静脉行于小腿前群肌的深面,经踝关节前方到足背。其肌支支配小腿前群肌和足背肌,皮支分布于第 1～2 趾相对缘背面的皮肤。胫神经损伤后表现为“钩状足”畸形。腓总神经损伤呈现“马蹄内翻足”畸形,行走时呈“跨阈步态”。

知识拓展

神经损伤的表现

1. 胫神经损伤后主要表现为:小腿后面和足底皮肤感觉障碍;足不能跖屈,内翻力减弱,不能用足尖站立。因小腿前群肌过度牵拉,使足背屈、外翻,呈现“钩状足”畸形。

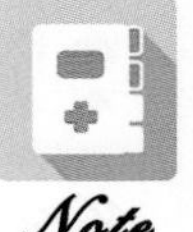

Note

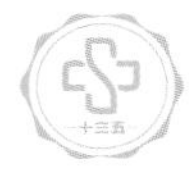

2. 在腓骨颈处受到暴力打击时易损伤腓总神经。主要表现为：①小腿前外侧和足背皮肤感觉障碍；②足不能背屈，不能伸趾，足下垂且内翻，呈现“马蹄内翻足”畸形；③行走时呈“跨阈步态”。

第二节　脑　神　经

一、脑神经概述

脑神经是指与脑相连的周围神经，共 12 对(图 19-15)，其排列顺序一般用罗马数字表示：Ⅰ嗅神经、Ⅱ视神经、Ⅲ动眼神经、Ⅳ滑车神经、Ⅴ三叉神经、Ⅵ展神经、Ⅶ面神经、Ⅷ前庭蜗神经、Ⅸ舌咽神经、Ⅹ迷走神经、Ⅺ副神经和Ⅻ舌下神经。

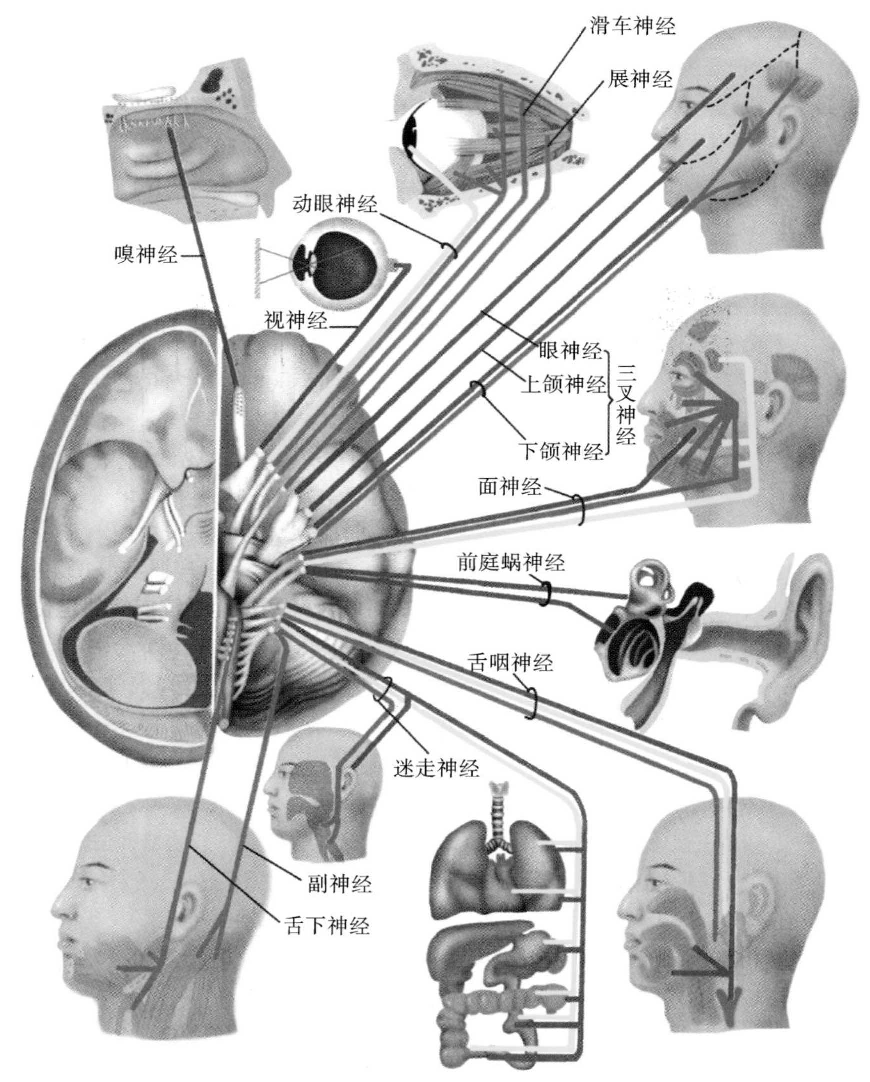

图 19-15　脑神经的分布概况

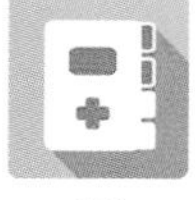

根据胚胎发生、神经纤维支配及功能等诸多方面的特点将脑神经的纤维成分划分为 7 种：①一般躯

体感觉纤维，分布于皮肤、肌、肌腱和眶内、口、鼻黏膜；②特殊躯体感觉纤维，分布于外胚层衍化来的特殊感觉器官，即视器和前庭蜗器；③一般内脏感觉纤维，分布于头、颈、胸、腹的脏器；④特殊内脏感觉纤维，分布于味蕾和嗅器；⑤一般躯体运动纤维，分布于头节中胚层衍化来的眼外肌、舌肌等横纹肌；⑥一般内脏运动纤维，分布于平滑肌、心肌和腺体；⑦特殊内脏运动纤维，分布于咀嚼肌、表情肌和咽喉肌等。

根据脑神经所含的纤维性质不同，将 12 对脑神经分为三类：①感觉性脑神经：第Ⅰ、Ⅱ、Ⅷ对脑神经。②运动性脑神经：第Ⅲ、Ⅳ、Ⅵ、Ⅺ、Ⅻ对脑神经。③混合性脑神经：第Ⅴ、Ⅶ、Ⅸ、Ⅹ对脑神经。

二、脑神经的行程及分布

（一）嗅神经

嗅神经(olfactory nerve)为感觉性脑神经，将嗅觉冲动传至大脑皮质的嗅区(海马旁回钩)。纤维起自鼻腔黏膜的嗅细胞，其中枢突聚集成 20 多条嗅丝，穿筛孔入颅前窝连于嗅球。当颅前窝骨折累及筛板时，可撕脱嗅丝和脑膜，造成嗅觉障碍，甚至导致脑脊液鼻漏。

（二）视神经

视神经(optic nerve)为感觉性脑神经，传导视觉冲动，起于视网膜的节细胞。节细胞的轴突在视神经盘处聚集，穿出巩膜后形成神经，向后经视神经管入颅中窝，经视交叉、视束连于外侧膝状体。

（三）动眼神经

动眼神经(oculomotor nerve)为运动性脑神经(图 19-16)，含一般躯体运动纤维和一般内脏运动纤维两种纤维。一般躯体运动纤维起于动眼神经核，一般内脏运动纤维起自动眼神经副核。动眼神经自脚间窝出脑，经海绵窦外侧壁向前，经眶上裂入眶。其一般躯体运动纤维支配眼的上直肌、下直肌、内直肌、下斜肌和上睑提肌；一般内脏运动(副交感)纤维在睫状神经节(为内脏神经节，位于视神经与外直肌之间)内交换神经元后纤维支配睫状肌和瞳孔括约肌。动眼神经损伤后，可因上述诸肌的瘫痪而出现：上睑下垂、瞳孔斜向外下方、瞳孔扩大及对光反射消失等。

（四）滑车神经

滑车神经(trochlear nerve)为运动性脑神经(图 19-16)。起于中脑的滑车神经核，自中脑下丘下方出脑，绕大脑脚外侧前行，穿海绵窦外侧壁向前，经眶上裂入眶，支配上斜肌。

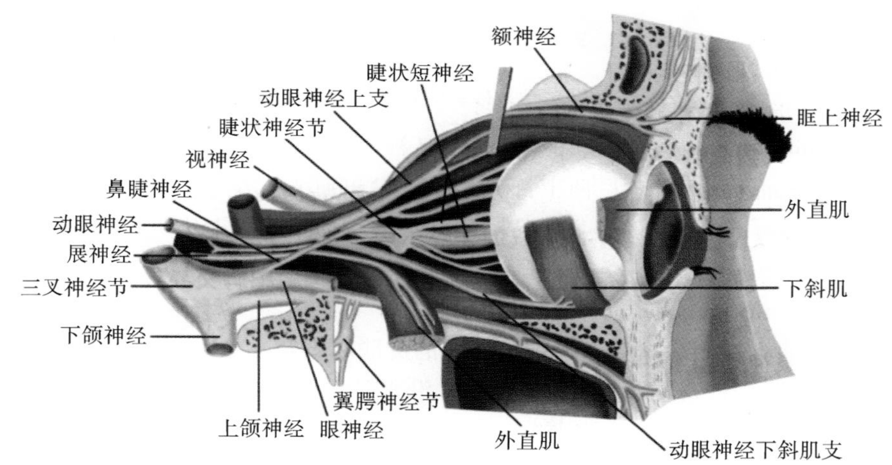

图 19-16 眶内的神经分布

（五）三叉神经

三叉神经(trigeminal nerve)为脑神经中最粗大的一对混合性神经(图 19-17)，含一般躯体感觉纤维和特殊内脏运动纤维两种纤维。一般躯体感觉纤维的胞体位于三叉神经节内，此节位于颅中窝颞骨岩部尖端处的三叉神经压迹处，由假单极神经元组成。其中枢突形成粗大的感觉根，经脑桥基底部与小脑

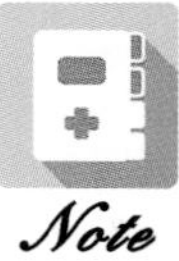

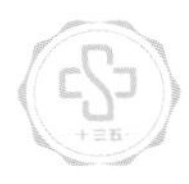

中脚之间入脑，止于三叉神经感觉核；周围突形成三大分支，即眼神经、上颌神经和下颌神经，分布于头、面部皮肤，眼、眶内、口腔、鼻腔、鼻旁窦的黏膜以及牙和硬脑膜等。特殊内脏运动纤维起自脑桥三叉神经运动核，组成三叉神经运动根，位于感觉根的内侧，经卵圆孔出颅，随下颌神经分支分布于咀嚼肌等。

1. 眼神经(ophthalmic nerve) 仅含躯体感觉纤维，为三支中最小的一支，向前穿海绵窦外侧壁，经眶上裂入眶，分支分布于眶内、眼球、泪器、结膜、上睑及额顶部和鼻背的皮肤。

2. 上颌神经(maxillary nerve) 也仅含躯体感觉纤维，自三叉神经节发出后，穿过海绵窦外侧壁，经圆孔出颅后进入翼腭窝，再经眶下裂入眶。上颌神经主要分布于上颌牙和牙龈、口腔顶、鼻腔及上颌窦黏膜以及睑裂与口裂之间的皮肤。主要分支如下。

(1) **眶下神经**(infraorbital nerve)：为上颌神经主干的终末支，经眶下裂入眶，沿眶下沟、眶下管前行，出眶下孔后分支分布于睑裂与口裂之间的皮肤。

(2) **上牙槽神经**(superior alveolar nerve)：分为前、中、后三支，在上颌骨内互相吻合成上牙槽神经丛，再由该丛分支至上颌牙、牙龈及上颌窦黏膜。

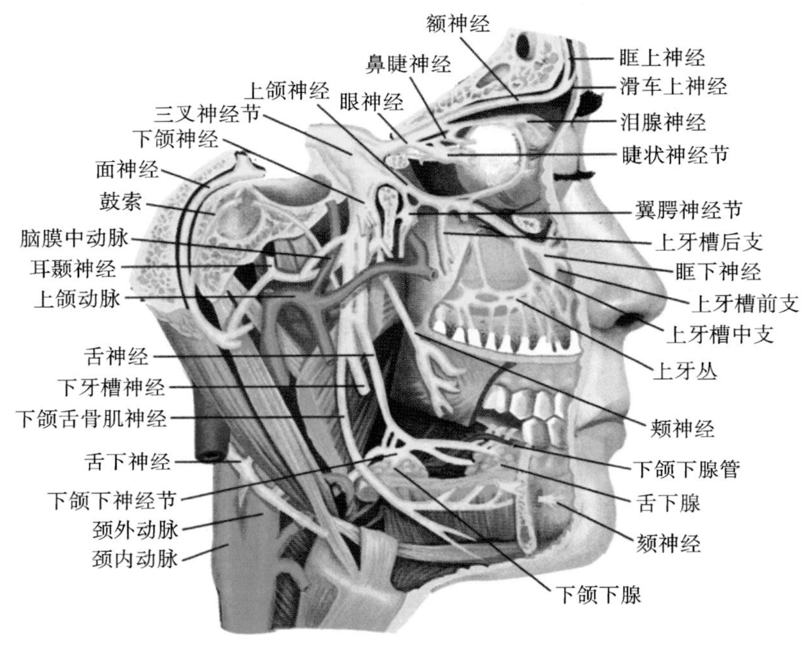

图 19-17 三叉神经的纤维成分及分布

3. 下颌神经(mandibular nerve) 下颌神经是三叉神经三大支中最粗大的一支，为混合性神经。自卵圆孔出颅后，在翼外肌深面分为前、后两干：前干细小，发出肌支支配咀嚼肌、鼓膜张肌等；后干粗大，分支分布于硬脑膜、下颌牙及牙龈、舌前 2/3 及口腔底黏膜、耳颞区和口裂以下的皮肤。下颌神经的主要分支如下。

(1) **耳颞神经**(auriculotemporal nerve)：以两根起始于下颌神经的后干，夹持脑膜中动脉，向后合为一干，经下颌颈内侧转向上行，穿过腮腺，分布于颞区的皮肤和腮腺。

(2) **舌神经**(lingual nerve)：在下颌支内侧下降，沿舌骨舌肌外侧呈弓形向前，直达口腔底，分布于舌前 2/3 黏膜，传导一般感觉。

(3) **下牙槽神经**(inferior alveolar nerve)：为混合性神经，在舌神经后方，沿翼内肌外侧面下降，经下颌孔入下颌管，在管内分支分布于下颌牙及牙龈，其终支自颏孔穿出，称颏神经，分布于颏部及下唇的皮肤和黏膜。其运动纤维支配下颌舌骨肌和二腹肌前腹。

(4) 咀嚼肌神经：属运动性神经，分支有咬肌神经、颞深神经等，支配所有 4 块咀嚼肌。

一侧三叉神经损伤，出现同侧面部皮肤及眼、口和鼻腔黏膜感觉丧失，角膜反射消失。咀嚼肌瘫痪，表现为张口时下颌偏向患侧。三叉神经痛时，在面部压迫眶上切迹、眶下孔或颏孔处，可诱发患支分布区的疼痛，有助于诊断。

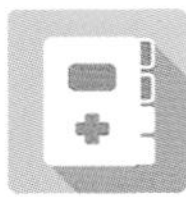

知识拓展

三叉神经痛

三叉神经在头面部皮肤的分布范围大致以睑裂和口裂为界。眼神经分布于鼻背中部、睑裂以上至矢状缝中点外侧区域的皮肤；上颌神经分布于鼻背外侧、睑裂与口裂之间、向后上至翼点处的狭长区域的皮肤；下颌神经分布于口裂与下颌底之间、向后上至耳前上方一带的皮肤。临床常见的三叉神经痛可表现为三叉神经所有分支或其中某一两支分布区的疼痛。此时，可压迫眶上孔（切迹）、眶下孔或颏孔以诱发该患支分布区的疼痛，以确立三叉神经发生病变的分支。

（六）展神经

展神经（abducent nerve）为运动性脑神经（图 19-16）。起于脑桥的展神经核，向腹侧自延髓脑桥沟出脑，穿海绵窦经眶上裂入眶，支配外直肌。展神经损伤可使眼向内斜视。

（七）面神经

面神经（facial nerve）为混合性神经，含有 4 种纤维成分（图 19-18）：①特殊内脏运动纤维，起于脑桥的面神经核，支配面肌的运动。②一般内脏运动纤维，起于脑桥的上泌涎核，属于副交感神经节前纤维，在翼腭神经节、下颌下神经节换神经元后的节后纤维分布于泪腺、下颌下腺、舌下腺及鼻、腭的黏膜腺。③特殊内脏感觉（味觉）纤维，分布于舌前 2/3 黏膜的味蕾。面神经由两个根组成，自延髓脑桥沟外侧部出脑，经内耳门入内耳道，穿内耳道底进入与鼓室相邻的面神经管内，最后经茎乳孔出颅，向前穿过腮腺到达面部，分数支分布于面肌。④一般躯体感觉纤维，传导耳部皮肤的躯体感觉和面部肌的本体感觉。

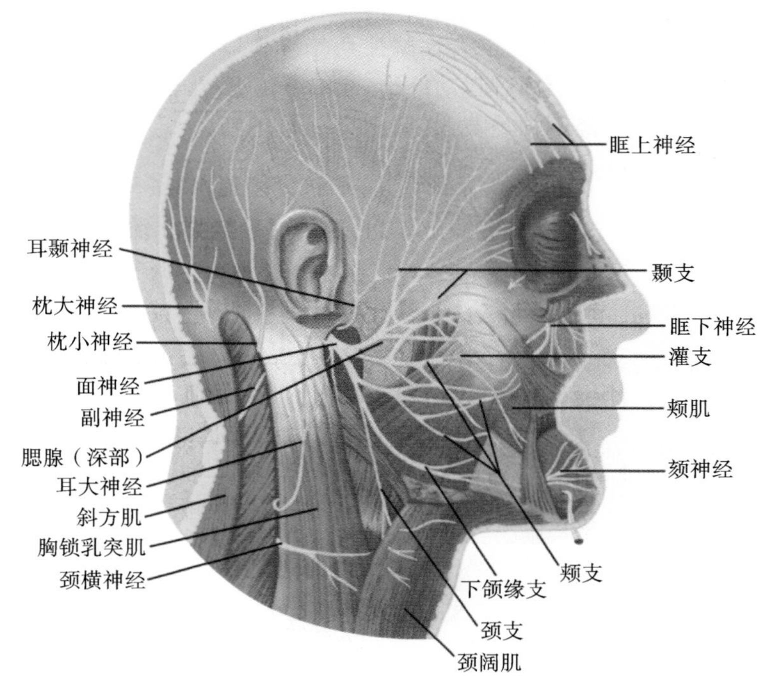

图 19-18 面神经的纤维成分及分布

在面神经管内，有膨大的膝神经节，由内脏感觉神经元的胞体组成。面神经在面神经管内和出颅后均有分支。

1. 在面神经管内的分支

（1）鼓索：在面神经出茎乳孔上方 6 mm 处发出，穿过鼓室入颞下窝，加入舌神经。鼓索含有两种纤维：特殊内脏感觉纤维，即味觉纤维，随舌神经分布于舌前 2/3 的味蕾，传导味觉的冲动；一般内脏运

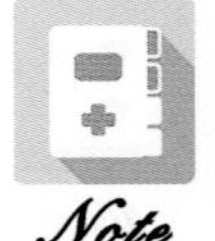

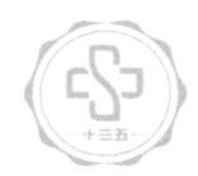

动纤维，即副交感神经节前纤维，进入舌神经下方的下颌下神经节，换神经元后分布于下颌下腺和舌下腺，支配腺体分泌。

(2) 岩大神经：含副交感纤维，在面神经管起始处分出，经颞骨岩部尖端穿破裂孔至颅底，前行至翼腭窝内的翼腭神经节，换神经元后分布于泪腺以及鼻、腭的黏膜腺。

2. 面神经在颅外的分支 面神经出茎乳孔后，向前进入腮腺实质，分支交织成丛，再由丛发出5支，从腮腺前缘穿出，呈辐射状分布于面肌和颈阔肌。5个分支是颞支、颧支、颊支、下颌缘支和颈支。

面神经的行程复杂，在面神经管内或管外损伤后，其临床表现有所不同。面神经管外损伤，主要表现为因损伤侧面肌瘫痪，而出现患侧额纹消失、闭眼困难、不能皱眉、鼻唇沟消失、口角偏向健侧等。面神经管内损伤的表现，除上述症状外，还可出现舌前2/3味觉障碍以及泪腺、舌下腺、下颌下腺的分泌障碍。

(八) 前庭蜗神经

前庭蜗神经(vestibulocochlear nerve)为特殊感觉性脑神经，由前庭神经和蜗神经两部分组成。

1. 前庭神经 **前庭神经**(vestibular nerve)传导平衡觉。其胞体位于内耳道底处的前庭神经节(由双极神经元胞体聚集而成)内。其周围突分布于内耳的球囊斑、椭圆囊斑和壶腹嵴，中枢突组成前庭神经，经内耳门入颅，于延髓脑桥沟外侧部入脑，终于前庭神经核。

2. 蜗神经 **蜗神经**(cochlear nerve)传导听觉。其胞体位于蜗轴内的蜗神经节(此节也是由双极神经元胞体聚集而成)内。周围突分布于螺旋器，中枢突形成蜗神经，与前庭神经伴行入脑，终于蜗神经核。

前庭蜗神经损伤后，表现为患侧耳聋和平衡觉功能障碍，同时因前庭受刺激，可出现眩晕、眼球震颤、恶心和呕吐等症状。

(九) 舌咽神经

舌咽神经(glossopharyngeal nerve)为混合性脑神经(图19-19)，含5种纤维成分：①特殊内脏运动纤维，起于疑核，支配茎突咽肌；②一般内脏运动纤维，起于下泌涎核，支配腮腺分泌；③一般内脏感觉纤维，胞体位于颈静脉孔处的舌咽神经下神经节，其周围突分布于咽、舌后1/3黏膜、咽鼓管和鼓室等处的黏膜，以及颈动脉窦和颈静脉小球，中枢突终于孤束核下部；④特殊内脏感觉纤维，胞体位于颈静脉孔处

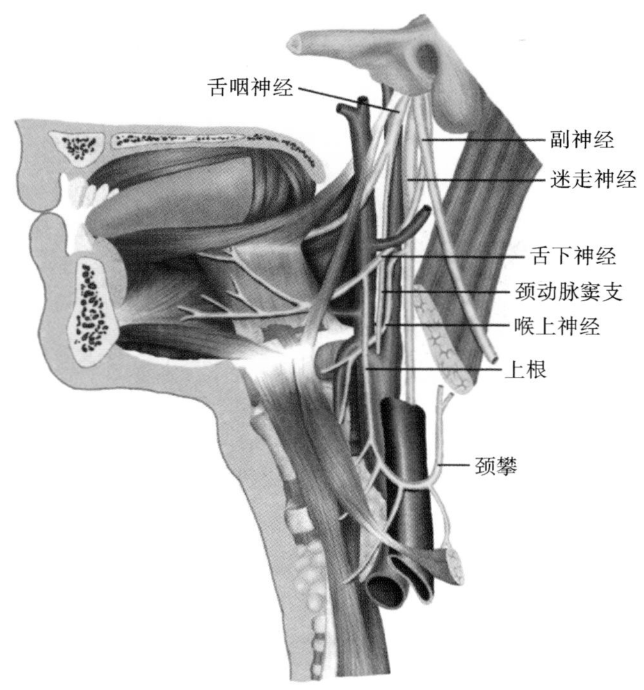

图19-19 舌咽神经、迷走神经、副神经和舌下神经

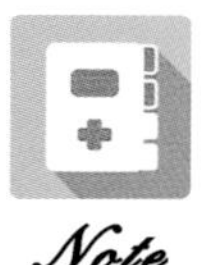

的舌咽神经下神经节，其周围突分布于舌后 1/3 的味蕾，中枢突终于孤束核上部，传导味觉；⑤一般躯体感觉纤维，胞体位于舌咽神经的上神经节内，其周围突分布于耳后皮肤，中枢突终止于三叉神经脊束核。

舌咽神经自延髓的橄榄后沟出脑，经颈静脉孔出颅，在颈内动、静脉之间下降，继而呈弓形向前，经舌骨舌肌内侧达舌根。其主要分支如下。

1. 咽支 有 3～4 支，在咽侧壁与迷走神经和交感神经交织成丛，分布于咽肌和咽黏膜。

2. 鼓室神经 发自下神经节，经颅底下面的鼓室小管入鼓室，与交感神经纤维交织成丛，分支分布于鼓室、咽鼓管和乳突小房的黏膜。该神经中含有来自下泌涎核的内脏运动(副交感)纤维，在卵圆孔下方的耳神经节内换神经元，节后纤维分布于腮腺，支配腮腺的分泌。

3. 颈动脉窦支 有 1～2 支，沿颈内动脉下降，分布于颈动脉窦和颈动脉小球，将血压和血液中二氧化碳浓度的变化信息传入脑，反射性地调节血压和呼吸。

4. 舌支 为舌咽神经的终支，分数支分布于舌后 1/3 黏膜和味蕾。

(十) 迷走神经

迷走神经(vagus nerve)为混合性脑神经(图 19-20)，是体内行程最长、分布最广的脑神经，含 4 种纤维成分：①一般内脏运动纤维，属于副交感神经节前纤维，来自延髓的迷走神经背核，于颈、胸、腹部的器官旁交换神经元，分布于平滑肌、心肌和腺体；②特殊内脏运动纤维，起于延髓的疑核，支配咽喉部肌；③一般内脏感觉纤维，神经元的胞体位于颈静脉下方的迷走神经下神经节内，中枢突终止于孤束核，周围突随迷走神经分布于颈部和胸、腹腔内的脏器，传导一般内脏感觉的冲动；④一般躯体感觉纤维，胞体

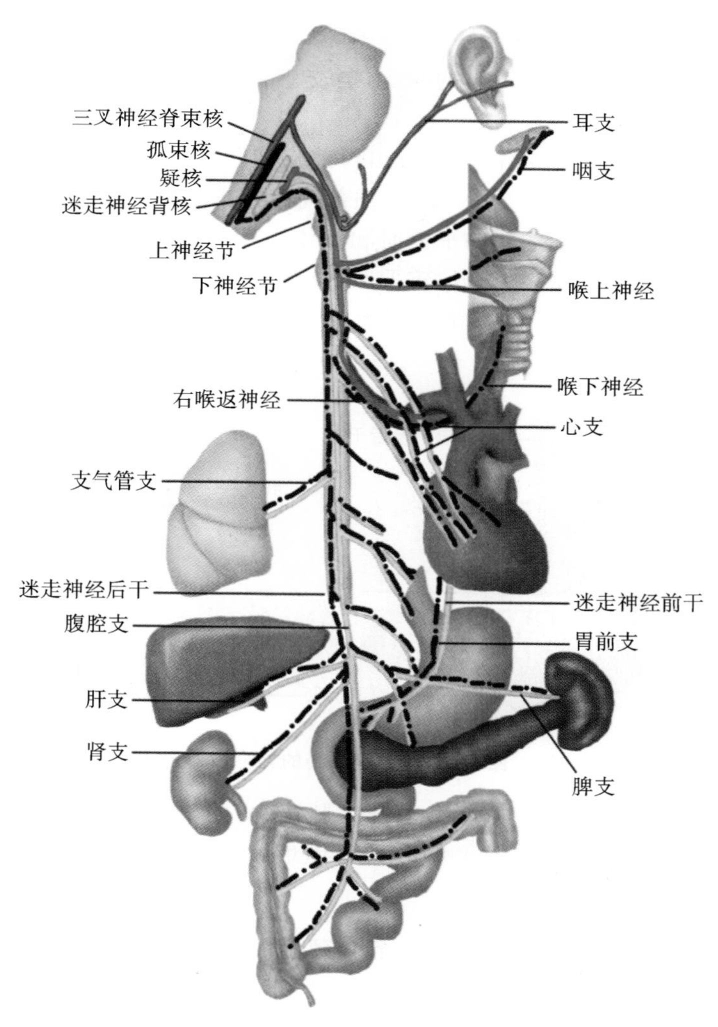

图 19-20 迷走神经

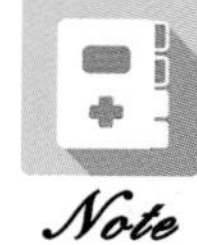

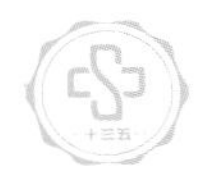

位于迷走神经的上神经节内，中枢突入脑后止于三叉神经脊束核，周围突分布于硬脑膜、耳廓后方皮肤及外耳道的皮肤，迷走神经自延髓的橄榄后沟出脑，经颈静脉孔出颅，在颈内静脉与颈内动脉、颈总动脉之间的后方下行，经胸廓上口入胸腔。在胸腔内，左、右迷走神经的行程有所不同：左迷走神经在主动脉前方，再经左肺根后方，沿食管左侧下行至食管前面，形成食管前丛，此丛在食管下段汇集成迷走神经前干；右迷走神经越过右锁骨下动脉前方，沿食管右侧下行，经右肺根后方转至食管后面，形成食管后丛，向下延续为迷走神经后干。前后两干经食管裂孔入腹腔。迷走神经沿途分出许多分支，其主要分支情况如下。

1. 颈部的分支

(1) 喉上神经：起于迷走神经出颅处，沿颈内动脉内侧下行，于舌骨大角处分为内、外两支。内支与喉上动脉伴行，穿甲状舌骨膜入喉，分布于声门裂以上的喉黏膜，外支支配环甲肌。

(2) 颈心支：有上、下两支，沿喉和食管两侧下行入胸腔，与交感神经的心支交织成心丛，调节心脏活动。

2. 胸部的分支

(1) 喉返神经：左、右喉返神经的起始、行程有所不同。左喉返神经在其主干跨过主动脉前方时发出，并勾绕主动脉弓下方上行，返回颈部；右喉返神经在主干经过右锁骨下动脉前方时发出，并勾绕此动脉上行，返回颈部。两侧喉返神经均在气管与食管之间的沟内上行，经甲状腺侧叶深面、环甲关节后方上行至喉内，其终支称喉下神经。其中躯体运动纤维支配除环甲肌以外的喉肌，内脏感觉纤维分布于声门裂以下的喉黏膜。喉返神经在甲状腺侧叶深面上行时，与甲状腺下动脉相互交叉。在行甲状腺手术结扎甲状腺下动脉时，注意勿损伤喉返神经。

(2) 支气管支：是迷走神经在胸部发出的小支，与交感神经的分支交织成肺丛，分布于气管、支气管、肺。

3. 腹部的分支 迷走神经入腹腔后，前干分出胃前支和肝支。胃前支沿胃小弯向右下走行，沿途分支分布于胃前壁，终支以“鸦爪形”分支分布于幽门部前壁(图 19-21)；肝支向右行于小网膜内，参与肝丛，随肝固有动脉的分支分布于肝和胆囊的平滑肌和腺体。后干发出胃后支和腹腔支。胃后支沿胃小弯深部走行，沿途分支分布于胃后壁，终支以“鸦爪形”分支分布于幽门部后壁；腹腔支向右行，与交感神经交织成腹腔丛，随腹腔干和肠系膜上动脉分布于肝、胆、胰、脾、肾、肾上腺及结肠左曲以上的消化管等。

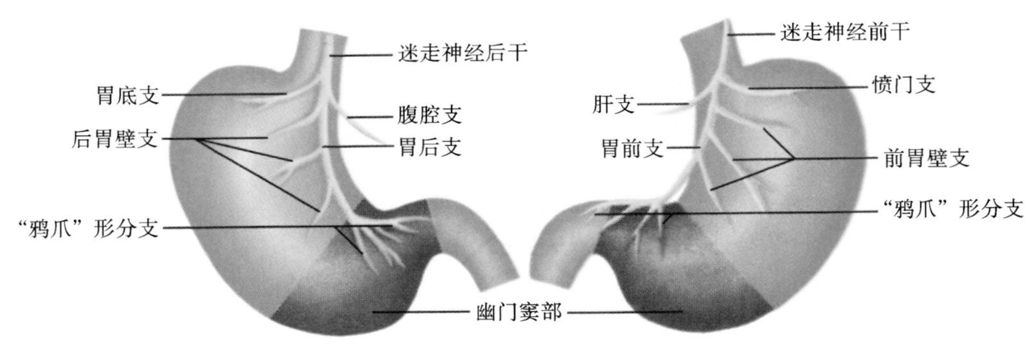

图 19-21　迷走神经的胃分布

迷走神经主干损伤可导致内脏活动障碍，表现为脉速、心悸、恶心、呕吐、呼吸深慢和窒息等症状。由于咽喉感觉障碍和肌肉瘫痪，可出现声音嘶哑、语言困难等。

(十一) 副神经

副神经(accessory nerve)为运动性脑神经。起自延髓的疑核和脊髓上颈段的副神经核，在延髓橄榄后沟的迷走神经下方出脑，经颈静脉孔出颅，行向后下至胸锁乳突肌和斜方肌，支配此二肌(图 19-19)。

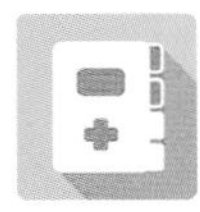

（十二）舌下神经

舌下神经（hypoglossal nerve）为运动性脑神经。起自延髓舌下神经核，在延髓锥体与橄榄之间出脑，经舌下神经管出颅，在颈内动、静脉之间呈弓形向前下走行，穿颏舌肌入舌内，支配全部舌肌（图19-19）。一侧舌下神经损伤，患侧舌肌瘫痪、萎缩，伸舌时，舌尖偏向患侧。

12 对脑神经概况详见表 19-1。

表 19-1 脑神经概况

顺序和名称	性质	连脑部位	出入颅部位	分布	损伤后表现
Ⅰ嗅神经	感觉性	端脑	筛孔	嗅区鼻黏膜	嗅觉障碍
Ⅱ视神经	感觉性	间脑	视神经管	视网膜	视觉障碍
Ⅲ动眼神经	运动性	中脑	眶上裂	上直肌、下直肌、内直肌、下斜肌和上睑提肌；内脏运动纤维：瞳孔括约肌和睫状肌	眼睑下垂、眼朝外下斜视、瞳孔开大、对光反射消失
Ⅳ滑车神经	运动性	中脑	眶上裂	上斜肌	眼不能外下斜视
Ⅴ三叉神经	混合性	脑桥	眶上裂 圆孔 卵圆孔	1. 面部皮肤 2. 口鼻腔黏膜、上下颌牙和牙龈 3. 咀嚼肌	头面部感觉障碍等
Ⅵ展神经	运动性	脑桥	眶上裂	外直肌	眼向内斜视
Ⅶ面神经	混合性	脑桥	内耳门 茎乳孔	1. 面肌 2. 泪腺、下颌下腺和舌下腺 3. 舌前 2/3 味蕾	1. 额纹消失、眼不能闭合、口角歪向健侧、鼻唇沟变浅 2. 泪腺、下颌下腺和舌下腺分泌障碍 3. 舌前 2/3 味觉障碍
Ⅷ前庭蜗神经	感觉性	脑桥	内耳门	内耳平衡觉感受器和螺旋器	平衡失调、眩晕和听觉障碍
Ⅸ舌咽神经	混合性	延髓	颈静脉孔	1. 舌后 1/3 黏膜和味蕾、颈动脉窦和颈动脉小球 2. 咽肌 3. 腮腺	舌后 1/3 味觉和一般感觉障碍，咽反射消失
Ⅹ迷走神经	混合性	延髓	颈静脉孔	1. 颈、胸、腹内脏平滑肌，心肌和腺体 2. 颈、胸、腹脏器黏膜 3. 咽喉肌	心率加快、内脏活动障碍；声音嘶哑、呛咳、吞咽障碍
Ⅺ副神经	运动性	延髓	颈静脉孔	胸锁乳突肌和斜方肌	肩下垂、提肩无力、面不能转向对侧
Ⅻ舌下神经	运动性	延髓	舌下神经管	舌肌	舌肌瘫痪，伸舌时舌尖偏向患侧

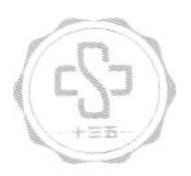

第三节　内脏神经系统

内脏神经系统(visceral nervous system)是神经系统的一个组成部分,按照分布部位的不同,可分为中枢部和周围部。周围部主要分布于内脏、心血管和腺体。按其纤维性质,可分为内脏运动神经和内脏感觉神经两部分。内脏运动神经支配平滑肌、心肌的运动和腺体的分泌,因其不受人的意志控制,故称**自主神经系统**(autonomic nervous system)或**植物神经系统**(vegetative nervous system);内脏感觉神经分布于内脏、心血管等处的内感受器,将感受到的刺激传入中枢,通过反射调节内脏、心血管的活动。

一、内脏运动神经

内脏运动神经(visceral motor nerve)(图 19-22)和躯体运动神经一样,都受大脑皮质和皮质下各级中枢的控制和调节。两者在功能上互相依存、互相协调,但两者在结构和分布等方面,存在较大的差异,现简述如下:①支配的器官不同:躯体运动神经支配骨骼肌,受意识控制,而内脏运动神经支配平滑肌、心肌和腺体,一般不受意识控制。②神经元的数目不同:躯体运动神经自低级中枢发出后直达骨骼肌,而内脏运动神经自低级中枢发出后,需在内脏神经节内交换神经元,其节后纤维再到达所支配的器官。③分布的形式不同:躯体运动神经多以神经干的形式分布,而内脏运动神经的节后纤维常攀附在脏器或血管的表面形成神经丛,由丛再发出分支到所支配的器官。④纤维成分不同:躯体运动神经只有一种纤维成分,而内脏运动神经则有交感神经和副交感神经两种纤维成分。

1. 交感神经　**交感神经**(sympathetic nerve)分中枢部和周围部两部分(图 19-23)。

中枢部交感神经的低级中枢位于脊髓 $T_1 \sim L_3$ 节段灰质侧角内。侧角内的交感神经细胞发出的轴突为节前纤维;周围部交感神经包括交感神经节以及由节发出的分支和交感神经丛等。

(1) 椎旁神经节:为交感神经节后神经元的胞体所在处。根据其位置不同分为椎旁节和椎前节。①椎旁神经节位于脊柱两旁,借节间支连成左、右两条交感干,故椎旁节又称交感干神经节。交感干上至颅底,下至尾骨,于尾骨前面两干合并。交感干全长可分为颈、胸、腰、骶、尾 5 部。每侧有 19～24 个交感干神经节:颈部有 3 个,分别称颈上、中、下神经节;胸部有 10～12 个,第 1 胸节常与颈下神经节合并,称颈胸神经节或星状神经节;腰部有 4～5 个;骶部有2～3 个;尾部两侧常合并为 1 个单节(奇神经节)。②椎前节位于脊柱前方,腹主动脉脏支的根部。主要有:腹腔神经节,位于腹腔干根部两旁;主动脉肾神经节,位于肾动脉根部;肠系膜上神经节和肠系膜下神经节,分别位于肠系膜上、下动脉的根部。

(2) 交通支:交感干神经节借交通支与相应的脊神经相连。交通支分为白交通支和灰交通支(图 19-24)。白交通支是脊髓侧角细胞发出的具有髓鞘的节前纤维,离开脊神经后,进入交感干神经节,只存在于胸神经和上 3 对腰神经与交感干神经节之间;灰交通支是指由交感干神经节细胞发出的节后纤维,又返回 31 对脊神经中,因无髓鞘,色泽灰暗,故称灰交通支。

(3) 交感神经节前纤维和节后纤维的去向:交感神经的节前纤维和节后纤维各有 3 种去向。

由脊髓侧角细胞发出的节前纤维,经脊神经前根、脊神经、白交通支进入交感干内有 3 种去向:①终止于相应的椎旁神经节,并交换神经元;②在交感干内上行或下降后,终止于上方或下方的椎旁神经节;③穿过椎旁神经节后,至椎前神经节换元。

由交感神经节发出的节后纤维也有 3 种去向:①经灰交通支返回脊神经,随脊神经分布至头颈部、躯干和四肢的血管、汗腺和立毛肌等;②攀附于动脉表面形成神经丛,并随动脉的分支分布于所支配的器官;③由交感神经节发出分支直接到所支配的器官。

(4) 交感神经的分布概况:①由脊髓上胸段($T_1 \sim T_6$)侧角细胞发出的节前纤维,在交感干内上行至颈部的交感干神经节换元。其节后纤维分布如下:经灰交通支返回 8 对颈神经,分布于头颈和上肢的血管、汗腺、立毛肌等;直接攀附于邻近的动脉,形成神经丛,伴随动脉的分支至头颈部的腺体(如泪腺、唾

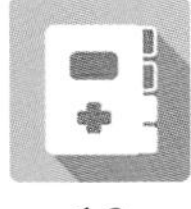

Note

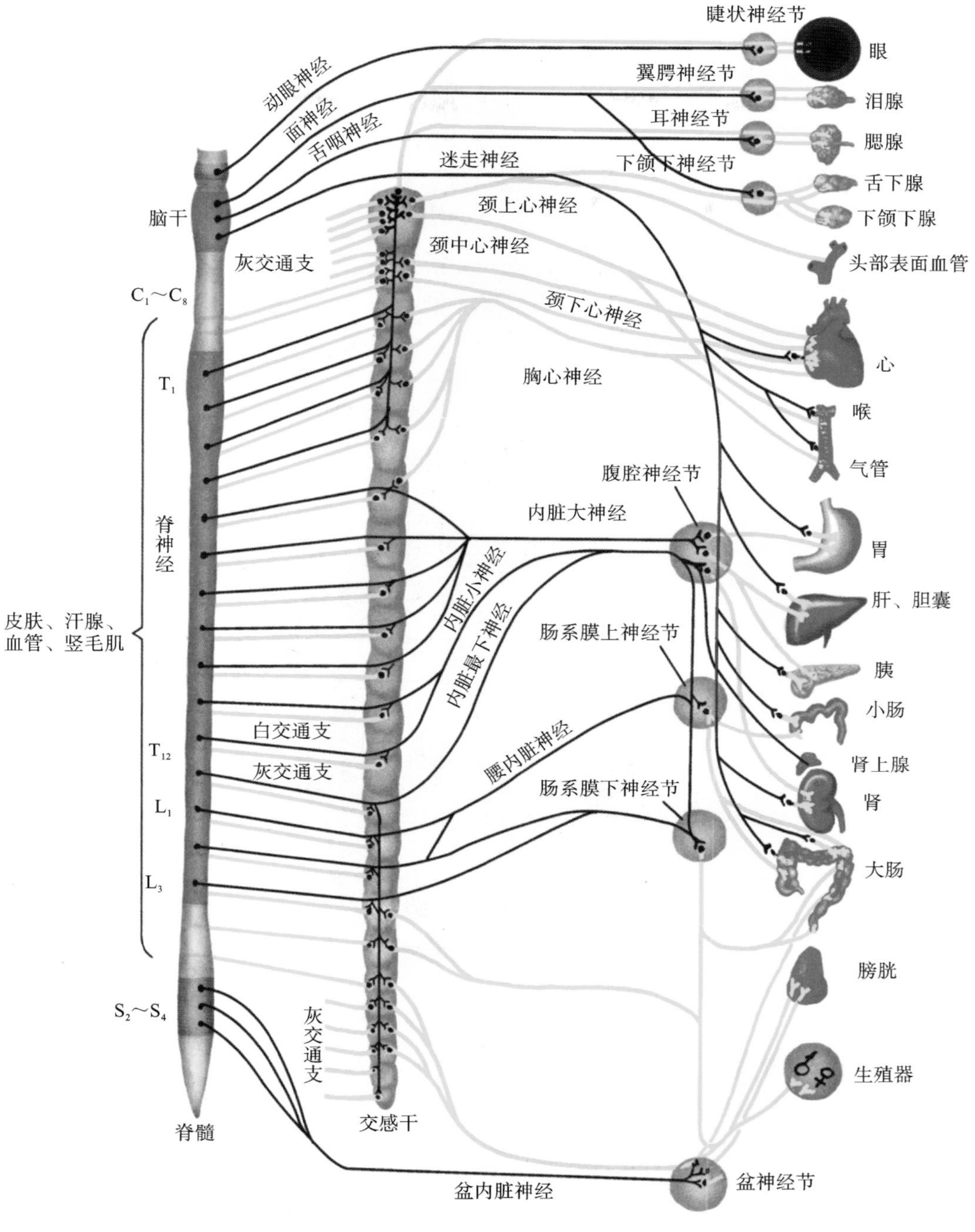

图 19-22　内脏运动神经概况

液腺和甲状腺等）、立毛肌、血管和瞳孔开大肌等；颈上、中、下交感干神经节各发出颈心神经，下行入胸腔，加入心丛。②来自胸髓第 6～12 节段侧角细胞发出的节前纤维，穿过相应的椎旁神经节，组成内脏大神经和内脏小神经，穿过膈脚入腹腔，其中内脏大神经终止于腹腔神经节，内脏小神经终止于主动脉肾神经节或肠系膜上神经节。由腹腔神经节和主动脉肾神经节等发出的节后纤维，与迷走神经交织成腹腔丛，它们缠绕腹腔干、肠系膜上动脉和肾动脉的分支，分布于肝、胆、胰、脾、肾、肾上腺和结肠左曲以上的消化管。③由腰髓第 1～3 节段侧角细胞发出的节前纤维，在肠系膜下神经节或腰骶部的椎旁神经节换元，节后纤维分布于结肠左曲以下的消化管、盆腔脏器和下肢的血管、汗腺及立毛肌。

2. 副交感神经　副交感神经（parasympathetic nerve）也分为中枢部和周围部。

中枢部副交感神经的低级中枢位于脑干内的副交感神经核和骶髓第 2～4 节段内的骶副交感核；周围部副交感神经包括副交感神经节及其节前纤维和节后纤维（图 19-25）。副交感神经节一般位于器官

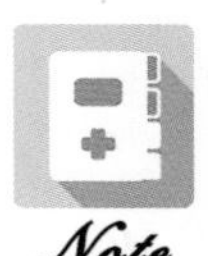

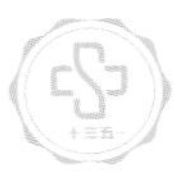

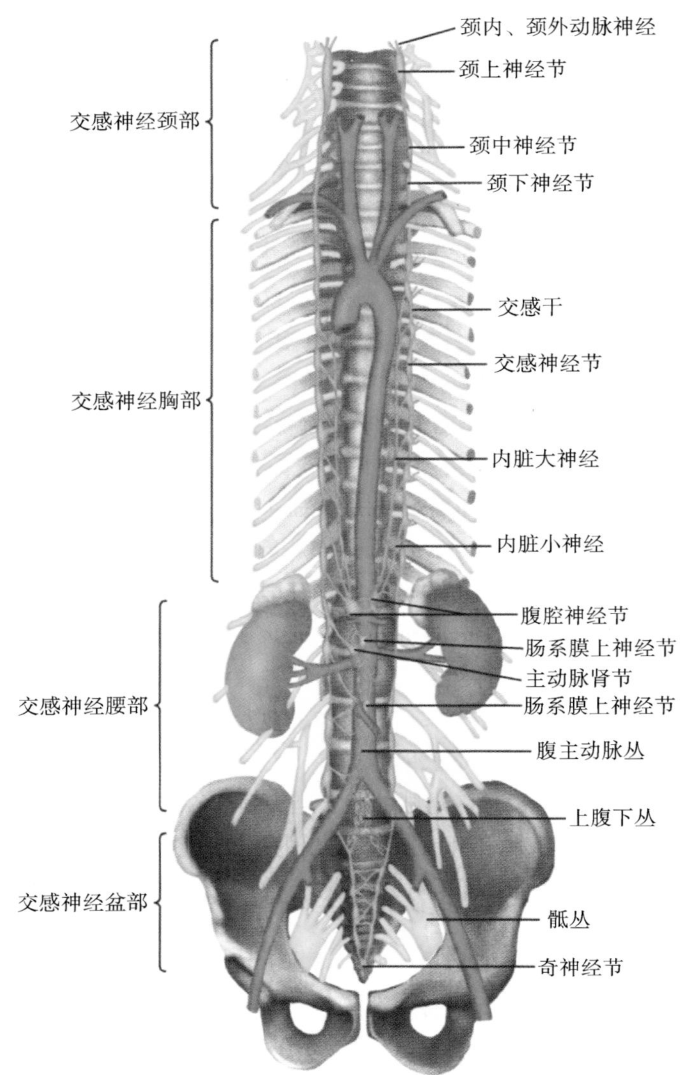

图 19-23　交感干和交感神经节

的附近或器官的壁内，故称器官旁节或壁内节，一般均较小，但颅部的器官旁节较大，肉眼可见，如睫状神经节、翼腭神经节、下颌下神经节和耳神经节等。

（1）颅部副交感神经：①随动眼神经走行的副交感神经节前纤维，由动眼神经副核发出，入眶后，在睫状神经节内换元，节后纤维分布于瞳孔括约肌和睫状肌；②随面神经走行的副交感神经节前纤维，由上泌涎核发出，一部分纤维在翼腭神经节内换元，节后纤维分布于泪腺和鼻腔黏膜腺；一部分纤维经鼓索加入舌神经，再到下颌下神经节换元，节后纤维分布于下颌下腺和舌下腺。③随舌咽神经走行的副交感神经节前纤维，由下泌涎核发出，在卵圆孔下方的耳神经节换元，节后纤维分布于腮腺；④随迷走神经走行的副交感神经节前纤维，由迷走神经背核发出，随迷走神经主干走行，到胸、腹腔脏器的器官旁节或壁内节换元，节后纤维分布于胸、腹腔脏器（结肠左曲以下的消化管和盆腔脏器除外）。

（2）骶部副交感神经：由骶髓第 2～4 节段内的骶副交感核发出的节前纤维，随骶神经前支出骶前孔，然后离开骶神经前支，组成盆部内脏神经（图 19-26），加入盆丛，随盆丛分支到降结肠、乙状结肠和盆腔脏器，在其器官旁节或壁内节换元，其节后纤维支配这些器官的平滑肌和腺体。

3. 内脏神经丛　交感神经、副交感神经和内脏感觉神经在到达所支配脏器的行程中，常互相交织在一起，共同组成内脏神经丛，再由丛分支到所支配的器官，如心丛、肺丛、腹腔丛和腹主动脉丛等。

4. 交感神经与副交感神经的区别

（1）低级中枢部位不同：交感神经的低级中枢位于脊髓的胸节和腰髓第 1～3 节段的侧角；副交感

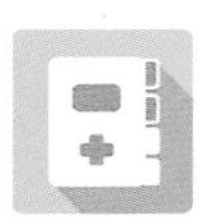

Note

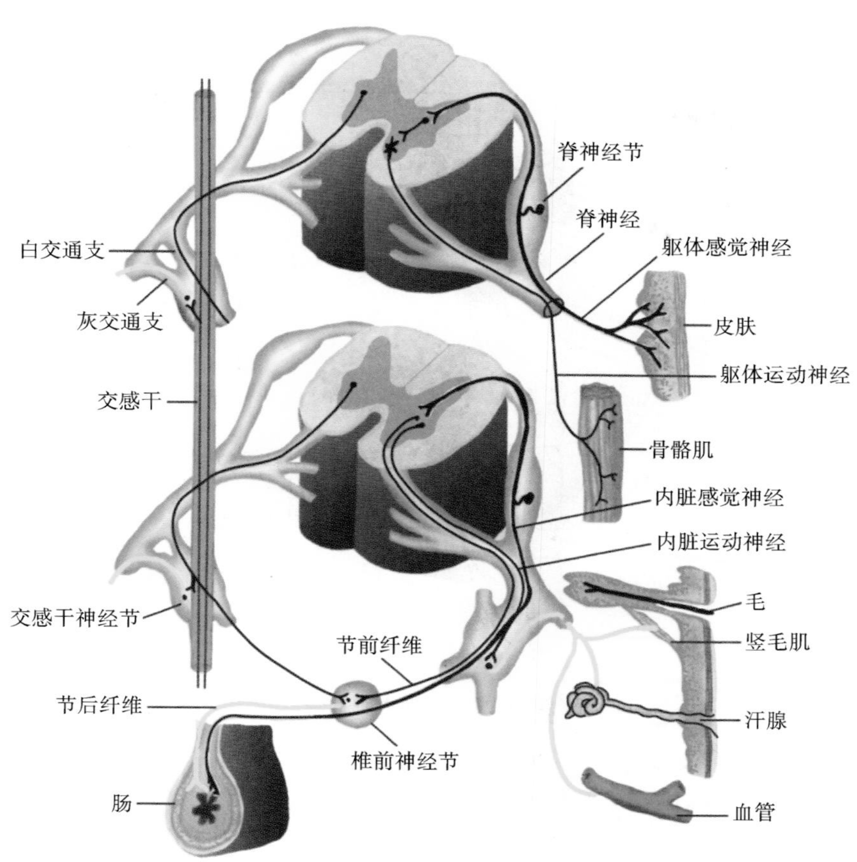

图 19-24　交感神经走行模式图

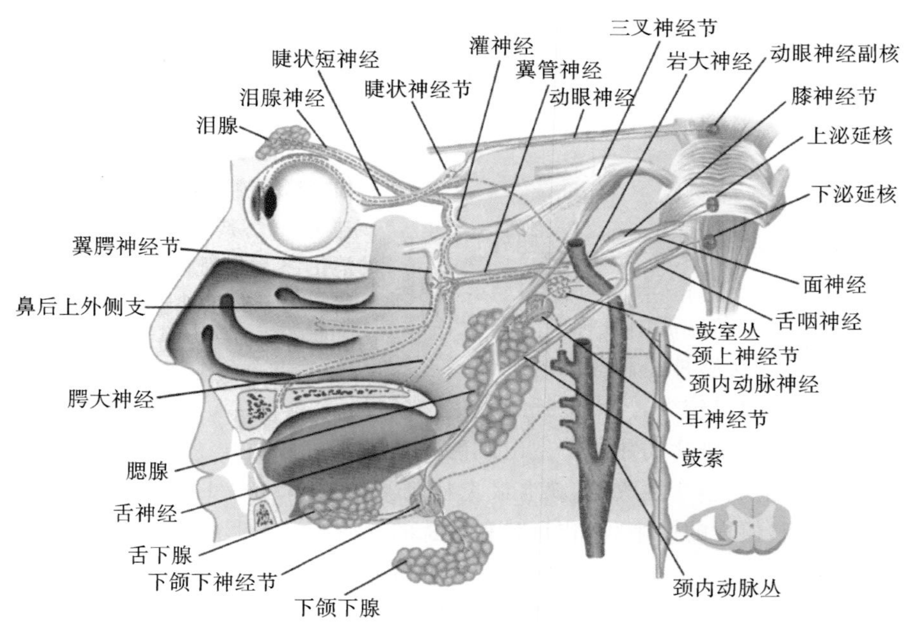

图 19-25　头部内脏神经分布模式图

神经的低级中枢位于脑干内的内脏运动核和骶髓第 2～4 节段内的骶副交感核。

（2）周围神经节的位置不同：交感神经节位于脊柱两旁和脊柱的前方，分别称椎旁神经节和椎前神经节；副交感神经节位于所支配器官的附近或壁内，分别称器官旁节和壁内节。

（3）节前纤维和节后纤维的长度不同：交感神经的节前纤维短而节后纤维长，副交感神经则相反。

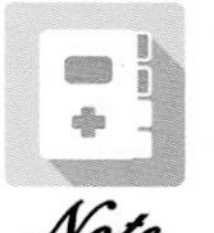

Note

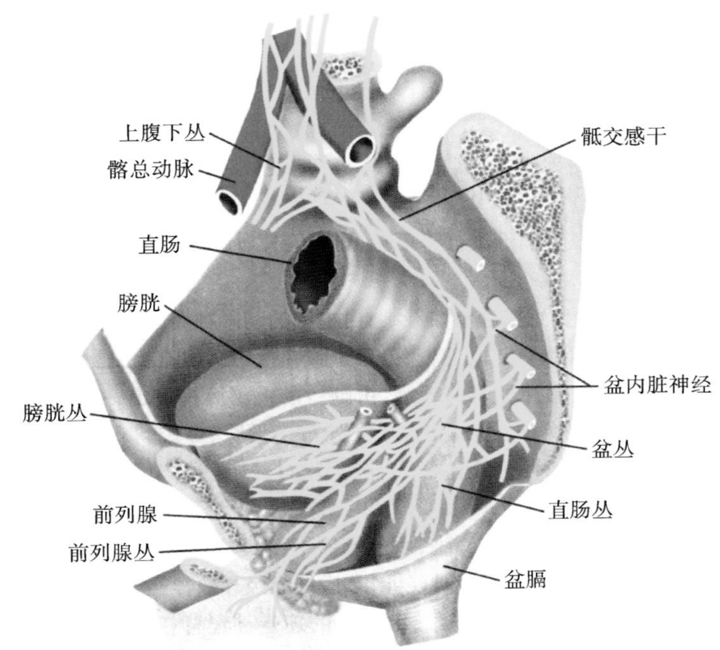

图 19-26　盆部内脏神经

(4) 分布范围不同：全身皮肤的血管、汗腺、立毛肌和肾上腺髓质只有交感神经而无副交感神经支配。因此，交感神经分布广泛，副交感神经分布比较局限。

(5) 对同一器官所起的作用不同：交感神经与副交感神经对同一器官的作用既互相拮抗又互相统一。例如：当机体运动时，交感神经兴奋性增强，副交感神经兴奋性减弱，这时可出现心跳加快、血压升高、支气管扩张、瞳孔散大、消化活动受抑制等现象；而当机体处于安静或睡眠状态时，副交感神经兴奋性增强，交感神经相对抑制，因而出现心跳减慢、血压下降、支气管收缩、瞳孔缩小、消化活动增强等现象。可见在交感神经和副交感神经互相拮抗、互相统一的协调作用下，才能维持机体内环境的动态平衡，使机体更好地适应内外环境的变化。

二、内脏感觉神经

内脏器官除有交感神经和副交感神经支配外，还有内脏感觉神经分布，将来自内脏和心血管的各种刺激，转化为神经冲动并传入中枢。内脏感觉神经元的胞体位于脊神经节或脑神经节内，其周围突随舌咽神经、迷走神经、交感神经和盆部内脏神经分布于各器官；中枢突一部分随舌咽神经和迷走神经终止于脑干的孤束核，一部分随交感神经和盆部内脏神经进入脊髓，终止于脊髓后角。

内脏感觉神经因纤维数目较少，且以细纤维为主，故痛阈较高，正常的内脏活动或一般强度的刺激，不引起主观感觉，较强烈的内脏活动才可产生内脏感觉。内脏一般对切割、冷热或烧灼等刺激不敏感，而对空腔器官的扩张、平滑肌痉挛性收缩、缺血或炎症刺激较敏感。如外科手术的挤压、切割或烧灼内脏时，患者并不感觉疼痛，但胃的饥饿收缩、直肠和膀胱的充盈则可引起感觉。

内脏感觉定位不准确，呈弥散性。这是由于一个脏器的感觉纤维需经多个节段的脊神经传入中枢，而一对脊神经中又包含有多个脏器的感觉纤维的缘故。

三、牵涉性痛

当某些内脏器官发生病变时，往往引起一定皮肤区域的疼痛或感觉过敏，这种现象称**牵涉性痛**(referred pain)(图 19-27)。例如：心肌缺血引起心绞痛时，常在胸前区或左臂内侧面感到疼痛；肝胆有病变时，常引起右肩部酸痛等。牵涉性痛产生的机制目前尚不十分清楚。了解各器官病变时牵涉性痛发生的部位，对某些内脏疾病的诊断有一定的帮助。

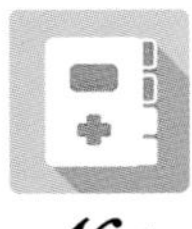

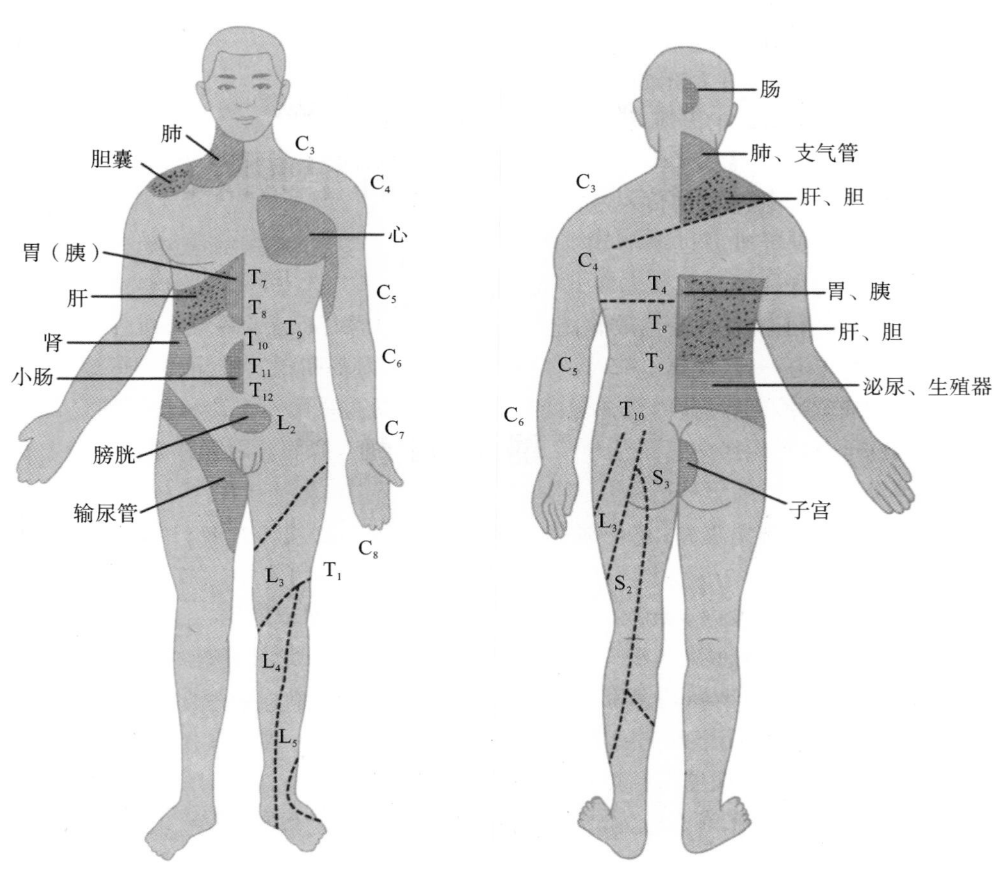

图 19-27　牵涉性痛的示意图

（刘娟　杨荫）

直通护考在线答题

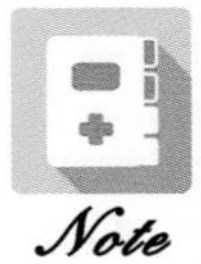

第二十章　人体胚胎早期发育

能力目标

1. **掌握**：人体胚胎学的研究内容；受精部位及其意义；植入部位及其过程；三胚层分化；胎膜与胎盘的结构和功能。

2. **熟悉**：二胚层和三胚层的形成过程。

3. **了解**：双胎、多胎和联胎。

案例20-1

患者，女性，28岁。已婚，原月经周期30天，现已停经40天。今晨6时许，下腹部阵发性不适，头晕伴肛门坠胀感，无恶心、呕吐。查体：阴道内少量血液，后穹窿饱满，宫颈举痛，稍大。右侧附件触诊不满意，左侧附件阴性。经穿刺抽出大量血液。B超检查提示：右侧宫外孕伴破裂，后穹窿中量积液。临床诊断：输卵管妊娠破裂。

具体任务：

请用所学知识解释为什么出现输卵管妊娠破裂，并穿刺抽出大量血液。

人体胚胎学是研究从受精卵发育成新生个体的过程及其机制的科学，包括生殖细胞形成、受精、胚胎发育、胚胎与母体的关系、先天畸形等。

人胚胎在母亲子宫中的发育经历38周左右（约266天），通常分为两个时期：①**胚期**：从受精开始到第8周末，包括受精卵的形成、卵裂、植入、三胚层的形成及分化等，各器官、系统和外形发育初具雏形。②**胎期**：从第9周直至出生，胎儿逐渐长大，各器官、系统继续发育成形，出现不同程度的功能活动。

第一节　生殖细胞的成熟

一、精子的成熟

自青春期开始，男性睾丸内的精原细胞在垂体促性腺激素的作用下，经过两次减数分裂形成四个精子。精子为单倍体，其中两个精子的核型是23，X，另外两个精子的核型是23，Y（图20-1）。精子形成后进入附睾，在附睾内停留8～17天，经历一系列成熟变化并获得运动能力，但还没有受精的能力，这是因为精子头部覆盖了一层糖蛋白，这些糖蛋白可抑制精子释放顶体酶。当精子通过子宫和输卵管时，这些糖蛋白被去除，从而使精子获得了使卵子受精的能力，此现象称为**获能**。在女性的生殖管道内，精子能存活1～3天，但受精能力一般只能维持1天。

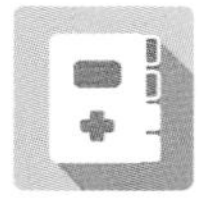

二、卵子的成熟

胎儿出生前，卵巢内的卵原细胞已分化为初级卵母细胞，并停留在第一次减数分裂的前期。青春期开始，在垂体卵泡刺激素的作用下，卵巢内的卵泡开始发育并完成排卵。排卵后进入输卵管壶腹部的次级卵母细胞处于第二次减数分裂的中期，当精子进入卵子后，次级卵母细胞才完成第二次减数分裂，形成一个卵子，核型为 23，X，还有一个第二极体（图 20-1）。若未受精，则在排卵后 12～24 h 退化。

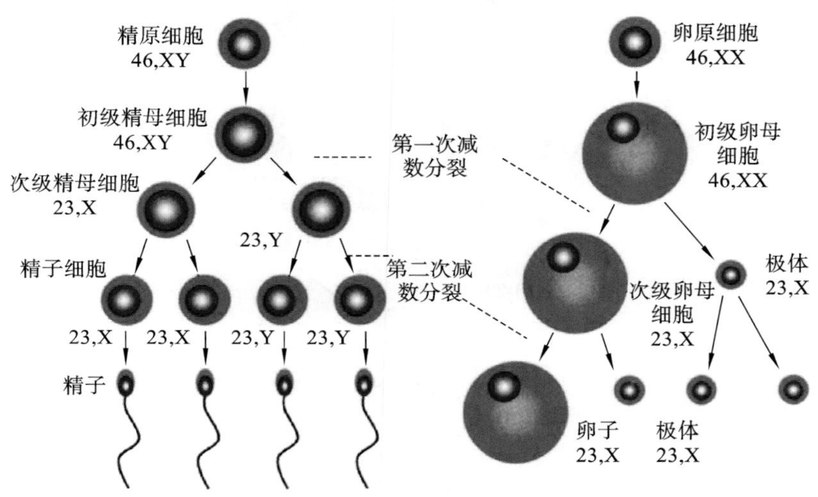

图 20-1 精子和卵子形成示意图

第二节 受精、卵裂以及胚泡的形成

一、受精

受精（fertilization）是指精子与卵子结合形成受精卵的过程。受精发生的部位一般在输卵管壶腹部。

（一）受精条件

（1）足量和发育正常的获能精子：正常成年男性每次射精 3～5 mL。精液中精子数每毫升不少于 500 万个，其中异常精子不多于 20%，否则均可造成不育。

（2）与发育正常的卵子在适当的时间相遇：精子在女性生殖管道内受精能力只可维持 1 天，卵子在输卵管内存活时间也约为 1 天，因此精子进入女性体内 24 h 内完成受精。

（3）生殖管道必须通畅。

（4）生殖管道具有适宜的内环境。

（二）受精过程

首先获能的精子发生**顶体反应**，即大量的精子接触到卵子时，便开始释放顶体酶，溶解卵子周围的放射冠和透明带，透明带出现小孔；接着精子穿过小孔，头部的细胞膜与卵子的细胞膜发生融合；最后精子将自身的细胞核和细胞质释放到卵子内。精子进入卵子后，卵子迅速完成第二次减数分裂。此时，精子和卵子的细胞核分别称**雄原核**与**雌原核**。两个原核靠近，核膜消失，染色体融合，形成二倍体的受精卵，又称为**合子**，受精过程结束。精卵结合后，卵子外层的透明带结构发生变化，使得其他精子无法穿越透明带，保证了正常的单精受精，这一过程称为**透明带反应**（图 20-2）。

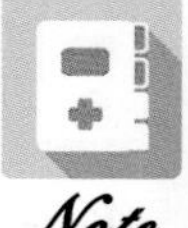
Note

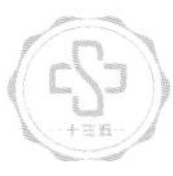

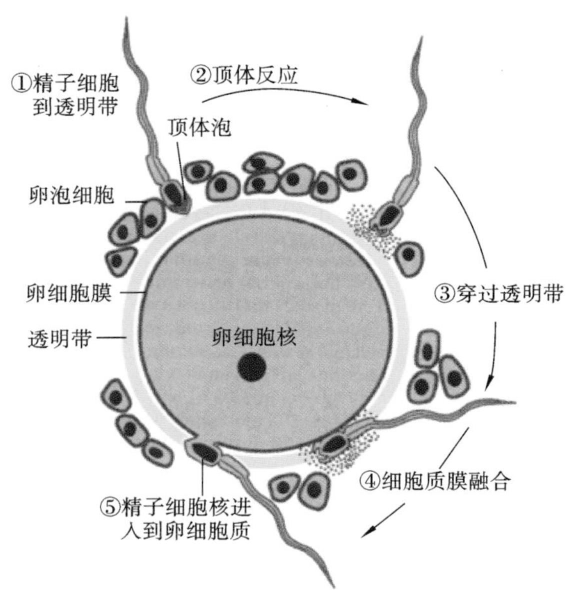

图 20-2　受精过程示意图

（三）受精意义

（1）标志着新生命的开始。

（2）恢复细胞二倍体核型，从而保持了染色体数目的相对恒定，并使受精卵既保持了双亲的遗传特点，又具有与双亲不完全相同的性状。

（3）决定了新个体的遗传性别。

二、卵裂和胚泡的形成

卵裂（cleavage）是指受精卵进行细胞分裂的过程，卵裂产生的子细胞称为**卵裂球**。卵裂的同时，也逐渐向子宫方向移动。在受精的第 3 天，受精卵形成一个 12～16 个卵裂球组成的实心胚，外观如同桑葚，称**桑葚胚**（图 20-3），此时所在位置已达到子宫腔（图 20-4）。桑葚胚移动的同时继续进行细胞分裂，随着细胞数量的增多，细胞之间出现一些小的腔隙，小腔隙逐渐融合形成一个大腔，腔内充满液体。约于受精后第 4 天，形成中空的囊泡状胚，称为**胚泡**（blastocyst）。胚泡中心的腔，称为**胚泡腔**。位于胚泡腔一侧的一群细胞，称为**内细胞群**（inner cell mass）。胚泡壁为单层细胞，称为**滋养层**（图 20-5）。

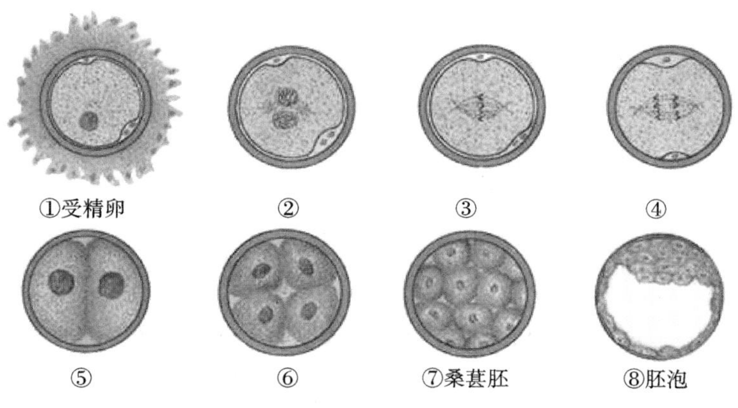

图 20-3　卵裂和胚泡形成示意图

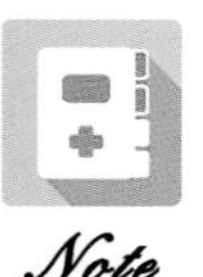

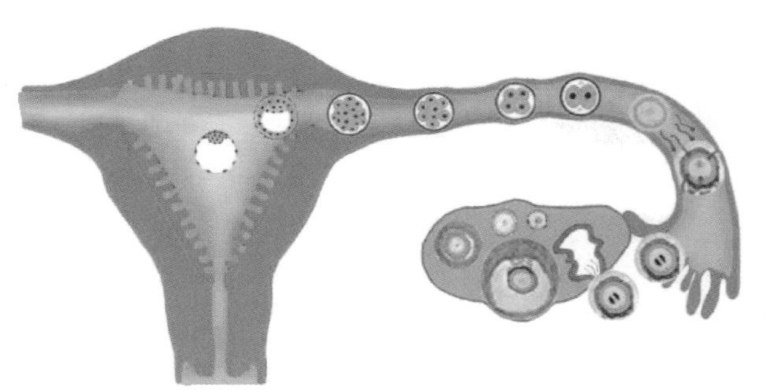
图 20-4 排卵、受精、卵裂过程示意图

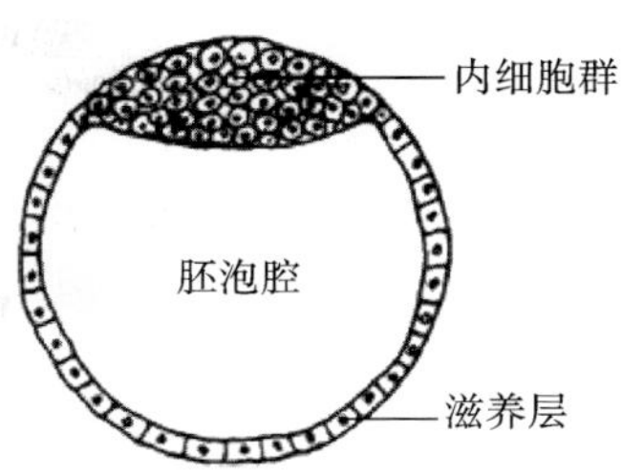

图 20-5 胚泡示意图

第三节 植入与蜕膜

一、植入

随着胚泡不断增大，其外层的透明带逐渐溶解直至消失。胚泡与子宫内膜接触，并埋入子宫内膜的过程，称为**植入**(implantation)或者**着床**(imbed)。

(一) 植入时间与过程

受精后第 5～6 天开始，胚泡的滋养层首先与子宫内膜接触，并分泌蛋白水解酶将子宫内膜溶解形成一个小缺口，胚泡陷入缺口，逐渐被包埋其中，第 11～12 天缺口修复完成，植入完成(图 20-6)。

植入过程中，滋养层细胞增生分化为内、外两层：外层细胞相互融合，界限不清，有溶蚀子宫内膜的能力，称**合体滋养层**；内层细胞界限清楚，呈立方状，排列整齐，称**细胞滋养层**，有分裂增生能力，不断产生新的细胞补充、加入合体滋养层。植入时，子宫内膜正处于分泌期，此时子宫内膜肥厚、松软，血液供应丰富，滋养层的细胞可以从子宫内膜吸收营养物质，供胚胎生长发育。

(二) 植入部位

胚泡植入部位通常在子宫底或子宫体上部的内膜内。若植入在子宫颈附近，则形成**前置胎盘**，易造成胎盘早期剥离而大出血。若植入子宫以外的部位，则称为**异位妊娠**或者**宫外孕**(图 20-7)，其中最易发生的宫外孕是在输卵管，若胚胎发育较大时，易导致此处血管破裂而大出血。

(三) 植入条件

(1) 雌激素和孕激素的协同调节，子宫内膜必须处于分泌期。
(2) 胚泡发育良好并适时达到子宫腔。
(3) 透明带必须准时溶解消失。
(4) 子宫内环境保持良好，有炎症或有避孕环，均可阻碍胚泡植入。

知识拓展

宫 外 孕

受精卵在子宫腔外着床发育的异常妊娠过程，称“宫外孕”，以输卵管妊娠最为常见。宫外孕常由于输卵管管腔或周围的炎症，引起管腔不通畅，阻碍受精卵运行，使之在输卵管内停留、着床、发育，导致输卵管妊娠流产或破裂。在流产或破裂前往往无明显症状，也可有停经、腹痛、少量阴道出血。破裂后表现为急性剧烈腹痛，阴道出血，以至休克。检查常有腹腔内出血体征，超声检查可助诊。治疗以手术为主，切除病侧输卵管。若为保留生育功能，也可切开输卵管取出孕卵。

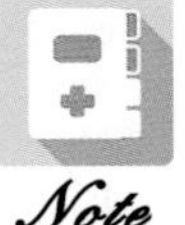

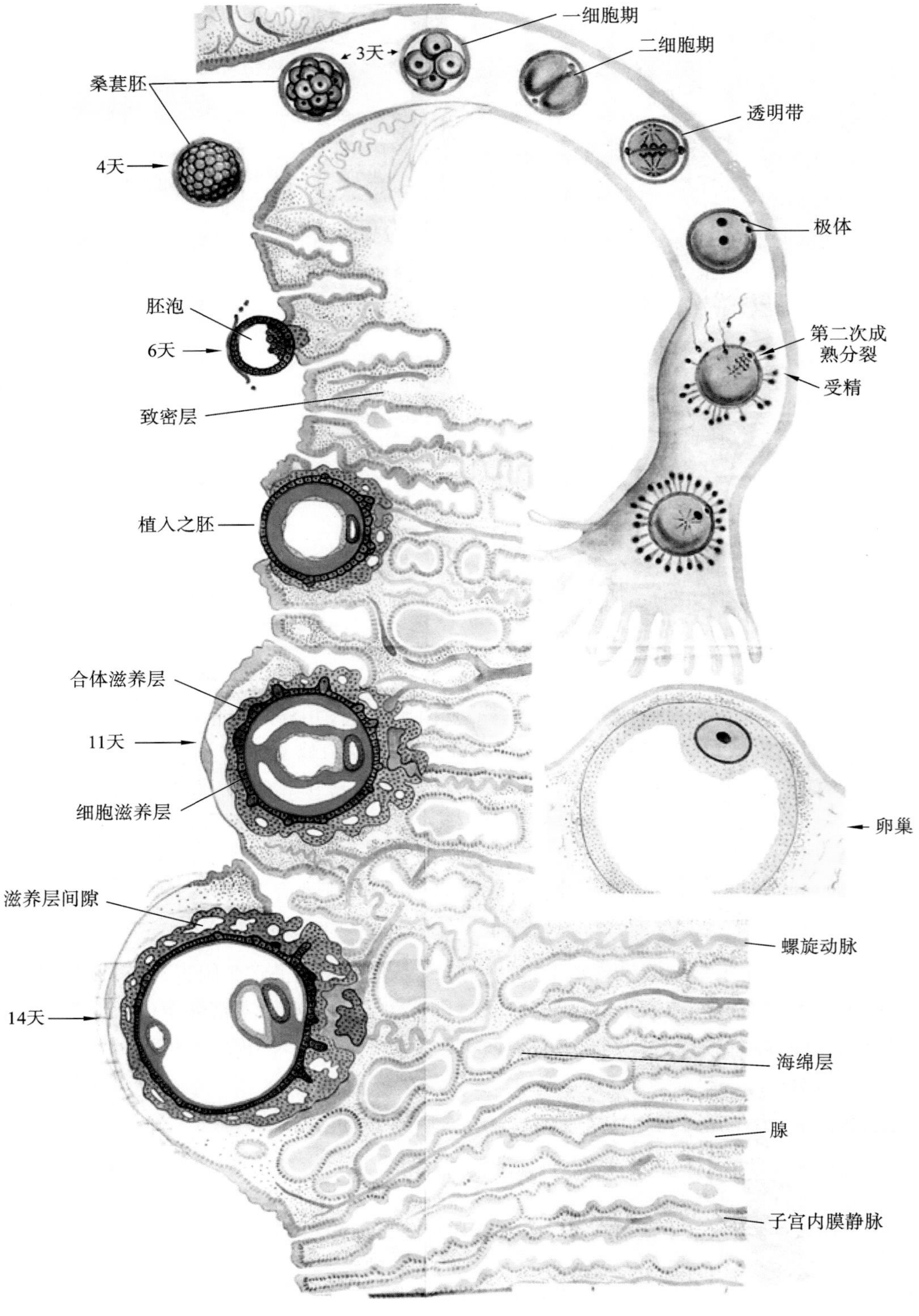

图 20-6　排卵、受精、卵裂和植入过程示意图

二、蜕膜

胚泡植入后子宫内膜进一步增厚，血液供应更加丰富，腺体分泌更加旺盛，基质细胞变得更加肥大，胞质中富含糖原和脂滴，子宫内膜这一系列的变化称为**蜕膜反应**。此时的子宫内膜改称为**蜕膜**（图 20-8）。

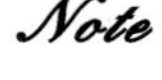

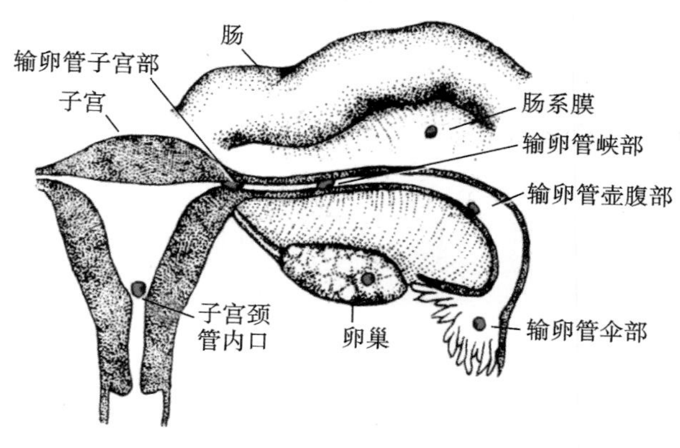

图 20-7 异常部位植入

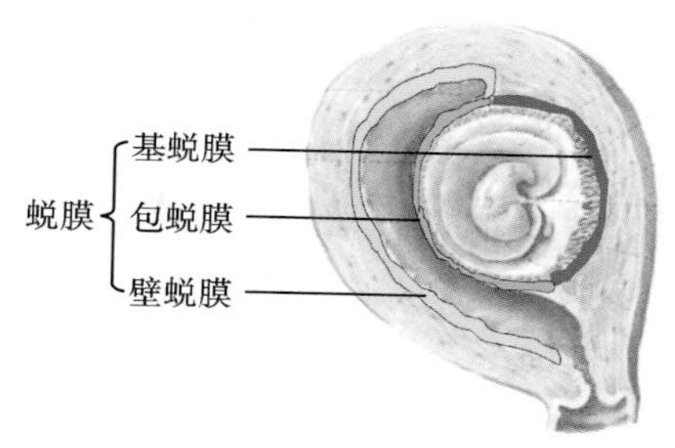

图 20-8 蜕膜示意图

第四节 胚层的形成和分化

一、二胚层胚盘及其结构的形成

胚泡发育的第 2 周，在植入子宫内膜的同时，内细胞群的细胞增殖分化成两层，靠近滋养层的一层柱状细胞称为**上胚层**，朝向胚泡腔侧的一层立方形细胞称为**下胚层**。上、下胚层紧密相贴形成圆盘状的结构，称为**二胚层胚盘**（embryonic disc）（图 20-9）。胚盘是人体发生的原基。

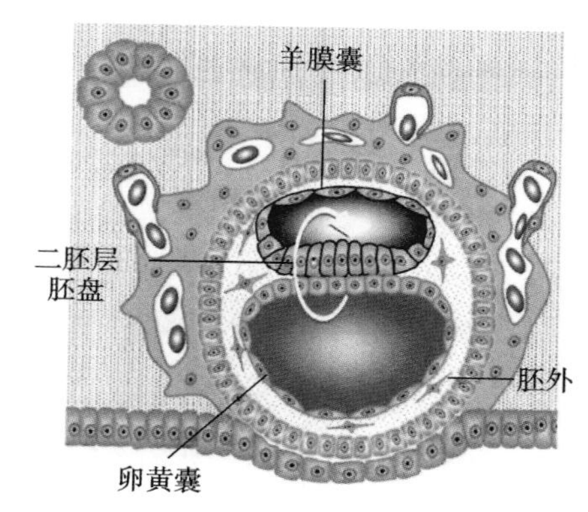

图 20-9 二胚层胚盘示意图

在二胚层胚盘形成的同时，上胚层与滋养层之间逐渐出现一个充满液体的小腔隙，称为**羊膜腔**，腔内液体为**羊水**。包绕羊膜腔的囊称为**羊膜囊**。下胚层周缘的细胞向腹侧生长延伸，形成一个由单层扁平细胞围成的囊腔，称为**卵黄囊**。下胚层为卵黄囊的顶。此时，由细胞滋养层增殖分化来的细胞填充在胚泡腔内，称**胚外中胚层**；继而胚外中胚层内出现**胚外体腔**，使胚外中胚层分别附着于细胞滋养层内面和羊膜腔、卵黄囊外面。随着胚外体腔的扩大，连接胚盘和细胞滋养层的胚外中胚层变窄变细，称**体蒂**。体蒂是脐带发育的原基。

二、三胚层胚盘及其结构的形成

第 3 周初，胚盘的上胚层继续增生，在胚盘中轴线的一端形成一条增厚的细胞索，称为**原条**（primitive streak）。原条中线有一浅沟，称**原沟**。原条头端的细胞增生较快，形成一个细胞团，称**原结**。原结中心有一浅窝，称**原凹**。原条的出现确定了胚盘的中轴和头、尾方向，出现原条的一端为尾端。原条的细胞继续分裂增殖，一部分细胞在上、下胚层之间，向胚盘周边扩展迁移，形成一新的细胞层，称**胚内中胚层**，即**中胚层**（mesoderm），另一部分逐渐替换下胚层细胞，形成一层新的细胞，称**内胚层**（endoderm），在内胚层和中胚层出现后，原上胚层改称**外胚层**（ectoderm）。于是，第 3 周末，三胚层的胚盘形成（图 20-10），三个胚层均起源于上胚层。

在原条出现的同时，原结的细胞在内、外胚层之间向胚盘头端增生迁移，形成一条细胞索，称**脊索**（notochord）。在脊索的头侧和原条的尾侧各有一圆形区域，该区域没有中胚层，内、外胚层直接相贴，呈薄膜状，前者称**口咽膜**，后者称**泄殖腔膜**。

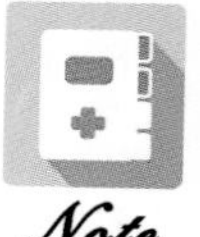

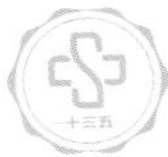

随着胚体的发育，脊索向头端增长，对早期胚胎有支持作用，并可诱导其背侧的外胚层形成神经管。以后脊索逐渐退化，最后残留为椎间盘的髓核。原条相对缩短，最终消失。若原条细胞残留，在骶尾部可分化形成由多种组织构成的畸胎瘤。

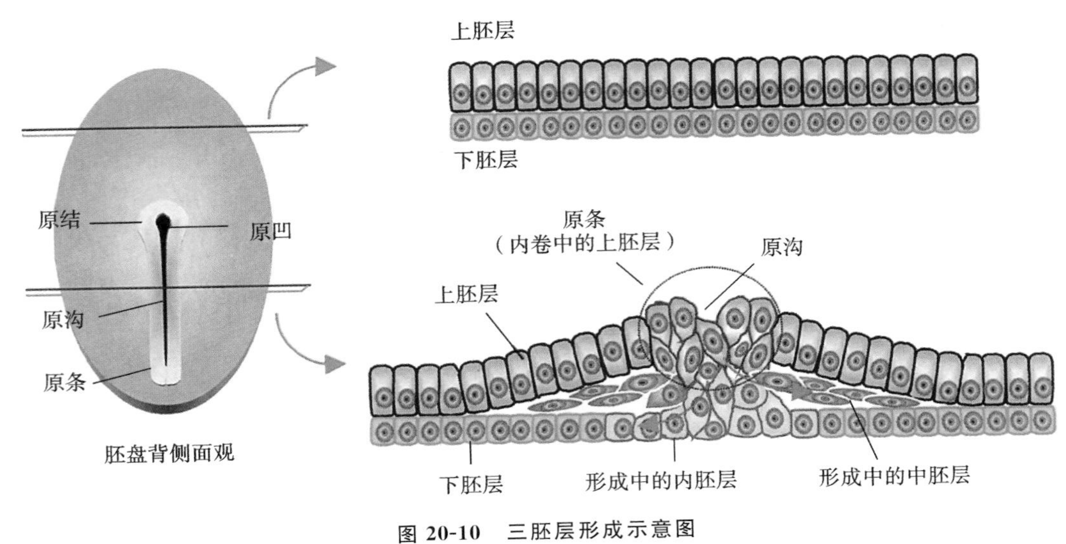

图 20-10　三胚层形成示意图

三、三胚层的分化

在第 4～8 周，三胚层细胞不断增殖、分化，逐渐建立起人体的各器官原基。

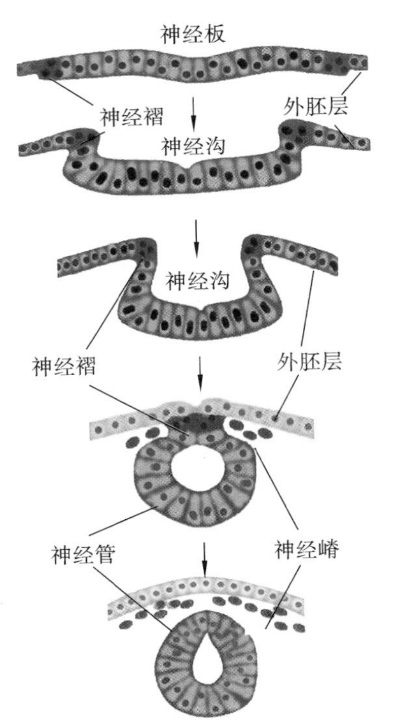

图 20-11　外胚层分化示意图

（一）外胚层的分化

外胚层细胞在脊索的诱导下增生增厚呈板状，称**神经板**，是形成神经系统的基础。神经板两侧的细胞增长较快，形成隆起，称为**神经褶**，中间凹陷，形成**神经沟**（图 20-11）。神经褶从神经沟中段开始向中线愈合，并向头、尾两端延伸形成**神经管**（图 20-12）。神经管头、尾端各有一孔，分别称**前神经孔**和**后神经孔**，于第 4 周时闭合。神经管将分化为中枢神经系统，其头端膨大，形成脑，尾端细长，形成脊髓。若前、后神经孔在神经管发育过程中未闭合，可分别导致无脑儿和脊髓裂。神经管以外的外胚层，包被于胚体表面，形成皮肤的表皮和其附属结构等。

神经板外侧缘的一些细胞迁移到神经管的两侧，形成两条细胞索，称**神经嵴**（图 20-11）。它是周围神经系统的原基，将分化为脑神经节、脊神经节及周围神经、肾上腺髓质等。

（二）中胚层的分化

中胚层细胞增生增厚，其中轴依次向两侧分化为**轴旁中胚层**、**间介中胚层**和**侧中胚层**（图 20-12）。其余细胞形成间充质，分化为肌组织、结缔组织、心血管系统、肾脏、性腺等。

1. 轴旁中胚层　紧邻脊索两侧一对纵行的细胞索，横裂呈细胞团块，称**体节**。体节左右成对出现，数目随胚龄增长而增多，由颈部向尾部依次形成，从第 16 天出现至第 5 周时全部形成，共 42～44 对。体节将分化为大部分中轴骨、骨骼肌和皮肤的真皮。

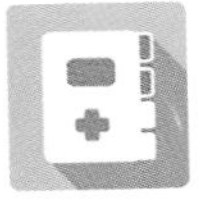

Note

2. 间介中胚层 位于体节与侧中胚层之间，将分化为泌尿系统和生殖系统的主要器官。

3. 侧中胚层 位于间介中胚层外侧。侧中胚层之间出现的腔隙称**胚内体腔**，从头端到尾端将分化形成心包腔、胸膜腔和腹膜腔。由于胚内体腔的出现，将侧中胚层分为两层：紧贴内胚层的称**脏壁中胚层**，将分化为消化系统、呼吸系统的平滑肌、血管、间皮和结缔组织；紧贴外胚层的称**体壁中胚层**，将分化为体壁的骨骼、肌肉、血管和结缔组织等。

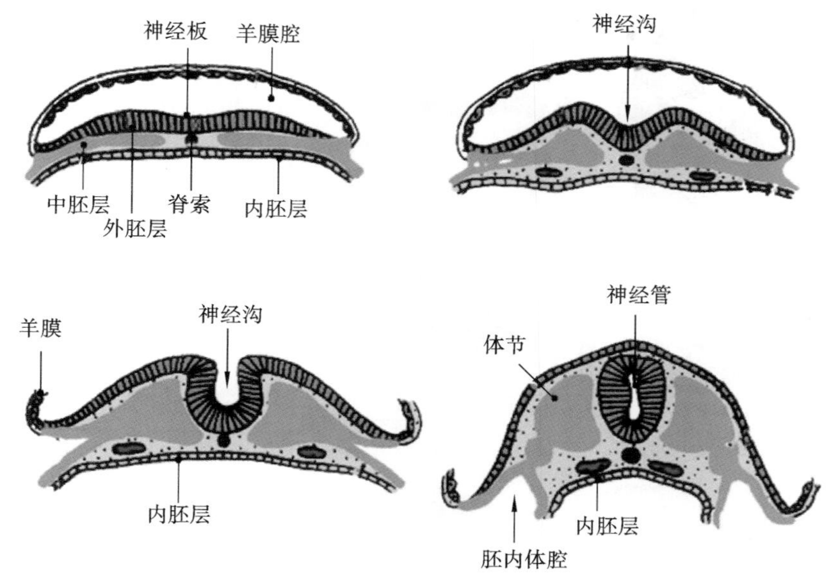

图 20-12 中胚层分化与神经管形成示意图

（三）内胚层的分化

随着胚盘卷折成圆柱形的胚体，内胚层包卷成管，称**原始消化管**，分**前肠**、**中肠**和**后肠**（图 20-13）。以后分化为消化管、消化腺、下呼吸道和肺的上皮、甲状腺、甲状旁腺及胸腺等。

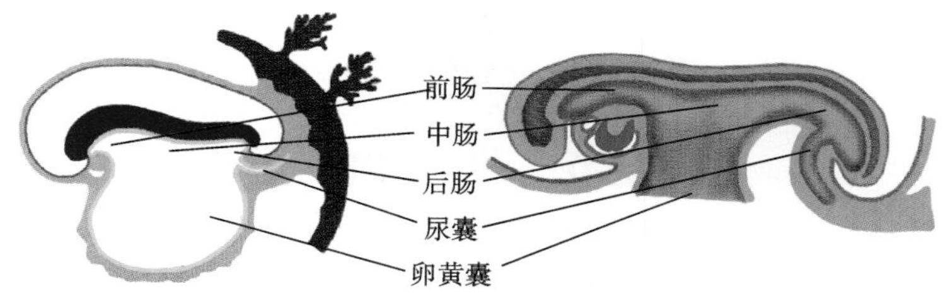

图 20-13 内胚层分化示意图

四、胚体外形的建立

在胚层分化的同时，由于胚胎各部分生长速度不均衡引起胚胎的卷折，最终扁平圆盘状胚形成了圆柱状胚体。外胚层生长速度快于内胚层，胚盘形成左右侧褶并向腹侧卷折，外胚层被覆外表，内胚层卷入胚体内。又由于胚体头尾方向生长速度快于左右两侧，形成头褶和尾褶，口咽膜、泄殖腔膜移至胚体腹侧头尾部，而胚盘中轴生长速度快于两侧，胚体背侧凸入扩大的羊膜腔内，呈“C”字形。随着胚体的发育，外胚层边缘在胚体腹侧脐部聚拢，卵黄囊、体蒂被包卷其中，形成圆索状的结构，外包羊膜，形成原始脐带，胚体借脐带悬浮于羊水中（图 20-14）。至第 8 周末，胚体已初具人形，可辨认眼、耳、鼻的原基和肢芽。此后，胎儿各器官系统发育进一步完善。

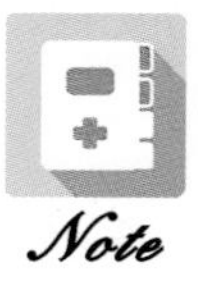

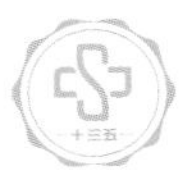

(a)整体观　(b)矢状面　(c)横断面

图 20-14　胚体外形与内部结构的演变

第五节　胎膜和胎盘

胎膜和胎盘是胚胎发育过程中的附属结构，主要对胚胎起保护、营养、物质交换等作用。同时还具有分泌激素，维持妊娠的功能。胎儿娩出后，与子宫壁分离并排出体外。

一、胎膜

胎膜(fetal membrane)主要包括绒毛膜、羊膜、脐带、卵黄囊和尿囊。

(一) 绒毛膜

绒毛膜(chorion)由滋养层和衬于其内的胚外中胚层形成。胚泡植入完成后，滋养层和胚外中胚层细胞共同生长，形成许多绒毛状的细小突起，称为绒毛。此时滋养层称为绒毛膜。绒毛膜内有血管，可帮助胎儿与母体之间进行物质交换。在胚胎早期，整个绒毛膜表面绒毛均匀分布，随着胚胎发育及羊膜腔的扩大，包蜕膜和壁蜕膜逐渐融合，子宫腔慢慢消失。朝向包蜕膜的绒毛膜因缺乏血供，绒毛逐渐退化、消失，称为**平滑绒毛膜**(图 20-15)；朝向基蜕膜侧的血供充足，绒毛生长茂盛，称为**丛密绒毛膜**。

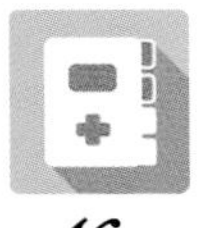

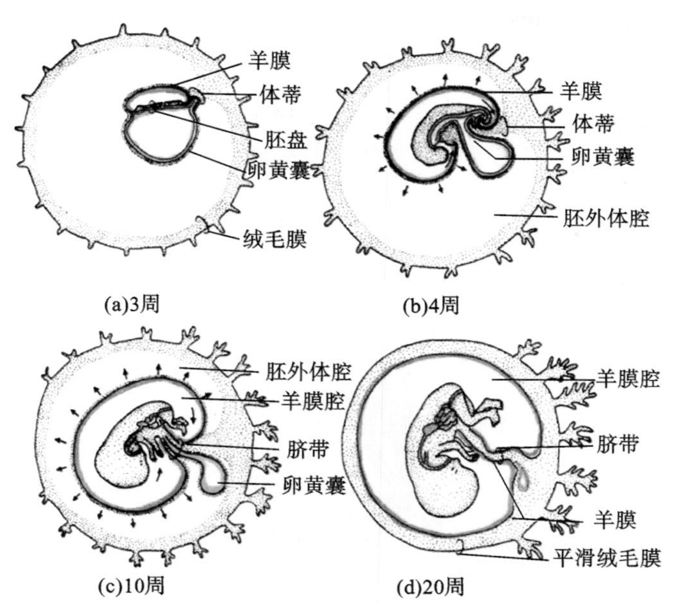

图 20-15　胎膜变化示意图

知识拓展

葡　萄　胎

妊娠时，若绒毛膜滋养层细胞过度增生，绒毛内结缔组织变性水肿，血管消失，胚胎发育受阻，绒毛呈葡萄或水泡状，称葡萄胎或水泡状胎块。葡萄胎可分为完全性葡萄胎和部分性葡萄胎。完全性葡萄胎整个宫腔充满水泡，无胎儿及胚胎组织可见；部分性葡萄胎，局部滋养细胞增生，胚胎及胎儿组织可见，但胎儿多死亡。

（二）羊膜

羊膜为半透明的薄膜，由一层羊膜上皮和少量胚外中胚层构成。羊膜腔内充满**羊水**，胎儿浸泡在羊水中生长发育。羊水是由羊膜分泌的液体和胎儿的排泄物组成。胎儿不断吞咽羊水经消化吸收后，部分废物经胎儿的血液循环运至胎盘，经母体排出，使羊水不断更新。羊水可以减轻外力对胎儿的挤压和震荡，防止胎儿与羊膜粘连，当分娩时，羊水还可以扩张子宫颈，冲洗和润滑产道，有助于胎儿娩出。足月分娩时，羊水有 1000～1500 mL。过多将影响胎儿的发育，过少易造成胎儿与羊膜发生粘连等。

（三）卵黄囊

卵黄囊位于原始消化管腹侧。卵黄囊壁的胚外中胚层形成血岛，血岛是胚胎最早形成造血干细胞和血管的场所。当胚盘向腹侧包卷内胚层形成原始消化管时，卵黄囊逐渐变小变细，形成卵黄蒂与中肠相连，至第 6 周闭锁，并且与消化管断离，包裹在原始脐带内。若卵黄蒂基部未退化消失，则在成人回肠上遗留一小盲囊，称**麦克尔(Meckel)憩室**。

（四）尿囊

尿囊由原始消化管尾端分化而来，其壁将演变为两条脐动脉和一条脐静脉。

（五）脐带

脐带是连于胚胎脐部与胎盘之间的条索状结构，由羊膜包绕卵黄囊、尿囊以及尿囊动静脉等结构构成。足月胎儿脐带长 40～60 cm，直径 1.5～2 cm，内含两条脐动脉和一条脐静脉，是胎儿和母体之间进行物质交换的唯一通道。脐带过长，易导致胎儿脐带绕颈，可致窒息或死亡；脐带过短，易导致胎盘早剥，造成出血过多。

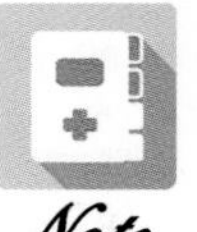

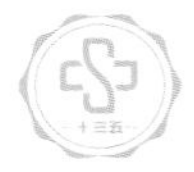

二、胎盘

(一)胎盘的结构

胎盘(placenta)是由胎儿的丛密绒毛膜和母体的基蜕膜共同构成的圆盘形结构(图 20-16)。足月的胎盘直径为 15～20 cm,厚度为 2～3 cm,重约 500 g。胎盘的胎儿面因有羊膜覆盖而光滑,中央与脐带相连;胎盘的母体面粗糙不平,可见 15～25 个隆起的胎盘小叶。胎盘小叶之间由基蜕膜形成的胎盘隔分隔开,其内充满母体血液,绒毛浸于其中,与其进行物质交换。

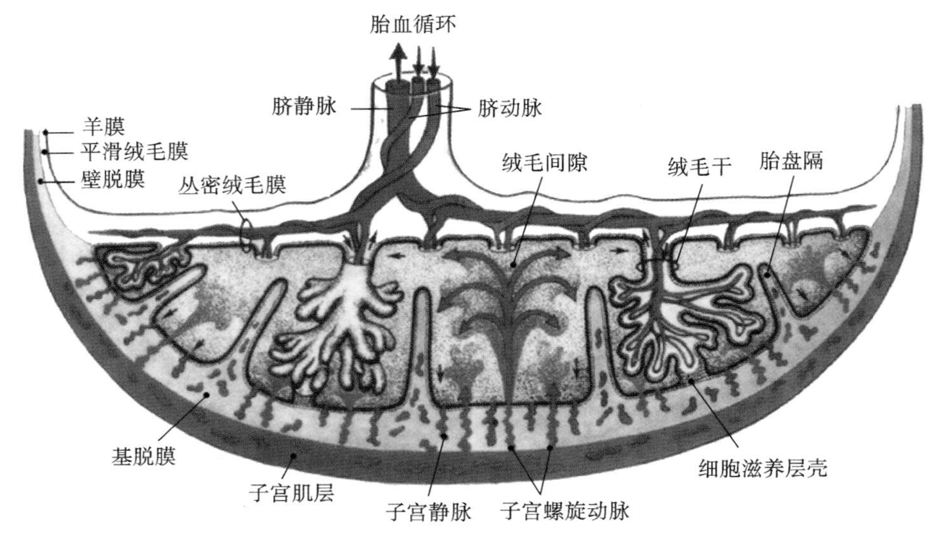

图 20-16　胎盘示意图

胎盘内有胎儿和母体两套各自独立的血液循环,互不相通。胎儿血由脐动脉经过胎盘的小动脉,进入绒毛内的毛细血管,进行物质交换后,变成动脉血,再由胎盘的小静脉汇入脐静脉,回流至胎儿体内。因母体子宫螺旋动脉经基蜕膜开口于绒毛间隙,故母体的血液在绒毛间隙内缓慢流动,进行物质交换后,再由基蜕膜的小静脉回流至母体的子宫静脉(图 20-16)。

在胎盘内,胎儿血液和母体血液进行物质交换所通过的结构,称**胎盘膜**或**胎盘屏障**,其结构依次为:①绒毛表面的滋养层及其基膜;②绒毛内结缔组织;③绒毛内毛细血管的基膜及内皮。胎盘屏障能阻止母体血液中大分子物质等进入胎儿血液循环,对胎儿起保护作用,但肝炎病毒、艾滋病毒、风疹病毒和大部分药物可以通过此屏障,引起疾病的垂直传播和胎儿先天性畸形。

(二)胎盘的功能

1. 物质交换　胎盘是胎儿血液与母体血液进行物质交换的重要结构,其帮助胎儿从母体内获得氧气和营养物质,同时将自身产生的二氧化碳和代谢废物排到母体内。由于某些药物、病毒和激素可以通过胎盘膜,影响胎儿发育,故孕妇用药需慎重,并应预防感染。

2. 内分泌功能　胎盘能分泌多种激素,对维持妊娠、保证胎儿正常发育有重要作用。主要有:①**人绒毛膜促性腺激素**(HCG):促进母体卵巢月经黄体发育为妊娠黄体,维持妊娠。受精后第 3 周,孕妇尿中出现,第 8 周达高峰,以后逐渐减少,产后消失。临床上检测尿中 HCG,可协助诊断早期妊娠。②**人胎盘催乳素**(HPL):主要促进母体乳腺发育。③**雌激素**和**孕激素**:第 4 个月妊娠黄体开始退化时,胎盘分泌这两种激素以维持妊娠。

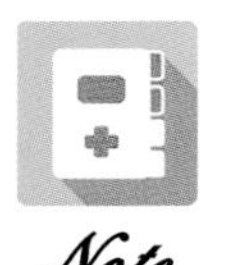

Note

第六节 双胎、多胎和联胎

一、双胎

一次分娩出两个胎儿，称为双胎或孪生。双胎可来源于一个受精卵或两个受精卵(图 20-17)。

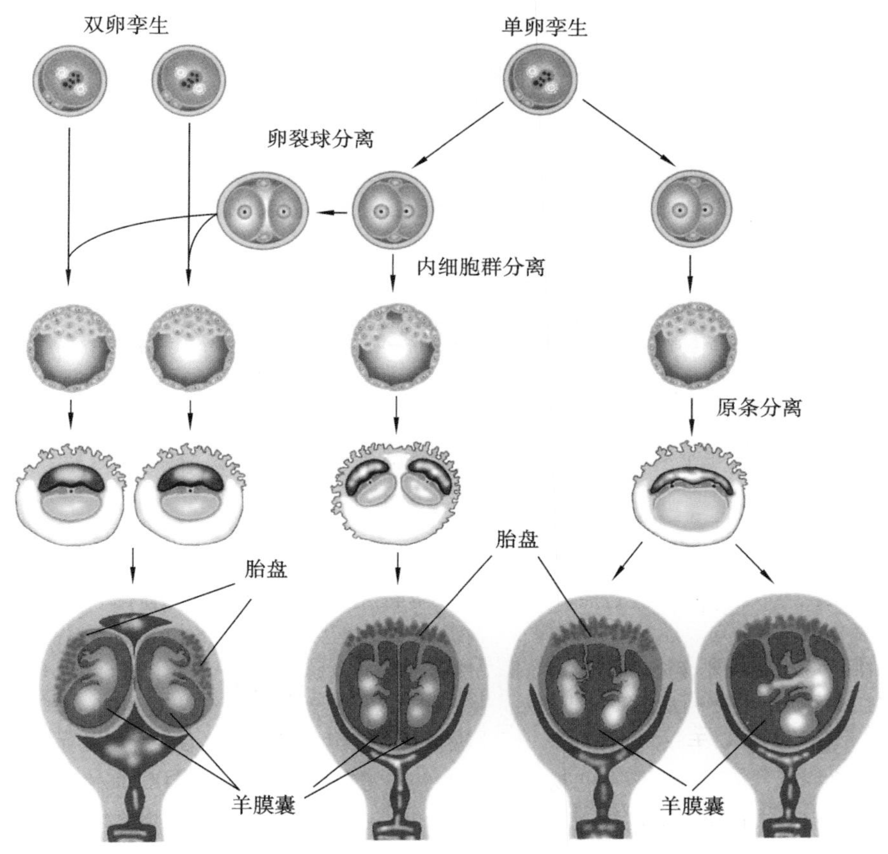

图 20-17 双胎发生机制

(一) 双卵双胎

双卵双胎是由两个卵子分别受精，形成两个受精卵发育而来。这两个胎儿有各自的胎盘和胎膜，性别可不同，相貌、生理特征及遗传基因同普通的兄弟姐妹一样。

(二) 单卵双胎

单卵双胎是由一个受精卵发育而来，两个胎儿的性别、相貌、生理特征及遗传基因等完全一致。单卵双胎可发生在以下几种情况：①受精卵分裂时，形成两个卵裂球，两个卵裂球分离，各自发育形成胚胎；②一个胚泡内形成两个内细胞群，各自发育成两个胚胎，形成两个独立的羊膜腔，但共用一个胎盘；③一个胚盘形成两个原条与脊索，形成两个神经管，各自发育成两个胚胎，共用一个羊膜腔和胎盘。

二、多胎

一次分娩出两个以上的胎儿称多胎。多胎形成原因与双胎相似，分为单卵多胎、多卵多胎或混合多胎。

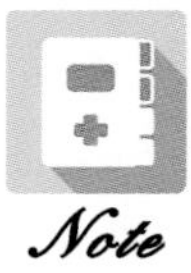

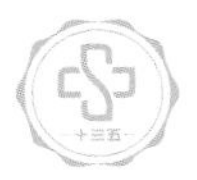

三、联胎

在单卵双胎中，两个胎儿不完全分离，导致胎儿局部相连，称为联胎。常见的有头部联胎、胸腹联胎、臀部联胎等。若联胎中，一个大一个小，小的常发育不全，可形成另一个胎儿的寄生胎(图 20-18)。

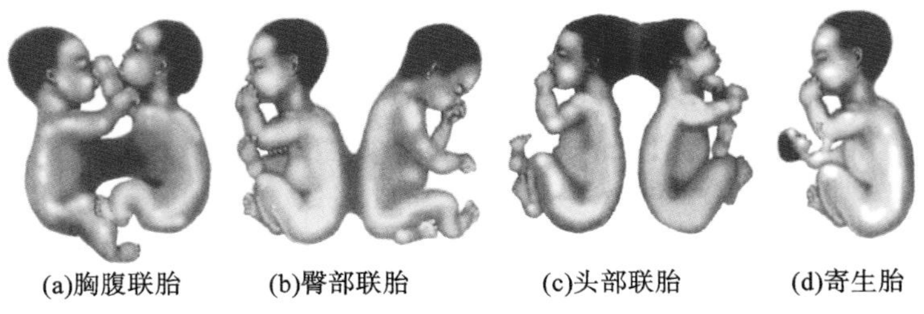

(a)胸腹联胎 (b)臀部联胎 (c)头部联胎 (d)寄生胎

图 20-18 联胎

(吴小芳 孔令平)

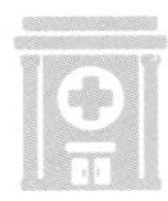

直通护考在线答题

Note

参考文献

CANKAOWENXIAN

[1] 邹仲之,李继承.组织学与胚胎学[M].8版.北京:人民卫生出版社,2013.

[2] 朱世柱,陈光忠.人体解剖学与组织胚胎学[M].南京:江苏科学技术出版社,2012.

[3] 王之一.解剖组培学(上册)[M].北京:科学出版社,2003.

[4] 王之一,王俊帜.解剖学基础[M].2版.北京:科学出版社,2013.

[5] 丁文龙,刘学政.系统解剖学[M].9版.北京:人民卫生出版社,2018.

[6] 王建刚,张伟.正常人体形态结构[M].武汉:华中科技大学出版社,2015.

[7] 刘志勇,鲍建瑛.正常人体形态结构[M].2版.武汉:华中科技大学出版社,2016.

[8] 柏树令,应大君.系统解剖学.8版.北京:人民卫生出版社,2015.

[9] 李文杰,何从军.人体解剖学纲要[M].兰州:兰州大学出版社,2005.

[10] 徐旭东,邹智荣.人体解剖学[M].北京:中国医药科技出版社,2016.

[11] 王效杰,徐国成.系统解剖学[M].2版.北京:高等教育出版社,2016.

[12] 吴先国.人体解剖学[M].4版.北京:人民卫生出版社,2000.

[13] 刘晓梅,张敏平,陈尚.正常人体结构[M].北京:高等教育出版社,2017.

本书写作过程中使用了部分图片,在此向这些图片的版权所有人表示诚挚的谢意!由于客观原因,我们无法联系到您。请相关版权所有人与出版社联系,出版社将按照国家相关规定和行业标准支付稿酬。